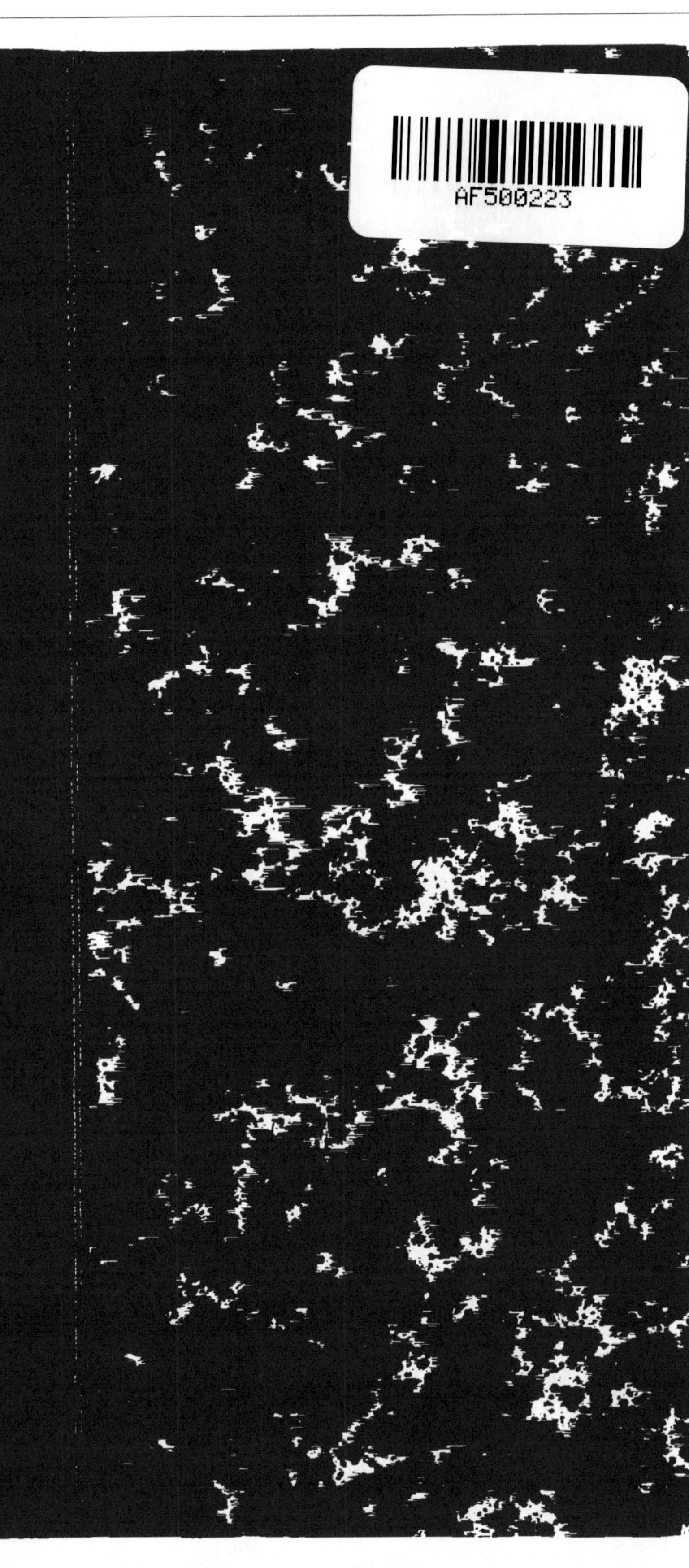

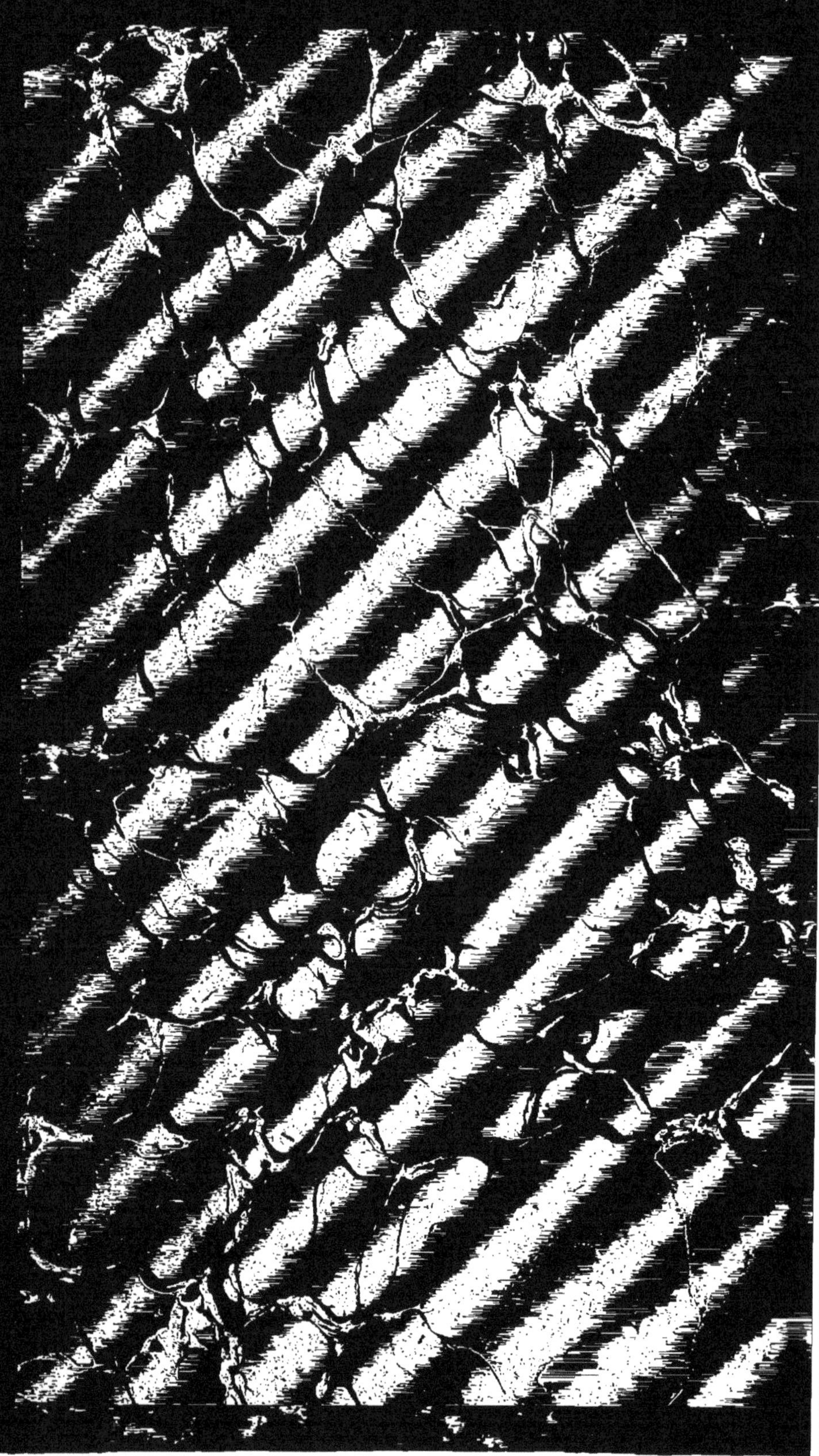

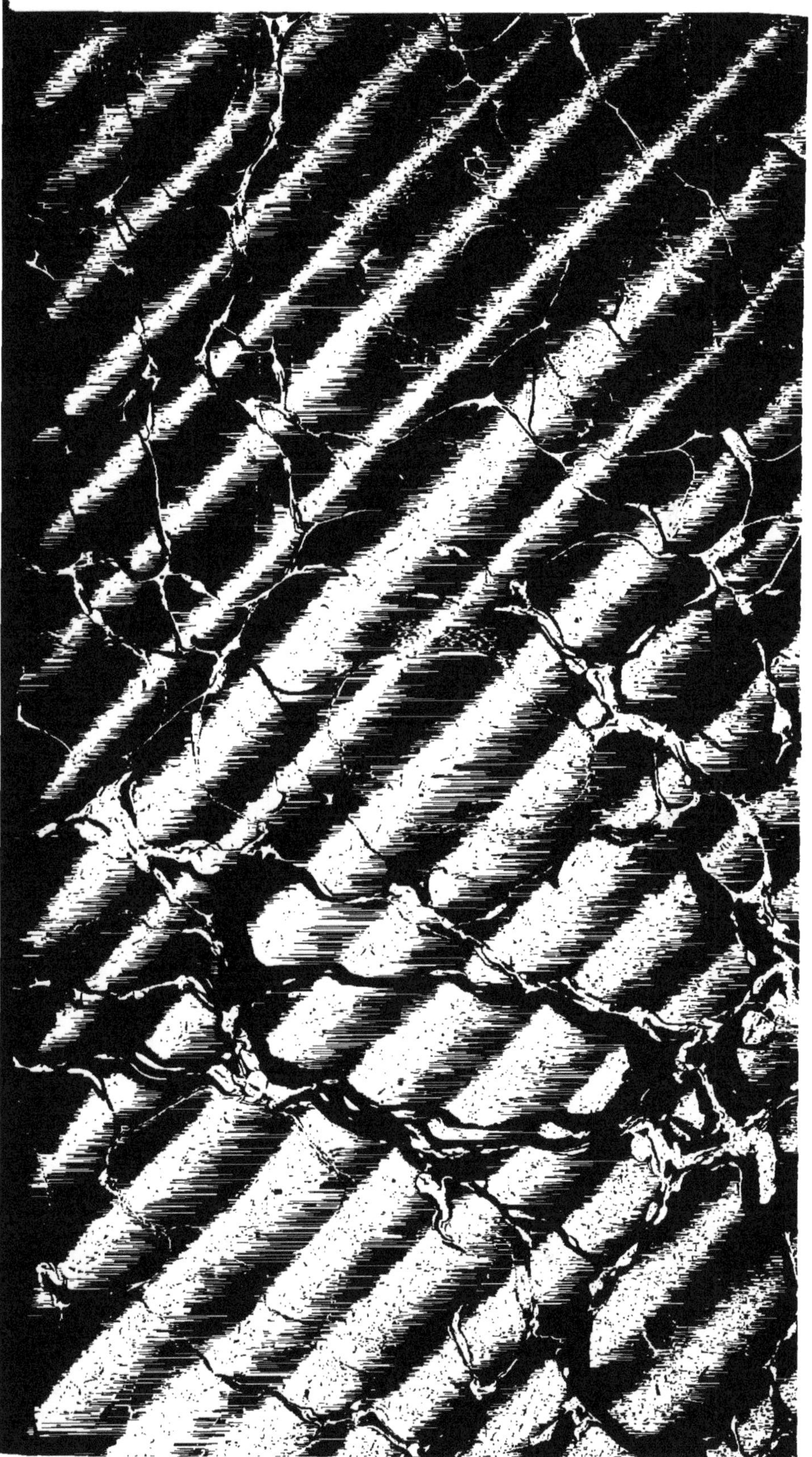

LEÇONS

D'ANATOMIE GÉNÉRALE

FAITES AU COLLÈGE DE FRANCE

Ouvrages du même Auteur.

Traité technique d'histologie. Paris, 1 vol. grand in-8°. En cours de publication.

Manuel d'histologie pathologique (en collaboration avec M. V. Cornil), 2e édition. 2 vol. grand in-8°. (*Sous presse.*)

Leçons sur l'histologie du système nerveux, recueillies par Ed. Weber. 2 vol. grand in-8° avec 10 planches chromolithographiées.

Leçons sur le système musculaire, recueillies par J. Renaut.

Travaux du laboratoire d'histologie du Collège de France, 1874, 1875, 1876, 1877-1878. 4 vol. grand in-8° avec planches.

Leçons d'anatomie générale faites au Collège de France, Année 1878-1879 : Cornée. 1 vol. in-8. (*Sous presse.*)

PARIS. — IMPRIMERIE ÉMILE MARTINET, RUE MIGNON, 2.

LEÇONS
D'ANATOMIE GÉNÉRALE

FAITES AU COLLÈGE DE FRANCE

PAR

L. RANVIER

Professeur au Collège de France

ANNÉE 1877-1878

APPAREILS NERVEUX TERMINAUX DES MUSCLES DE LA VIE ORGANIQUE :

COEUR SANGUIN, COEURS LYMPHATIQUES, ŒSOPHAGE, MUSCLES LISSES.

Leçons recueillies par MM. Weber et Lataste

REVUES PAR LE PROFESSEUR

ET ACCOMPAGNÉES DE FIGURES ET DE TRACÉS INTERCALÉS DANS LE TEXTE

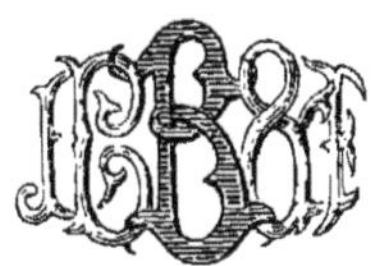

PARIS

LIBRAIRIE J. B. BAILLIÈRE ET FILS

Rue Hautefeuille, 19, près le boulevard Saint-Germain.

1880

AVANT-PROPOS

Ce volume contient les leçons que j'ai faites pendant l'année scolaire 1877-1878, sur les appareils nerveux terminaux des muscles de la vie organique. Elles appartiennent à une étude d'ensemble sur les systèmes musculaire et nerveux, dont une partie a déjà été publiée, tandis qu'un nouveau volume sur les terminaisons sensitives est actuellement sous presse.

La terminaison des nerfs dans les muscles de la vie organique est un sujet difficile, et, je dois le dire de suite, si j'en ai élucidé certains points, il en est d'autres que j'ai dû laisser dans l'ombre. Aussi ai-je hésité longtemps à publier ces leçons. Je m'y suis décidé cependant en considérant que je m'étais efforcé de bien mettre mes auditeurs au courant de la science et de leur montrer tout ce qui reste à faire.

Dans une première partie, le lecteur trouvera une

description des ganglions nerveux du cœur sanguin et la relation d'expériences destinées à mettre en évidence le rôle de ces ganglions. A la suite sont exposées des recherches sur la terminaison des nerfs dans le myocarde et sur la manière dont s'y propage l'incitation motrice.

Une seconde partie de ces leçons est consacrée aux cœurs lymphatiques des batraciens et des reptiles. Elle renferme des données entièrement nouvelles sur les terminaisons nerveuses et sur les propriétés physiologiques de ces organes. La méthode graphique appliquée pour la première fois à l'analyse de leur contraction a permis de résoudre un certain nombre de problèmes en suspens depuis plusieurs années.

La musculature de l'œsophage forme ensuite le sujet d'une série de leçons. Appartenant absolument à la vie organique et composée à la fois de fibres striées et de fibres lisses, la tunique musculaire de l'œsophage devait être examinée immédiatement après les myocardes sanguin et lymphatique et conduire à l'étude des muscles formés entièrement de fibres-cellules.

L'application de la méthode graphique à l'observation de la déglutition m'a conduit à constater que le bol alimentaire est arrêté un instant au-dessus du cardia avant de le franchir. Il y aurait ainsi un quatrième temps de la déglutition à ajouter aux trois premiers admis par les physiologistes depuis les recherches de Magendie.

A la fin de ce volume, la terminaison des nerfs dans les muscles lisses est exposée d'une manière complète, en même temps qu'il est fait une distinction importante entre les appareils nerveux terminaux de ces muscles, suivant qu'ils sont soumis à la volonté ou qu'ils fonctionnent en dehors de son influence.

L. RANVIER.

Paris, 26 novembre 1879.

COURS
D'ANATOMIE GÉNÉRALE
DU COLLÈGE DE FRANCE

PREMIÈRE LEÇON

(4 décembre 1877)

Nature de l'enseignement des sciences expérimentales au Collège de France.
Objet du cours : Étude des terminaisons motrices dans les muscles de la vie organique. — Considérations générales sur les muscles de la vie organique : Leur mode de contraction lent dépend de leur structure; leur indépendance de la volonté tient au point de départ de la fibre motrice dans les centres.
Expériences. — Cœur de grenouille isolé battant rythmiquement. — Estomac de grenouille présentant des contractions rythmées. — Section du bulbe, pratiquée chez un lapin, démontrant la distinction de la vie animale et de la vie organique.
Reproduction de l'expérience de Weber : Arrêt du cœur par excitation des pneumogastriques.
Le cœur isolé est un organisme complet. — Il peut être divisé en fragments qui continuent également à vivre. — Expériences de Stannius. — Hypothèse de l'existence de deux centres nerveux dans le cœur : l'un frénateur, l'autre excitateur.

MESSIEURS,

Avant d'aborder le sujet que je me propose de traiter cette année devant vous, il me semble nécessaire de vous indiquer en peu de mots quels sont les principes qui me dirigent dans l'enseignement de l'anatomie générale.

Ce cours consiste essentiellement dans l'exposé de recherches faites, soit pour reproduire les faits anciennement connus, soit pour en trouver de nouveaux.

Assurément ce n'est pas là l'enseignement classique, tel qu'il doit être pratiqué dans les écoles professionnelles, à l'École de médecine par exemple, et dont le but est d'apprendre à des élèves l'état actuel de nos connaissances.

Nous nous adressons à des auditeurs déjà préparés, nous devons les mettre au courant des méthodes expérimentales en les appliquant nous-même devant eux. Ce mode d'enseignement, bien qu'il ne soit pas classique, est néanmoins d'une utilité incontestable. En effet, l'anatomie générale n'est pas et probablement même ne sera jamais complètement achevée. Elle ne s'enrichit d'une vérité nouvelle qu'après de grands efforts et beaucoup de tâtonnements qui exigent de longues recherches et par conséquent des travailleurs nombreux et exercés.

Nous nous proposons ici de former ces travailleurs, et, quand bien même un professeur se bornerait à encourager ceux qui, ayant les qualités nécessaires, se livrent à la culture de la science, à leur donner de bonnes méthodes, à les aider dans leurs recherches, il aurait déjà accompli la partie la plus importante de sa tâche, la considérât-il seulement au point de vue patriotique. Car l'histoire nous apprend que dans un pays la civilisation est toujours en rapport avec la prospérité de ses établissements scientifiques.

Ces quelques mots suffisent pour vous montrer quelle

est la tradition de l'enseignement des sciences expérimentales au Collège de France. Je m'y suis rattaché et je l'ai suivie depuis deux ans que j'occupe la chaire d'anatomie générale.

Je crois devoir indiquer aux personnes qui n'ont pas encore assisté à ce cours quelle est ma manière de procéder en face d'une question. J'en expose d'abord l'historique, en m'attachant surtout aux mémoires les plus récents; j'en fais ensuite la critique expérimentale, c'est-à-dire que je passe au creuset de l'expérience les faits indiqués par les auteurs. Cette vérification est très fructueuse, non-seulement parce qu'elle nous met complètement au courant de la question dont nous nous occupons, mais surtout parce que souvent, grâce aux progrès quotidiens de la technique histologique, il nous est possible de reconnaître des erreurs ou des lacunes dans les meilleurs travaux. Nous parvenons même presque toujours à déterminer la cause de ces erreurs, ce qui nous conduit nécessairement à éviter d'en commettre d'analogues dans les recherches où, nous proposant de découvrir des faits nouveaux, nous ne sommes plus guidés par les travaux de nos devanciers. Enfin, et seulement après cet inventaire et cette critique minutieuse, nous nous permettons de généraliser, c'est-à-dire de grouper d'une façon convenable les faits positifs que nous avons récoltés, de les rapprocher d'autres faits plus ou moins éloignés et d'en induire leur signification. Chaque leçon est immédiatement suivie d'une conférence pratique pour l'examen des préparations et la démonstration des expériences. C'est mon prépara-

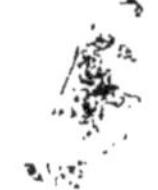

teur, M. Weber, qui est chargé de cette partie de mon enseignement, et il apporte beaucoup de zèle et d'intelligence dans ses fonctions, à en juger par les résultats qui ont été obtenus les années précédentes.

Jusqu'ici je n'ai pas suivi d'autre programme que celui qui m'est imposé par la classification naturelle des tissus et des systèmes de l'organisme. Déjà, en 1872, j'ai fait, dans le laboratoire aujourd'hui annexé à cette chaire et qui relevait de l'École pratique des hautes études, une série de conférences sur la technique de l'anatomie générale. Nous avons passé en revue les différents tissus de l'organisme : la lymphe, le sang, les épithéliums, le système conjonctif comprenant les tissus conjonctif, cartilagineux et osseux, le système sanguin et le système lymphatique.

En 1875-1876, nous avons analysé le système musculaire; en 1876-1877 nous avons commencé l'étude du système nerveux.

L'histologie du système nerveux fera encore l'objet de nos leçons de cette année; il est probable même que nous n'épuiserons pas ce sujet et que nous devrons encore nous en occuper l'année prochaine. Le système nerveux, en effet, a une importance considérable. Il a un rôle prépondérant dans l'organisme; il se trouve répandu dans presque tous les organes et y revêt les formes les plus variées. En outre, les recherches qui le concernent sont des plus difficiles et exigent l'emploi des procédés les plus divers. On conçoit qu'une telle étude demande beaucoup de temps et de travail, et que l'exposé de nos connaissances sur ce sujet exige un très grand développement. Aussi importait-il d'examiner à part les organes centraux, les nerfs proprement dits et les terminaisons nerveuses, et même de diviser ces dernières en terminaisons motrices et terminaisons sensitives.

Nous avons déjà cherché quelle est la signification physiologique et morphologique du système nerveux, en l'envisageant dans la série animale et en le considérant à un point de vue très général. C'est ainsi qu'en étudiant l'amibe, ou la cellule lymphatique, le globule blanc du sang, ses équivalents dans un organisme complexe, nous avons constaté que leurs mouvements, dits mouvements amiboïdes, ne se produisent pas au hasard. Les prolongements de substance qui résultent de ces mouvements se montrent surtout dans les points de la cellule qui sont soumis à une irritation; cette cellule est donc sensible, et sa sensibilité excitée agit sur sa masse, qui répond à l'excitation par un mouvement.

Une cellule amiboïde est donc un élément à la fois nerveux et musculaire; mais la sensibilité et la motilité n'y sont pas localisées, elles ne reposent pas sur une différenciation organique, suivant l'expression très précise des naturalistes.

Cette différenciation commence chez des êtres un peu plus complexes, chez les polypes par exemple. Ainsi, trois couches, appelées ectoderme, mésoderme et endoderme, constituent le corps sacciforme de l'hydre d'eau douce.

Déjà l'année dernière j'ai eu l'occasion de vous exposer la constitution de ces couches et la découverte de Kleinenberg à leur sujet. De grosses cellules, vous le savez, composent la couche externe; des cellules plus grosses encore, la couche interne; la couche moyenne, le mésoderme, est constituée par des fibres contractiles. Comme le montrent des méthodes de dissociation appropriées, ces fibres sont des prolongements des cellules de l'ectoderme. Dans ce cas, un élément unique prend part à la formation de deux couches distinctes. Kleinenberg a désigné sous le nom de cellule neuro-musculaire cet élément, qui mériterait encore l'épithète d'épithélial, puisqu'il a aussi une fonction de revêtement. Quoi qu'il en soit, il y a là un premier pas vers la séparation des organes nerveux (ectoderme) et musculaires (mésoderme), séparation bien incomplète d'ailleurs, puisque l'élément nerveux est seul nucléé et tient sous sa dépendance immédiate l'élément musculaire. Nous savons, en effet, que le noyau est en général caractéristique de l'individualité d'un élément anatomique.

Il convient de faire remarquer encore que la cellule neuro-musculaire, en tant qu'élément nerveux, est à la fois motrice et sensitive, et qu'elle excite la fibre musculaire qui en dépend, lorsque sa motricité est mise en jeu par une excitation qui a éveillé sa sensibilité.

A un degré plus élevé dans l'échelle animale, nous avons trouvé l'élément musculaire nucléé et relié par une tige, le nerf, à l'élément nerveux également nucléé.

Remontant encore quelques échelons, la complication du système nerveux s'est montrée plus grande encore : une cellule épithéliale est reliée par un nerf sensitif à une cellule nerveuse sensitive, celle-ci communique par un nerf intermédiaire avec une cellule motrice; enfin cette dernière est rattachée par un nerf moteur à l'élément musculaire.

Le système nerveux, hâtons-nous de le dire, ne se présente pas à nous avec cette simplicité dans la nature; nous le concevons ainsi, dans l'état actuel de la science, d'après un schéma que nous avons construit pour nous servir de guide dans nos recherches, mais que nous abandonnerons dès qu'il se trouvera en contradiction avec un seul fait positif.

En réalité, les choses sont beaucoup plus compliquées: les nerfs périphériques sont constitués par des fibres *motrices* et des fibres *sensitives* que nous ne pouvons distinguer anatomiquement. L'an dernier, nous avons étudié les troncs nerveux, abstraction faite des propriétés physiologiques des fibres qu'ils renferment ; puis nous avons abordé les terminaisons nerveuses. Cet ordre était logique au point de vue de la technique, la composition des centres nerveux étant excessivement complexe et leur étude hérissée de difficultés. Sans doute nous possédons des notions importantes sur leur structure, mais celles-ci sont bien incomplètes encore, et laissent un vaste champ ouvert aux investigations. L'étude des terminaisons est un peu moins ardue; et les connaissances acquises à leur sujet nous guideront plus tard dans l'analyse des centres. Nous aurons donc procédé, sinon du connu à l'inconnu, du moins du simple au composé.

Nous avons commencé par les terminaisons *motrices*, plus simples que les *sensitives*. D'ailleurs, la sensibilité des animaux soumis à l'expérimentation se traduisant par des mouvements, il était nécessaire d'examiner les organes de la motilité avant ceux de la sensibilité.

Nous avons admis trois sortes de nerfs moteurs, caractérisés par la nature du mouvement qu'amène leur excitation. Des nerfs *moteurs électriques*, provoquant des décharges électriques ; des nerfs *moteurs musculaires*, provoquant des contractions des fibres musculaires, et des nerfs *moteurs glandulaires*, provoquant des sécrétions.

Nous n'avons pas encore abordé ces derniers. Nous avons étudié les premiers dans l'organe électrique de la torpille. Dans nos recherches, placés au point de vue de l'anatomie générale, non de l'anatomie comparée, nous avons pu, tout en nous limitant à une seule espèce de poissons électriques, faire une étude complète de notre sujet. Enfin, nous avons examiné la terminaison des nerfs moteurs dans les muscles à contraction brusque et volontaire.

Il nous reste à étudier les terminaisons des nerfs dans les muscles de la vie organique, c'est-à-dire dans le cœur, dans l'œsophage et dans les muscles lisses ; je vais dès maintenant vous présenter quelques considérations générales sur les muscles de la vie organique dans leurs rapports avec le système nerveux.

Les muscles de la vie organique ont un caractère physiologique essentiel, ils ne sont pas soumis directement à l'action de la volonté ; dès lors, les mouvements qui s'y produisent sont nécessairement réflexes.

Nous connaissons le schéma par lequel on représente le mécanisme des mouvements réflexes (fig. 1). Soit A une cellule des centres nerveux, B une cellule des centres ganglionnaires, S la terminaison nerveuse sensitive, M la fibre musculaire. La cellule centrale A perçoit l'excitation produite en S, et provoque le mouvement en M. Si l'on sectionne le nerf A B, l'excitation produite en S ne pourra plus agir sur le centre A ; mais, en passant par le centre ganglionnaire B, elle pourra encore amener la contraction de l'élément musculaire M.

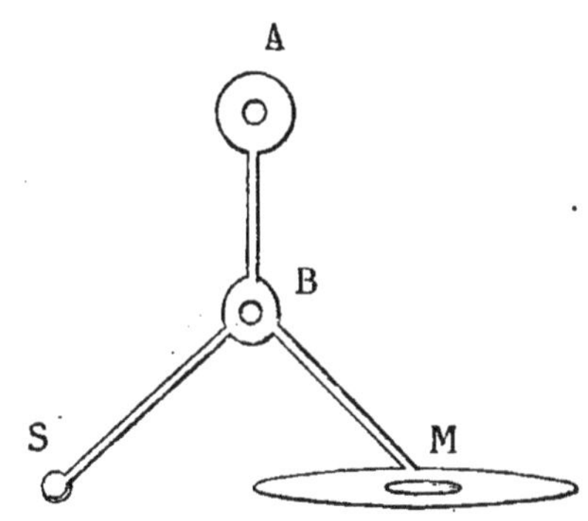

FIG. 1. — Schéma des mouvements réflexes.

C'est ainsi que l'excitation d'un point du corps chez un lapin dont on a sectionné le bulbe fait naître des mouvements défensifs dans la partie atteinte, et même dans d'autres parties du corps. Dans ce cas, le centre réflexe est situé dans la moelle épinière.

Les centres réflexes varient par leur siège, par eur nombre et par leur disposition. Placés à des distances variables des organes qu'ils dominent, ils sont quelquefois situés dans leur profondeur même ; ces organes, même isolés du corps, conservent encore leur activité propre ; ils ont des mouvements automatiques.

Tandis que les muscles de la vie animale, du moins chez les animaux supérieurs, possèdent toujours une contraction brusque, ceux de la vie organique se subdivisent en deux catégories, suivant qu'ils se contractent brusquement ou avec lenteur. Nous prendrons le cœur comme exemple pour le premier cas, l'intestin pour le second.

On pourrait supposer *à priori* que cette différence dans le mode de contraction dépend du système nerveux; mais une analyse histologique, même superficielle, nous oblige à rejeter cette hypothèse. On constate en effet que les nerfs ont une structure identique dans les deux cas, tandis que les muscles sont constamment striés dans le premier (cœur), constamment lisses dans le second (estomac, intestin); et ce rapport constant entre la forme de la fibre musculaire et son mode de contraction ne s'observe pas seulement dans les différents organes d'un même animal, mais aussi dans les différents animaux de l'échelle zoologique.

Ainsi, une division rationnelle et complète du système musculaire nous présentera : d'une part, des muscles striés de la vie animale et des muscles striés de la vie organique; et, d'autre part, des muscles lisses de la vie animale, qui n'existent que chez les animaux inférieurs, et des muscles lisses de la vie organique.

Le mode, rapide ou lent, suivant lequel se fait la contraction, ne dépend donc point du système nerveux; il est en rapport avec la constitution de l'élément musculaire.

Quant aux deux ordres de mouvements, volontaires et involontaires, ils sont évidemment sous l'influence directe du système nerveux et même des centres ganglionnaires qui lui appartiennent. Mais il se pourrait que les rapports de la fibre motrice et de la fibre musculaire fussent différents dans les muscles de la vie organique et dans ceux qui sont soumis à la volonté. Il se pourrait également que, la terminaison étant la même dans les deux espèces de muscles, la différence dépendît de l'origine de la fibre motrice dans les centres nerveux.

Arrêtons-nous là dans ces considérations générales; il est inutile de les poursuivre plus loin. Examinons d'abord sommairement quelques-uns des faits qui s'y rattachent, nous les analyserons ensuite, et peut-être alors arriverons-nous à édifier une synthèse, fondée sur une analyse suffisante.

Je vais vous rendre témoins de quelques-unes des expériences simples, aujourd'hui classiques, relatives aux phénomènes réflexes et aux mouvements automatiques des organes.

Voici d'abord le cœur d'une grenouille complètement séparé de l'animal; il bat d'une manière régulière. Je le place sous un levier destiné à amplifier le mouvement, de telle sorte que de loin vous puissiez apprécier ce phénomène.

Voici maintenant l'estomac du même animal: à un examen superficiel il paraît immobile; mais, après avoir fermé le pylore par une ligature et avoir ajusté un tube de verre à l'orifice du cardia, je le remplis d'une solution d'eau salée à 7 pour 1000, colorée par du rouge d'aniline; puis, mettant en communication l'orifice libre du tube avec un tube de verre effilé maintenu dans une position verticale, je plonge l'organe dans un flacon contenant une solution de sel à la même dose.

Les moindres changements de capacité de l'estomac se trouveront ainsi indiqués par des changements de niveau du liquide dans le tube effilé. Grâce à cette disposition, vous pouvez constater maintenant que l'estomac bat comme le cœur d'une façon rythmée ; seulement ses battements sont moins réguliers et beaucoup moins rapides.

Nous allons terminer la leçon d'aujourd'hui par une dernière expérience. Voici un lapin dont je sectionne le bulbe ; j'ajuste une canule à sa trachée, et je le soumets à la respiration artificielle. Ce lapin est immobile, il est en résolution complète ; la vie animale est supprimée chez lui ; cependant les muscles et les nerfs de la vie animale n'ont perdu aucune de leurs propriétés : j'excite les muscles, ils se contractent ; j'excite les nerfs qui s'y rendent, ils se contractent encore. Ces nerfs sont des nerfs mixtes, et leur excitation détermine des mouvements non-seulement dans les muscles auxquels se rendent leurs fibres motrices, mais encore dans des groupes de muscles plus ou moins éloignés. Ce sont là des mouvements réflexes, car ils ne dépendent en rien de l'activité cérébrale. Le nœud vital, comme aurait dit Flourens, a été coupé ; cette expression d'ailleurs n'est pas absolument juste, puisque chez ce lapin la vie organique persiste ; il conviendrait mieux de dire que l'on a coupé le nœud animal, en prenant cet adjectif dans le sens précis que lui a donné Bichat.

La respiration artificielle est néanmoins nécessaire au maintien de la vie organique. La section du bulbe a amené l'arrêt des mouvements respiratoires ; l'hématose ne peut donc plus se produire, le sang devient noir, et sans la respiration artificielle les éléments de l'organisme privés d'oxygène cesseraient de fonctionner et mourraient bientôt.

Nous ouvrons la cage thoracique et nous voyons le cœur battre rythmiquement; l'estomac et les intestins mis à nu à leur tour montrent les mouvements péristaltiques qui leur appartiennent. Si nous excitons maintenant différents nerfs, nous constaterons que, sous l'influence de cette excitation, les organes auxquels ils se rendent présentent des modifications fonctionnelles. C'est ainsi que l'excitation du sciatique, par exemple, détermine dans le grand adducteur, qui est un muscle blanc, des contractions rapides et énergiques, et dans le demi-tendineux, qui est un muscle rouge, des contractions lentes et soutenues. L'excitation du filet cervical du grand sympathique détermine une dilatation de la pupille; celle de la corde du tympan la sécrétion de la glande sous-maxillaire, etc.

Nous appliquons maintenant les mors de la pince électrique sur le pneumogastrique et nous faisons passer dans ce nerf un courant d'induction à interruptions fréquentes : le cœur s'arrête en diastole. C'est là la remarquable expérience de Weber, la première expérience où il fut établi que l'excitation d'un nerf qui se rend à un organe peut, au lieu d'activer la fonction de cet organe, la ralentir ou même la supprimer.

Je reprendrai en détail les diverses expériences dont je viens de vous rendre témoins. Nous devons maintenant porter toute notre attention sur le cœur, en l'envisageant non pas comme organe central de la circulation, mais comme un muscle qui fonctionne encore lorsqu'il est complètement isolé.

Ainsi considéré, le cœur peut être comparé à un organisme complet. Nos recherches doivent porter d'abord sur le cœur isolé qui bat. Nous devons recueillir tous les éléments qui existent aujourd'hui dans la science sur cette intéressante question et, si cela est possible, pénétrer plus avant dans la connaissance de ce phénomène.

Le fait fondamental, relatif au mécanisme du cœur, vous en avez été témoins : l'excitation du pneumogastrique arrête ses battements. Ce phénomène se produit aussi bien lorsque le cœur est complètement isolé que lorsqu'il est encore rattaché à l'organisme.

L'action du pneumogastrique pour arrêter le cœur ne s'exerce pas directement sur la fibre musculaire cardiaque, mais sur un appareil qui commande le mouvement à cette fibre. Bidder, en effet, a vu que, lorsque l'organe est arrêté par excitation du pneumogastrique, il suffit de toucher la surface du ventricule avec la pointe d'une aiguille pour y déterminer un battement.

Du reste, le cœur, cet organisme complet, peut être décomposé à son tour en une série d'organismes plus petits, qui continuent de fonctionner lorsqu'ils ont été entièrement séparés du reste de l'organe. C'est ainsi qu'en divisant un cœur de grenouille isolé, au niveau du sillon auriculo-ventriculaire, on voit les oreillettes et le ventricule continuer leurs battements ; seulement ces battements ne sont plus synchrones ; le ventricule bat plus lentement que les oreillettes.

Cela me conduit à vous parler encore de quelques-unes des remarquables expériences de Stannius sur le cœur de la grenouille complètement isolé.

Si l'on pratique une section transversale du ventricule un peu au-dessous du sillon auriculo-ventriculaire, la pointe du cœur isolée reste immobile, tandis que la base du ventricule et les oreillettes continuent leurs mouvements.

Si l'on applique une ligature au niveau du sillon qui sépare le sinus veineux des oreillettes, le cœur s'arrête. Quand le cœur a été arrêté par cette ligature, si l'on fait la section de l'organe au niveau du sillon auriculo-ventriculaire, les battements reprennent pour le ventricule seul.

De tous ces faits on a conclu que le cœur était sous la dépendance de deux centres nerveux distincts, un centre excitateur et un centre frénateur, le premier situé au niveau du sillon auriculo-ventriculaire, le second dans les oreillettes et le sinus veineux. Nous verrons par la suite si cette explication doit être conservée.

DEUXIÈME LEÇON

(6 décembre 1877)

Cœur sanguin.

Fibres de Purkinje. — Fibres musculaires du myocarde. — Cloison des oreillettes de la grenouille.
Variétés de forme des cellules musculaires du cœur chez les différents vertébrés.

Messieurs,

Les faits énoncés dans la dernière leçon nous ont fait entrevoir que l'innervation du cœur est quelque chose de très complexe. Que les battements du cœur soient arrêtés par l'excitation du pneumogastrique ou par la ligature du sinus veineux, cela seul, étant données nos connaissances actuelles sur la physiologie du système nerveux, suffit à nous faire préjuger l'existence de cellules ganglionnaires dans la profondeur de cet organe.

Ces cellules existent en effet. Elles ont été découvertes en 1844, par Remak (1), dans le cœur du veau.

On les a depuis étudiées chez un très grand nombre d'animaux; mais c'est chez la grenouille qu'elles sont le mieux connues. Avant d'examiner ces cellules, leurs rapports avec les nerfs et les ramifications terminales de ces

(1) Remak, *Neurologische Erläuterungen*. (*Müller's Archiv*, 1844, p. 463.)

derniers, il importe de connaître le réseau musculaire soumis à leur influence. Nous allons donc étudier d'une façon rapide, mais complète, la constitution des fibres musculaires du cœur.

Le cœur en contient de trois espèces. L'endocarde a des fibres lisses qui lui appartiennent en propre. Au-dessous de l'endocarde, et dans l'épaisseur du tissu cellulaire qui le double, se trouvent, chez certains animaux, les fibres dites de Purkinje. Enfin les fibres cardiaques constituent la masse du viscère. Les deux dernières espèces de fibres seules nous occuperont ici.

Nous allons commencer par les fibres de Purkinje.

L'auteur dont elles portent le nom les a découvertes en 1845 chez le mouton, et les a fait connaître dans un travail intitulé : *Observations microscopiques sur le système nerveux* (1). Elles se révèlent à l'œil nu, au-dessous de l'endocarde, sous l'aspect de fibres translucides, anastomosées en réseau.

Les observant au microscope, Purkinje les crut formées de « grains » juxtaposés et munis de noyaux; et bien que, par leur aspect, ces « grains » lui parussent comparables à des cellules ganglionnaires ou nerveuses, il pensa, les voyant plongés dans un réticulum de fibres striées, qu'elles constituaient réellement un appareil musculaire.

Depuis lors, beaucoup d'auteurs ont traité des fibres de Purkinje. Von Hessling (2) a reconnu qu'elles se con-

(1) Purkinje, *Microscopisch-neurologische Beobachtungen* (*Müller's Archiv für Anatomie und Physiologie*, 1845, p. 281).

(2) Von Hessling, *Histologische Mittheilungen* (*Zeitschrift für wissenschaftliche Zoologie*, 1854, p. 189).

tinuaient avec les fibres cardiaques, et a vu des transitions entre ces deux sortes d'éléments.

En 1862, Remak (1), dans un travail relatif à la signification de la cellule, traitant incidemment des fibres de Purkinje, les a regardées comme des cellules globuleuses, possédant un noyau entouré de protoplasma, et dont la périphérie, striée, a subi un commencement de différenciation musculaire. Il établissait, comme caractère différentiel entre les fibres de Purkinje et les fibres cardiaques, la position du noyau, qui aurait occupé le centre des premières, tandis que dans les secondes il aurait été refoulé à la périphérie et serait situé sous le sarcolemme. C'est là, pour un si habile observateur, une erreur bien singulière.

Elle nous montre une fois de plus que même les hommes de génie ont parfois leurs moments d'absence, et que, dans les sciences d'observation, il ne faut jamais se fier au principe d'autorité. Nous savons, en effet, que les fibres cardiaques n'ont pas de sarcolemme, et que leurs noyaux sont situés au milieu de la substance musculaire.

En 1863, Aeby (2) considéra les fibres de Purkinje comme des fibres cardiaques arrêtées dans leur développement. Sa manière de voir a depuis été adoptée par la plupart des auteurs, par Kölliker entre autres.

En 1868 cependant, Lehnert (3) a combattu cette

(1) Remak, *Ueber die embryologische Grundlage der Zellenlehre* (*Archives de Reichert et du Bois-Reymond*, 1862, p. 231).

(2) Aeby, *Ueber die Bedeutung der Purkinje'schen Fäden im Herzen* (*Zeitschrift für rat. Med.*, t. XVII, 1863, p. 195).

(3) Lehnert, *Ueber die Purkinje'schen Fäden* (*Arch. für micr. Anat.*, 1868, p. 28.)

manière de voir. Pour cet auteur, le réseau de Purkinje serait formé de cellules et d'un réticulum musculaire dans lequel elles seraient engagées, mais dont elles seraient morphologiquement indépendantes.

Comme il résulte de cet aperçu rapide, on n'est pas encore entièrement fixé sur la vraie nature de l'élément dont nous entreprenons l'étude. Voyons donc par nous-mêmes ce qu'il en faut penser.

Le réseau de Purkinje, comme l'a dit cet observateur et comme nous l'avons vu déjà, tranche chez le mouton, par son aspect translucide, sur le fond opaque de l'endocarde. Cette apparence tient à ce que la matière graisseuse, abondamment répandue dans le tissu cellulaire sous-endocardique, est devenue opaque en se solidifiant, tandis que la fibre musculaire, ne contenant pas de graisse, est restée perméable à la lumière. Le réseau de Purkinje existe chez le mouton, chez le bœuf, chez le cheval, chez le porc, et chez beaucoup d'autres animaux. Il est facile de l'examiner sur le cœur de l'un quelconque d'entre eux.

Il suffit, pour cela, d'ouvrir le ventricule, de limiter par quatre incisions un carré de sa surface interne et d'arracher avec une pince le lambeau d'endocarde ainsi isolé. Les fibres de Purkinje y restent adhérentes.

Ce lambeau, porté sur une lame de verre, arrosé d'une goutte d'eau et recouvert d'une lamelle, fournira déjà une bonne observation, l'eau n'altérant pas beaucoup les fibres de Purkinje au premier moment. Il est néanmoins préférable de remplacer l'eau par le sérum iodé. On peut employer pour colorer ces fibres le carmin, le picrocarminate d'ammoniaque ou l'hématoxyline.

Pour obtenir des préparations persistantes, on fera agir l'acide osmique, en exposant le lambeau de péricarde à des vapeurs, ou en le plongeant dans une solution de ce réactif a 1 pour 100, ou même dans une solution plus diluée. Une autre méthode également bonne consiste à faire macérer le fragment pendant vingt-quatre heures dans de l'alcool au tiers (une partie d'alcool à 36 degrés Cartier pour deux parties d'eau distillée).

Les préparations obtenues par l'un ou l'autre de ces procédés sont ensuite colorées au picrocarminate d'ammoniaque ou à l'hématoxyline, et scellées dans la glycérine ou le baume du Canada, suivant que l'on a employé la première ou la deuxième de ces matières colorantes.

Examinons une de ces préparations au microscope à un faible grossissement, 50 diamètres par exemple, ou même simplement avec une forte loupe. Les mailles du réseau sont trop irrégulières et de dimensions trop variées pour pouvoir être décrites. Il en est de même des travées qui les limitent. Mais nous voyons déjà que celles-ci se composent de cellules juxtaposées, toutes à peu près du même volume, prenant, par compression réciproque, la forme de polyèdres à angles et à arêtes arrondis.

Les travées les plus fines n'ont qu'une seule rangée de cellules; mais il y a des travées de deux, de trois et d'un plus grand nombre de rangées. Quand une cellule est placée au bord d'une travée, sa partie libre est arrondie, le reste de sa surface est polyédrique.

Si nous poursuivons l'observation avec un plus fort

grossissement, nous distinguerons dans chaque cellule deux noyaux voisins, nucléolés, placés au centre d'une masse protoplasmique granuleuse. La périphérie de la cellule se montre nettement striée, mais les stries n'affectent pas toujours la même direction, et dans les grosses travées la partie striée est moins considérable sur le bord libre des cellules.

Abordons maintenant la discussion des opinions émises par les différents auteurs sur la nature de ces éléments.

Lehnert, nous l'avons déjà dit, soutenait que, dans une travée, les cellules sont séparées les unes des autres par un réseau musculaire qui en est indépendant.

Pour savoir ce qu'il y a de vrai dans cette opinion, dissocions ces cellules à l'aide de la potasse à 40 pour 100. Je vous exposerai tout à l'heure le mode d'emploi de ce réactif. Il vous suffit, pour le moment, de constater que chaque cellule ainsi isolée emporte avec elle sa part de substance striée, et que par conséquent cette substance fait bien partie intégrante de l'élément.

Sur les cellules isolées, soit par la potasse, soit par l'alcool au tiers, nous pouvons faire encore quelques observations. Nous avons remarqué dans les préparations d'ensemble que la striation était peu marquée sur le bord libre des travées. Nous pouvons constater que ce n'était pas là une vaine apparence. En effet, en faisant rouler les cellules dissociées, devenues rondes, dans le liquide de la préparation, nous observons que la substance striée n'est pas uniformément répandue à leur surface, mais qu'elle est plus épaisse en certains points, d'où souvent elle envoie des expansions rayonnantes vers les autres parties.

Nous voilà renseignés sur la constitution propre du réseau de Purkinje. Tâchons maintenant de découvrir quels sont ses rapports avec le myocarde proprement dit.

Vous trouverez, sur les préparations du réseau, des travées qui se continuent directement avec des fibres cardiaques, les cellules des travées prenant peu à peu l'aspect des fibres-cellules du cœur.

Vous verrez aussi quelquefois, de la face latérale d'une travée, naître des fibres de Purkinje, qui plus loin deviennent des fibres cardiaques, et, plus loin encore, reviennent se perdre, sous leur première forme, dans le réseau de Purkinje.

Aussi je partage à ce sujet l'opinion de Remak, et je crois que les fibres de Purkinje ne sont que des fibres cardiaques arrêtées dans leur développement. J'estime même que le seul fait de la continuation de ces fibres avec les fibres cardiaques aurait dû suffire, dès 1854, à faire reconnaître que ces dernières étaient des cellules soudées bout à bout; opinion qui, d'ailleurs, a été rapidement admise.

Passons à l'étude de la fibre cardiaque.

Les anastomoses des fibres cardiaques avaient été remarquées déjà par Leeuvenhoek ; plus récemment elles ont été observées par Kölliker et à sa suite par tous les histologistes. Nous avons vu que les muscles de la vie animale, à quelques exceptions près, sont constitués de faisceaux parallèles, indépendants les uns des autres. Parmi les exceptions, nous devons citer les faisceaux ramifiés de la langue et ceux de quelques muscles des membres du lapin. Mais il y a loin de ces ramifications à la réticulation complète du muscle cardiaque. Elle est analogue à la réticulation des fibres de Purkinje, avec cette différence que presque toutes celles-ci s'étalent sur un seul plan, tandis que les fibres cardiaques s'anastomosent dans tous les sens.

Cette réticulation, sur une coupe examinée au microscope, est assez exactement comparable à celle que montre à l'œil nu la surface interne des oreillettes. Chez beaucoup d'animaux l'intérieur du ventricule présente aussi le même aspect ; mais on se rend mieux compte de cette disposition dans l'oreillette, dont les colonnes charnues sont plus longues et plus espacées.

La coupe microscopique doit être faite sur le ventricule. Peu importent les réactifs employés, peu importe même l'habileté de l'opérateur. Les résultats seront toujours très nets. Il faut seulement avoir soin d'orienter la coupe dans la direction générale des fibres. On voit alors celles-ci former en s'anastomosant des faisceaux secondaires qui s'anastomosent à leur tour et produisent des faisceaux tertiaires.

Dans le ventricule, les mailles laissées entre les faisceaux sont très étroites, d'où résulte une certaine difficulté pour l'étude. Nous ferons de bien meilleures observations sur la cloison des oreillettes de la grenouille.

Nous savons que le cœur de la grenouille n'a qu'un seul ventricule, mais qu'il a deux oreillettes, séparées l'une de l'autre par une cloison complète. Il est difficile d'isoler cette cloison du cœur en place ou simplement détaché de l'animal. Pour accomplir aisément cette opération, il faut avoir préalablement distendu cet organe, et l'avoir fixé dans cette forme.

Ludwig (1) a, le premier, employé un procédé de ce genre. Il insufflait le cœur et le fixait par la dessiccation. Pour réussir cette opération, il faut apposer une ligature sur le sinus veineux, intercepter ainsi la communication avec les deux veines caves supérieures et avec la veine cave inférieure; lier ensuite les veines pulmonaires et l'une des deux aortes, l'autre aorte recevant la canule du tube insufflateur. On laisse sécher le cœur gonflé comme une vessie; puis, à l'aide de pinces et de fins ciseaux, on ouvre l'oreillette gauche, et l'on détache alors aisément la cloison mise à nu et devenue rigide. Les préparations que l'on obtient ainsi sont suffisantes, mais à condition de les colorer pour en rendre plus distinctes les différentes parties.

Il est préférable de remplacer l'air par un liquide fixateur, tel que l'alcool absolu, l'acide osmique en solution au centième, ou le chlorure d'or. Nous reparlerons de ce dernier réactif quand nous étudierons les nerfs; nous n'avons pas à nous en servir pour le moment. Si l'on a fait usage d'un réacteur fixateur, c'est dans l'eau, non dans l'air comme précédemment, qu'il faut détacher la cloison. Pour le reste, on opère de même.

Examinons une préparation ainsi obtenue. Elle va nous présenter bien des faits intéressants, même au point de vue de la morphologie générale. La cloison des oreil-

(1) Ludwig, *Ueber die Herznerven des Frosches* (*Arch. de Müller*, 1848, p. 139.

lettes chez la grenouille est si mince, les faisceaux musculaires y sont si délicats, que nous pouvons l'étudier à l'aide des plus forts grossissements. Dans cette cloison,

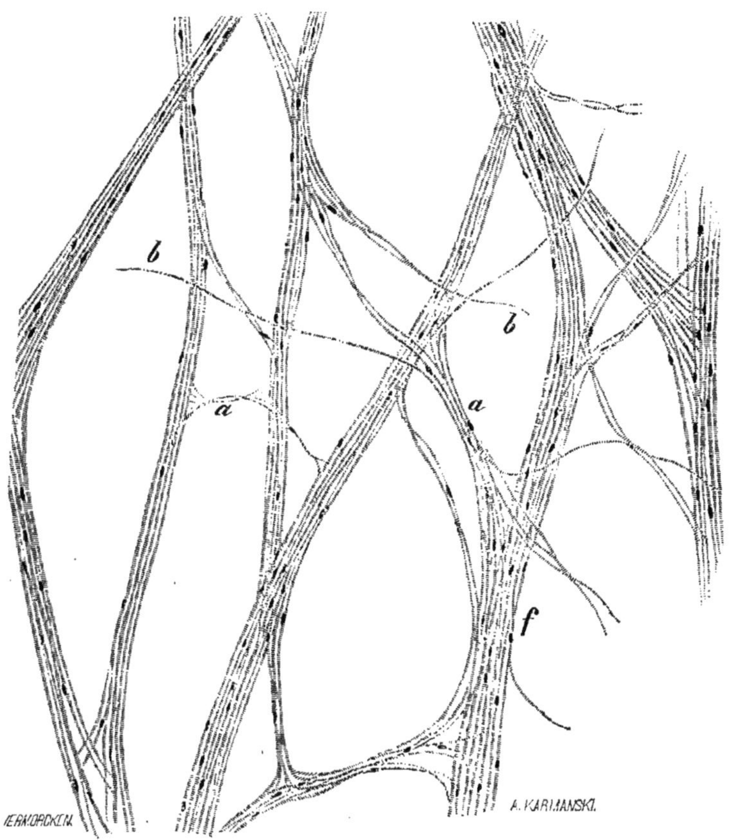

FIG. 2. — Réseau musculaire de la cloison des oreillettes du cœur de la grenouille verte (*Rana esculenta*). — *f*, faisceaux musculaires ; *a*, travées musculaires anastomotiques ; *b*, fibres musculaires se terminant par une extrémité libre dans les mailles du réticulum.

nous distinguons d'abord les plus gros faisceaux musculaires qui sont striés et qui concourent à la formation d'un réseau. Des travées de ce réseau, on voit partir des fibres divisées et subdivisées, nettement striées, et rappelant les fibrilles élémentaires des muscles de la vie animale (fig. 2). Ces fibrilles parcourent un trajet plus ou moins long, quelquefois elles traversent une maille entière du réseau et vont s'adjoindre à une autre travée; d'autres fois elles se terminent librement par une extrémité mousse. Sur des préparations bien faites, on peut les reconnaître comme des individualités distinctes, même dans les travées dont elles font partie, les voir s'adjoindre à un faisceau plus gros, le quitter pour traverser une maille et rejoindre un autre faisceau, et l'on peut se rendre compte ainsi du lacis complexe que forme leur ensemble.

En d'autres termes, le muscle cardiaque est composé de fibrilles, mesurant chacune un millième de millimètre environ, groupées en faisceaux de variable volume, et entre-croisées en quelques points.

Les faisceaux musculaires présentent des noyaux en leur milieu ou près de leurs bords; à leur niveau, les fibrilles s'écartent, et l'on aperçoit entre elles et le noyau une couche de protoplasma granuleux.

La préparation montre aussi d'autres noyaux qu'il nous faut signaler : ce sont ceux des deux couches endothéliales. Elle contient en outre des faisceaux élégants, ondulés, de tissu conjonctif; faisceaux que l'on ne voit bien que dans l'eau, immédiatement après l'action de l'alcool ou de l'acide osmique; des cellules allongées, ramifiées, à gros noyaux, signalées par Léo Gerlach (1),

(1) Léo Gerlach, *Ueber die Nervenendigungen in der Muskulatur des Froschherzens* (*Arch. de Virchow*, t. LXVI, p. 207).

et appartenant au tissu conjonctif, ainsi que quelques rares cellules pigmentaires; enfin des nerfs, des cellules ganglionnaires et des ramifications nerveuses terminales que nous étudierons plus tard.

Si l'on veut décomposer en ses éléments anatomiques le réseau cardiaque, et étudier la constitution de l'élément lui-même, la préparation précédente ne suffit plus. Il faut avoir recours à la méthode de Moleschott appliquée à cette étude en 1861 par Weismann (1), c'est-à-dire à l'emploi de la potasse à 40 pour 100. Nous avons appris déjà à nous en servir, quand nous avons traité des muscles de la vie animale.

Nous avons vu alors que cet agent isole parfaitement les faisceaux primitifs d'un tendon d'insertion à l'autre, établissant ainsi leur individualité morphologique, malgré la multiplicité de leurs noyaux. Jamais, à moins d'accidents, ces faisceaux ne se montrent divisés dans la préparation. La potasse a dissous le tissu conjonctif, le sarcolemme, le ciment interposé entre le faisceau musculaire et le faisceau tendineux; mais elle a parfaitement respecté la substance musculaire.

Quand nous avons traité par la potasse les muscles lisses de l'estomac, de l'intestin, de l'utérus, nous avons de même décomposé ces muscles en leurs éléments, les fibres-cellules.

Appliquons la même méthode au muscle cardiaque. Nous savons comment on procède : On prend un petit morceau du muscle à étudier, soit quelques millimètres

(1) Weismann, *Ueber die Muskulatur des Herzens beim Menschen und in der Thierreihe* (*Archiv. de Müller*, 1861, p. 41).

cubes; on le laisse macérer pendant un quart d'heure ou une demi-heure dans la solution de potasse; puis on le divise en petits fragments avec les aiguilles. On en porte alors sur la lame de verre une parcelle, qu'il suffit d'agiter légèrement dans une goutte de la solution pour l'obtenir complètement dissociée. On recouvre avec la lamelle et l'on examine.

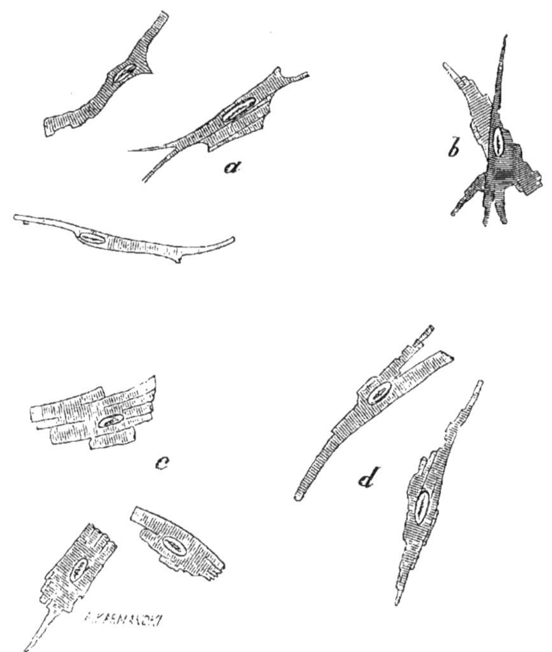

FIG. 3. — Cellules musculaires du cœur isolées par l'action de la potasse à 40 pour 100. — *a*, de la grenouille; — *b*, du triton crêté; — *c*, du mouton; — *d*, de la poule.

Une préparation faite ainsi nous montrera, chez la grenouille (fig. 3, *a*), des cellules fusiformes, très semblables aux fibres lisses, mais présentant à différents points de leur surface des crénelures, indice de leur soudure réciproque. Leur striation transversale est tout à fait nette.

Chez le triton crêté, la figure de ces éléments est moins régulière, et leurs extrémités présentent des pointes prolongées et ramifiées : la soudure des cellules les unes avec les autres est ainsi plus intime.

Chez les mammifères, la fibre cardiaque n'est plus fusiforme et s'éloigne davantage de la forme de la fibre-cellule. Elle prend l'aspect d'un bloc cylindrique, quelquefois légèrement aplati; ses bords sont réguliers, mais ses extrémités sont crénelées, en marches d'escalier. Elle est régulièrement striée. Elle contient un ou deux noyaux.

Se fondant sur la présence assez fréquente de deux noyaux dans l'intérieur d'une même cellule, Kölliker a soutenu que dans le réseau cardiaque il y a une fusion complète des cellules et non une simple soudure de ces éléments. Mais nous avons vu que la cellule de Purkinje, qui correspond à la fibre musculaire embryonnaire, possède déjà deux noyaux dans son intérieur, bien que son individualité cellulaire soit parfaitement établie. La division cellulaire qui préside à la multiplication des cellules commence toujours, comme on le sait, par le noyau; l'existence de deux noyaux dans une même cellule du réseau myocardique s'explique parfaitement par une division cellulaire commencée, et arrêtée subitement après la division du noyau.

Chez les oiseaux, la cellule du myocarde a une forme semblable à celle qu'elle présente chez les mammifères.

Ainsi, il existe des différences sensibles dans la forme de la cellule cardiaque, chez les batraciens d'une part, chez les mammifères et les oiseaux d'autre part. Ces différences ont été depuis longtemps constatées. Peut-être même a-t-on exagéré leur importance, ainsi que l'a fait Langerhans (1) par exemple.

Pour nous éclairer à ce sujet, prenons des animaux intermédiaires aux oiseaux et aux batraciens; examinons le cœur des chéloniens.

La dissociation des fibres cardiaques est très facile chez ces animaux. Nous l'obtiendrons aisément, même par le procédé de l'alcool au tiers, ce qui nous permettra de colorer les éléments au picrocarminate d'ammoniaque ou à l'hématoxyline, et nous aurons une préparation persistante, en la scellant dans la glycérine ou le baume du Canada, suivant que nous aurons employé la première ou la deuxième de ces matières colorantes.

Les fibres ainsi préparées (fig. 4) nous présentent le plus bel intermédiaire que nous puissions imaginer entre celles des batraciens et celles des oiseaux. Leur disposition générale est fusiforme; mais les créneaux de leurs extrémités se présentent sous la forme de prolongements quelquefois très considérables. La striation transversale y est nette. Le noyau est ovalaire, unique habituellement et muni d'un seul nucléole.

Comme nous l'avons déjà observé dans la cloison interauriculaire de la grenouille, chaque fibre-cellule est composée d'un paquet de fibrilles, ne se touchant

(1) Langerhans, *Zur Histologie des Herzens* (*Virchow's Archiv*, t. LVIII, 1873, p. 65).

pas les unes les autres, et chacune régulièrement striée. Autour du noyau et entre les fibrilles il existe encore une quantité notable de protoplasma, reste de la substance primitive de la cellule.

Nous pouvons, d'ailleurs, distinguer deux espèces de cellules du myocarde. Les unes (A, fig. 4), régulièrement

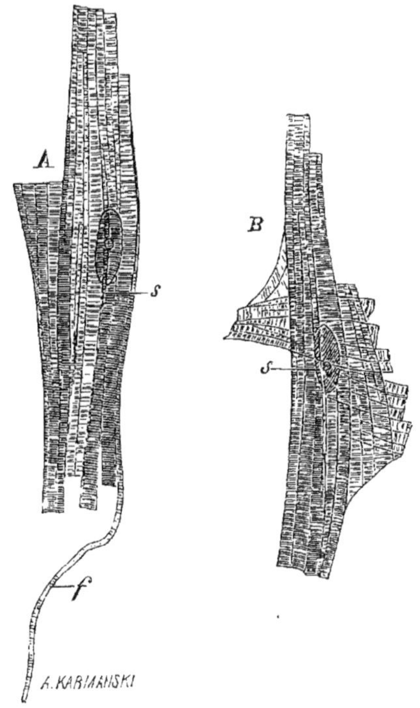

FIG. 4. — Cellules musculaires du cœur de la tortue, isolées après macération dans l'alcool au tiers. — *f*, prolongement fibrillaire.

allongées, à fibrilles parallèles, sont des cellules de la continuité des travées. Les autres (B, fig. 4), de forme bien moins régulière, souvent cordiformes, se trouvent aux points de bifurcation du réseau. Celles-ci ne possèdent également qu'un seul noyau, et leurs fibrilles ont des directions très diverses. Voici un dessin représentant ces deux variétés de cellules. Vous pourrez voir, après la leçon, la préparation qui a fourni ces figures, préparation faite d'après le procédé que je vous ai indiqué, et conservée depuis plusieurs mois.

En résumé, l'élément musculaire du cœur de la tortue (*Cistudo europæa* L.) contient en grande abondance du protoplasma non différencié encore en substance musculaire, et ses fibrilles prennent les directions les plus variables. Ce sont là deux faits de la plus haute importance au point de vue de l'anatomie et de la physiologie générales.

Le premier de ces faits doit être mis en rapport avec l'activité considérable du cœur. Lorsque nous nous sommes occupés des conditions du travail musculaire, nous avons reconnu que l'élément contractile strié ne peut remplir sa fonction que grâce à un échange rapide de ses matériaux, et que cet échange se fait par l'intermédiaire du protoplasma interfibrillaire. La grande quantité de ce protoplasma que nous trouvons dans un muscle aussi continuellement actif que le muscle cardiaque vient ajouter un argument de plus à notre opinion.

Le second fait a surtout une valeur morphologique. Nous vous avons fait remarquer que, dans la cloison interauriculaire de la grenouille, les fibrilles musculaires quittent les travées, cheminent isolées à des distances considérables, puis s'adjoignent à d'autres faisceaux. Elles se comportent, en un mot, comme si elles étaient complètement indépendantes des cellules. La direction variée des fibrilles constitutives d'une cellule musculaire de la tortue est un fait du même ordre. Ces deux observations qui se complètent nous montrent que les cellules musculaires ne commandent pas le plan général de l'organe; leurs fibrilles constitutives prennent des directions variées, s'écartent même des autres pour former leurs réseaux complexes; en un mot, les cellules ainsi que les fibrilles sont subordonnées à la direction formatrice qui préside à la constitution du cœur. Et ce n'est là qu'un cas particulier d'une loi tout à fait générale.

TROISIÈME LEÇON

(11 décembre 1877)

Cœur sanguin.

Structure intime de la cellule musculaire du cœur. Les fibrilles qui la constituent sont séparées par du protoplasma. — Importance de cette disposition pour le fonctionnement du cœur.

La striation de la fibre musculaire cardiaque est identique à celle de la fibre des muscles de la vie animale.

Rapport des ganglions nerveux du cœur avec la contraction. — L'appareil nerveux détermine-t-il le rythme des battements? Opinion de Luciani.

Étude expérimentale des battements du cœur chez la grenouille. — Description du cardiographe employé dans ces expériences. — La pointe du ventricule, isolée, bat rythmiquement sous l'influence d'une excitation électrique constante. Le rythme est donc la propriété de la fibre musculaire cardiaque.

MESSIEURS,

En étudiant la cellule du myocarde, isolée par le procédé de l'alcool au tiers, nous avons vu qu'elle se présente sous deux aspects bien différents, et qu'on peut en distinguer deux variétés : une première, à fibrilles parallèles, constituant la continuité des travées, et une deuxième, dont les fibrilles sont groupées en faisceaux à directions différentes et qui se trouve aux points d'anastomose de deux ou plusieurs travées. Dans une cellule de la dernière variété, dont nous avons fait circuler le dessin parmi vous, et que vous avez pu observer en nature à la fin de la leçon, les fibrilles se croisaient même à angle droit (fig. 4, B).

C'est là un fait très intéressant. Il nous montre que la forme de l'organe ne dépend pas des cellules qui le constituent, mais, au contraire, que la cellule embryonnaire se plie aux besoins de l'organe qu'elle édifie, et que sa forme est soumise à la forme de ce dernier.

Nous avons constaté un autre fait important sur les mêmes préparations : c'est que les fibrilles ne sont pas contiguës les unes aux autres, mais qu'elles sont séparées entre elles par du protoplasma. Nous avons vu la masse protoplasmique de la cellule, reconnaissable à sa fine et vague granulation, former autour du noyau un amas cylindrique ou longuement ovoïde, et pénétrer entre les fibrilles disposées autour de cet amas.

C'est là une structure analogue à celle que présente la fibre musculaire de la vie animale à un certain stade de son développement. Celle-ci, en effet, est alors composée d'un cylindre protoplasmique contenant les noyaux, et d'une couche périphérique de substance striée, entourant, comme un manchon, le protoplasma central. Nous sommes donc autorisés à considérer la fibre cardiaque comme n'étant, au point de vue de la morphologie générale, qu'une fibre de la vie animale qui aurait subi une moindre différenciation, dont le développement serait moins complet.

Mais, pour bien apprendre à connaître la substance striée de la fibre cardiaque, il ne suffit pas de l'étudier en place dans la cloison interauriculaire, ou simplement isolée, comme nous l'avons fait jusqu'ici. Il faut avoir recours à des coupes transversales.

Dans ce but, on peut durcir un fragment de muscle cardiaque par l'alcool, par l'acide chromique, par le bichromate d'ammoniaque, en ayant soin de compléter le durcissement par la gomme et l'alcool. Mais le durcissement par la dessiccation nous donnera des résultats bien suffisants. Vous avez pu examiner, à la fin de la dernière leçon, une préparation obtenue par ce procédé. Vous avez vu, en considérant dans un faisceau la section d'une seule cellule, que celle-ci présente un noyau central, parfois plus ou moins rapproché de son bord, et, sur son pourtour, une couronne de champs brillants, analogues aux champs de Cohnheim, et noyés dans une masse protoplasmique moins réfringente.

Pour observer ces détails dans les muscles de la vie animale, il nous avait fallu employer une méthode très délicate, la congélation, laquelle altère si peu les tissus, que ceux-ci récupèrent leurs propriétés physiologiques quand ils sont dégelés progressivement. Pour le cœur, au contraire, le procédé brutal de la dessiccation se montre suffisant. On peut même examiner les coupes directement dans l'eau; il est cependant préférable de les colorer au picrocarminate d'ammoniaque et de les conserver dans la glycérine picrocarminée. Cette facilité pour l'étude tient à la quantité relativement considérable de protoplasma qui se masse autour du noyau, se répand entre les fibrilles et limite extérieurement la cellule. Celle-ci, en effet, n'a pas de sarcolemme; du moins, aucun procédé n'a pu nous faire apercevoir autour d'elle une membrane enveloppante.

Une telle abondance de protoplasma dans l'élément musculaire du cœur a certainement sa raison d'être. Le cœur fonctionne d'une façon continue durant toute l'existence, ne prenant entre chaque contraction qu'un instant de repos durant la diastole. De tous les muscles de l'organisme, c'est assurément, et de beaucoup, celui qui accomplit le travail le plus considérable. Il a donc besoin d'une nutrition très active; et, comme, ainsi que avons été conduit à l'admettre dans nos leçons d'il y a deux ans, c'est au protoplasma qu'est dévolue la fonction d'établir les échanges nécessaires entre les parties actives de l'élément et la lymphe dans laquelle baigne celui-ci, cette substance devait se trouver ici en quantité plus grande que partout ailleurs.

Passons à la partie contractile de la cellule. Les fibrilles, ou du moins ce que nous avons désigné sous ce nom en faisant l'étude de la cloison interauriculaire, ne sont pas de simples fibrilles, mais bien l'équivalent des cylindres primitifs de Leydig; et elles sont constituées elles-mêmes par un ensemble de fibrilles d'une extrême minceur.

Vous pouvez en juger par une préparation que je place ici sous vos yeux, et qui a été obtenue de la façon suivante : Un fragment de myocarde de la grenouille est mis à macérer pendant vingt-quatre heures dans de l'alcool au tiers; puis on en prend une parcelle que l'on porte sur une lame de verre sèche et que l'on dissocie avec les aiguilles. Pendant la dissociation, les fibres et fibrilles que l'on sépare sèchent à demi et adhèrent par là même à la lame de verre. Puis on laisse tomber sur ces fibres (et avant que la dessiccation soit complète) quelques gouttes d'une solution d'hématoxyline préparée par le procédé de Boehmer. (1).

Après quelques minutes, on s'assure, à l'aide d'un faible grossissement, que les éléments sont suffisamment colorés. On lave alors à l'eau distillée; les fibres restent adhérentes à la lame de verre, tandis que le surplus de l'hématoxyline est entraîné par le lavage. Enfin on déshydrate la préparation au moyen de l'alcool fort et de l'alcool absolu, on l'éclaircit en y laissant tomber une goutte d'essence de girofle ou de térébenthine, et on l'inclut dans le baume du Canada ou dans la résine Dammar.

Sur une semblable préparation, on aperçoit dissociées et parfaitement isolées des fibrilles bien plus fines que les cylindres primitifs que nous avions vus jusqu'à présent dans la cellule du myocarde. On constate aussi que le faisceau primitif a exactement la même constitution dans le cœur et dans les muscles de la vie animale : disque épais, espace clair, disque mince, espace clair, tous ces détails de structure que nous avons appris à connaître dans les derniers, se montrent ici avec la plus grande évidence. C'est là, du reste, un fait que Langerhans a constaté dans un travail que nous

(1) Ce procédé consiste à verser dans une solution d'alun à 2 pour 100 une certaine quantité de teinture alcoolique d'hématoxyline, de manière à obtenir un mélange d'un beau violet. J'ajouterai que ce liquide, pour posséder tout son pouvoir colorant, doit avoir été préparé depuis plusieurs jours.

avons déjà eu occasion de citer. La ressemblance est plus complète encore. En effet, lorsque la cellule cardiaque, au moment où elle a été fixée dans sa forme, s'est trouvée fortement tendue, le disque épais se montre séparé en deux moitiés par une strie transversale incolore, comme cela s'observe sur les muscles striés volontaires. Il n'y a donc aucune différence au point de vue de la structure élémentaire entre la fibrille du muscle cardiaque et celle des muscles striés ordinaires.

Cette analogie de structure ne vous surprendra pas, si vous vous rappelez ce que je vous ai exposé il y a deux ans, au sujet du rapport de la striation musculaire avec le mode de contraction brusque. Je vous ai montré à cette époque que la division de la substance contractile en un grand nombre de parties très petites est essentiellement favorable aux échanges qui doivent se passer dans l'intérieur du muscle, et devient, par conséquent, une condition indispensable à la rapidité de la contraction.

Nous avons vu qu'au point de vue de la morphologie générale la fibre cardiaque est semblable à une fibre musculaire de la vie animale à un certain stade de son développement, et qu'au point de vue plus spécial de la striation musculaire elle lui est identique. L'analogie entre ces deux sortes d'éléments s'arrête-t-elle là? Ou se poursuit-elle encore jusque dans leurs propriétés physiologiques, c'est-à-dire dans leur mode de contraction? C'est ce que nous allons examiner maintenant.

Quand la pointe du cœur a été isolée du reste de l'organe, elle ne se contracte pas spontanément; mais elle répond par une contraction à chaque excitation mécanique ou électrique. On a déduit de ce fait que les battements spontanés du cœur ne sont pas une propriété de l'élément musculaire, mais sont dus à l'influence des cellules ganglionnaires des oreillettes et de la base des ventricules. Jusque-là, le raisonnement est juste et la conclusion légitime.

Mais on est allé plus loin, et l'on a supposé que les ganglions cardiaques déterminent, non-seulement l'activité du myocarde, mais encore le rythme de ses pulsations. Cette opinion est aujourd'hui classique. On la retrouve dans un travail récemment publié dans les comptes rendus du laboratoire de Ludwig; Luciani (1), l'auteur de ce mémoire, après avoir fait une ligature sur l'oreillette, avait vu se modifier le rythme des pulsations: celles-ci étaient devenues irrégulières, se produisant par groupes que séparaient entre eux de longues diastoles.

Si la ligature, qui supprime l'action sur le cœur d'un certain nombre de cellules ganglionnaires, supprime aussi un certain nombre de pulsations (celles qui manquent entre les groupes), ce serait, d'après Luciani, parce que chaque cellule ganglionnaire envoie à son tour l'excitation nécessaire à une contraction. Les pulsations groupées persistantes correspondraient aux cellules restées en communication avec le cœur; et dans les intervalles entre ces groupes, les pulsations ne se produiraient pas, parce que les cellules qui les commandent à l'état physiologique auraient été séparées par la

(1) Luciani, *Eine periodische Function des isolirten Froschherzens* (*Sitzungsber. der sächs. Gesellsch.*, 1873).

ligature. Le cœur ainsi traité serait comparable à une boîte à musique dont plusieurs dents seraient cassées et dont l'air serait par conséquent interrompu.

Mon intention n'est pas de donner une analyse complète du travail de Luciani; j'aurai à en reparler plus tard. Je veux simplement constater qu'aujourd'hui, même chez Ludwig, dans ce laboratoire classique, dont les travaux font autorité, non-seulement en Allemagne mais dans le monde entier, on admet que le rythme du cœur n'est pas une propriété de la fibre musculaire, mais se trouve sous la dépendance du système nerveux.

Tel n'est pas mon avis; et je m'appuie sur des expériences qui seront répétées devant vous à la fin de la leçon et que je vais vous exposer tout de suite. Mais il nous faut pour les faire un cardiographe. C'est un instrument (fig. 5) que nous construirons nous-mêmes, et voici comment.

On commence par couper un fragment de roseau de 3 centimètres environ de hauteur, et à l'une de ses extrémités on pratique deux encoches assez larges en face l'une de l'autre. Perpendiculairement au plan de ces deux encoches, on pratique à environ 5 millimètres de l'extrémité du roseau deux petits trous se faisant face, en se servant pour cela d'une aiguille ou d'une épingle rougie au feu. Ainsi préparé, ce cylindre, qui servira de support au levier de notre cardiographe, est fixé avec de la cire à cacheter à l'une des extrémités d'une lame de verre porte-objet, de telle sorte que les deux encoches que nous avons pratiquées à sa partie su-

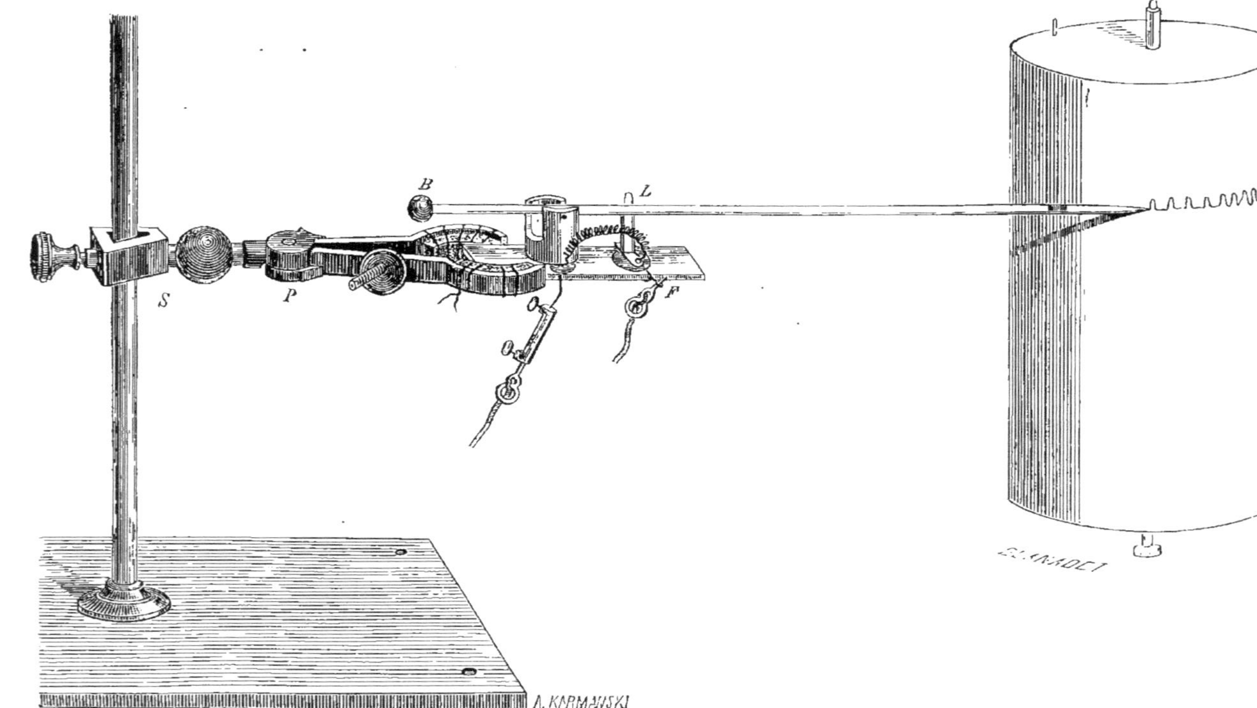

Fig. 5. — Cardiographe. — L, levier soulevé par le cœur et inscrivant le tracé sur le cylindre enregistreur. — B, boule de cire à cacheter destinée à lui servir de contre-poids. — F, fil de platine entourant la lame de verre et formant un des électrodes. — P, pince maintenant le cardiographe. — S, support.

périeure soient dans la direction du grand diamètre de la lame de verre.

Prenant ensuite une paille d'environ 2 décimètres de long, nous la traversons près d'une de ses extrémités par une épingle rougie au feu, de manière à y percer deux trous suivant son diamètre. La paille étant placée dans l'encoche faite au cylindre de roseau, nous passons à travers les trous pratiqués dans ce dernier et à travers ceux que nous avons faits à la paille une épingle qui rattache le levier à son support. Celui-ci peut dès lors s'abaisser ou s'élever en s'engageant dans les encoches. Pour lui donner plus de fixité, on soude l'épingle à la paille au moyen d'une goutte de cire à cacheter. Puis, la tête et la pointe de l'épingle étant coupées au ras du roseau, on applique sur ce dernier à chaque extrémité de l'épingle une goutte de cire à cacheter, et, tandis qu'elle est encore chaude, on fait manœuvrer le levier. De cette façon, on lui conserve sa liberté tout en limitant son jeu latéral. Il est fixé de telle sorte qu'il ne peut plus présenter de mouvements que dans le sens vertical.

Le levier et son support étant ainsi obtenus, on fixe sur le levier, à 2 centimètres environ en avant de son axe, et toujours au moyen de la cire à cacheter, une tige verticale faite d'un fragment de roseau et dont la longueur doit être un peu moindre que la distance qui sépare l'axe du levier de la lame de verre. Puis, prenant un autre fragment de roseau, d'une longueur de 1 centimètre et demi environ, et d'une largeur de 5 millimètres, on applique sur son côté lisse et suivant sa longueur une anse de fil de platine que l'on y fixe en la faisant passer par de petits trous pratiqués dans le roseau et que l'on termine à une extrémité par une boucle.

Cette lame de roseau ainsi préparée est ajustée à l'extrémité de la tige verticale appendue à la paille, de telle façon que son côté lisse, muni des deux fils de platine parallèles, vienne s'appliquer transversalement sur la lame de verre.

Le levier se trouve alors dans une position horizontale, ce roseau en forme de T fixé à sa partie antérieure appuyant sur la lame de verre.

Pour compléter l'appareil, on entoure cette dernière, au point où vient s'appliquer la tige appendue au levier, d'un fil de platine disposé transversalement et se terminant sur le côté de la lame par une boucle.

Le cœur de grenouille, placé sur la lame de verre au niveau de la tige du levier, soulèvera ce dernier pendant la systole et le laissera retomber pendant la diastole. Les fils de platine l'empêcheront de glisser et, grâce aux boucles dont ils sont munis, pourront être reliés aux rhéophores d'un appareil d'induction. Il sera facile d'exciter ainsi à volonté le cœur au moyen de courants électriques.

La lame de verre du cardiographe est saisie entre les mors d'une pince fixée sur un support à tige verticale, et peut ainsi être placée dans les positions variées nécessaires pour obtenir des tracés.

Ce cardiographe offre plusieurs avantages. La paille est rigide et ne présente pas de vibrations qui altéreraient le tracé. En outre, elle est légère et ne nécessite pas un grand travail du cœur. On peut, du reste, diminuer encore ce travail en mettant au petit bout du levier une boule de cire qui fait contre-poids. De plus, les surfaces du verre et du roseau sont lisses, de telle façon que le cœur ne s'y accroche pas et n'en est pas irrité. Enfin on peut facilement plonger tout l'appareil dans l'eau pour le nettoyer.

Avec ce cardiographe, il ne nous faut plus qu'un appareil d'induction à charriot, afin de pouvoir, suivant les besoins de l'expérience, modifier l'intensité du courant; et un cylindre enregistreur de Marey, monté sur le régulateur de Foucault. Ces instruments se trouvent dans tous les laboratoires.

Maintenant que nous sommes parfaitement outillés, prenons un cœur de grenouille verte (*Rana esculenta* L.), et plaçons-le d'abord tout entier sous le levier du cardiographe.

Cet organe s'arrête d'ordinaire quelques instants, comme paralysé par l'opération. L'arrêt dure quelquefois une minute, généralement moins. La courbe tracée sur le cylindre enregistreur est alors une ligne droite;

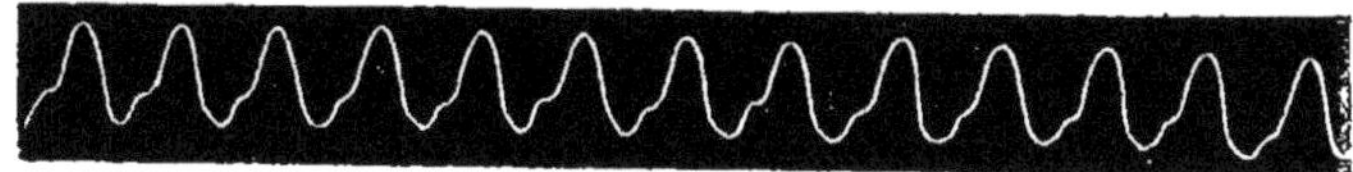

FIG. 6. — Tracé du cœur de la grenouille verte.

mais bientôt le myocarde reprend son activité, et l'on obtient la courbe représentée figure 6, où l'on retrouve, dans un ordre constant, systole auriculaire, systole ventriculaire, diastole, etc.

Nous pouvons remarquer sur cette courbe que l'amplitude des oscillations diminue à mesure que le cœur se fatigue.

Remplaçons maintenant le cœur entier par la pointe isolée d'un cœur extirpé à une nouvelle grenouille. Nous observons d'abord que cette pointe reste indéfiniment immobile, et que la courbe tracée est une ligne droite. Mais excitons-la à l'aide d'un courant faible, en plaçant, par exemple, la bobine induite à 20 centimètres en dehors de la bobine inductrice : le muscle ne se contracte pas encore, pas plus à la rupture qu'à la clôture du courant.

Augmentons progressivement l'intensité du courant. A un certain moment, la rupture déterminera une pulsation ; et l'amplitude de celle-ci, mais non sa durée, se montrera bien plus considérable que dans les battements spontanés du cœur entier. Cela tient au long repos qui a précédé cette contraction, et pendant lequel le muscle a réparé ses pertes. C'est pour la même raison que dans les battements spontanés du cœur l'amplitude des premières pulsations est plus grande.

Prenons un courant juste suffisant pour provoquer une pulsation à la rupture, et réglons le trembleur de façon à obtenir des interruptions très fréquentes. Nous allons être témoin d'un phénomène très extraordinaire en apparence : la pointe du cœur bat régulièrement (fig. 7), comme si elle n'avait pas été isolée du reste de l'organe.

Le nombre de ces pulsations n'est nullement en rapport avec le nombre des interruptions. Ce dernier est beaucoup plus grand; il vous est déjà facile de l'apprécier d'après le bruit produit par le trembleur.

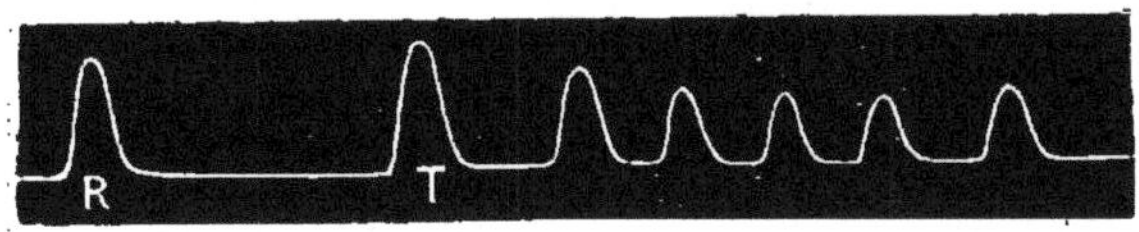

FIG. 7. — Pointe du cœur de la grenouille verte excitée par une rupture isolée en R. — Excitée à partir de T par un courant d'induction juste suffisant à interruptions fréquentes, elle bat rythmiquement.

La première pulsation a la même amplitude que dans le cas précédent; mais l'amplitude des suivantes diminue progressivement, et la diastole augmente de durée. C'est encore là un résultat de la fatigue de l'organe.

La conclusion inévitable de cette observation, c'est que le rythme ne dépend pas des cellules ganglionnaires, comme on l'admettait généralement. L'opinion classique était inexacte (1).

Poursuivons nos expériences. Augmentons l'intensité du courant : plaçons, par exemple, de telle sorte la bobine induite qu'elle recouvre de 1 à 2 centimètres

(1) Le battement rythmique de la pointe du cœur excitée par un courant électrique a été observé d'abord par Eckhard, qui a fait ses expériences à l'aide d'un courant constant. Elles ont été confirmés par Heidenhain qui s'est servi d'un courant d'induction à interruptions fréquentes (voy. Heidenhain, *Erörterungen über die Bewegungen des Froschherzens* (*Arch. de Müller*, 1858, p. 490 et 494).

Ces expériences, que nous ne connaissions pas lors de nos premières recherches en 1875, ne paraissent pas avoir attiré beaucoup l'attention des physiologistes, puisque, en 1875, Luciani, élève de Ludwig, attribue encore, comme nous l'avons vu, le rythme des battements à l'action des cellules ganglionnaires. De même, Bowditch, qui a également travaillé chez Ludwig, ne tient aucun compte des expériences d'Eckhard dans son mémoire sur les effets d'excitations électriques appliquées au cœur. Il semble les ignorer entièrement.

la bobine inductrice ; faisons les interruptions à la main. Nous observons alors que la clôture comme la rupture du courant provoque une contraction ; souvent même la secousse est plus grande à la clôture qu'à la rupture, contrairement à ce qui a lieu dans les muscles de la vie animale. Ce cas se présente surtout quand les interruptions sont rapprochées, et s'explique par la fatigue du muscle cardiaque.

Le courant que nous employons suffirait amplement à tétaniser un muscle de la vie animale, et cependant le cœur ne répond à son excitation que par des secousses isolées. Mais si nous augmentons encore l'intensité du courant, le cœur aussi entre en tétanos, et la courbe enregistrée (fig. 8) est alors très analogue à la courbe

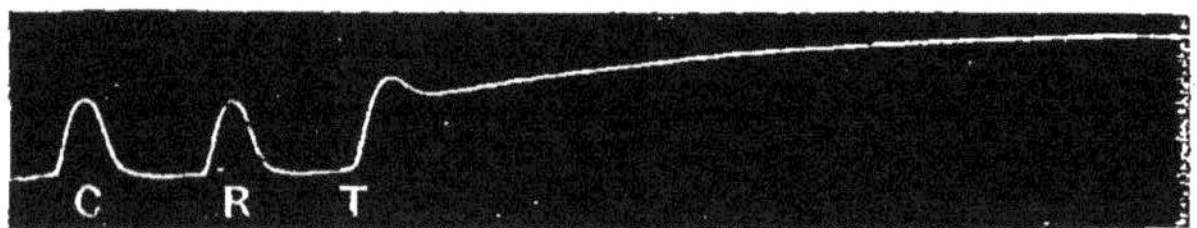

Fig. 8. — Pointe du cœur excitée par une clôture du courant en C, par une rupture en R, et entrant en tétanos sous l'influence d'interruptions fréquentes du même courant à partir de T.

que présentent en pareil cas les muscles rouges. Elle ne lui est pas identique cependant, et nous aurons plus loin de plus amples explications à vous donner à ce sujet.

Ces expériences sont très délicates. On ne peut déterminer d'avance d'une façon absolue l'intensité du courant à employer. Il y a en effet des différences notables d'une grenouille à une autre, pour la sensibilité du cœur à l'excitation électrique, différences tenant à la saison, aux conditions d'existence, à l'espèce et même à l'individu (fig. 9).

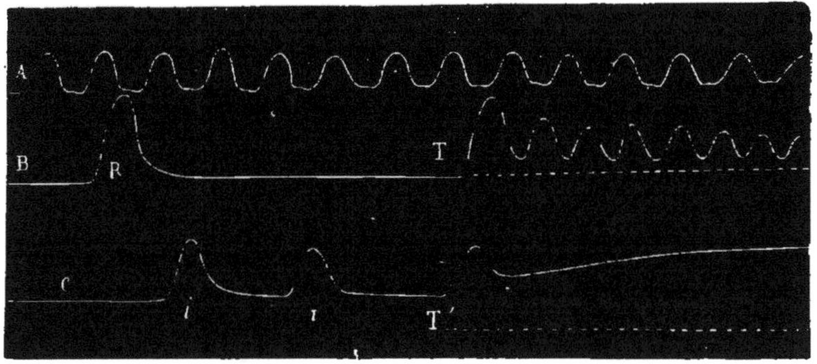

Fig. 9. — A, battements normaux du cœur entier d'une grenouille verte. — B, pointe du même cœur, excitée par une rupture isolée d'un courant juste suffisant et donnant une secousse R; excitée à partir de T par des interruptions fréquentes du même courant, elle donne des battements rythmés. — C, la même pointe du cœur excitée par la clôture d'un courant fort *i*, par la rupture de ce courant *r*; excitée à partir de T par des interruptions fréquentes du même courant, elle entre en tétanos.

Pour réussir, il faut rapprocher graduellement les bobines, en faisant les interruptions à la main jusqu'à ce que la rupture du courant provoque la première systole. On n'a plus alors qu'à remplacer les interruptions à la main par des interruptions fréquentes du trembleur, pour obtenir les battements de la pointe du ventricule.

Si l'on veut obtenir une pulsation à la clôture comme à la rupture, ou observer le tétanos, il suffit d'employer un courant très fort.

Remplaçons maintenant sous le levier du cardiographe la pointe du cœur par un muscle de la vie animale, le gastrocnémien d'une grenouille par exemple, et comparons les propriétés physiologiques de ces deux ordres de muscles.

Le gastrocnémien reste immobile et le levier inscrit une ligne droite.

Employons un courant très faible, tel qu'il n'aurait aucune action sur la pointe du cœur, et faisons des interruptions isolées; il se produit une petite contraction à la clôture, la rupture provoque une contraction plus forte.

Nous pouvons constater déjà une différence considérable entre le muscle cardiaque et le muscle de la vie animale. Le premier est moins sensible, et cela dans une proportion telle, qu'une pareille différence de quantité équivaut presque à une différence de qualité. Des mesures précises seraient inutiles ici, tant la chose est évidente.

En éloignant encore les bobines nous arrivons, pour l'intensité du courant, à un point limite tel, que la rupture amène encore une légère secousse, mais qu'il ne s'en produit pas à la clôture.

Là paraît s'arrêter l'analogie entre les deux ordres de muscles; en effet, si, avec un courant juste suffisant

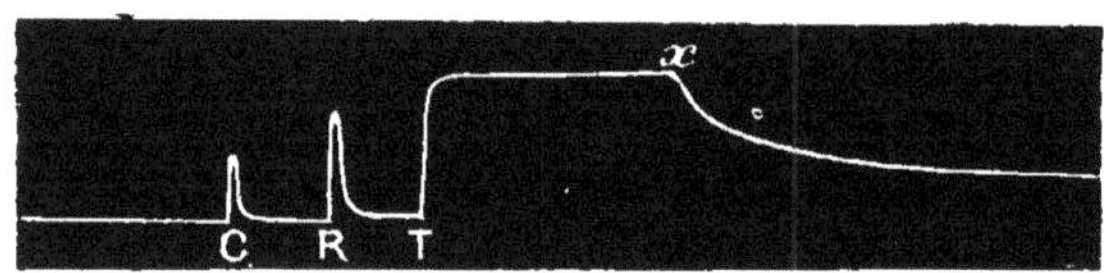

Fig. 10. — Muscle gastrocnémien de la grenouille, excité par une clôture du courant C, une rupture du courant R. — Des interruptions fréquentes du même courant de T eu x le mettent en tétanos (tétanos de fusion).

pour déterminer une contraction à la rupture et pas à la clôture, nous faisons des interruptions fréquentes avec le trembleur, les secousses musculaires se fondent entre elles, et nous observons le phénomène décrit par Helmholtz sous le nom de tétanos électrique (fig. 10).

La rapidité des interruptions nécessaires pour amener le tétanos varie suivant l'animal, suivant le muscle, suivant l'état de fatigue ou de refroidissement de ce muscle. Il faut surtout tenir compte du refroidissement quand on opère sur des animaux à sang chaud. Quoi qu'il en soit, nous ne donnerons pas ici des chiffres précis, parce qu'ils ne sont pas nécessaires pour atteindre le but que nous poursuivons.

Dans les mêmes conditions, c'est-à-dire avec un courant juste suffisant pour produire, par une interruption isolée, une contraction, le cœur aurait effectué des battements rythmés. Ce serait là une bien grande différence si elle était réelle; mais elle n'est qu'apparente.

Il y a deux ans, je disais qu'il n'est pas possible d'admettre en principe que les propriétés physiologiques du muscle cardiaque diffèrent de celles des muscles de la vie animale dont la structure essentielle est la même, et je soutenais que, si le rythme est un attribut de l'un, il doit se retrouver chez les autres.

Il y a longtemps que Brown-Séquard, observant le phénomène connu de la palpitation des chairs chez les animaux que l'on vient de sacrifier, phénomène dû à des contractions fibrillaires, en avait conclu que le rythme est un attribut de la contraction musculaire. C'était une idée juste; mais elle était basée sur une observation insuffisante et non sur un ensemble de faits; c'était encore une idée schématique. Aussi les physiologistes n'ont-ils pas suivi Brown-Séquard dans cette voie, et jamais, que je sache, cette idée n'a été soutenue depuis. Mon opinion, au contraire, était basée sur une connaissance plus exacte de la structure de la fibre musculaire du cœur et des muscles de la vie animale. Je n'avais pas encore, il est vrai, déterminé les conditions nécessaires à la manifestation de cette propriété dans les muscles de cette dernière catégorie; mais cette sanction expérimentale existe et je vous en ferai part dans la prochaine leçon.

QUATRIÈME LEÇON

(13 décembre 1877)

Cœur sanguin.

Le rythme appartient non-seulement au muscle cardiaque, mais à tous les muscles Expériences sur le gastrocnémien de la grenouille. — Expériences de Bowditch sur les contractions du ventricule. Description sommaire de son procédé. Phénomène de l'escalier. Phénomène de l'excitation suffisante sans effet. — Répétition des expériences de Bowditch au moyen du cardiographe. Observation du tétanos du cœur. — Tonicité du cœur comparée à la tonicité du muscle rouge. — Considérations médicales sur la tonicité du cœur.

Démonstration du rythme des muscles de la vie animale au moyen des excitations régulières à longs intervalles. Applications médicales de la notion du rythme.

MESSIEURS,

Nous avons comparé, dans la dernière leçon, au point de vue de la forme de la contraction musculaire, la pointe du cœur et les muscles de la vie animale. Comme la striation est la même dans ces deux sortes de muscles, nous avions été depuis longtemps amenés à penser que leurs propriétés physiologiques essentielles devaient être les mêmes; en d'autres termes, puisque la pointe du cœur, isolée de ses ganglions nerveux, manifestait dans certains cas son activité par des pulsations rythmées, les muscles de la vie animale devaient en faire autant. Il s'agissait seulement de trouver les conditions favorables à la production du phénomène. Or nous avions récemment déterminé ces conditions; et nous avions obtenu, des muscles de la vie animale, des contractions rythmées comme celles du cœur, quoique moins régulières.

Nous vous avons promis de renouveler l'expérience devant vous : vous en serez témoins aujourd'hui, mais il est bon de vous rappeler auparavant ce que vous avez eu déjà occasion d'observer, à savoir, que la pointe du cœur est beaucoup moins sensible à l'excitation électrique que les muscles de la vie animale. Il est donc nécessaire d'employer pour ces derniers des courants plus faibles. Dans l'expérience que M. Weber a faite devant vous sur la pointe du cœur isolée, on déterminait d'abord l'excitant minimum nécessaire pour obtenir une contraction sous l'influence de la rupture du courant; on arrivait à ce résultat en approchant successivement dans l'appareil d'induction à chariot la bobine induite de la bobine inductrice, et en produisant des interruptions à la main. La première contraction obtenue, on laissait les bobines en place et l'on faisait jouer le trembleur de façon à obtenir des interruptions fréquentes et régulières. C'est alors que l'on observait le battement rythmique.

Pour les muscles de la vie animale, nous emploierons le même dispositif : même myographe, même appareil inducteur, même appareil enregistreur. Nous obtiendrons l'excitation minimum comme dans le cas précédent. Si alors nous remplacions tout de suite les interruptions à la main par des interruptions très fréquentes, comme nous faisions pour la pointe du cœur, le muscle serait tétanisé. Le courant minimum est encore trop fort ici. Mais si nous reculons d'une petite quantité la bobine induite, nous observerons, dès que le trembleur sera mis en jeu, non pas une série de contractions correspondant chacune à une rupture du courant, qui du reste ne serait pas suffisante pour la produire, mais une série de secousses irrégulières, tout à fait indépendantes des interruptions du courant (fig. 11). C'est

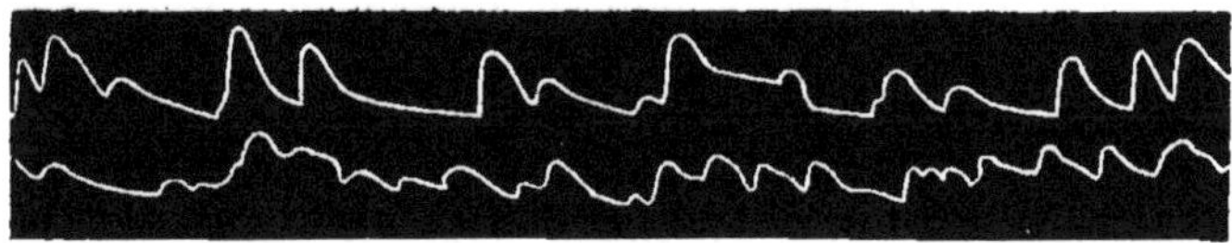

FIG. 11. — Contractions rythmiques du muscle gastrocnémien de la grenouille, sous l'influence d'interruptions très fréquentes d'un courant d'induction juste suffisant.

bien là un rythme, comparable à celui de la pointe du cœur, quoiqu'il soit moins régulier.

Mais on pourrait nous faire quelques objections que nous allons prévenir. On pourrait prétendre que le courant excitateur a une action irrégulière, et que le muscle signale et inscrit, comme un instrument passif, cette irrégularité de l'intensité du courant et de ses interruptions.

Au lieu de répondre à cet argument par un raisonnement théorique, nous aurons simplement recours à des instruments plus parfaits.

Nous avions fait usage de la pile de Grenet; un trembleur produisait les interruptions.

Nous allons remplacer la pile de Grenet par la pile

thermo-électrique de Clamond. Dans cette pile, le courant est exactement en rapport avec la différence de température des soudures internes et externes. L'instrument étant chauffé au gaz, et l'arrivée de celui-ci étant réglée par le régulateur Giroux, cette différence ne subit que des variations insignifiantes. Les irrégularités du courant sont donc négligeables; elles n'ont, dans tous les cas, aucun rapport avec celles du tracé.

Quant au trembleur, nous avions d'abord pensé le remplacer par l'interrupteur de M. Gaiffe, qui fonctionne à l'aide d'un mouvement d'horlogerie. Mais ayant entendu faire l'éloge de l'interrupteur de M. Trouvé, nous nous sommes rendu chez lui, et il a bien voulu nous confier cet instrument pour quelques heures. Or, avec ces appareils perfectionnés, nous avons obtenu les mêmes résultats que précédemment. Nous sommes donc en droit d'affirmer que les muscles des membres sont rythmés, puisqu'ils ne répondent pas chaque fois par une contraction égale à une égale excitation.

Cela étant établi, avant de compléter ces premières notions sur le rythme musculaire en général, il importe de revenir au cœur afin d'étudier plus minutieusement le détail de la contraction du myocarde. Vous avez constaté que la contraction systolique se fait brusquement et que la décontraction est plus lente, qu'un courant tétanisant d'une intensité juste suffisante donne lieu à des contractions rythmées qui présentent le même caractère. Pour produire le tétanos du muscle cardiaque, un courant d'une grande intensité est nécessaire. Nous aurons à déterminer par la suite si ce tétanos correspond à la fusion d'une série de systoles (tétanos de fusion des secousses), ou s'il résulte simplement de la mise en jeu de la tonicité du cœur. Mais n'anticipons pas sur des expériences ultérieures qui établiront la nature encore indéterminée de ce tétanos. Je dois vous parler d'abord des expériences de mon ami Bowditch (1), de Boston, qui est un de mes anciens élèves. Ces expériences ont été faites dans le laboratoire de Ludwig, en 1871 ; elles présentent le plus grand intérêt, et, bien que j'aie déjà eu l'occasion de vous en parler, j'y reviendrai encore aujourd'hui pour les personnes qui ne les connaissent pas encore.

M. Bowditch a fait usage dans ses expériences d'un appareil très compliqué que je ne vous décrirai pas. Je me contenterai de vous donner une idée de sa disposition par ce schéma que j'ai fait dessiner au tableau (fig. 12.)

A est un vase de Mariotte; le liquide qui le remplit, et qui se trouve maintenu constamment à la même pression, est du sérum de sang de lapin.

T est un tube en T dont une branche horizontale communique avec le vase de Mariotte, l'autre avec un manomètre à mercure M; à la branche verticale est fixé un cœur de grenouille, disposé de telle sorte que la cavité du ventricule communique librement avec l'intérieur du tube. La ligature est placée sur le ventricule

(1) Bowditch, *Ueber die Eigenthümlichkeiten der Reizbarkeit, welche die Muskelfasern des Herzens zeigen* (*Arbeiten des physiol. Laborat. zu Leipzig* (Ludwig), 1871, p. 138).

même, entre son tiers supérieur et ses deux tiers inférieurs. Les contractions du cœur que doit noter l'appareil seront ainsi soustraites à l'influence des ganglions nerveux.

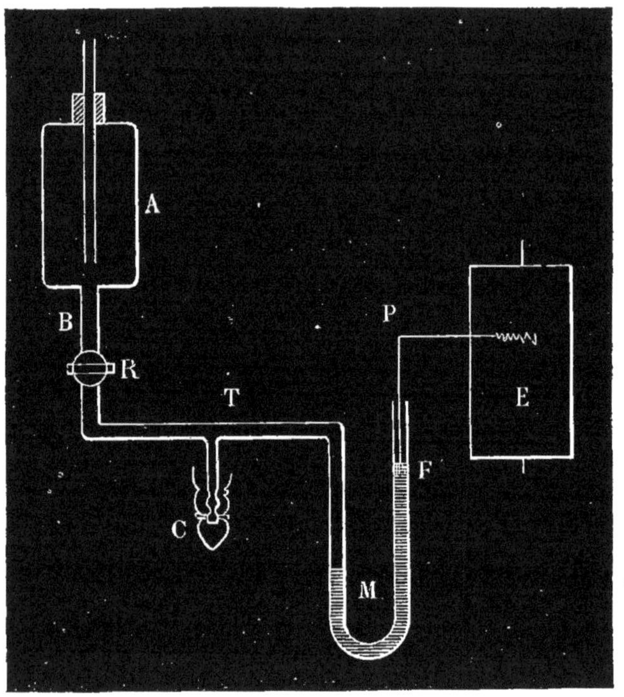

FIG. 12. — Schéma de l'appareil de Bowditch, destiné à étudier le rythme du cœur.

Le manomètre M, ou tube en U, est à moitié plein de mercure. Il communique, par une de ses branches, avec le tube en T, et par lui avec l'intérieur du ventricule et le vase de Mariotte, recevant ainsi, à la surface libre du mercure, la pression du sérum qui remplit toute cette partie de l'appareil. A la surface du mercure, dans l'autre branche, nage un flotteur F. Celui-ci supporte un levier coudé P, qui le suit dans tous ses mouvements d'ascension ou de descente, et inscrit ceux-ci sur un cylindre enregistreur E.

Un robinet R, par un mécanisme très ingénieux que nous n'avons pas à décrire ici, interrompt la communication entre le vase de Mariotte et le ventricule pendant la systole et la rétablit à la diastole.

De cette façon, quand il est en repos, le cœur supporte constamment la même pression ; et quand il se contracte, tout son effort porte sur le flotteur.

A chaque contraction cardiaque le flotteur monte, et l'extrémité du levier trace une ligne verticale sur le cylindre. Celui-ci étant déplacé après chaque systole, il s'y marque ainsi une série de lignes verticales.

Or, voici le fait qu'a observé M. Bowditch : En soumettant le cœur à des excitations électriques régulièrement espacées, la première excitation donnant une ligne droite d'une certaine hauteur, la seconde en donne une

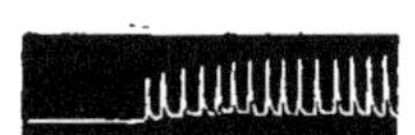

Fig. 13. — Phénomène de l'escalier.

plus élevée, et la troisième une plus élevée encore. Cet accroissement successif des premières contractions a reçu de M. Bowditch le nom de *phénomène de l'escalier* (Treppe) (fig. 13).

En rapprochant graduellement les bobines de l'appareil inducteur, on détermine le courant minimum dont la rupture amène une contraction; on fait alors des interruptions régulières toutes les cinq secondes, par exemple.

On remarque qu'après avoir répondu, par exemple, à une première interruption, le ventricule ne répond pas à une seconde interruption, puis répond de nouveau soit à la troisième, soit à la quatrième, soit à la cinquième; en un mot, les interruptions se succédant toujours régulièrement, on voit parfois manquer une, deux ou plusieurs systoles, sans raison apparente; il y a eu dans ce cas, suivant l'expression de M. Bowditch, une *excitation suffisante sans effet* (fig. 14). On remarque, en outre,

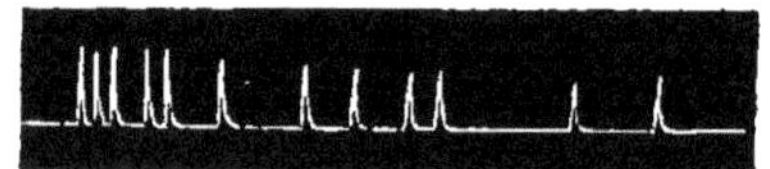

FIG. 14. — Excitation suffisante sans effet.

que l'amplitude de la systole n'est pas en rapport avec l'intensité du courant : dès qu'elle se produit, elle atteint sa hauteur maximum; seulement si l'on augmente l'intensité du courant, toutes les excitations seront suivies d'effet.

En résumé, les deux faits importants observés par M. Bowditch sont le *phénomène de l'escalier* et celui de l'*excitation suffisante non suivie d'effet*. Pour expliquer l'amplitude croissante des contractions que dessine l'escalier, il suppose que la première secousse doit surmonter certaines résistances qui ne se produiront pas à la secousse suivante; en un mot, le cœur serait comme un mécanisme rouillé qui jouerait plus aisément après un certain nombre de contractions. On pourrait, pour expliquer cet accroissement d'amplitude, faire d'autres hypothèses, et supposer, par exemple, que le muscle est capable d'accumuler de l'excitation. A la seconde rupture du courant, le cœur donnerait une secousse plus forte, parce que cette excitation viendrait s'ajouter à ce qui serait resté de la première, et ainsi de suite. Cependant il faut noter, en faveur de l'interprétation de Bowditch, que le phénomène de l'escalier ne se produit qu'au début de chaque série d'excitations.

Quant à l'excitation suffisante non suivie d'effet, M. Bowditch ne cherche pas à en donner l'explication. Elle est facile pour nous, aujourd'hui que nous savons que la pointe du cœur est rythmée comme l'organe tout entier. Du fait même que le muscle est rythmé, il suit qu'il n'est pas toujours prêt à répondre de la même façon à l'excitant, et une interruption ne l'atteignant pas au moment favorable n'est pas suivie d'une contraction.

Je dois ajouter qu'un appareil aussi compliqué que celui dont Bowditch faisait usage n'est pas nécessaire. Cette complication est même nuisible, car elle a empêché cet observateur de constater un fait d'une importance au moins aussi grande que ceux qu'il a décrits, le battement rythmique de la pointe du cœur isolée.

Pour répéter les expériences de M. Bowditch, il nous suffira du petit cardiographe à lame de verre que nous avons décrit ; et comme le mouvement du cylindre enregistreur avec régulateur Foucault est trop rapide (sa moindre vitesse est d'un tour par minute), nous avons demandé à M. Bréguet de nous construire un nouvel appareil fonctionnant à l'aide d'un mouvement d'horlogerie et mettant une demi-heure à exécuter un seul tour.

Nous nous servons de la pile thermo-électrique ; et nous obtenons des interruptions régulières avec un interrupteur à mercure et alcool, mis en mouvement par l'appareil de Foucault.

Une remarque sur la façon dont on doit réséquer la pointe du cœur ne sera pas superflue ici.

Il faut abandonner l'usage des ciseaux, qui déterminent toujours une contusion plus ou moins grande de l'organe. On place le cœur sur un bouchon de liège, et l'on tranche d'un seul coup, avec un rasoir bien affilé, sa pointe, à la limite de ses deux tiers inférieurs et de son tiers supérieur.

Nous pouvons maintenant commencer nos expériences. La pointe du cœur étant placée sous le levier du myographe, et les interruptions se faisant toutes les six secondes, à chaque contraction le levier tracera une ligne verticale, droite ou à peu près droite, sur le cylindre enregistreur.

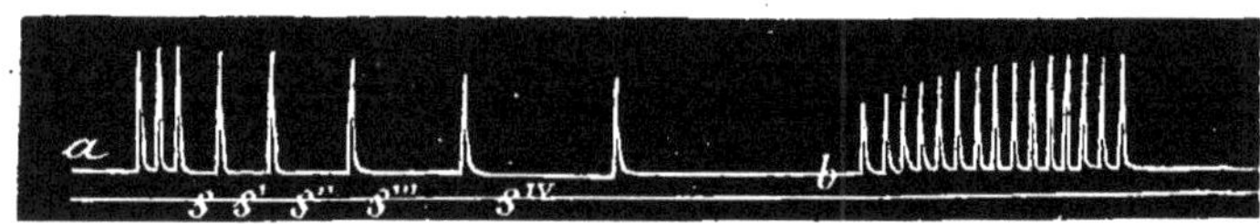

FIG. 15. — Pointe du cœur, excitée toutes les six secondes de *a* en *b* par un courant juste suffisant. Tantôt l'excitation n'est pas suivie d'effet, tantôt elle produit une contraction, en *s*, *s'*, *s''*, etc.— A partir de *b*, le courant, un peu plus intense, est infaillible et produit à chaque rupture une contraction. Ces contractions présentent le phénomène de l'escalier.

Nous observerons ainsi le phénomène de l'escalier et celui de l'excitation suffisante sans effet (fig. 15). Nous constaterons aussi que l'amplitude des pulsations est indépendante de l'intensité du courant. Mais, si nous employons un courant très fort, la décontraction du cœur, qui se fait lentement, n'a pas le temps de se compléter avant le début de la contraction suivante. Alors nous voyons peu à peu et progressivement s'élever sur le cylindre enregistreur le point de départ des systoles, tandis que celles-ci diminuent d'amplitude. Si l'expérience dure assez longtemps, la décontraction ne se fait plus du tout, et l'amplitude des pulsations se réduit à zéro (fig. 16).

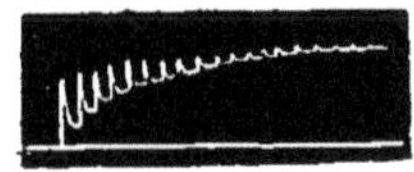

FIG. 16. — Pointe du cœur excitée toutes les six secondes par un courant fort. La décontraction n'ayant pas le temps de s'opérer entre deux excitations, le cœur reste contracté en ton (tétanos de tonicité).

Nous obtenons ainsi un tétanos dont la durée se prolonge longtemps encore après la cessation de la cause excitante.

Sur un muscle de la vie animale, une excitation produit une secousse musculaire analogue à la systole cardiaque. Plusieurs excitations rapprochées produisent un tétanos électrique qui disparaît presque aussitôt que cesse l'excitation. C'est là le tétanos de fusion des secousses décrit par Helmholtz. Il diffère du tétanos que nous venons d'observer sur la pointe du cœur, et que nous observons même sur des muscles de la vie animale, si, au lieu d'expérimenter sur le gastrocnémien de la grenouille ou sur un muscle blanc quelconque, nous opérons sur un muscle rouge, le demi-tendineux du lapin par exemple (fig. 17).

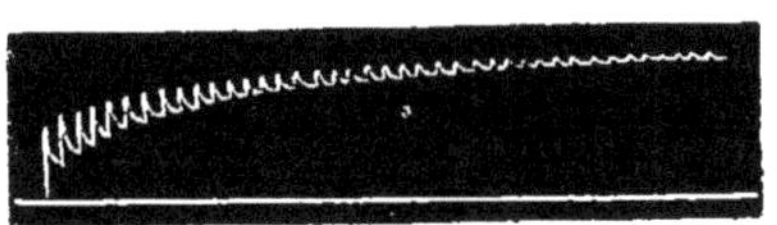

FIG. 17. — Muscle rouge (demi-tendineux du lapin) excité toutes les six secondes par la rupture d'un courant d'induction. La décontraction n'ayant pas le temps de s'effectuer, le muscle reste contracté en ton.

Les muscles rouges, comme je l'ai démontré dans mon cours d'il y a deux ans, ont un mode de contraction très différent de celui des muscles blancs. La contraction n'y est pas brusque; au lieu de se traduire par une ligne d'ascension verticale, elle est représentée par une ligne courbe, plus ou moins oblique, suivant l'intensité du courant.

Lorsque l'on excite comparativement un muscle blanc et un muscle rouge par un courant à interruptions réglées de façon que le muscle blanc donne sur la ligne du tétanos un crochet correspondant à chaque interruption, le muscle rouge reste contracté dans l'intervalle des interruptions et trace une ligne régulière sur le cylindre. Cette différence s'explique par la tonicité du muscle rouge, qui rend sa décontraction beaucoup plus lente et maintient son raccourcissement entre deux excitations. Je n'insiste pas sur ces faits que j'ai étudiés minutieusement avec vous il y a deux ans.

Je ne vous ai rappelé cette tonicité des muscles rouges que pour la mettre en parallèle avec la tonicité du cœur, et vous indiquer ainsi une analogie de plus entre ce muscle et ceux de la vie animale.

Il convient d'indiquer ici quelques applications médicales des notions que nous venons d'acquérir.

Les contractures, les convulsions toniques, j'en suis convaincu, sont des formes du tétanos de la tonicité. Il serait facile, à l'aide d'un appareil enregistreur, de vérifier si cette hypothèse doit être acceptée ou rejetée; et une pareille recherche ne serait pas, je crois, sans utilité.

Quand, dans une autopsie, on trouve le cœur contracté, on suppose que le sujet est mort pendant une systole, et que le cœur s'est arrêté juste à ce moment, comme foudroyé. Je n'en crois rien. Il me paraît plus probable que le cœur, susceptible au plus haut degré de subir le tétanos de la tonicité, a peu à peu dépassé la limite d'excitation lui permettant des pulsations isolées; qu'il n'a pu alors se décontracter, et que l'arrêt de la circulation en résultant a occasionné la mort du malade. Au point de vue thérapeutique, il importe donc de rechercher quelles substances peuvent agir sur la tonicité du cœur. Si le mot de tonicité du cœur est bien souvent employé en médecine, la chose n'en paraît pas mieux connue. Sauf dans un travail écrit sur un tout autre sujet, le travail de Luciani « Sur une fonction périodique du cœur de grenouille isolé» (voy. p. 40), je n'ai jamais trouvé qu'il fût question de recherches expérimentales sur la tonicité du cœur ou des autres muscles.

Après cette excursion dans le domaine de la pathologie, revenons à la comparaison du muscle cardiaque et des muscles de la vie animale. Il nous reste à apporter une preuve convaincante que les contractions que nous avons observées dans les muscles de la vie animale sous l'influence d'interruptions fréquentes d'un courant induit sont bien des mouvements rythmés. Il nous suffira pour cela d'établir que, dans notre expérience, chaque battement n'était pas le résultat d'une excitation spéciale, et nous y arriverons en démontrant qu'une même excitation, tantôt provoque une contraction, tantôt reste sans effet.

Sous le levier du cardiographe, à la place de la pointe du cœur, mettons un gastrocnémien de grenouille. Les interruptions sont, comme précédemment, régulières et distantes de six secondes, et le courant employé est le courant minimum, déterminé de même. La première secousse (fig. 18, A) se traduit par une ligne droite d'une

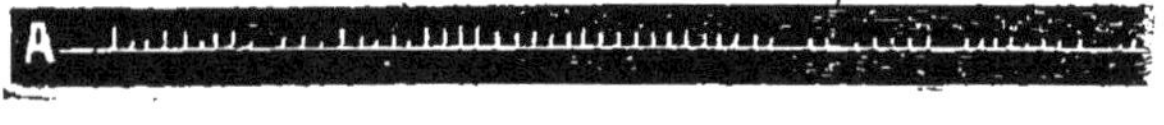

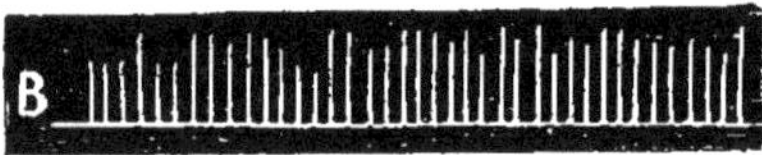

FIG. 18. — Muscle gastrocnémien de la grenouille excité toutes les six secondes par des ruptures d'un courant juste suffisant A, et d'un courant un peu plus fort B. La hauteur inégale des secousses musculaires provoquées par un excitant de même intensité indique que le muscle est rythmé.

certaine hauteur; la deuxième et la troisième par des lignes moindres; la quatrième et la cinquième pourront donner des lignes égales à la première; la sixième donnera une ligne de très petite hauteur ; la dixième n'aura pas d'effet du tout, etc. En somme, nous observerons un rythme analogue à celui de la pointe du cœur, et nous présentant comme lui le phénomène de l'*excitation suffisante sans effet.*

L'*autorythmie* de la fibre musculaire de la vie animale est donc démontrée, comme celle de la fibre cardiaque. Seulement, nous n'avons pas ici le *phénomène de l'escalier* au début; et, tandis que les systoles du cœur sont toujours à peu près égales entre elles, les battements rythmés des muscles de la vie animale ont une amplitude inégale.

Il y a lieu de faire encore ici une application médicale de nos expériences. Le tremblement nerveux n'est que le phénomène présenté par un muscle rythmé, sous l'influence de l'excitation minimum. En effet, dans la plupart des tremblements pathologiques qui affectent le membre supérieur, par exemple, la main est immobile pendant le repos; elle ne tremble qu'au moment d'un léger effort.

Nous terminerons en essayant une hypothèse sur la signification biologique du rythme musculaire. Si l'on m'accorde (et j'espère n'être contredit par aucun physiologiste) que l'action intérieure qui fait que nous ne réagissons pas sous l'influence d'une excitation extérieure dépend de la volonté, il faut conclure de nos expériences que le muscle a bien une sorte de volonté. En effet, nous l'avons vu, dans certaines conditions, ne pas répondre aux excitations isolées, mais se contracter rythmiquement, suivant une cadence qui n'était nullement en rapport avec la série régulière des excitations.

CINQUIÈME LEÇON

(18 décembre 1877)

Cœur sanguin.

La fibre musculaire du cœur ne présente pas d'ondes musculaires pendant la contraction.
Étude de l'appareil ganglionnaire du cœur. — Forme générale du cœur de la grenouille. — Différence de cette forme chez la grenouille verte et chez la grenouille rousse. — Conformation intérieure du cœur, étudiée après injection d'un mélange fixateur d'alcool et d'acide osmique. — Cloison des oreillettes. — Sa forme. Trajet des nerfs qu'elle contient. Forme de sa pointe libre. — Son attache aux parois du ventricule. — Collerette fibreuse et plateau musculaire constituant l'appareil valvulaire du ventricule. — Valvule héliçoïde du bulbe aortique. — Absence de vaisseaux sanguins et lymphatiques dans le cœur de la grenouille.

Messieurs,

Dans la dernière leçon, nous avons comparé, au point de vue des propriétés physiologiques, le myocarde et les muscles de la vie animale. Nous avons spécialement insisté sur la haute tonicité du muscle cardiaque. N'oublions pas cependant que, sous ce rapport, le muscle rouge du lapin et les muscles de la langue de la grenouille se rapprochent beaucoup de ce dernier, dont s'éloignent au contraire considérablement les muscles blancs du lapin et les muscles de la grenouille en général.

Avant de quitter ce sujet, je vous exposerai le résultat de deux nouvelles expériences.

Voici la première : Le gastrocnémien d'une grenouille est isolé et placé sur une lame de verre. Immédiatement on peut constater qu'il présente des mouvements fibrillaires, c'est-à-dire des contractions rythmées. En le frappant à petits coups, on communique à cet organe une irritation mécanique d'une certaine durée. Les battements rythmés sont ainsi plus considérables qu'ils ne l'étaient sous l'influence de l'opération seule, et l'excitation est assez durable pour qu'on puisse porter le muscle sur le myographe et inscrire sur le cylindre enregistreur le tracé de ses mouvements (fig. 19). Les pulsations sont surtout accusées vers son extrémité inférieure, au point où son aponévrose se resserre pour former le tendon d'Achille, et le tracé qu'elles donnent est parfaitement net, quoique leur amplitude soit toujours assez faible.

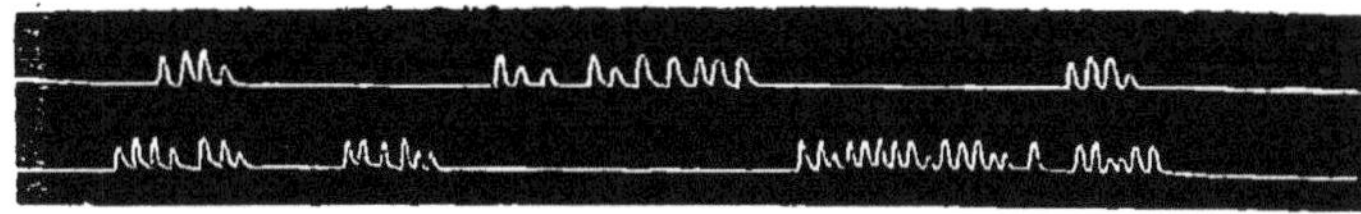

FIG. 19. — Muscle gastrocnémien de la grenouille, excité mécaniquement à plusieurs reprises, et donnant à la suite de chaque excitation un groupe de contractions rythmées. (Ce tracé a été obtenu au moyen d'un appareil qui sera décrit à propos de l'excitation mécanique du cœur.)

Ainsi se trouve péremptoirement réfutée une objection qui tenait encore, à savoir que l'irrégularité des battements des muscles de la vie animale pouvait bien être sous la dépendance de la variabilité de l'excitant. Dans cette expérience, en effet, l'action irritante est dégagée, et, sous son effet persistant, le muscle subit des contractions rythmées.

Passons à la deuxième expérience : Nous excitons comme tout à l'heure, mécaniquement, en la frappant légèrement à sa surface, la pointe du cœur isolée du reste de l'organe. L'irritation du point directement atteint se répand sur tout le muscle, et celui-ci, placé sous le levier du myographe, y répond en produisant sur le cylindre enregistreur une courbe de tonicité. Donc, il n'y a plus à en douter, le tétanos de tonicité, résultat d'une excitation, est nettement distinct du tétanos de Helmholtz, qui provient d'une série d'excitations suffisamment rapprochées.

Nous allons maintenant rechercher quelles sont les modifications intimes que subit le tissu de la fibre musculaire pendant le tétanos de tonicité.

Il y a deux ans, pour étudier comparativement les muscles à l'état de contraction et de relâchement, nous avons fixé les faisceaux primitifs dans ces deux états par l'injection interstitielle d'une solution d'acide osmique à 1 pour 100. Nous avons pu déterminer ainsi le caractère histologique de la contraction; en d'autres termes, nous avons appris quelles sont les parties de la fibre musculaire qui diminuent ou augmentent de longueur dans cet acte physiologique.

En injectant le réactif dans des muscles non tendus et soumis à une série de secousses électriques, nous avons saisi au passage les ondes de contraction que nous avions d'ailleurs observées déjà sur la fibre vivante, mais que nous avons pu de la sorte étudier à loisir. Et nous avons constaté de plus que, toutes choses égales d'ailleurs, ces ondes ne se produisent pas sur les muscles à l'état d'extension.

Nous devions entreprendre les mêmes recherches sur les muscles susceptibles de contractions toniques. Aussi, depuis huit jours, avons-nous fait une série de préparations, tant sur les muscles du cœur que sur les muscles rouges du lapin, tendus et tétanisés. Or, jamais aucune d'elles ne nous a montré d'ondes de contraction. Les très petites différences de structure que nous avons pu constater entre ces muscles ainsi excités et les mêmes muscles à l'état de repos, mais également tendus, étaient variables avec le point de la préparation où portait notre examen et n'avaient aucune importance. La contraction ne dépend donc pas de l'agencement différent des différentes parties de la fibre musculaire, mais bien du rapprochement réciproque des disques minces dans toute l'étendue du faisceau.

Mais il est temps d'aborder l'étude directe de l'innervation du cœur.

En faisant des expériences sur la pointe du cœur séparée du reste de l'organe, j'ai eu pour but de déterminer quelles sont les propriétés physiologiques du muscle cardiaque, en dehors de toute influence de ses centres ganglionnaires. J'ai fait cette étude physiologique après avoir examiné la structure de la fibre musculaire du cœur. De même, nous allons maintenant étudier l'appareil ganglionnaire isolé. Nous rechercherons plus tard quels sont les phénomènes qui sont dus à son influence dans l'activité cardiaque.

C'est encore la grenouille qui fournira à nos observations. C'est en effet cet animal que la plupart des histo-physiologistes ont pris pour objet de leurs recherches sur le cœur.

Mais l'étude très délicate que nous allons entreprendre me paraît exiger, comme préliminaire indispensable, une description anatomique complète du cœur de la grenouille. C'est par cela que je vais commencer. Je n'oublierai pas d'ailleurs que je dois toujours me tenir placé au point de vue spécial de l'innervation de l'organe, et je ne me permettrai que de courtes digressions en dehors de ce sujet.

La grenouille verte (*Rana esculenta* L.) a le plus souvent servi à ces recherches et c'est cette espèce que nous choisirons également.

L'animal est immobilisé par la destruction de la moelle, ou solidement fixé sur le dos à une plaque de liège. Après avoir incisé la peau sur la ligne médiane et l'avoir rabattue à droite et à gauche, on enlève le sternum avec des ciseaux, en ayant soin de ménager le péricarde. Le cœur apparaît alors, et l'on peut constater l'existence d'une certaine quantité de liquide entre l'organe et le feuillet pariétal de la séreuse. On saisit avec les pinces un pli du péricarde que l'on tranche d'un coup de ciseaux. Le cœur se montre à nu et l'on constate que le péricarde s'étend aussi sur les artères jusqu'à une certaine distance du cœur, se repliant sur elles comme le péritoine sur les intestins.

Lorsque le péricarde est ouvert, les différentes parties dont se compose le cœur se montrent nettement. On aperçoit le ventricule, les oreillettes, le bulbe aortique qui se divise pour former les deux aortes. Ces deux artères sont réunies l'une à l'autre par un feuillet péricardique constituant la cloison interaortique ou interartérielle. C'est un détail que l'on peut vérifier en introduisant un stylet courbe au-dessous de l'un des deux vaisseaux et ramenant sa pointe entre les deux, et qu'il nous est utile de connaître, car nous aurons quelquefois des ligatures à faire sur une seule aorte. Il est toujours facile de lier ensemble les deux vaisseaux.

Les battements du cœur nous empêchant de voir la véritable forme des oreillettes, il est indispensable, pour une bonne observation, d'injecter cet organe. On peut employer à cet usage la gélatine, même non colorée.

Voici la méthode employée par Ludwig dès 1848 (*loc. cit.*), et qui est à recommander. Une des aortes est liée; dans la seconde on introduit une canule dans la direction du cœur et l'on y pousse une injection épaisse de gélatine sur le point de se prendre par le refroidissement. On a préparé celle-ci en laissant gonfler la gélatine dans l'eau et la faisant fondre au bain-marie sans nouvelle addition de liquide.

Le refroidissement survenu, on peut détacher le cœur et l'examiner dans tous les sens. On voit nettement dans leur vraie forme le ventricule, le bulbe artériel naissant; en avant et à droite de celui-ci, les deux oreillettes distendues et séparées par le sillon interauriculaire; enfin, le sinus veineux communiquant avec l'oreillette droite.

Nous allons ébaucher une description rapide de ces différentes parties.

Notons d'abord que le ventricule a un aspect bien différent chez la grenouille verte (*Rana esculenta* L.) de celui qu'il présente chez la rousse (*Rana fusca* Roesel.). Chez la première, il est franchement cordiforme, conique, légèrement aplati d'arrière en avant; sa section transversale n'est pas circulaire, mais ellipsoïde. Chez l'autre, au contraire, il est bien plus allongé, presque cylindrique, et sa pointe est plus obtuse. La différence est si sensible que, étant donnés les cœurs de ces deux grenouilles, il est très aisé de rapporter chacun d'eux à l'espèce qui l'a fourni.

Dans ce qui suivra, notre description ne s'appliquera qu'à la grenouille verte.

Le sillon est très accusé entre les deux oreillettes, et les délimite très nettement. L'oreillette gauche ou pulmonaire est bien moins considérable que la droite, dont elle est séparée en avant par le bulbe aortique, en arrière par le sinus veineux. Ce sinus est formé par le confluent de la veine cave inférieure et des deux veines caves supérieures ou jugulaires. Quant aux veines pulmonaires, elles se rendent directement à l'oreillette gauche. L'oreillette droite possède une auricule d'une capacité relativement grande. On conçoit l'utilité de cette disposition, quand on songe que l'oreillette droite reçoit la principale masse du sang, tandis que la gauche ne reçoit que la partie de ce fluide qui revient des poumons. Le sillon interauriculaire est presque vertical, très légèrement oblique d'arrière en avant et de gauche à droite. Nous supposons dans cette description le cœur de la grenouille placé verticalement comme celui de l'homme.

Voyons maintenant la conformation intérieure de l'organe ; c'est un point sur lequel les auteurs ne nous donnent que des renseignements très insuffisants. Il nous faut pour cet examen des seringues à injection, des canules susceptibles d'entrer dans l'aorte, des fils à ligature, des réactifs divers, tels que : alcool, solution d'acide osmique au centième, solution de chlorure de sodium à 6 pour 1000, quelques instruments à dissection, des pinces courbes, des pinces fines, enfin des ciseaux d'oculiste. Une première précaution à prendre est de chasser complètement les globules sanguins de l'intérieur de l'organe. Cela est très important. Nous verrons plus tard que des erreurs ont été commises pour avoir négligé cette précaution. Dans ce but, après avoir dénudé une des aortes, nous l'inciserons avec des ciseaux fins à une certaine distance du bulbe; puis, agrandissant l'incision par une fente longitudinale, nous y introduirons une canule, et nous ferons dans le cœur une injection d'eau salée à 6 pour 1000; 12 à 15 centimètres cubes de ce liquide suffiront à faire le lavage. Après cette opération, le cœur continue à battre, parce que l'eau salée à ce degré de dilution n'exerce aucune action fâcheuse sur ses éléments : c'est la solution physiologique. Injecté avec ce liquide, le cœur vivrait encore pendant plusieurs jours s'il était conservé à une basse température.

Pour chasser les derniers globules retenus dans les

mailles du réseau musculaire, il faut, avant d'achever l'injection, lier toutes les veines, pour empêcher le sang de revenir par la périphérie dans le cœur. Le liquide injecté sort par l'aorte laissée libre et achève le lavage.

Cela fait, on injecte par la même canule un mélange à parties égales d'alcool à 36 degrés Cartier et d'une solution d'acide osmique à 1 pour 100. Dès que ce mélange a remplacé l'eau salée, on applique une ligature sur la seconde aorte, et l'on continue l'injection jusqu'à ce que le cœur soit parfaitement distendu.

Il faut prendre quelques précautions pour faire le mélange d'alcool et d'acide osmique. On aspire d'abord l'acide osmique avec la seringue, puis une égale partie d'alcool; ensuite on élève encore un peu le piston, de façon à appeler une certaine quantité d'air dans la seringue. Celui-ci traverse les deux liquides et les mélange. On redresse alors la seringue, on l'amorce et l'on pratique l'injection. Les détails de ce manuel opératoire ne sont pas inutiles, car, si le mélange était fait d'avance, il suffirait de quelques minutes pour que l'acide osmique fût réduit par l'alcool, qui se comporte, en présence de ce réactif, comme la plupart des substances organiques.

Quand le cœur est bien gonflé, les oreillettes bien développées (il faut agir avec ménagements pour ne pas crever ces organes dont la paroi est très mince), on lie à son tour l'aorte par laquelle on a fait l'injection et l'on retire la canule; on détache le cœur et on le transporte dans la solution d'eau salée. C'est dans ce milieu liquide que doit se poursuivre l'opération. Suivant le conseil de Ludwig, on commence par ouvrir l'oreillette gauche.

On a d'abord fixé le cœur au fond de la cuvette à dissection, sur un fond blanc, une plaquette de moelle de sureau par exemple, que l'on a fait adhérer au vase avec de la cire à cacheter.

Il est bon d'opérer à la loupe, lors même que l'on aurait une vue excellente. Les parties que nous avons à observer sont facilement visibles à l'œil nu; mais la loupe a l'avantage de donner du relief aux objets, parce que leurs différents plans ne sont pas à la fois *au point*, et qu'il est dès lors beaucoup plus facile de les distinguer les uns des autres.

On saisit avec la pince un pli de l'oreillette que l'on tranche avec les ciseaux. On met la loupe au point sur la cloison et, en épargnant celle-ci, on détache le reste de la paroi auriculaire. La cloison apparaît alors, non pas comme une membrane plane tendue entre les deux oreillettes, mais comme une surface gauche. Sur une section transversale passant par la partie moyenne des oreillettes, elle se dessinerait comme une S, dont la concavité antérieure serait tournée à droite, la postérieure à gauche. Les dimensions de l'oreillette gauche se trouvent ainsi bien moindres que celles de la droite, comme on devait s'y attendre.

Cette cloison est du reste très irrégulière et porte sur ses deux faces différents replis musculaires. Un de ceux-ci (*m*, fig. 21) est surtout apparent sur sa face droite, et s'étend vers la paroi de l'oreillette, en avant de l'orifice, du sinus qui a la forme d'une fenêtre losangique. Pendant la systole, le repli de la cloison vient s'appliquer contre l'orifice et le ferme comme une valvule. Il ne le couvre pas en entier, cependant; mais l'occlusion est complétée par un repli membraneux semi-lunaire qui garnit le bord inférieur du sinus.

La loupe nous montre sur la cloison la réticulation musculaire que nous avons étudiée déjà, et deux filaments noirs, qui ne sont autres que les deux branches cardiaques du pneumogastrique, dont les fibres à myéline ont été noircies par l'acide osmique. Ces nerfs entrent dans la cloison, après avoir suivi les deux veines caves supérieures et la paroi du sinus veineux.

Telles sont les proportions de notre mélange d'alcool et d'acide osmique que le tissu musculaire n'est pas trop coloré et ne vient pas masquer les filets nerveux; mais qu'au contraire ceux-ci se dessinent avec la plus grande netteté.

Si nous observons la cloison à plat (fig. 20), nous voyons le rameau postérieur suivre un trajet rectiligne ou légèrement courbe pour se perdre sur la partie postérieure et médiane de l'orifice ventriculaire. Quant au rameau antérieur, il se dirige horizontalement d'arrière en avant jusqu'au voisinage du bulbe aortique; là, il s'infléchit brusquement à angle droit, cet angle étant ouvert en bas et en arrière, et vient se terminer sur la ligne médiane de la paroi du ventricule, au niveau de sa base. Nous ne pouvons suivre ces deux nerfs au delà des points que nous venons d'indiquer, et il nous est impossible, sur cette seule préparation, de dire s'ils se terminent à ce niveau, ou s'ils se poursuivent au delà par des fibres dépourvues de myéline.

Le nerf postérieur est plus épais, l'antérieur plus

grêle et plus long. Chacun d'eux envoie des branches, dont le nombre nous a paru variable, à la cloison, aux oreillettes, peut-être au bulbe aortique. Fait qui paraît surprenant au premier abord, ces nerfs semblent grossir

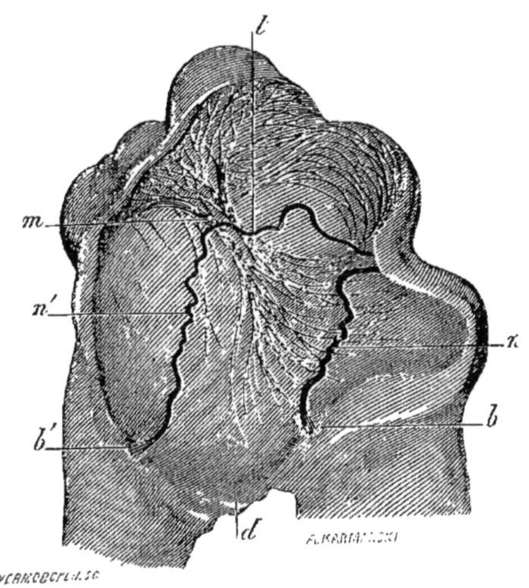

FIG. 20. — Cloison des oreillettes du cœur de la grenouille verte, vue du côté gauche. Le cœur a été fixé par injection d'un mélange d'alcool et d'acide osmique, la paroi de l'oreillette gauche a été enlevée. — *n*, nerf postérieur; *n'*, nerf antérieur; *t*, portion horizontale de ce nerf; *b*, ganglion auriculo-ventriculaire postérieur; *b'*, ganglion auriculo-ventriculaire antérieur; *m*, repli musculaire faisant saillie dans l'oreillette droite et vu par transparence. (Dessin fait à la loupe et fortement grossi.)

en se rapprochant de leur terminaison. Mais ce phénomène s'explique aisément, comme nous le verrons quand l'examen microscopique viendra compléter cet aperçu.

Esquissons rapidement l'historique de la question. En 1848, Ludwig (1) a décrit et figuré les deux nerfs car-

(1) Ludwig, *Ueber die Herznerven des Frosches* (*Müller's Archiv*, 1848, p. 139).

diaques dans la cloison; ils auraient, d'après lui, un trajet parallèle et s'enverraient un rameau d'anastomose. Ce serait là un point de structure important pour la physiologie du cœur, car il fournirait une explication de la synergie de ses différentes parties.

En 1852, Bidder (1) accepte le fait avancé par Ludwig, mais, tandis que dans la figure donnée par Ludwig, les deux nerfs sont assez éloignés l'un de l'autre, et le rameau anastomotique d'une longueur notable; dans celle de Bidder, les deux nerfs se touchent presque à leur point d'anastomose et échangent, par un entre-croisement oblique, une partie de leurs fibres, de la même manière que cela se produit dans un chiasma.

Cette anastomose n'existe pas. L'erreur de ces deux auteurs doit être attribuée aux moyens imparfaits dont on disposait à l'époque où ils ont fait leurs travaux. Ils ont pris la partie horizontale du nerf cardiaque antérieur pour un rameau d'anastomose.

Signalons en passant une autre erreur de Bidder. Dans le même dessin, il représente le réticulum musculaire de la cloison, et, entre les fibres musculaires, il figure un épithélium. Or, ainsi qu'il est facile de s'en convaincre en examinant son dessin, ce qu'il a pris pour un épithélium ne peut être autre chose que les globules rouges du sang restés dans les dépressions de la cloison.

Depuis lors, Bidder a publié un nouveau mémoire (2)

(1) Bidder, *Ueber functionnel verschiedene und raümlich getrennte Nervencentra im Froschherzen* (*Müller's Arch.*, 1852, p. 163).

(2) Bidder, *Zur näheren Kenntniss des Froschherzens und seiner Nerven* (*Archives de Reichert et du Bois-Reymond*, 1866, p. 1).

dans lequel il revient sur ses premières indications, et reconnaît cette fois l'absence totale d'anastomose des nerfs dans la cloison. Il fait en même temps une étude plus complète du cœur de la grenouille. Il a suivi avec exactitude le trajet des nerfs cardiaques, non-seulement sur la cloison, mais aussi dans le sinus veineux, depuis le point où ils y pénètrent, c'est-à-dire depuis l'embouchure des veines caves supérieures. Oubliant que lui-même il avait partagé l'erreur de Ludwig, il nous dit qu' « on » avait à tort placé leur anastomose dans la cloison, tandis qu'elle se trouve sur le sinus veineux. D'après la description qu'il en fait et d'après la figure qu'il en donne, cette anastomose serait excessivement compliquée. Ce serait un vrai chiasma, contenant même des fibres récurrentes.

Pour m'éclairer sur ce point, j'ai injecté des cœurs de grenouilles (*R. esculenta*) avec le mélange d'alcool et d'acide osmique que vous connaissez, et j'ai pris la précaution de lier les trois veines caves séparément. J'ai vérifié ainsi l'existence d'une anastomose (*a*, fig. 21) entre les deux rameaux nerveux, mais d'une anastomose bien différente de celle que Bidder décrit. Mon intention n'est pas de révoquer en doute l'observation de cet auteur. La différence des résultats que lui et moi avons obtenus peut, en effet, tenir à ce que nous n'avons pas opéré tous deux sur la même espèce de batracien. Dans les campagnes de Dorpat, où travaillait Bidder, on rencontre trois espèces du genre Grenouille : *Rana esculenta*, *Rana fusca*, *Rana oxyrrhina*. Bidder ne s'est pas servi de *Rana fusca*, je puis l'affirmer d'après la forme conique et allongée du cœur qu'il a figuré; mais rien ne prouve qu'il ait pris, comme moi, pour objet de ses recherches *Rana esculenta*, moins commune dans les pays septentrionaux que ses deux congénères.

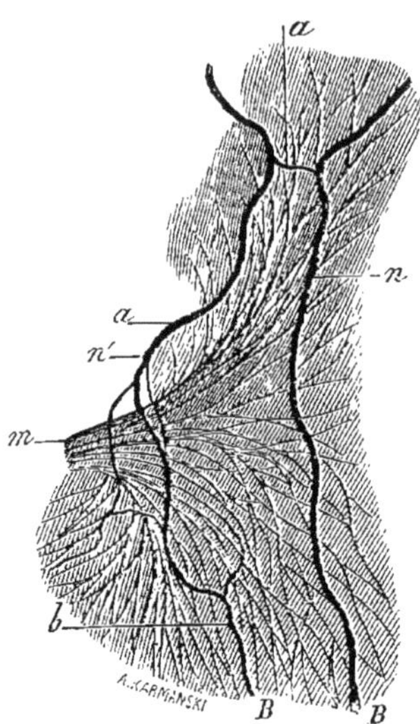

FIG. 21. — Les deux nerfs cardiaques sur la cloison. — *n*, nerf postérieur; *n'*, nerf antérieur; *a*, anastomose des deux nerfs cardiaques au niveau du sinus; B B, terminaison des nerfs à myéline au niveau des ganglions de Bidder; *m*, pli ou pilier de la cloison faisant saillie dans l'oreillette droite et situé en avant de l'orifice du sinus veineux.

Quoi qu'il en soit, je n'ai pu voir qu'une seule branche anastomotique dans le sinus veineux. Sa forme et sa disposition m'ont paru variables chez les différents sujets que j'ai examinés, mais elle est toujours petite et ne contient qu'un petit nombre de fibres.

Après cette digression sur l'anastomose des nerfs cardiaques, revenons à l'anatomie microscopique du cœur. Dans la préparation dont je vous ai entretenus, nous voyons la cloison pénétrer dans l'intérieur du ventricule, mais sa limite inférieure nous reste cachée. L'ouverture de la paroi de l'oreillette droite ne nous montre rien de plus sur ce point..

Pour nous édifier à ce sujet, ouvrons le ventricule suivant un plan longitudinal perpendiculaire à la cloison, écartons les deux lèvres de l'ouverture et examinons à la loupe. Nous voyons la cloison pénétrer dans l'intérieur du ventricule sous la forme d'une membrane libre et chiffonnée quand elle n'est pas tendue. Si on la tend en écartant les deux moitiés du ventricule, elle se développe, et sa terminaison apparaît comme une pointe mousse.

Nous avons vu que l'oreillette gauche est plus petite que la droite; aussi la cloison ne passe-t-elle pas par un diamètre de l'orifice auriculo-ventriculaire, mais bien par une corde plus rapprochée du côté gauche que du côté droit.

C'est par le côté gauche que tout à l'heure nous observions le ventricule. Si nous l'examinons maintenant du côté droit, nous pourrons écarter davantage les deux lèvres du ventricule, et nous apercevrons des détails intéressants de la structure de cet organe (fig. 22).

Aux points où le bord inférieur de la cloison vient, antérieurement et postérieurement, se souder à l'orifice auriculo-ventriculaire, et se continuer avec l'endocarde, l'union ne se fait pas simplement; la cloison vient se fixer en avant et en arrière sur un repli membraneux triangulaire *c* en forme de collerette régulièrement plissée. L'angle supérieur de cette collerette adhère à l'anneau fibreux qui sépare les oreillettes du ventricule; son bord inférieur, étalé et comme gaufré par des plis nombreux, flotte librement. Au-dessous de la collerette, le ventricule présente, vers le premier tiers de sa hauteur, une sorte de plateau oblong *p*. Des fibres rayonnées viennent unir le bord libre de la collerette au bord supérieur du plateau. Du bord inférieur de celui-ci partent, en divergeant d'abord, puis en convergeant vers la pointe, des lames musculaires anastomosées entre elles qui sont les piliers du cœur.

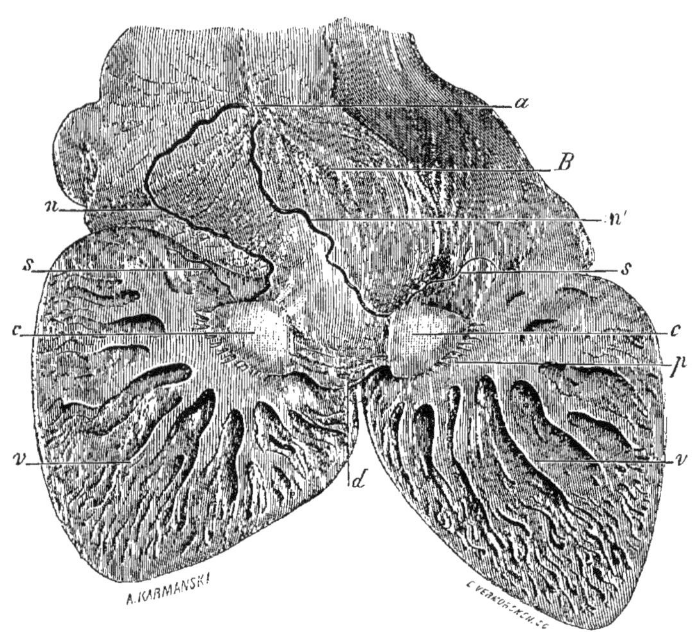

FIG. 22. — Cœur de la grenouille verte fixé par l'injection d'un mélange d'alcool et d acide osmique. — Ventricule fendu latéralement et cloison des oreillettes présentée par sa face latérale droite. Le reste de la paroi des deux oreillettes a été complètement enlevé. — B, cloison des oreillettes. — *v*, ventricule; *n*, nerf cardiaque antérieur; *n'*, nerf cardiaque postérieur; *a*, entrée des deux nerfs dans la cloison; *s*, branche anastomotique des deux nerfs cardiaques au niveau du la base du ventricule. — *c*, collerette; *p*, plateau; *d*, pointe de la collerette.

Les collerettes agissent comme les valvules mitrale ou tricuspide. Pendant la systole du ventricule, elles se rapprochent l'une de l'autre, arrivent en contact et empêchent le sang de refluer dans l'oreillette; elles s'écartent pendant la systole des oreillettes, et laissent libre l'orifice auriculo-ventriculaire.

L'aorte, chez les mammifères, trouve, dans les valvules sigmoïdes, l'appareil d'occlusion qui est nécessaire pendant la diastole ventriculaire. Chez les grenouilles, le bulbe aortique est très volumineux. Cette grande capacité n'était pas indispensable pour diminuer la tension artérielle, car le cœur est relativement peu énergique chez ces animaux, et les vaisseaux sont très dilatables. Nous allons trouver la raison d'être d'un bulbe si vaste dans la structure de son appareil valvulaire. L'incision latérale que nous avons faite tombe juste, sur le côté droit, à côté de l'orifice du bulbe aortique, celui-ci étant tout entier sur la face antérieure des ventricules. En examinant cet orifice nous apercevons, dans son intérieur, une membrane flottante héliçoïde, allongée, adhérant par un de ses bords à la paroi du bulbe. Dans la systole, cette soupape est projetée dans le bulbe où elle se développe à son aise, laissant un libre cours au liquide sanguin; dans la diastole, elle s'applique sur l'orifice qu'elle ferme comme une soupape à volets.

Le cœur de la grenouille ne présente point de vaisseaux sanguins ou lymphatiques. Il est composé de travées musculaires formant, par leur ensemble, un réticulum caverneux, comme une sorte d'éponge. On conçoit que ces travées, baignant directement dans le sang, n'aient pas besoin de vaisseaux sanguins. Une telle absence de vaisseaux, possible chez la grenouille, ne le serait peut-être pas chez les animaux à cœur double, dont chaque ventricule est séparément affecté au sang artériel et au sang veineux.

SIXIÈME LEÇON

(20 décembre 1877)

Cœur sanguin.

Conformation intérieure du cœur de la grenouille. Description de la collerette.

Cloison des oreillettes. — Son endothélium. — Faisceaux conjonctifs qui se terminent au niveau de sa pointe. Importance de ce fait au point de vue de l'anatomie générale. — Transformation de l'endothélium au niveau de la pointe de la cloison. — Caractère épithélial que prend le revêtement endothélial sur la collerette et sur certaines parties des travées tendineuses qui la relient au plateau. — Discussion sur la classification des épithéliums et des endothéliums.

Nerfs de la cloison des oreillettes. — Leur communication par une branche circulaire au niveau du sillon auriculo-ventriculaire. — Les filets nerveux font saillie dans l'oreillette gauche. Raison physiologique de cette disposition. — Cellules ganglionnaires situées sur le trajet des nerfs de la cloison.

Cellules ganglionnaires en général. — Description de la cellule ganglionnaire des ganglions spinaux de la raie, prise comme type de cellule bipolaire. — Cellules dites unipolaires des ganglions spinaux de la grenouille. — La découverte des tubes nerveux en T montre qu'en réalité ces cellules à un seul pôle sont bipolaires ou même multipolaires. — Fibre spirale découverte par Beale dans les ganglions du sympathique de la grenouille.

MESSIEURS,

Résumons notre dernière leçon.

Nous avons vu que deux troncs nerveux cheminent isolément dans la cloison interauriculaire : le postérieur se rendant directement à la partie postérieure et médiane du bord supérieur du ventricule; l'antérieur se dirigeant d'abord par un trajet horizontal vers le bulbe artériel, et là s'infléchissant à angle droit pour gagner la paroi antérieure du ventricule.

Nous avons appris à connaître la terminaison libre, en pointe, de la cloison interauriculaire dans la cavité du ventricule; les deux collerettes servant de soupapes à l'orifice auriculo-ventriculaire; les fibres rayonnées rattachant les collerettes au plateau musculaire; enfin les lames ventriculaires se dirigeant de ce plateau vers la pointe du cœur; enfin nous avons étudié la valvule héliçoïde placée à l'orifice du bulbe artériel.

Je vais revenir en peu de mots sur quelques-unes des dispositions anatomiques que je vous ai signalées, pour les faire mieux comprendre.

La cloison des oreillettes s'insère au niveau de l'orifice auriculo-ventriculaire sur les collerettes elles-mêmes, et pénètre dans le ventricule par un prolongement qui se termine en pointe effilée. Les deux feuillets de l'endocarde qui, par leur adossement, constituent cette cloison et entre lesquels sont logés les muscles et les nerfs, se continuent l'un avec l'autre sur son bord libre. Au niveau de chaque collerette, les feuillets endocardiques se séparent et s'étalent pour en recouvrir la surface. Ce sont eux qui constituent la gaufrure de la face interne de la collerette et le repli transparent qu'elle présente sur son bord. En effet, examinée à une forte loupe, la collerette présente deux parties : une superficielle, translucide, extérieurement limitée par un bord festonné; l'autre plus profonde et opaque. On peut, sous la loupe, soulever la collerette avec une aiguille, et l'on s'aperçoit alors que les fibres rayonnées, qui s'insèrent sur son bord inférieur et un peu sur sa face externe, l'empêchent de se relever vers les oreillettes au delà d'une certaine limite.

Il nous faut étudier maintenant avec quelques détails la structure de ces diverses parties.

Comme nous le disions tout à l'heure, la cloison inter-auriculaire est formée par deux feuillets séreux adossés l'un à l'autre, entre lesquels se trouvent les fibres musculaires et les rameaux nerveux. Chacun d'eux possède sa couche endothéliale, que nous pouvons mettre en évidence au moyen du nitrate d'argent, en opérant comme il suit : Après avoir fait passer dans le cœur un courant d'eau distillée, on aspire dans la seringue 12 à 15 centimètres cubes d'une solution de nitrate d'argent à 1 pour 300, et l'on injecte à son tour ce réactif. Puis on laisse sécher l'organe après l'avoir gonflé d'air, ou bien on le fixe en le remplissant d'alcool ou même d'acide osmique en solution à 1 pour 100, car j'ai observé que l'acide osmique ne porte aucun tort à l'imprégnation. On constate alors, par l'examen microscopique, que l'endothélium de la cloison ne diffère en rien de l'endothélium endocardique en général. On y observe aussi les faisceaux connectifs, les cellules de Léo Gerlach qui ne sont autres que des cellules du tissu conjonctif, les muscles que nous connaissons déjà, les nerfs que nous étudierons plus tard.

Mais la pointe de la cloison n'est pas tout à fait semblable au reste de la membrane. Quand la cloison a été proprement détachée et bien étalée sur la lame de verre, cette partie paraît très allongée, quelquefois bifurquée. Elle est dépourvue de muscles et de nerfs. Elle présente des faisceaux de tissu conjonctif, onduleux, élégants, beaucoup plus grêles en ce point que dans les autres parties de la cloison. Ces faisceaux se terminent au voisinage immédiat du bord libre de la cloison. C'est là un fait très intéressant. On suppose bien, en effet, que les faisceaux conjonctifs ont un commencement et une fin; mais on ne voit pas habituellement leur terminaison. Dans le tissu cellulaire sous-cutané, il est impossible de l'apercevoir. Nous avons vu, il est vrai, les faisceaux tendineux se perdre dans la substance du cartilage (exemple, le point de soudure du tendon d'Achille avec le calcanéum); mais ce n'est pas là une terminaison véritable, car on pourrait admettre, à la rigueur, qu'il y a en ce point fusion de la substance conjonctive avec la substance cartilagineuse. A la pointe de la cloison, au contraire, les faisceaux conjonctifs se terminent bien nettement, et je ne connais, en vérité, aucun objet plus propre à l'étude de leur terminaison.

Un autre fait particulièrement intéressant nous est fourni par l'endothélium. Celui-ci, partout ailleurs régulièrement aplati, est composé, à l'extrémité pointue de la cloison, de cellules globuleuses (fig. 23). Ces cellules sont grandes et claires, leur noyau est refoulé à la périphérie : ce sont là des cellules endothéliales vasculaires qui sont devenues vésiculeuses et qui sont alors comparables aux cellules de la corde dorsale, ou aux cellules du nodule sésamoïde du tendon d'Achille de la grenouille.

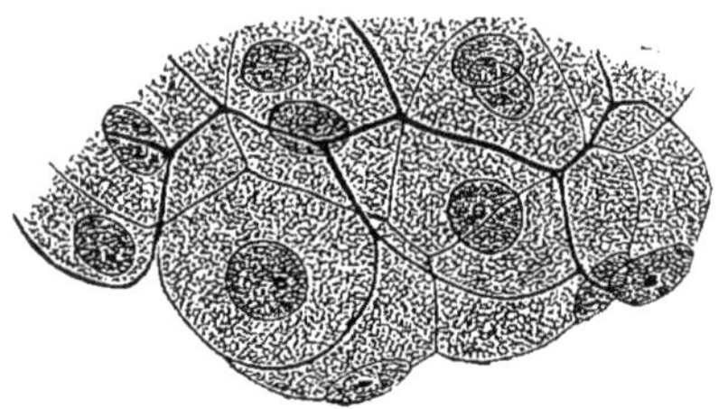

Fig. 23. — Cellules cylindriques basses de l'endothélium qui revêt la collerette du ventricule de la grenouille.

Un autre point mérite de fixer notre attention. Les collerettes ne sont pas revêtues de grandes cellules endothéliales plates, mais de petites cellules cylindriques basses presque entièrement remplies par leur noyau, et disposées sur une seule couche (fig. 24).

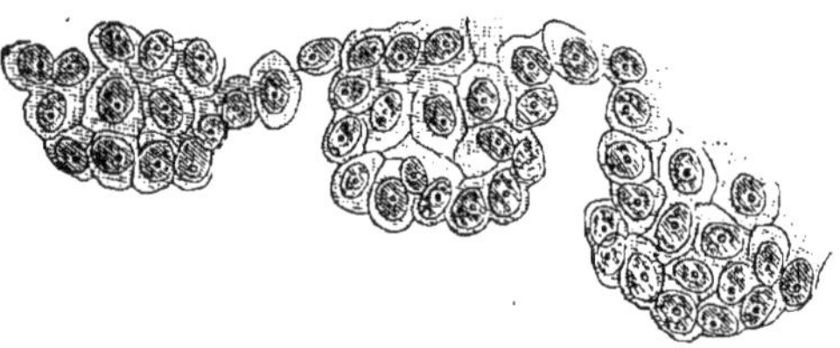

Fig. 24. — Cellules vésiculeuses de l'endothélium qui revêt la pointe de la cloison des oreillettes de la grenouille.

Quelles conclusions pouvons-nous tirer de ces deux faits relativement à la signification et à la définition des endothéliums ? Il y a longtemps que His a cherché, dans leur origine embryologique, la raison d'être des différentes formes présentées par les cellules de revêtement. D'après lui, les épithéliums plats des séreuses, ou endothéliums, se formeraient dans le feuillet moyen du blastoderme, tandis que l'épiderme extérieur proviendrait du feuillet externe, et que du feuillet interne naîtrait l'épithélium des muqueuses. Pour ma part je n'ai jamais adopté ces idées, et, classant les épithéliums d'après leurs caractères objectifs, j'ai réservé le nom d'endothéliums pour tous les épithéliums formés d'une seule couche de cellules aplaties, quelle que fût leur origine. La théorie de His avait déjà reçu quelques atteintes par la découverte d'îlots de cellules à cils vibratiles dans le péritoine de la grenouille; mais on pouvait objecter que ces points du péritoine étaient en rapport, par l'oviducte, avec l'épithélium de la muqueuse génitale et même avec l'épiderme extérieur, et admettre qu'il y avait là une sorte de greffe, ou même une modification de l'épithélium par influence de l'épithélium voisin. Pareille objection ne saurait atteindre le fait que nous venons d'observer : l'existence d'un épithélium cylindrique dans le système vasculaire, loin de toute communication avec les épithéliums provenant des feuillets interne ou externe du blastoderme, montre bien que la forme des épithéliums n'est pas absolument en rapport avec leur origine embryologique.

La partie translucide de la collerette est formée par des fibres conjonctives raides, séparées les unes des autres par une certaine quantité de plasma. La partie profonde et opaque est constituée par des fibres plus grosses et plus serrées qui semblent provenir, au moins en majeure partie, des fibres rayonnées.

Celles-ci peuvent facilement être isolées, colorées au

picro-carminate d'ammoniaque, et montées en préparations persistantes. Vous pourrez examiner une de ces préparations à la fin de la leçon, et vous vous convaincrez que ces fibres sont de véritables tendons, comparables aux cordages tendineux du cœur des mammifères et de l'homme. Vous observerez en outre qu'elles sont revêtues d'un épithélium cylindrique bas, qui n'est pas uniformément répandu sur toute leur surface, mais se montre de préférence sur toutes les portions saillantes qui, pendant la systole ventriculaire, viennent se mettre en contact avec des parties correspondantes d'autres fibres rayonnées. Au fond des dépressions l'épithélium recouvre franchement le caractère endothélial.

Les fibres rayonnées prennent naissance sous l'endocarde du plateau lisse (*p*, fig. 22), et pénètrent dans la collerette après s'être divisées et subdivisées en plusieurs branches. Elles sont composées, sous leur endothélium, de fibres raides, à caractère tendineux, entre lesquelles on peut voir des cellules conjonctives.

L'épithélium des lames ventriculaires a partout l'aspect endothélial. Nous connaissons la structure des faisceaux musculaires qui les composent.

Passons maintenant aux nerfs. Nous avons vu qu'ils sont anastomosés l'un avec l'autre, non pas dans la cloison des oreillettes, mais au niveau du sinus veineux. Leur synergie est assurée encore par une autre anastomose. En examinant attentivement un cœur de grenouille fixé par l'injection d'un mélange d'alcool et d'acide osmique et préparé comme je l'ai dit dans la dernière leçon (voy. page 82), on voit, immédiatement au-dessus de la collerette, un filet noir (*s*, fig. 22) indiquant un nerf à myéline, se détacher de chacun des nerfs cardiaques et se prolonger de part et d'autre jusqu'à la section. Ces filets établissent une anastomose entre les deux nerfs cardiaques au niveau des ganglions auriculo-ventriculaires, ou ganglions de Bidder. Pour m'assurer qu'il en est réellement ainsi, j'ai pris un cœur fixé par l'injection d'un mélange d'alcool et d'acide osmique, et j'ai séparé la base du ventricule par une coupe horizontale passant un demi-millimètre environ au-dessous de l'orifice auriculo-ventriculaire. L'examinant alors au microscope, j'ai vu, à droite, un filet nerveux se rendre, par un trajet circulaire, de l'un à l'autre des deux nerfs cardiaques.

Dans la cloison des oreillettes, les nerfs ne cheminent pas à égale distance des deux parois, mais ils font saillie dans l'intérieur de l'oreillette gauche. Or, c'est dans l'oreillette droite qu'ils arrivent, accompagnant les deux veines caves supérieures ; on aurait donc pu s'attendre à les trouver immédiatement sous l'endocarde de l'oreillette droite. Tout au contraire, ils traversent l'épaisseur de la cloison pour se porter du côté gauche. Quelle peut être l'explication d'un pareil fait ? Nous la trouverons dans les considérations physiologiques suivantes.

L'oreillette gauche recevant des poumons du sang oxygéné, et, d'autre part, la cloison ne contenant pas de vaisseaux sanguins, il est tout naturel que les nerfs aillent chercher du côté de l'oreillette gauche des conditions favorables à leur nutrition et à leur respiration. On m'objectera peut-être que c'est là une vue téléologique : je suis loin de songer à me défendre d'un semblable reproche. Je constate un fait, et j'en cherche une explication plausible, sans y attacher d'ailleurs plus d'importance qu'il ne convient. Quand celle-ci ne servirait que de moyen mnémotechnique, elle serait encore utile.

Sur la cloison fixée par l'acide osmique et l'alcool, isolée, colorée au picro-carminate d'ammoniaque et montée dans de la glycérine additionnée d'acide formique, on aperçoit aisément la membrane de Henle, propre à chaque filet nerveux. On peut constater de plus que cette membrane n'est pas libre au milieu du stroma de la cloison; elle adhère au tissu conjonctif avoisinant. Dans cette même préparation on peut vérifier des détails de structure sur lesquels je n'insisterai pas ici, car leur connaissance élémentaire vous est familière à tous. Ainsi l'on voit à l'intérieur de la membrane de Henle une couche endothéliale qui accompagne les tubes nerveux dans leurs divisions et subdivisions, etc.

Ces nerfs contiennent les deux sortes de fibres : fibres à myéline et fibres sans myéline. Les premières abondent surtout vers le haut de la cloison, et deviennent plus rares en se rapprochant du ventricule. A ce niveau, beaucoup de faisceaux nerveux n'en contiennent plus du tout.

Sur le trajet des cordons nerveux on constate, même à la loupe, l'existence d'un très grand nombre de cellules ganglionnaires, apparentes surtout quand elles se montrent de profil et font saillie sur les côtés du cordon. Pour bien les étudier, il faut les examiner au microscope, à des grossissements variés, de 25 à 600, à 800 diamètres, et même plus forts encore.

Ces cellules ont l'aspect de globes réguliers, isolés ou disposés en groupes, et formant dans ce dernier cas de petits ganglions. Elles contiennent un gros noyau, généralement sphérique, quelquefois ovale; un gros nucléole, quelquefois deux; une masse centrale, granuleuse, enveloppant le noyau; enfin une capsule doublée de noyaux qui appartiennent à des cellules endothéliales et abondent surtout au niveau du hile des cellules ganglionnaires. Cette capsule s'observe seulement sur les cellules nerveuses de la périphérie.

Dans l'intérieur d'une même capsule on trouve quelquefois deux cellules pressées l'une contre l'autre et se touchant par une face aplatie; des cellules à deux noyaux ne se montrent que très rarement.

Avant d'aller plus loin, il me paraît indispensable de donner ici un rapide aperçu de la constitution générale des cellules ganglionnaires qui ne sont pas comprises dans les centres nerveux proprement dits.

L'étude de la structure de quelques-unes de ces cellules, prises chez diverses espèces animales, me permettra de vous faire mieux comprendre la constitution des cellules ganglionnaires du cœur. Je commencerai par les cellules bipolaires des ganglions spinaux des poissons, dont Robin (1), R. Wagner (2) et Bidder (3) nous ont fait connaître l'existence. J'ai choisi les gan-

(1) Ch. Robin, *Premier mémoire sur la structure des ganglions nerveux des vertébrés* (Journal *l'Institut*, 3 mars 1847).

(2) R. Wagner, *Structure des ganglions des nerfs rachidiens*, lettre de Wagner à Flourens (*Comptes rendus*, 10 mai 1847).

(3) Bidder, *Zur Lehre von dem Verhaeltniss der Ganglienkörper zu den Nervenfasern*. Leipzig, 1847.

glions spinaux de la raie pour faire une étude histologique de ces cellules. Pour les isoler, j'ai employé la méthode des injections interstitielles d'acide osmique. Après avoir découvert un ganglion spinal chez une raie tout à fait fraîche, on injecte dans son intérieur quelques gouttes d'une solution d'acide osmique à 1 pour 100. Le ganglion enlevé est ensuite placé dans l'eau, ou, ce qui vaut mieux, dans du sérum faiblement iodé, et l'on en pratique la dissociation. Parmi les cellules, les unes n'ont pas été atteintes par le réactif; d'autres sont trop fortement colorées. On choisit pour l'examen celles qui, tout en ayant été fixées, ne sont pas trop noires.

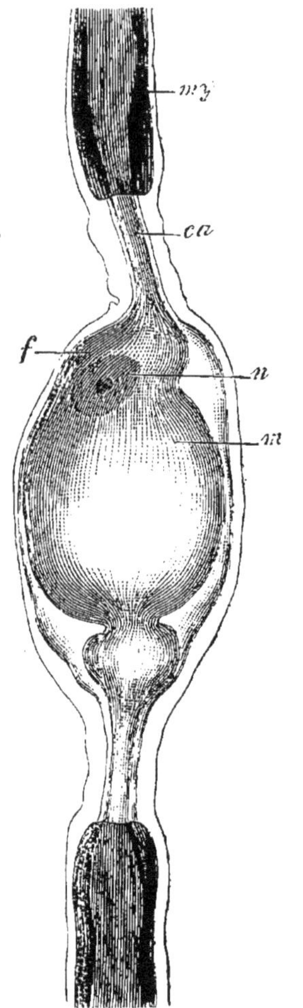

Fig. 25.— Cellule ganglionnaire de la raie isolée par dissociation après fixation par l'acide osmique. — *my*, gaîne myélinique de la fibre nerveuse; *ca*, cylindre-axe qui sort de la fibre à myéline; *f*, fibrilles du cylindre-axe qui s'étalent sur le globe ganglionnaire; *m*, globe ganglionnaire; *n*, noyau.

On constate que chacune de ces cellules (fig. 25) est placée sur le trajet d'un tube nerveux sensitif qui possède de la myéline. Celui-ci présente des étranglements annulaires distants de 5 à 6 millimètres les uns des autres; il montre très nettement la membrane de Schwann et, en outre, la membrane secondaire que j'ai fait connaître (1). La gaîne secondaire forme en se dilatant la capsule externe de la cellule et la membrane de Schwann une deuxième enveloppe. Au voisinage de la cellule, la myéline disparaît brusquement, et le cylindre-axe poursuit seul son trajet. Il se montre très nettement strié en long et formé de fibrilles. Celles-ci s'épanouissent en arrivant à la cellule, se répandent à sa surface et forment autour d'elle une zone fibrillaire. A l'autre pôle elles se réunissent pour reconstituer le cylindre-axe. Le corps cellulaire, au-dessous de ses enveloppes et du réseau fibrillaire nerveux qui l'entoure, se montre sous la forme d'un globe granuleux, possédant, au voisinage de la surface, un noyau sphérique ou ovalaire.

Passons maintenant aux cellules nerveuses des ganglions spinaux des batraciens et des mammifères. Immédiatement au-dessus du point d'union des racines antérieures et des racines postérieures de la moelle, sur le trajet de ces dernières, se trouvent les ganglions spinaux. Sur une coupe longitudinale convenablement préparée on les voit formés d'un amas de grosses cellules ganglionnaires et traversés par les fibres nerveuses.

Ces cellules sont unipolaires, chacune émettant un

(1) *Des étranglements annulaires et des segments interannulaires chez les raies et les torpilles* (*Comptes rendus*, 4 novembre 1872).

seul tube nerveux. Tout le monde s'entend à ce sujet; mais on discutait encore pour savoir si ce tube prend la direction du centre ou celle de la périphérie; c'est cette dernière manière de voir surtout qui avait cours au moment où j'ai publié un travail sur la question (1).

Cependant les données physiologiques étaient tout à fait contraires à cette interprétation. Il y a longtemps, en effet, que Waller (2), ayant sectionné les deux racines de la deuxième paire cervicale du chat, au-dessus du ganglion, a observé la dégénération du segment central de la racine postérieure et du segment périphérique de la racine antérieure. Quand la section portait au-dessous du ganglion, la dégénération atteignait tous les tubes nerveux dans leur partie périphérique.

J'ai répété l'expérience de Waller chez le chien. J'ai ouvert le canal vertébral à la région lombaire et j'ai coupé les deux racines du premier ganglion sacré au milieu de leur longueur. A la suite de cette opération, j'ai obtenu une réunion par première intention. Douze jours après, j'ai sacrifié l'animal : les racines divisées n'étaient point réunies; elles ont été placées dans une solution d'acide osmique à 1 pour 100 pendant vingt heures et ensuite convenablement dissociées. Vous pourrez reconnaître vous-mêmes l'exactitude de la loi de Waller, en constatant sur les quatre préparations

(1) *Des tubes nerveux en T et de leurs relations avec les cellules ganglionnaires* (*Comptes rendus de l'Académie des sciences*, 20 décembre 1875).

(2) Waller, *Sur la reproduction des nerfs et sur la structure et les fonctions des ganglions spinaux* (*Archives de Müller*, 1852, p. 392).

soumises à votre examen que le segment central de la racine sensitive et le segment périphérique de la racine motrice sont dégénérés, tandis que le segment périphérique de la racine sensitive et le segment central de la racine motrice sont formés de tubes nerveux parfaitement normaux.

De ces expériences on devait conclure que les cellules ganglionnaires avaient une action trophique sur les fibres nerveuses sensitives, aussi bien centrales que périphériques, et que par conséquent les tubes nerveux qui traversent les ganglions spinaux reçoivent tous l'influence trophique des cellules nerveuses que contiennent ces derniers et doivent tous être en rapport avec elles. Le fait était facile à vérifier. Il suffisait pour cela de dissocier un ganglion après en avoir fixé les éléments par une injection interstitielle d'acide osmique. A l'aide de cette méthode j'ai pu constater que le tube nerveux qui se dégage d'une cellule nerveuse vient s'anastomoser avec un tube nerveux sensitif au niveau d'un étranglement annulaire, en formant avec lui ce que j'ai désigné sous le nom de tube nerveux en T.

Que résulte-t-il de cette disposition anatomique bien établie? C'est qu'il n'y a plus lieu de discuter sur les cellules unipolaires, bipolaires ou multipolaires; car la cellule ganglionnaire que nous venons d'étudier n'est plus unipolaire comme elle le paraissait d'abord, mais elle est bien bipolaire. Du reste, peu importe, si l'on admet avec Remak que le cylindre-axe est formé d'un faisceau de fibrilles.

Dans le système sympathique, chez les mammifères,

les cellules ganglionnaires sont multipolaires, comme l'ont démontré Remak et ses successeurs. Elles se rapprochent par ce caractère des cellules du centre cérébro-spinal. C'est un fait important au point de vue de l'anatomie générale, sur lequel je n'insisterai pas pour le moment.

Ces cellules présentent souvent dans leur structure des particularités intéressantes : ainsi, comme Schwalbe (1), j'ai vu les cellules ganglionnaires sympathiques du lapin munies de deux noyaux.

Chez la grenouille nous trouvons une structure bien plus singulière que Beale (2) nous a fait connaître. Il l'avait observée par la dissociation du sympathique de la grenouille, après macération dans son carmin à la glycérine, et il en a donné une série de figures. Sous la capsule, il représente la masse cellulaire munie d'un gros noyau et en rapport avec une fibre nerveuse; autour de cette fibre s'en enroule une autre plus grêle, dont les tours deviennent plus serrés à mesure qu'ils se rapprochent de la cellule, dans la masse de laquelle elle se perd à son tour. Cette cellule a donc aussi deux prolongements, un rectiligne, un autre spiral; c'est une cellule bipolaire, avec ce caractère spécial que les deux fibres qui naissent d'elle ne sont pas semblables l'une à l'autre.

Cette observation fut difficilement acceptée et on la

(1) Schwalbe, *Ueber den Bau der Spinalganglien, nebst Bemerkungen über die sympathischen Ganglienzellen* (*Arch. für microsc. Anat.*, 1868, p. 45).

(2) Beale, *On the structur of the so-called apolar, unipolar and multipolar ganglion-cells of the frog* (*Philosophical transactions*, 1863, p. 153).

discuta jusqu'à ce que Julius Arnold (1) vint la confirmer, et même la compromettre en soutenant que la fibre rectiligne se termine directement dans le nucléole, tandis que la fibre spirale se divise pour donner un certain nombre de branches qui pénètrent dans la masse cellulaire et viennent se terminer également au nucléole. Voici les figures de Beale et d'Arnold. Je ne discuterai pas aujourd'hui les opinions de ces auteurs; il me suffit pour le moment de vous avoir signalé l'existence des fibres spirales.

Deux questions se posent à ce sujet. La fibre spirale existe-t-elle dans toutes les cellules ganglionnaires du sympathique de la grenouille? ces cellules sont-elles les seules à la posséder?

Tout ce que je puis affirmer relativement à la seconde question, c'est que cette structure n'existe pas dans les cellules ganglionnaires spinales de la grenouille ; et quant à l'autre point en litige, je puis dire : Dans le sympathique on trouve partout des cellules ganglionnaires bien nettement munies de la fibre spirale. Souvent aussi on rencontre d'autres cellules où cette fibre n'est pas aussi facile à reconnaître avec les méthodes dont nous disposons aujourd'hui. En somme, il nous est impossible d'apporter une preuve convaincante que la fibre spirale existe dans toutes les cellules de ce système.

Quoi qu'il en soit, dans l'état actuel de la science, je suis porté à croire que, chez la grenouille, toute cellule

(1) J. Arnold, *Ueber die feineren histologischen Verhaeltnisse der Ganglienzellen in dem Sympathicus des Frosches* (*Arch. de Virchow*, XXXII, 1865, p. 1).

nerveuse qui possède une fibre spirale appartient au grand sympathique. Il serait donc possible de déterminer la nature des cellules ganglionnaires du cœur de cet animal, et de voir si elles appartiennent au système cérébro-spinal, au système sympathique, ou aux deux systèmes à la fois.

SEPTIÈME LEÇON

(8 janvier 1878)

Cœur sanguin.

Étude des cellules ganglionnaires. — Régions où on les rencontre. — Étalement des branches du filet nerveux sur la cloison des oreillettes. Écartement des cellules qui y sont appendues par des pédicules. — Utilité de cette disposition pour la nutrition et l'oxygénation des éléments nerveux. — Vaisseaux sanguins destinés à la nutrition des cellules nerveuses du sinus.

Ganglions auriculo-ventriculaires, ou ganglions de Bidder. — Leur situation. — Méthode pour les isoler. — Ils sont composés de plusieurs renflements plus ou moins séparés, dans lesquels les fibres sont entremêlées aux cellules.

Structure des cellules nerveuses du cœur. — Il n'existe pas de cellules apolaires. — Cause probable de l'erreur de Kölliker sur ce point. — Discussion entre Kölliker et Beale sur le rapport de ces cellules avec le nerf pneumogastrique ou avec le sympathique. — Existence de cellules à fibres spirales dans le ganglion supérieur du pneumogastrique de la grenouille. — Rôle probable de la fibre droite et de la fibre spirale. — Étude de la structure intime de la cellule ganglionnaire du cœur au moyen du chlorure d'or. — Modifications du procédé à employer. — Comparaison de la cellule ganglionnaire du cœur avec la cellule bipolaire de la raie.

Messieurs,

Nous avons étudié dans la dernière leçon la structure des cellules ganglionnaires en général, et nous avons admis que très probablement la fibre spirale est, chez la grenouille, caractéristique des cellules du système sympathique. Munis de ces notions, revenons maintenant à l'étude des cellules ganglionnaires du cœur. Nous avons à les examiner dans la cloison interauriculaire, dans le sinus veineux et dans les ganglions de Bidder. Elles ne se montrent nulle part en dehors de ces points, ni dans l'oreillette ni dans le ventricule. Aucun auteur, du moins, n'en a rencontré ailleurs, et je n'ai pas été plus heureux moi-même.

Dans la cloison, ces cellules existent sur toutes les ramifications du nerf cardiaque, même sur les plus fines.

A ce propos, je dois vous faire connaître une disposition fort intéressante que présente le nerf antérieur et qui paraît destinée à faciliter la respiration et la nutrition des éléments nerveux. C'est chez *Rana esculenta* que je l'ai observée. Ainsi que nous l'avons déjà remarqué, les nerfs cardiaques sont situés sous l'endocarde et font saillie dans l'intérieur de l'oreillette gauche; ils sont ainsi en rapport avec le sang artériel. A cette observation, il faut ajouter que ces nerfs, l'antérieur principalement, s'étalent dans leur trajet, comme pour présenter une plus grande surface à l'action revivifiante du sang oxygéné. Si nous examinons particulièrement le nerf antérieur (fig. 26), nous voyons, vers le haut de la cloison, s'en détacher un nombre variable de branches qui souvent s'anastomosent entre elles et avec le tronc principal, de manière à former une sorte de plexus rétiforme. Durant ce trajet, des filets nerveux sont envoyés à l'oreillette et à la cloison. Les cellules nerveuses sont annexées aussi bien à la branche principale et à ses ramifications qu'au tronc nerveux lui-même. On comprend qu'ainsi écartées les unes des autres elles ne se nuisent pas réciproquement, tant au point de vue de

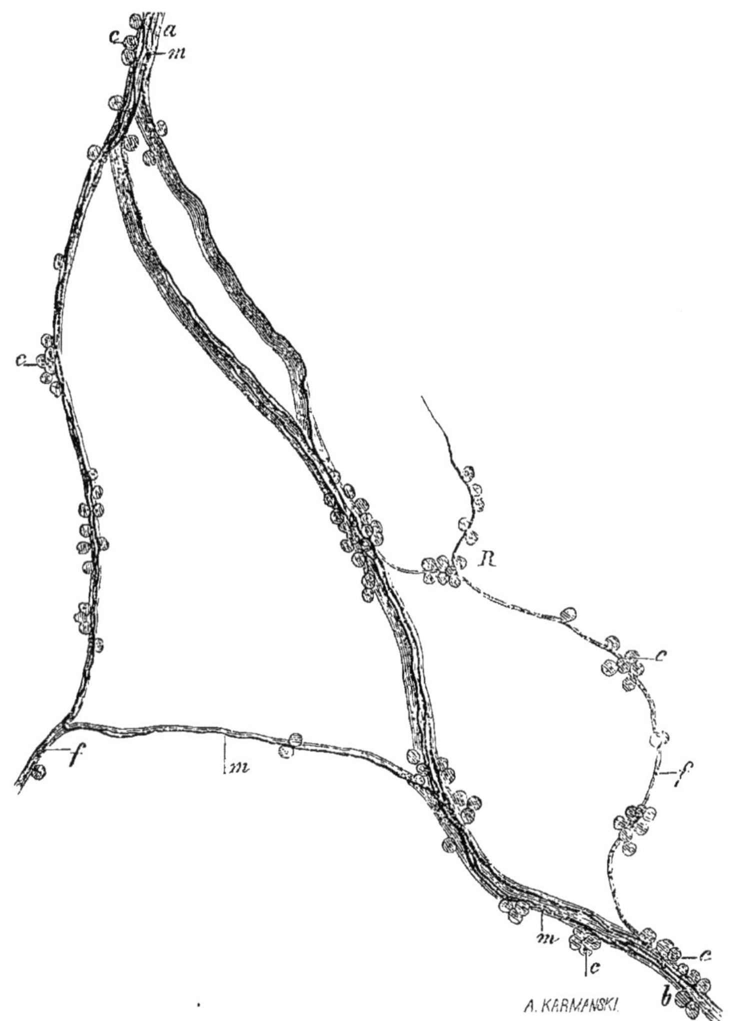

Fig. 26. — Portion du nerf antérieur de la cloison des oreillettes. — *m*, tubes nerveux à myéline ; *f*, fibres sans myéline ; *c*, cellules ganglionnaires ; R, petit ganglion situé au confluent de trois branches nerveuses. (Cette portion correspond à la portion *a b* du nerf antérieur représenté fig. 21.)

leur nutrition qu'à celui de leur respiration. C'est évidemment dans le même but que les cellules ganglionnaires se trouvent, à l'extérieur des nerfs, disposées soit en petits groupes proéminents, soit isolées et formant alors de petits ganglions unicellulaires; et aussi qu'elles sont d'ordinaire appendues à l'aide d'un pédicule assez long.

A l'appui de cette interprétation, voyons ce qui se passe dans le sinus veineux qui, comme l'oreillette droite, ne contient que du sang noir. Là, les cellules n'ont plus

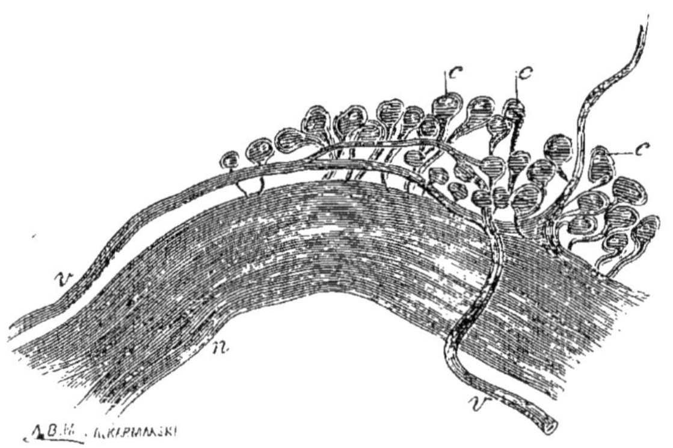

Fig. 27. — Nerf cardiaque postérieur sur le sinus veineux. Le groupe de cellules ganglionnaires appendues aux nerfs possède un réseau capillaire sanguin. — *c*, cellules ganglionnaires; *n*, nerf; *v*, vaisseaux sanguins.

aucun avantage à se trouver immédiatement sous la séreuse vasculaire; aussi sont-elles logées dans l'épaisseur de la paroi; mais, en revanche, celle-ci est parcourue par un réseau vasculaire dans les mailles duquel sont comprises les cellules nerveuses (fig. 27).

Ainsi, deux procédés bien différents assurent également la nutrition des éléments nerveux dans le sinus et dans la cloison interauriculaire. Il est intéressant d'examiner quelle disposition anatomique amène le même résultat dans les ganglions de Bidder.

On peut obtenir, sur la structure de ces ganglions, quelques notions très vagues par le simple examen à l'œil nu ou à la loupe. Les tubes à myéline disparaissent brusquement à leur niveau; leur situation est indiquée, sur les préparations à l'acide osmique, par la brusque cessation de la coloration noire du nerf cardiaque et aussi par une petite éminence qui se montre juste en ce point et forme le ganglion lui-même. Mais il ne faudrait pas prendre la collerette pour le ganglion. Celui-ci se trouve juste au sommet de la collerette, c'est-à-dire au point où elle vient se relier à la paroi ventriculaire. Il est situé immédiatement sous l'endocarde et ne fait qu'une très médiocre saillie dans le ventricule. Il ne contient pas de vaisseaux sanguins.

Pour bien reconnaître sa structure, il est indispensable de l'isoler. Dans ce but, après avoir injecté avec un mélange d'acide osmique et d'alcool le cœur d'une grenouille, on ouvre l'oreillette, et l'on détache la cloison, en emportant avec elle le nerf cardiaque, la collerette et le ganglion. Puis, avec de très fins ciseaux, et en y mettant le temps nécessaire, on arrive à séparer, d'une façon suffisante, le ganglion des tissus qui l'englobent. Vous verrez tout à l'heure une de ces préparations (fig. 28).

Le nerf cardiaque postérieur est plus volumineux que l'antérieur, et la même différence s'observe entre les ganglions correspondants. Ceux-ci ne présentent pas d'ailleurs exactement la même disposition ; mais une particularité leur est commune : les nerfs s'aplatissent et s'étalent à leur niveau.

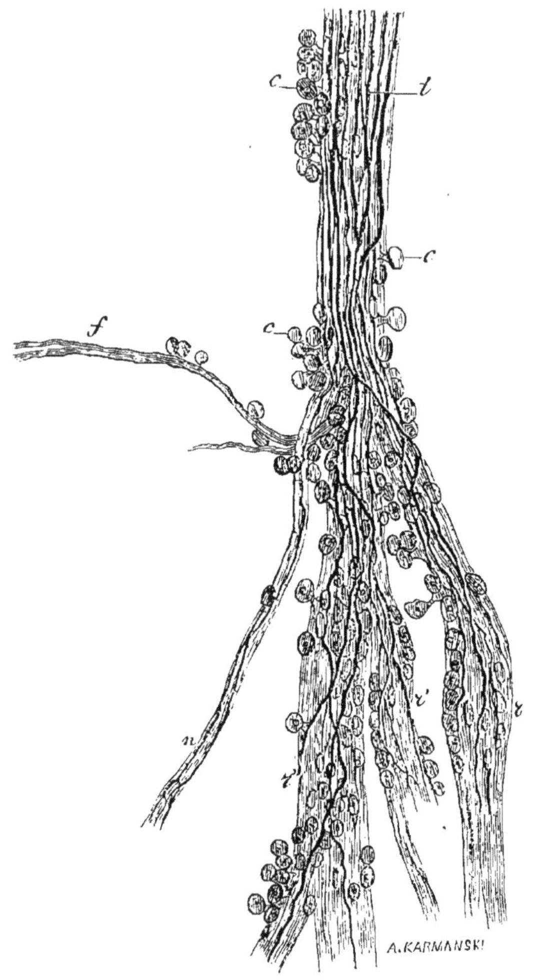

FIG. 28. — Ganglion auriculo-ventriculaire postérieur de la grenouille verte (*R. esculenta*). — *r*, *r'*, *r''*, les trois petits ganglions qui composent la masse ganglionnaire principale ; *n*, nerf anastomotique entre les deux ganglions de Bidder ; *t*, tubes nerveux à myéline ; *f*, fibres nerveuses sans myéline ; *c*, cellules ganglionnaires.

Le nerf postérieur, à sa terminaison, se divise généralement en deux ou trois branches qui se renflent et deviennent fusiformes, constituant chacune un ganglion plus ou moins indépendant des autres. On reconnaît aisément que les tubes nerveux à myéline pénètrent dans les ganglions et y forment un lacis très compliqué ; mais ils deviennent très rares au delà et l'on n'en voit plus qu'un nombre restreint dans la masse ganglionnaire proprement dite. Quant aux fibres sans myéline, elles se divisent et se subdivisent au sortir du ganglion, pour pénétrer dans l'épaisseur des parois du ventricule.

Le nerf cardiaque antérieur, plus grêle, ne contient souvent qu'une seule intumescence et se termine, comme l'autre, par un pinceau de fibres sans myéline qui vont innerver le ventricule.

Dans leur structure intime, les ganglions de Bidder diffèrent notablement des amas ganglionnaires situés en tout autre point du trajet des nerfs cardiaques. Nous avons vu qu'ailleurs les cellules sont placées tout à fait en dehors du filet nerveux ; ici la plupart sont mélangées aux fibres nerveuses qui forment autour d'elles un plexus compliqué. Nous aurons à revenir sur cette disposition.

En résumé, chacun des deux nerfs cardiaques peut être comparé, dans son ensemble, à une plante grimpante à racine bulbeuse. Le bulbe est représenté par le ganglion de Bidder ; les racines et les radicelles par les fibres sans myéline plongeant dans le myocarde. Le nerf avec ses rameaux figure la tige et les branches et porte, élégamment appendues, les cellules nerveuses semblables à des fruits.

Entrons maintenant dans les détails de la structure des cellules nerveuses. Et d'abord nous avons à nous poser cette question : Les cellules du sinus, de la cloison et des ganglions de Bidder sont-elles toutes de la même espèce?

L'opinion la plus ancienne à ce sujet est celle qu'a formulée Kölliker dans son *Traité d'anatomie microscopique*. D'après cet auteur, toutes les cellules nerveuses du cœur appartiennent au système du grand sympathique; elles n'ont aucune relation avec le nerf pneumogastrique; de plus, elles ne sont jamais multipolaires, mais toujours unipolaires, ou même apolaires.

En 1863, Beale (1) agite incidemment cette question. Il s'élève contre l'opinion de Kölliker : d'après lui, il n'existe pas dans le cœur de cellules apolaires ni même de cellules unipolaires; toutes seraient bipolaires ou multipolaires. Je suis ici de l'avis de Beale, et je crois que Kölliker a été trompé par des préparations insuffisantes. Voici, en effet, une cause d'erreur contre laquelle je dois vous prémunir. La cellule est souvent assez distante de la fibre avec laquelle elle est en rapport; il se peut alors que la fibre de communication, infléchie au-dessous de la cellule, soit masquée par elle. Elle existe néanmoins, et, en prenant des précautions suffisantes, il est possible de la retrouver. Je n'ai jamais vu, pour ma part, de cellule apolaire dans la cloison.

(1) *Loco citato.*

Beale ajoute que toutes les cellules du cœur sont multipolaires, puisque, indépendamment de leur fibre droite, elles possèdent encore une ou même plusieurs fibres spirales qui les lient à l'appareil nerveux.

Quant aux rapports de ces cellules avec les nerfs, Beale demande sur quelles expériences s'est fondé Kölliker pour affirmer qu'elles sont en rapport avec le système sympathique, et avec lui seulement. La remarque est judicieuse. Kölliker, en effet, ne fournit aucune preuve à l'appui de son affirmation.

Kölliker a répondu à Beale dans les éditions successives de son traité d'histologie. Voici ce que nous lisons à ce sujet dans la deuxième édition française de cet ouvrage : « ... Les fibres du pneumogastrique et les fibres ganglionnaires du cœur se rendent certainement au tissu du cœur d'une manière indépendante les unes des autres; la physiologie devra donc rejeter complètement toutes les théories qui assignent aux fibres du pneumogastrique une influence directe sur les ganglions du cœur. Ces données, qui datent de l'année 1862, ont été attaquées un an plus tard par Beale. Quant au fait le plus important, c'est-à-dire l'absence de connexion entre les fibres du pneumogastrique et les cellules ganglionnaires, Beale ne produit aucune observation directe, mais seulement des présomptions auxquelles personne ne donnera de poids. Il nie que les cellules ganglionnaires du cœur soient unipolaires; mais, en le faisant, il a seulement en vue ce fait que, sur ces cellules, on trouve les fibres spirales mentionnées plus haut, fibres dont l'interprétation, comme nous l'avons vu, n'est rien moins que certaine, et dont jusqu'ici Beale, non plus que tout autre, n'a démontré la nature nerveuse (1). »

La balle paraît bien renvoyée. Retournant contre son adversaire les arguments dont ce dernier s'est servi contre lui, l'auteur attaqué reprend vivement l'offensive. Mais une pareille joute, peut-être à sa place au Palais, est déplacée, sinon préjudiciable, dans le domaine de la science. Allons au fond des choses.

Beale a constaté les rapports de la cellule nerveuse avec les nerfs et avec les fibres spirales; il ne prétend nullement avoir vu les rapports avec l'un ou l'autre des deux systèmes nerveux. Il a donc pu à bon droit critiquer Kölliker d'avoir affirmé, sans preuves à l'appui, les connexions de cette cellule avec le sympathique seul, et n'a pas lui-même prêté le flanc à pareil reproche.

D'ailleurs, la manière de voir de Kölliker n'est pas seulement hypothétique; elle est même contraire à l'expérience, puisque l'excitation électrique du pneumogastrique arrête les pulsations du cœur.

Kölliker ajoute que personne n'a démontré la nature nerveuse de la fibre spirale. Nous allons tout à l'heure répondre à cette allégation, quand elle se présentera à son tour; car, pour en finir avec cette discussion, nous allons nous poser tout de suite les différentes questions qui s'y rattachent.

1° Existe-t-il des cellules apolaires? — Sur de bonnes préparations on n'en voit aucune. Il me semble d'ailleurs qu'il suffit d'avoir examiné soigneusement deux ou trois

(1) Kölliker, *Eléments d'histologie*, 2e édit. franç., p. 749.

cloisons des oreillettes, sans en avoir découvert une seule, pour avoir le droit de conclure que de semblables cellules n'existent pas dans l'état physiologique.

2° La fibre spirale, décrite par Beale, existe-t-elle en réalité dans les cellules nerveuses du cœur de la grenouille? — Vous avez vu des préparations où elle apparaît de la manière la plus évidente.

3° La fibre spirale est-elle de nature nerveuse? — Sous l'action du chlorure d'or, la fibre spirale se colore en violet, exactement comme la fibre droite : c'est là une observation que je ne trouve consignée dans aucun des travaux dont j'ai pris connaissance; mais vous pouvez la vérifier aisément. La fibre spirale est donc nerveuse, tout comme la fibre droite, dont personne ne conteste la nature.

4° Quelles sont les connexions de ces deux fibres avec les systèmes nerveux? Sont-elles rattachées, l'une au système central, l'autre au sympathique? ou communiquent-elles toutes les deux avec le même système? et alors, avec lequel? — Il est impossible, dans l'état actuel de la science, de donner à ces questions une réponse satisfaisante.

5° Nous savons que l'on trouve partout, dans le système sympathique, des cellules à fibres spirales, et nous avons admis que toutes les cellules de ce système ont la même forme. Mais peut-on admettre aussi que cette forme est spéciale au système sympathique?

Pour répondre à cette question, il faut étudier les cellules des différents nerfs. J'ai examiné les ganglions du pneumogastrique à sa sortie du crâne. Là, les cellules sont peu nombreuses. Souvent, vers l'extrémité du ganglion, il s'en présente une seule, entre les fibres qui se laissent facilement séparer. Aussi cette région convient-elle particulièrement à nos recherches. Eh bien! ces cellules montrent très nettement des fibres spirales. Vous verrez, à la fin de la leçon, une préparation du ganglion supérieur du pneumogastrique de *Rana esculenta* (fig. 29); vous reconnaîtrez aisément la capsule de la cellule, son noyau très net, son corps bien limité, sa fibre droite, et enfin sa fibre spirale dont les tours se serrent à mesure qu'elle s'avance sur le globe ganglionnaire, de façon à lui constituer une sorte de cupule emboîtante; en un mot, tous les détails de structure que je vous décrirai tout à l'heure, et que je mentionne simplement ici.

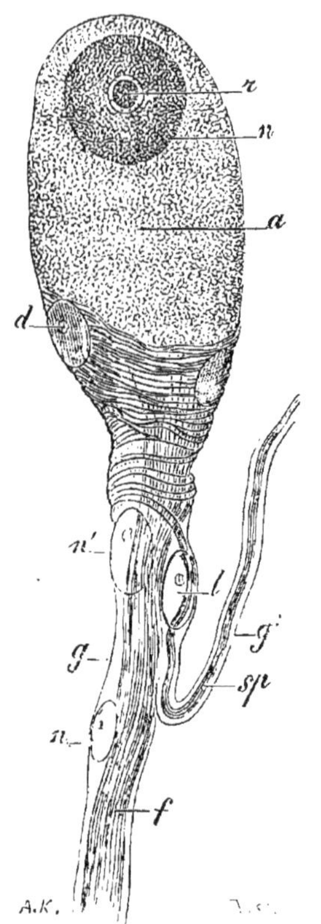

FIG. 29. — Cellule ganglionnaire du pneumogastrique de la grenouille (acide osmique, picrocarminate d'ammoniaque, glycérine). — *a*, globe ganglionnaire; *n*, noyau; *r*, nucléole; *d*, noyaux de la capsule; *f*, fibre droite; *g*, gaîne de Henle; *sp*. fibre spirale; *g'*, sa gaîne; *n'*, noyau de la gaîne de Henle.

On peut objecter, il est vrai, que ces cellules appartiennent aussi au sympathique, qu'elles se trouvent là comme égarées et amenées par les fibres de ce système mélangées avec les fibres du pneumogastrique. C'est possible, et l'histologie est impuissante à prouver qu'il n'en est pas ainsi.

C'est, je crois, à l'expérimentation physiologique, à la méthode de Waller peut-être, qu'il faudrait demander la solution de ce nouveau problème. En tout cas il y aurait là un sujet de recherches intéressantes que je signale à votre attention.

Quoi qu'il en soit, on n'est pas fondé, pour le moment, à prétendre que la fibre spirale est caractéristique de la cellule nerveuse sympathique.

Maintenant que nous avons épuisé ces questions incidentes relatives aux connexions des cellules nerveuses du cœur et à la diversité d'aspect qu'elles présentent suivant les régions où elles se trouvent, nous pouvons approfondir l'étude de ces cellules dans leur forme type, la seule d'ailleurs qu'il nous soit loisible d'examiner d'une façon assez complète, la cellule à fibre spirale. C'est sur les rameaux des nerfs de la cloison qu'il convient de prendre les objets d'observation.

Je dois vous avouer d'abord qu'il m'a paru impossible de reconnaître exactement les rapports des fibres droites ou des fibres spirales avec les nerfs du cœur. J'ai renoncé, dans ce cas, à l'emploi des méthodes de dissociation, qui exigent de grands efforts et n'aboutissent à aucun résultat. Jusqu'à ce qu'une méthode nouvelle, convenable, ait été découverte, nous ne pouvons guère espérer d'acquérir des notions positives à ce sujet.

En attendant, voici l'hypothèse que j'admets. La fibre droite relie la cellule ganglionnaire aux fibres du pneumogastrique, et leur union se fait probablement par une disposition analogue à celle que j'ai décrite dans les ganglions postérieurs de la moelle et que j'ai nommée disposition en T (1).

Ce mode d'union de la fibre droite avec un tube nerveux est très vraisemblable, puisque cette fibre n'est autre chose qu'un cylindre-axe revêtu d'une gaîne de Schwann. Quant à la fibre spirale, nous savons qu'elle accompagne sur une certaine longueur la fibre droite; elle émet ensuite plusieurs ramifications, comme Beale l'avait vu, et celles-ci peuvent revenir au tronc nerveux ou se rendre à des troncs voisins. D'après cela, je serais porté à penser que les fibres spirales servent à mettre les différentes cellules nerveuses en communication les unes avec les autres. D'ailleurs, je compte m'étendre davantage sur ce sujet quand je m'occuperai des cellules ganglionnaires en général.

La connaissance précise de ces connexions étant de la plus haute importance au point de vue de la physiologie du cœur, j'ai travaillé sans relâche à les découvrir, tant sur les cellules ganglionnaires du cœur de la grenouille que sur les cellules sympathiques du même animal. Ces recherches n'ont pas été couronnées de tout le succès que j'aurais désiré, mais elles m'ont permis d'observer quelques faits que je vais vous exposer.

Le chlorure d'or est un des meilleurs réactifs que nous connaissions pour l'étude des éléments nerveux. Or, son métal se fixe d'autant plus facilement sur les tissus,

(1) *Loc. cit.*

ou, en termes techniques, son élection est d'autant plus prononcée que le sel est dans un état moléculaire plus instable. On se mettrait donc dans les conditions les plus favorables si l'on savait appliquer celui-ci juste au moment où il va se décomposer. C'est là un problème qui me préoccupe depuis longtemps, mais dont je n'ai pas encore trouvé une solution tout à fait satisfaisante.

Généralement, on réduit l'or du chlorure, sur la préparation, à l'aide de l'acide acétique ; mais dans ce cas la réaction est incertaine. Löwit a remplacé l'acide acétique par l'acide formique, réactif que j'avais introduit dans les laboratoires d'histologie pour la conservation des préparations colorées par le carmin. L'acide formique, en effet, convient mieux que l'acide acétique ; mais si l'on veut obtenir de bonnes préparations des cellules ganglionnaires du cœur de la grenouille, il est nécessaire de modifier la méthode de Löwit. On prépare d'avance un mélange de chlorure d'or et d'acide formique, on le fait bouillir, et on le laisse refroidir avant de l'employer. L'or se trouve alors dans un état d'instabilité très grande. Les proportions convenables sont une partie d'acide formique pour quatre parties d'une solution de chlorure d'or à 2 pour 100. Tous les autres vaisseaux étant liés, on injecte par une des aortes dans le cœur 1 ou 2 centimètres cubes de ce mélange, et l'organe entier est plongé ensuite dans la même solution pendant une heure ; on ouvre alors les oreillettes, on lave à l'eau distillée, puis on expose à la lumière pour obtenir la réduction de l'or. Celle-ci met dix, douze, et même vingt-quatre heures à se produire.

Lorsqu'elle est suffisante, la cloison interauriculaire est détachée sous l'eau au moyen de ciseaux fins, et montée en préparation dans la glycérine simple ou additionnée d'acide formique.

Si cette méthode avait un succès constant, elle marquerait assurément un grand progrès de la technique histologique. Malheureusement il n'en est pas ainsi, et la préparation est souvent manquée sans que l'on sache pourquoi.

Quand on a obtenu une imprégnation, si faible qu'elle soit, il suffit de replacer la préparation dans le chlorure d'or pour voir se produire rapidement, en quelques minutes, un renforcement de la coloration. Il se fait une réduction de l'or sur l'or déjà réduit, de la même façon que l'or se dépose sur l'argent, dans l'opération du *virage* pratiquée par les photographes.

Sur des préparations dues à ce procédé, on peut constater ce que je vous ai déjà dit par anticipation, à savoir que, dans toutes les cellules ganglionnaires du cœur de la grenouille, le globe, la fibre droite et la fibre spirale sont semblablement colorés. Toutes ces parties sont donc de même nature, et la fibre spirale est nerveuse tout comme la fibre droite et le corps de la cellule. On voit, en outre, la fibre spirale serrer de plus en plus ses tours à mesure qu'elle avance sur le globe ganglionnaire, et se perdre finalement dans une substance enveloppant celui-ci. Quant au noyau de la cellule nerveuse, il n'est pas coloré par l'or, et il occupe, non pas le centre du globe ganglionnaire, mais l'un de ses pôles.

Il est bon de rappeler ici, comme point de comparaison, la structure des cellules bipolaires de la raie. Leur portion centrale est aussi globuleuse, et munie d'un noyau périphérique et non central comme on le croyait généralement. Autour d'elle est une couche concentrique, fibro-nerveuse, laquelle est constituée par l'épanouissement du cylindre-axe. On voit quelle analogie existe entre ces cellules de la raie et les cellules à fibres spirales de la grenouille. Toutes deux se composent de deux parties, une centrale, granuleuse, et une périphérique, fibrillaire. Mais, tandis que, chez la raie, les deux fibres naissant d'une cellule prennent leur origine dans la portion extérieure ; chez la grenouille, la fibre droite naît du globe central, et la fibre spirale de l'écorce fibreuse.

Cet empelotonnement de la fibre spirale a pour résultat d'augmenter considérablement les surfaces mises en présence ; et je ne puis m'empêcher de rapprocher cette structure de la disposition analogue présentée par nos appareils d'induction et nos galvanomètres. Un jour, j'espère, nous en comprendrons la signification, qui nous échappe encore.

HUITIÈME LEÇON

(10 janvier 1878)

Cœur sanguin.

Étude des cellules ganglionnaires. — Leur déformation à la suite de l'emploi de certains réactifs. — Texture des ganglions de Bidder.
Résumé de l'appareil nerveux du cœur.
Étude physiologique expérimentale de l'appareil nerveux du cœur. — Historique. — Stannius (1852); Bidder (1852); Heidenhain (1858); Ludwig, de Bezold (1858); Goltz (1861); Bidder (1866); Steiner (1871).
Résumé des opinions principales sur le mode d'action de l'appareil nerveux du cœur.

MESSIEURS,

Je vous disais qu'à l'aide des préparations au chlorure d'or on peut reconnaître, dans la cellule ganglionnaire nerveuse du cœur de la grenouille, et aussi dans les cellules appartenant à d'autres ganglions du système sympathique, un globe central granuleux muni d'un noyau et entouré d'une écorce fibro-nerveuse; j'ajoutais que la fibre droite paraît être en communication avec le globe central, et la fibre spirale se continuer avec les filaments enroulés de l'écorce.

Je dois ici vous prémunir contre une cause d'erreur qui se présente fréquemment dans ces recherches. Sous l'influence des réactifs avides d'eau, le protoplasma se rétracte fortement : on voit alors sur son pourtour une série de prolongements granuleux qui le rattachent à son enveloppe. Ces prolongements limitent entre eux des espaces arrondis et moins réfringents, puisqu'ils apparaissent brillants quand on rapproche l'objectif, et obscurs quand on l'éloigne. Ce sont là des vacuoles, dont on peut aisément, à l'aide de la vis micrométrique, déterminer tous les contours. Plusieurs auteurs cependant ont été trompés par cette apparence, et ont figuré comme normale cette disposition artificielle. Julius Arnold et P. Langerhans, entre autres, ont pris ces filaments pour des prolongements du cylindre-axe.

Pour remplir le cadre que j'avais tracé à ma dernière leçon, il ne me reste plus à vous parler que des ganglions de Bidder.

En examinant des préparations dans lesquelles ces ganglions étaient isolés, et leur connexion avec les nerfs cardiaques qu'ils terminent ayant été respectée, vous avez pu reconnaître que le nerf antérieur aboutit à un seul renflement volumineux, tandis que le postérieur possède plusieurs renflements digités. Ici se présente une disposition qui n'a pas été signalée encore et qui ne manque pas d'importance. Outre les cellules nerveuses à fibres spirales qui sont appendues à leur pourtour, comme elles le sont sur le trajet des nerfs interauriculaires, ces ganglions présentent dans leur intérieur, au milieu même dés fibres nerveuses, d'autres cellules différentes des premières et d'une étude très difficile. En effet, les fibres ne conservent plus dans les renflements un trajet parallèle; elles s'entre-croisent dans tous les sens, peut-être même s'anastomosent-elles entre elles; aussi, quand on les écarte pour isoler les cellules, le plus souvent on déchire celles-ci. J'avoue qu'il m'est absolument impossible de dire si ces cellules possèdent ou non des fibres spirales. Je crois qu'elles n'en ont pas, mais je n'en suis pas absolument sûr. De nouvelles et très difficiles recherches seraient nécessaires pour élucider la question. Quoi qu'il en soit, il résulte de ce qui précède qu'au moins dans leurs rapports avec les fibres nerveuses les cellules centrales des ganglions de Bidder diffèrent des autres cellules nerveuses du cœur.

En résumé, l'appareil ganglionnaire du cœur de la grenouille est réparti dans le sinus veineux, dans la cloison interauriculaire et dans les ganglions de Bidder; on n'en trouve pas trace ailleurs.

Toutes les cellules du sinus sont à fibres spirales, ainsi qu'il est facile de s'en assurer grâce à une disposition spéciale qui en favorise l'observation. Vous avez pu les voir, en effet, distantes des nerfs et séparées d'eux par des vaisseaux capillaires (fig. 27).

Dans la cloison, la plupart des cellules sont aussi extérieures aux nerfs, elles sont à fibres spirales; mais il y en a d'autres, en petit nombre, dans l'intérieur des faisceaux nerveux, et je ne puis me prononcer absolument sur la constitution de celles-ci. Je crois néanmoins que la fibre spirale leur manque.

Dans les ganglions de Bidder (voy. fig. 28), la plupart des cellules sont intercalées aux fibres nerveuses; on n'en trouve qu'un très petit nombre autour des nerfs. C'est, on le voit, la disposition inverse de celle qui se présente dans la cloison. Toutes, d'ailleurs, quoique paraissant très simples au premier examen, possèdent en réalité une structure très complexe. Elles ont probablement des relations entre elles et avec les différents tubes nerveux; mais quelles sont au juste ces relations? Les notions que nous possédons à ce sujet sont encore bien insuffisantes.

Tel est, sur ce point, l'état actuel de la science; et il me paraît très difficile d'aller plus loin, avec les méthodes que nous avons à notre disposition.

Nous aurons donc recours à d'autres procédés. Nous interrogerons la nature à l'aide de l'expérimentation physiologique, et nous inscrirons ses réponses avec les appareils usités aujourd'hui.

Commençons par exposer l'historique de la question; il est long et difficile, et réclame de vous une attention soutenue.

Le premier travail que nous rencontrons est très remarquable. Il est de Stannius (1), et date de 1852.

(1) Stannius, *Zwei Reihen physiologischer Versuche* (*Arch. de Müller*, 1852, p. 85).

Le mémoire de Stannius a une importance telle que je crois utile de donner ici la traduction *in extenso* de la première partie de ce mémoire.

« Les expériences dont je vais parler ont été faites dans le but d'apprendre à connaître d'une façon plus approfondie l'influence des nerfs sur les mouvements du cœur. A cet effet, j'ai mis de fortes ligatures de fils de soie, d'abord autour des nerfs pneumogastriques, puis autour des régions du cœur où se trouvent des amas de cellules ganglionnaires; enfin, j'ai fait d'autres ligatures autour des vaisseaux afférents et autour des vaisseaux efférents, en ayant soin d'en excepter les nerfs. Je suis arrivé, par ces expériences, à des résultats surprenants et difficiles à interpréter.

» Dans un voyage que j'ai entrepris l'automne dernier, j'ai eu

L'auteur s'est proposé d'étudier le rôle des cellules ganglionnaires du cœur. Il a fait beaucoup d'expériences,

l'occasion de répéter plusieurs des expériences les plus importantes, en présence de professeurs distingués parmi lesquels je citerai : MM. Ecker, Gerlach, Henle, Ludwig, Frey, Meyer, von Siebold, Stilling, Valentin et Volkmann.

» La plupart de ces expériences donnent des résultats tout à fait constants; quelques-unes ont des effets variés, mais plus je les ai répétées, plus les irrégularités sont devenues rares.

» 1. La ligature faite avec des fils de soie autour des deux nerfs pneumogastriques n'a aucune influence appréciable sur le rythme des mouvements du cœur de la grenouille.

» 2. Lorsque les deux nerfs pneumogastriques sont fortement serrés par des fils de soie et qu'on applique les électrodes d'un appareil d'induction à rotation soit à la moelle allongée, soit sur les deux nerfs pneumogastriques au-dessus de la ligature, il ne se produit pas d'arrêt du cœur. En revanche, si l'on applique les électrodes au-dessous du point ligaturé, le cœur s'arrête.

» Ces expériences démontrent que la ligature des deux pneumogastriques a le même effet que la section de ces nerfs.

» 3. Lorsque l'on place successivement autour de chacune des trois veines caves une ligature serrée, le cœur continue à battre sans aucune modification.

» 4. Lorsque le sinus veineux commun est ligaturé *avant* son entrée dans l'oreillette, les contractions du cœur persistent. Les trois veines caves continuent aussi à battre sans interruption. Mais les contractions des veines caves et celles du reste du cœur ne sont plus en nombre égal ; dans la plupart des cas, les veines caves ont des pulsations plus nombreuses. En deux minutes j'ai compté 52 contractions du cœur et 72 contractions des veines caves.

» Des expériences 3 et 4 il résulte que l'interruption de l'apport du sang dans le cœur ne supprime pas immédiatement sa propriété de se contracter.

» 5. Si, après que l'on a fait l'expérience 3, on applique les électrodes de l'appareil d'induction, soit sur la moelle allongée, soit sur les nerfs pneumogastriques, le cœur s'arrête.

» Ce résultat s'explique facilement si l'on considère que les nerfs pneumogastriques n'ont *pas* été compris dans les ligatures des veines caves.

» 6. Si, après que l'on a fait l'expérience 4, on applique les élec-

mais il n'en donne que vingt-trois, différentes et étagées suivant sa théorie. Toutes sont faites à l'aide de liga-

trodes sur les nerfs pneumogastriques, les contractions du cœur ne sont *pas* arrêtées.

» Sous ce rapport, cette expérience correspond à celle qui est relatée au numéro 2, et la cause de la persistance des contractions du cœur est la même.

» Il va de soi que l'application des électrodes sur les nerfs pneumogastriques fait cesser les contractions des veines caves.

» 7. *Si l'on place une ligature exactement au point où le sinus veineux cave débouche dans l'oreillette, le cœur tout entier s'arrête en diastole d'une façon prolongée.* Les trois veines caves continuent à battre spontanément, ainsi que le sinus veineux.

» Quelquefois je suis arrivé à obtenir le même effet en pratiquant la section du cœur à l'endroit indiqué; cependant je n'ai observé que deux fois ce résultat. Il faut que l'écrasement produit par la section ait eu la même action que la ligature.

» 8. Si l'on place, chez différentes grenouilles, des ligatures autour des oreillettes, en partant de l'embouchure du sinus veineux dans l'oreillette droite, et en les faisant ensuite de plus en plus rapprochées de l'embouchure de l'oreillette dans le ventricule, on remarque que la partie des oreillettes située au-dessous de la ligature cesse de battre, ainsi que le ventricule, tandis que la portion des oreillettes restée en communication non interrompue avec le sinus veineux continue, de même que ce dernier et les veines caves, à présenter des contractions rythmiques. Même lorsque la ligature est pratiquée au voisinage immédiat du ventricule, ce dernier s'arrête; mais il faut pour cela que l'extrême limite seulement du ventricule ait été comprise dans la ligature.

» Ainsi, l'application d'une ligature autour d'un point quelconque des oreillettes exerce, sur les portions du cœur situées au-dessous de cette ligature, exactement la même influence que l'application des électrodes d'un appareil d'induction sur les nerfs pneumogastriques ou sur la moelle allongée chez une grenouille dont le cœur ne serait pas ligaturé.

» 9. Lorsque, chez une grenouille vigoureuse, on place une ligature exactement sur le sillon transversal du cœur, c'est-à-dire à la limite du ventricule, les deux moitiés du cœur ainsi séparées l'une de l'autre continuent à présenter des contractions rythmiques. Mais ces contractions ne sont plus synchrones ni en nombre égal. Généralement

tures placées sur les différentes parties du cœur ou sur les nerfs et vaisseaux qui s'y rendent; nous ne men-

il se produit deux ou trois contractions des oreillettes et des veines caves pour *une* contraction du ventricule. La surface externe de ce dernier se montre alors plus ou moins fortement ridée pendant la contraction.

» 10. *Si, après avoir fait l'expérience décrite numéro 7, et dont le résultat est l'arrêt de tout le cœur, on place une ligature à la limite du ventricule et des oreillettes, ligature qui embrasse en même temps le bulbe artériel, le ventricule se contracte rythmiquement pendant un temps assez long, tandis que les oreillettes restent au repos.* En général, j'ai vu, après cette expérience, le bulbe se contracter également, tantôt d'une façon isochrone avec le ventricule, tantôt quatre ou cinq fois pendant une seule contraction du ventricule. Dans quelques cas cependant le bulbe aortique semblait demeurer immobile.

» Ce dernier fait (ainsi que le suivant, à savoir, que quelquefois il se montre encore quelques contractions rares des oreillettes) est probablement dû à des irrégularités difficiles à éviter dans l'exécution de l'expérience.

» On a dit que la contraction du ventricule part du point ligaturé et va en descendant, tandis que la contraction du bulbe aortique remonte à partir du même point; c'est une illusion. Plus j'ai observé le phénomène, plus j'ai trouvé de difficulté à reconnaître un point précis d'où partit la contraction.

» 11. Lorsque l'on a arrêté le cœur entier par l'expérience numéro 7, toute excitation galvanique ou mécanique peut y ramener des contractions qui dureront plus ou moins longtemps. Si l'on enfonce la pointe d'une aiguille dans le ventricule, généralement les oreillettes se contractent en premier lieu, puis le ventricule et le bulbe aortique; ensuite il survient encore une ou deux contractions des oreillettes sans que le ventricule y participe. Quelquefois cependant la contraction du ventricule et du bulbe précède celle de l'oreillette.

» Une excitation faible du ventricule avec la pointe d'une aiguille ou par le frottement de sa paroi extérieure avec une plume ou avec le plat d'un scalpel n'amène généralement aucune contraction d'aucune partie du cœur, tandis qu'une excitation tout à fait semblable appliquée aux oreillettes détermine constamment une contraction qui part de ces dernières et se propage au ventricule. La différence de ces deux parties du cœur est donc considérable au point de vue de la sensibi-

tionnerons que les principales, auxquelles nous conserverons leurs numéros d'ordre.

lité aux excitations extérieures. Bien que l'irritation de la pointe du ventricule amène en général une contraction unique partant des oreillettes, il m'est cependant arrivé, quelque temps après que la ligature était appliquée, de couper la pointe du cœur ou d'y enfoncer une aiguille sans déterminer aucune contraction.

» L'excitation de la limite entre le ventricule et les oreillettes amène huit à dix contractions rythmiques successives du ventricule et des oreillettes.

» 12. Lorsque le cœur a été arrêté par l'expérience numéro 7, les contractions rythmiques des trois veines caves, qui ont persisté, s'arrêtent dès que les électrodes sont appliqués sur les nerfs pneumogastriques.

» 13. Lorsque le cœur a été arrêté par l'expérience numéro 7, et que par une forte excitation mécanique on vient d'y déterminer une série de contractions, ces contractions persistent malgré l'application des électrodes sur les nerfs pneumogastriques ou sur la moelle allongée ; les contractions des veines caves s'arrêtent.

» 14. Lorsque, après avoir fait l'expérience numéro 7, on place une seconde ligature sur une région voisine de l'oreillette, le segment d'oreillette situé entre les deux ligatures ne se contracte généralement pas. Deux expériences m'ont donné un résultat inverse, mais je crois que cela tient à ce qu'elles avaient été mal exécutées.

» 15. Les oreillettes arrêtées en diastole par l'expérience 14 répondent à chaque excitation mécanique locale par une contraction unique partant du sinus veineux pour aller jusqu'à la limite du ventricule. Cette contraction est déterminée plus facilement par une excitation appliquée à la limite du sinus que par une excitation appliquée au sillon auriculo-ventriculaire.

» 16. Lorsque les oreillettes sont arrêtées en diastole par l'expérience 14 et que l'on y applique les électrodes d'un appareil d'induction, on n'y produit pas une crampe tétanique, mais une série de contractions qui sont séparées les unes des autres par des pauses assez longues. J'ai obtenu, par l'application des électrodes de l'appareil à rotation, quatorze contractions en trente secondes.

» 17. Comme le montre l'expérience 10, la ligature appliquée sur le sillon transversal du cœur sollicite le ventricule et le bulbe à des contractions rythmiques. Ces contractions durent longtemps. Lorsque enfin les deux portions du cœur sont arrêtées, il est possible d'y dé-

Exp. I. — C'est une expérience de contrôle. Ayant mis à nu le cœur d'une grenouille, Stannius lie les deux

terminer de nouveau des contractions par une excitation mécanique, mais ces contractions s'arrêtent bientôt après que l'excitation a cessé. Plus tard, on les obtient encore par l'application des électrodes de l'appareil à rotation sur la substance du ventricule et du bulbe, mais jamais on ne réussit à mettre le ventricule et le bulbe en tétanos général. Je n'ai obtenu en trente secondes que quatorze ou quinze contractions séparées par des pauses.

» 18. Une ligature jetée autour des troncs aortiques partant du cœur n'arrête pas le cœur quand il est en mouvement, elle ne le fait pas non plus battre lorsqu'il est arrêté. Une ligature placée autour des veines pulmonaires produit le même résultat négatif.

» 19. Lorsque l'on place une première ligature autour des troncs artériels efférents et une seconde ligature sur l'oreillette à l'embouchure du sinus veineux, le cœur s'arrête comme dans l'expérience 7. J'ai cru observer deux fois la persistance des contractions rythmiques, mais il est probable que j'avais placé la ligature autour du sinus et non autour de l'oreillette.

» 20. Lorsque le ventricule est détaché par une section transversale au-dessous du sillon, il continue souvent à se contracter rythmiquement pendant assez longtemps, surtout lorsqu'il baigne dans le sang.

» 21. Lorsque les oreillettes sont séparées en partie du ventricule par une section incomplète au niveau du sillon, et que les deux parties sont par conséquent encore en rapport par un pont, elles continuent encore toutes deux, pendant un temps assez long, à présenter des contractions rythmiques.

» 22. Lorsque l'on a placé une ligature autour du sinus veineux et que l'on sépare ensuite par une section transversale l'oreillette droite et le ventricule, l'oreillette continue à présenter des contractions rythmiques. Si alors, en partant de l'extrémité ventriculaire, on coupe avec des ciseaux des segments annulaires de l'oreillette, ces segments ne se contractent plus, tandis que la portion d'oreillette restée en rapport avec le sinus veineux continue à présenter des pulsations rythmiques.

» 23. Lorsque l'oreillette droite *elle-même* est liée dans le voisinage de l'embouchure du sinus veineux, de telle façon qu'une portion de cette oreillette reste en rapport non interrompu avec le sinus veineux sur lequel on n'a pas mis de ligature, on voit que cette portion d'oreil-

nerfs vagues, et constate que le rythme n'est pas changé. Il n'en eût pas été de même chez le lapin ou chez le chien ; mais, comme nous l'avons dit, Stannius opérait sur la grenouille.

Exp. II. — Pour s'assurer que la conductibilité nerveuse est bien interrompue, il galvanise le nerf au-dessus de la ligature, et il constate que le cœur n'est pas arrêté.

Exp. III. — Stannius applique isolément une ligature sur chacune des deux veines caves supérieures et sur

lette se contracte rythmiquement en même temps que les origines des veines caves. Quand la grenouille a perdu une notable quantité de sang, on observe souvent, mais non d'une façon constante, qu'à chaque contraction de ce segment d'oreillette tout le système de la veine cave inférieure se contracte également. Ces pulsations s'étendent jusqu'aux veines rénales récurrentes et jusqu'à leur origine dans les reins. Si l'on touche les nerfs pneumogastriques avec les électrodes de l'appareil d'induction, toutes ces pulsations cessent.

» 24. Dès que les troncs veineux caves sont remplis de sang, dans l'expérience 7, de manière à être complètement distendus, ils cessent souvent de battre. Si l'on fait écouler le sang, les pulsations reprennent.

» Le résultat le plus remarquable de ces expériences est par conséquent le suivant :

» *La ligature de n'importe quel point des oreillettes du cœur arrête d'une façon durable les contractions de la partie la plus rapprochée du ventricule, en d'autres termes, de la partie ligaturée. En revanche, la ligature du sillon auriculo-ventriculaire rend des contractions durables au ventricule qui avait été arrêté auparavant.*

» Bien que ces faits (ainsi que tous ceux que je viens de communiquer) semblent indiquer l'existence de deux organes nerveux centraux dans le cœur, et bien qu'il paraisse de plus en plus probable que ces organes sont de nature tout à fait différente, puisque l'un d'entre eux paraît arrêter les contractions, tandis que l'autre, au contraire, les rétablit ou les accélère, il faut bien avouer cependant que dans l'état actuel de la science il est difficile de donner de toutes ces expériences une explication satisfaisante. »

la veine cave inférieure. Le cœur bat avec son rythme normal.

Exp. IV. — Si ces trois ligatures sont remplacées par une seule, portée sur le sinus veineux, à une certaine distance du cœur, les pulsations continuent.

Exp. VII. — C'est ici l'expérience capitale, connue encore aujourd'hui sous le nom d'expérience de Stannius.

La ligature est appliquée sur le sinus veineux, juste au point où il s'abouche dans l'oreillette; le cœur s'arrête aussitôt.

Exp. VIII. — La ligature est placée sur les oreillettes entre le sinus et le ventricule. Quel que soit le point qu'elle occupe, le cœur est arrêté au-dessous d'elle; il continue à battre au-dessus.

Il en était de même quand la ligature était placée sur le sinus, au niveau de son orifice. Le sinus battait quand le cœur était arrêté.

Exp. IX. — La ligature est faite sur le sillon auriculo-ventriculaire. Les oreillettes et le ventricule battent chacun de leur côté. Il y a une seule pulsation du ventricule pour deux ou trois des oreillettes.

Exp. X. — C'est une des plus remarquables expériences de Stannius. Le cœur étant arrêté par la ligature du sinus veineux, une seconde ligature est apposée sur le sillon auriculo-ventriculaire. Les oreillettes restent immobiles, mais le ventricule récupère son activité.

Exp. XI. — Le cœur étant arrêté par la ligature du sinus veineux, Stannius enfonce une aiguille dans le ventricule. Il se produit d'abord une contraction des oreillettes, puis du ventricule, et enfin les oreillettes font encore une ou deux pulsations. Si l'excitation porte sur le sillon auriculo-ventriculaire, il y a huit ou dix pulsations de tout l'organe.

De toutes ses expériences, qu'il ne cherche pas à interpréter longuement, Stannius ne tire que la conclusion générale suivante : la ligature du sinus arrête les mouvements du cœur, celle du sillon les ramène dans le ventricule. Il explique ce phénomène en admettant l'existence de deux organes centraux : l'un excitateur, l'autre modérateur. Il n'en dit pas plus long à ce sujet ; il paraît supposer que le lecteur comprend sa pensée, mais ce n'est pas là chose très facile. Voici quelle serait d'après moi, sa théorie.

Le centre excitateur est dans le sinus, puisque le cœur s'arrête quand il est séparé de cette partie ; le centre modérateur dans l'oreillette, puisque le ventricule reprend son activité quand il en est isolé.

En 1852 parut le mémoire de Bidder (1) dont j'ai déjà eu l'occasion de vous parler et dans lequel il a signalé l'existence des ganglions qui portent son nom. Il fut conduit à cette découverte par l'expérimentation physiologique.

Reprenant l'expérience de Weber, il avait arrêté le cœur par l'excitation du pneumogastrique ; il remarqua que la moindre excitation mécanique du ventricule déterminait une pulsation du cœur. Ce mouvement lui parut de nature réflexe. Il fit dès lors la théorie suivante :

(1) Bidder, *Ueber functionnel verschiedene und raümlich getrennte Nervencentra im Froschherzen* (*Arch. de Müller*, 1852, p. 163).

Le cœur possède des centres nerveux de deux espèces : les uns, qui président aux mouvements rythmiques et qui sont paralysés par l'excitation du nerf vague; les autres, sur lesquels l'excitation de ce nerf n'a pas d'influence et desquels dépendent les mouvements réflexes.

Bidder institue plusieurs expériences pour vérifier son hypothèse. Voici la première : Un cœur de grenouille isolé, en pleine activité, est coupé en deux au niveau du sillon auriculo-ventriculaire ; l'oreillette continue de battre et le ventricule reste immobile.

D'après Bidder, ce résultat serait constant lorsque la section a été pratiquée au lieu d'élection ; si, dans quelques cas, le ventricule isolé continue à battre, cela tient à ce qu'il est resté des portions des oreillettes en rapport avec lui ; il faut, dans ce cas, retrancher successivement des morceaux de la base du ventricule, jusqu'à ce qu'il cesse de battre spontanément.

Chaque fois que l'on touche ce ventricule immobile, on le voit exécuter une pulsation d'ensemble. Cela prouve, d'après Bidder, que le centre des mouvements réflexes est dans le ventricule, et le centre des mouvements rythmés dans l'oreillette. Pour démontrer objectivement l'existence de ces deux centres, Bidder entreprend une étude anatomique aussi complète que possible du cœur de la grenouille, et il découvre les ganglions qui portent son nom. Il croit avoir trouvé là le centre qu'il cherchait pour les mouvements réflexes.

Or, fait digne de remarque, il enlevait certainement ces ganglions aux ventricules isolés sur lesquels il expérimentait. Il n'a probablement pas songé à faire l'examen histologique d'un ventricule préparé, comme il le conseillait, de façon à ne plus présenter de mouvement automatique. Il aurait dû faire une expérience de plus : couper le ventricule bien au-dessous de ses ganglions. Il aurait vu alors celui-ci se contracter sous l'influence de l'excitation mécanique, et il aurait été convaincu que les ganglions en question ne sont pas le centre de mouvements réflexes.

Si je me permets cette critique, ce n'est certes pas que je n'apprécie hautement les recherches de Bidder. Je veux seulement en retirer une leçon pour moi comme pour les autres, et apprendre à éviter à l'occasion de semblables causes d'erreur.

En 1858, Heidenhain (1) reprit les expériences de Bidder et de Stannius. Il constata, comme ce dernier, que l'oreillette et le ventricule, séparés au niveau du sillon, conservaient l'un et l'autre leurs mouvements. Quant à l'arrêt produit par la ligature du sinus, il n'est pas persistant, d'après Heidenhain, et il ne dure que quelques minutes; de plus, lorsque la ligature est placée juste à l'embouchure du sinus veineux dans l'oreillette, cet arrêt est précédé de deux ou trois pulsations rythmées. De ces différents faits, l'auteur conclut (page 498) que la ligature du sinus n'agit pas en retranchant des centres excitateurs, mais en excitant des centres modérateurs.

Ludwig, dans son *Traité de physiologie*, formule, au

(1) Heidenhain, *Erörterungen über die Bewegungen des Froschherzens* (*Arch. de Müller*, 1858, p. 479).

sujet du mode d'action de la ligature de Stannius, une opinion semblable à celle de Heidenhain. La ligature du sinus agirait comme un excitant persistant du pneumogastrique ; mais elle finirait par porter aussi son action sur l'appareil automatique du cœur, et c'est pour cela que les pulsations arrêtées d'abord reprendraient leur cours.

En 1858, de Bezold (1) recherche d'abord si la ligature du sinus agit comme excitant, ainsi que Heidenhain et Ludwig l'ont prétendu. Il reprend leurs expériences et en institue de nouvelles. Il constate, comme ces observateurs, que la ligature du sinus pratiquée juste à sa limite du côté de l'oreillette, n'arrête pas le cœur d'une manière permanente.

Au bout de cinq à dix minutes (c'est le chiffre que cet auteur donne) le cœur reprend ses mouvements ; mais, si la ligature est bien faite au point, l'arrêt du cœur n'est précédé que d'une seule contraction et non d'une série de pulsations rythmées.

Dans une autre expérience, après avoir enlevé le cœur avec le sinus, il retranche successivement de petites portions du sinus à l'aide de ciseaux fins et en se rapprochant peu à peu de l'oreillette. Après chaque fragment enlevé le rythme change, les pulsations devenant de moins en moins fréquentes ; quand il ne reste plus rien du sinus, l'arrêt survient comme après la ligature.

De Bezold étudie avec soin les effets de l'excitation mécanique après la ligature du sinus veineux. Quand

(1) A. von Bezold, *Zur Physiologie der Herzbewegungen* (*Arch. de Virchow*, 1858, t. XIV, p. 282).

avec la pointe d'une aiguille il touche l'oreillette, celle-ci se contracte, puis le ventricule, puis encore une fois l'oreillette, et le cœur s'arrête.

Il recherche alors quelle est la cause de l'arrêt du cœur quand on opère la ligature de Stannius. Y a-t-il, dans ce cas, excitation d'un nerf d'arrêt ou suppression d'un centre d'excitation ? La première hypothèse ne lui paraît pas fondée; car il est impossible par l'excitation directe du pneumogastrique, soit à l'aide de courants constants, soit à l'aide des courants induits, de maintenir le cœur arrêté pendant un intervalle de dix minutes. Il faudrait admettre que le pneumogastrique est bien plus sensible dans son trajet intracardiaque qu'en dehors du cœur : ce qui serait le seul exemple d'un nerf moteur plus excitable vers sa terminaison périphérique que dans le voisinage du centre. Pflüger et Rosenthal, en effet, ont démontré que l'inverse était la loi générale pour cette catégorie de nerfs, à laquelle appartient bien le pneumogastrique, puisqu'il exerce une action sur le mouvement du cœur.

Comme conclusion de ses recherches, de Bezold émet la théorie suivante : L'appareil ganglionnaire du cœur est double, comprenant des centres frénateurs et des centres excitateurs. Les uns et les autres sont dispersés dans l'organe; mais ceux d'une espèce occupent certaines régions de préférence aux autres. A l'état physiologique, les excitateurs l'emportent, puisque le cœur bat. Le sinus contient beaucoup de ces derniers, et ils sont supprimés par la ligature; l'équilibre s'établit alors entre les centres frénateurs des oreillettes et les centres excitateurs du ventricule, et le cœur s'arrête.

Mais, pourquoi, après la ligature du sinus, voit-on renaître les pulsations au bout d'un instant? C'est que pendant le repos il s'accumule de la force dans les ganglions ventriculaires, et qu'à un moment donné ils l'emportent sur les centres frénateurs qui sont dans les oreillettes.

Arrivons à un mémoire de Goltz (1), publié en 1861. Cet auteur reprend les arguments de de Bezold. On ne doit pas, dit-il, comparer la ligature du sinus veineux à l'excitation du nerf vague. Cette excitation ne peut, en effet, déterminer un arrêt aussi prolongé du cœur que le fait la ligature du sinus. Une excitation de n'importe quelle nature, appliquée au cœur, ne saurait agir autrement qu'en accélérant ses pulsations.

Goltz cherche à expliquer les différences qu'ont obtenues ses prédécesseurs par les sections ou par les ligatures, les unes et les autres pratiquées au même point. Il se demande pourquoi Stannius n'a obtenu que deux fois l'arrêt du cœur par la section du sinus, tandis qu'il se produisait constamment par la ligature. Il est vrai, ajoute-t-il, que de Bezold a obtenu souvent l'arrêt du cœur par la section du sinus, mais Heidenhain lui a objecté que cet arrêt était dû à ce que ses instruments n'étaient pas assez tranchants et avaient, par conséquent, déterminé une irritation au point sectionné.

(1) Goltz, *Ueber die Bedeutung der sogenannten automatischen Bewegungen des ausgeschnittenen Froschherzens* (*Arch. de Virchow*, 1861, t. XXI, p. 191).

D'après Goltz, ces différences tiennent uniquement à ce que la ligature empêche le sang de se répandre au dehors, tandis que dans la section le sang s'écoule et l'air vient exciter la surface de coupe et l'intérieur du cœur.

Pour se mettre à l'abri du contact de l'air, après avoir dégagé le cœur et ouvert le péricarde, Goltz plonge la grenouille dans un bain d'huile. Il opère alors comme on fait à l'air libre, et constate que dans ce cas la section du sinus a le même résultat que sa ligature.

Goltz institue une nouvelle et intéressante expérience. Opérant toujours sous l'huile, il pratique la ligature du sillon auriculo-ventriculaire; mais, au lieu de la faire avec un simple fil, toujours difficile à dénouer, il emploie un serre-nœud qui peut s'enlever à volonté. Lorsque la ligature est appliquée et fortement serrée, il se produit, comme Stannius l'avait reconnu, des pulsations indépendantes de l'oreillette et du ventricule, le ventricule battant plus lentement que l'oreillette. Quand on supprime la ligature, les oreillettes continuent à battre et le ventricule s'arrête.

Cet auteur arrive finalement à d'intéressantes conclusions, basées sur ses expériences, et aussi sur des idées à priori qu'il avait puisées dans ses études antérieures. D'après lui, les ganglions du sinus sont les centres des mouvements automatiques du cœur. Ils agissent sur les ganglions situés au-dessous d'eux, tant dans les oreillettes que dans le ventricule, mais surtout sur ceux des oreillettes qui leur sont plus voisins. Tous ces ganglions se commandent réciproquement les uns les autres. Les mouvements qu'ils provoquent sont réflexes plutôt qu'automatiques; si, en effet, on supprime tous les excitants extérieurs, leur action est nulle, et le cœur s'arrête. On le voit, c'est la théorie de Bidder, non plus appliquée seulement au ventricule, mais généralisée et étendue au cœur tout entier.

En 1866 a paru le second mémoire de Bidder (1), travail important dont nous avons déjà parlé dans la dernière leçon. Nous n'avons à relever ici qu'une seule expérience : séparé par section, le ventricule bat quelque temps, puis s'arrête; il se remet à battre quand on l'excite.

Il ne nous reste plus à analyser que le mémoire de Steiner (2), paru en 1874, et tout à fait à l'appui des idées de Goltz. L'auteur étudie l'action de différents poisons sur le cœur. Voici une de ces expériences : Il détache le cœur d'une grenouille et le suspend, à l'aide d'un fil lié au bulbe aortique, dans une atmosphère saturée d'humidité.

Dans ces conditions, le cœur bat très longtemps, plusieurs jours; suspendu de même dans une atmosphère chargée de chloroforme, il ne conserve son activité que durant dix-sept à dix-huit minutes, et s'arrête après s'être peu à peu ralenti. Il reprend ses contractions rythmées dès qu'on le remet à l'air libre. L'auteur conclut de ces faits que, anesthésié sous l'influence du chloroforme, le cœur a perdu, avec la sensibilité, les

(1) *Loc. cit.* (voy. p. 80).

(2) Steiner, *Zur Innervation des Froschherzens* (*Arch. de Reichert et du Bois-Reymond*, 1874, p. 474).

mouvements réflexes; mais ces conclusions ne sont pas rigoureuses. Le chloroforme, en effet, n'est pas une pierre de touche de la sensibilité, et ce poison peut fort bien porter son action directement sur le système ganglionnaire et le paralyser. Nous reviendrons, du reste, sur ce point.

En résumé, il existe actuellement dans la science deux opinions contradictoires sur la physiologie des mouvements du cœur. D'après la première, soutenue par Ludwig et Heidenhain, la ligature du sinus agit en excitant un appareil d'arrêt; d'après la deuxième, défendue par de Bezold et Goltz, la ligature ou la section du sinus agit en isolant le cœur de certains centres d'excitation dont l'influence est nécessaire à son activité.

Si, après la ligature du sinus veineux, le cœur se remet à battre au bout d'un instant, c'est, pour les premiers de ces auteurs, que la cause irritante a épuisé son action, ou l'a portée sur des centres excitateurs. Pour les seconds, il en est autrement : il se fait une accumulation de la force d'après de Bezold; les excitants extérieurs ont remplacé les excitants naturels d'après Goltz.

Tel est aujourd'hui l'état de la question. Assurément il n'est pas facile de se faire une opinion sur des faits si compliqués, et d'opter entre des théories si contradictoires. Vous-mêmes, sans doute, ne savez encore à quoi vous en tenir après l'historique que je viens d'exposer devant vous. La seule conclusion légitime à en tirer, c'est que les expériences faites jusqu'à présent ne suffisent point à résoudre le problème, et qu'il nous faut en instituer de nouvelles.

Nous reprendrons d'abord les expériences fondamentales de nos prédécesseurs, puis nous les modifierons et compléterons à mesure que nous le jugerons nécessaire, car il ne faut pas s'embarquer au hasard dans une question aussi compliquée. Nous prendrons Spallanzani pour modèle. Nous essayerons de marcher sur ses traces, en étageant nos expériences de façon qu'elles se complètent et s'expliquent les unes par les autres, et réduisent de plus en plus le champ de l'hypothèse.

NEUVIÈME LEÇON

(15 janvier 1878)

Cœur sanguin.

Étude physiologique de l'appareil nerveux du cœur (suite).

Résumé des expériences antérieures. — Le rythme appartient à la cellule musculaire cardiaque et non à l'appareil nerveux.

Nouvelles expériences. — Ligatures : au sinus veineux ; sur les oreillettes ; au sillon auriculo-ventriculaire. — Sections. Elles ont le même effet en général que les ligatures. — Excitations électriques et mécaniques.

Excitations portées sur les deux parties du cœur séparées préalablement par la section. — L'excitation mécanique du ventricule isolé muni de ses ganglions accélère ses battements. — L'excitation mécanique des oreillettes isolées ralentit ou arrête leurs battements.

Excitation électrique du ventricule isolé et des oreillettes isolées.

MESSIEURS,

J'ai terminé l'historique de la question qui nous occupe, la physiologie de l'innervation du cœur ; et nous voilà entrés au cœur de notre sujet.

Avant d'entreprendre de nouvelles expériences, je dois vous rappeler quelques-unes de celles que nous avons déjà faites.

Vous avez vu que la pointe du cœur, séparée à la limite de ses deux tiers inférieurs et de son tiers supérieur, reste immobile. Si alors on la touche avec la pointe d'un stylet, on provoque une contraction, et une seule. L'excitation électrique simple, c'est-à-dire la rupture du courant d'induction, produit le même résultat, pourvu que le courant ait une intensité suffisante.

Vous avez vu encore que la pulsation obtenue sous l'influence de ce courant minimum atteint du premier coup toute son amplitude, et que sa hauteur reste la même quand on emploie un courant plus fort. *Tout ou rien*, telle paraît être la devise du cœur, quand on l'excite.

Vous connaissez le phénomène de l'excitation suffisante sans effet, indiqué d'abord par Bowditch, et vous savez que le courant d'induction capable de le produire, s'il est fréquemment interrompu à l'aide du trembleur, provoque dans la pointe du cœur une série de pulsations rythmées (voy. p. 46).

Si, au lieu du courant minimum, on emploie un courant très fort, on amène une contraction persistante du myocarde, un tétanos que j'ai nommé tonique par opposition au tétanos par fusion de secousses qui s'observe dans les muscles ordinaires. Cette dernière forme ne se présente pas dans le cœur.

Enfin, je dois encore vous rappeler un fait d'une haute importance. Entre le courant capable de produire le tétanos et le courant minimum suffisant, il existe un courant d'une certaine intensité qui maintient la pointe du cœur en diastole (fig. 30). Il est difficile d'indiquer la position précise des bobines correspondant à ce courant. Il faut la chercher de la même façon que l'on cherche le courant minimum suffisant.

Tous ces faits que je viens de résumer présentent un grand intérêt, car ils dégagent l'action de l'appareil ganglionnaire du cœur de l'action propre du myocarde lui-même. Ainsi, de ce que le muscle isolé possède des battements rythmés, nous devons conclure que le rythme du cœur n'est pas sous l'influence du système nerveux, mais qu'il appartient en propre à la cellule musculaire cardiaque. Nous n'avons donc pas besoin de théories pour l'expliquer, et l'hypothèse imaginée à cet effet des deux centres ganglionnaires, l'un excitateur et l'autre modérateur, n'a plus aucune raison d'être.

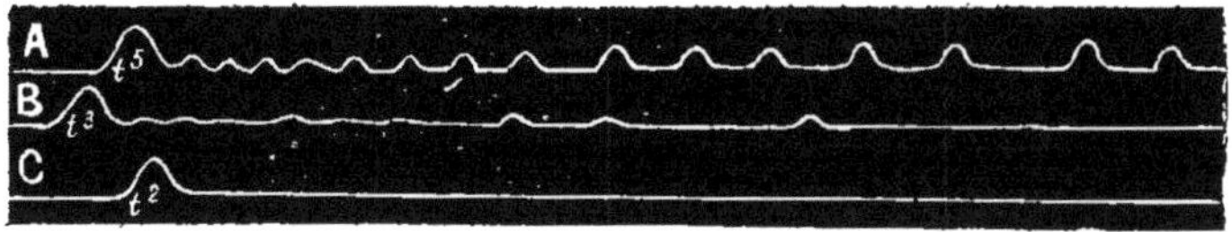

FIG. 30. — Excitations de la pointe du cœur par des courants induits à interruptions fréquentes.
A. Courant juste suffisant : battements rythmiques.
B. Courant plus fort : traces de pulsations.
C. Courant plus fort encore : arrêt en diastole après une première contraction.

De la sorte se trouve réduit à sa plus simple expression le rôle de l'appareil ganglionnaire du cœur, dont nous allons entreprendre l'étude.

Ces recherches sur l'innervation du cœur seront pour nous très fécondes en résultats, comme vous le verrez plus tard, quand nous aurons à débrouiller la structure d'un appareil autrement compliqué, le système nerveux central. En apprenant le mécanisme intime des pulsations cardiaques, nous aurons préparé une base solide à ces recherches ultérieures plus difficiles.

Les expériences que nous allons faire seront aussi simples que possible, et, pour n'avoir pas à compter sur la précision de nos appareils, nous emploierons toujours la méthode comparative.

Trois moyens d'investigation s'offrent à nous, à l'aide desquels nous pourrions varier à l'infini nos expériences: les *ligatures*, les *sections* et les *excitations* du cœur. Nous les emploierons tous les trois; mais nous nous limiterons dans nos expériences à celles qui visent directement le but que nous poursuivons, et nous aurons soin de les étager d'une façon convenable.

LIGATURES.

Vérifions d'abord l'ancienne expérience de Bidder.

Nous arrêtons le cœur chez la grenouille par l'électrisation du nerf pneumogastrique. Quand il est arrêté, nous l'excitons avec la pointe d'un stylet, et nous le voyons exécuter une contraction.

Reproduisons la onzième expérience de Stannius. Le cœur d'une grenouille est détaché et lié au niveau de l'orifice du sinus veineux dans l'oreillette, il s'arrête; nous le touchons avec la pointe d'une aiguille, et nous le voyons produire une pulsation.

Si la ligature est placée un peu en deçà de l'orifice du sinus, le cœur exécute deux ou trois battements avant de s'arrêter ; mais si elle est exactement au point d'élection, il s'arrête après un seul battement.

Au bout d'un temps variable, le cœur reprend son activité; si la ligature n'a pas été bien placée, ce temps n'est que de une ou deux minutes; mais si elle a été apposée juste à la limite du sinus et de l'oreillette, l'arrêt est quelquefois permanent. Cependant ce n'est pas là le cas habituel; après cinq minutes, vingt minutes, une demi-heure, trois quarts d'heure même, le cœur se remet à battre. J'ai voulu mesurer avec précision le temps que dure cet arrêt; j'ai porté le cœur, aussitôt arrêté par la ligature, sous le levier du myographe, et j'ai fait effectuer le tracé sur un cylindre mû par un mouvement d'horlogerie, et mettant une demi-heure à exécuter un tour complet. Tant que le cœur est immobile, la courbe inscrite est une ligne droite dont la longueur mesure le temps écoulé. Or voici ce que j'ai pu observer avec cette méthode : après un temps variable, il y a une pulsation, puis une autre, puis une troisième souvent plus voisine, et les battements se rapprochent de plus en plus, jusqu'à ce qu'enfin reparaisse le rythme primitif, ou un rythme presque identique.

Lorsque la ligature a été placée sur l'oreillette entre le sinus et le sillon auriculo-ventriculaire, il survient généralement encore un arrêt du cœur, mais moins prolongé que dans l'expérience précédente. Peu à peu les pulsations se rapprochent, et elles se succèdent bientôt suivant leur rythme primitif (fig. 31). Mais il arrive quelquefois, et c'est le cas auquel je faisais allusion tout à l'heure, que les pulsations, d'abord d'une certaine fréquence, s'échelonnent peu à peu à une plus grande distance l'une de l'autre, pour revenir aussi, après un temps variable, au rythme normal.

La ligature au sillon auriculo-ventriculaire peut se faire

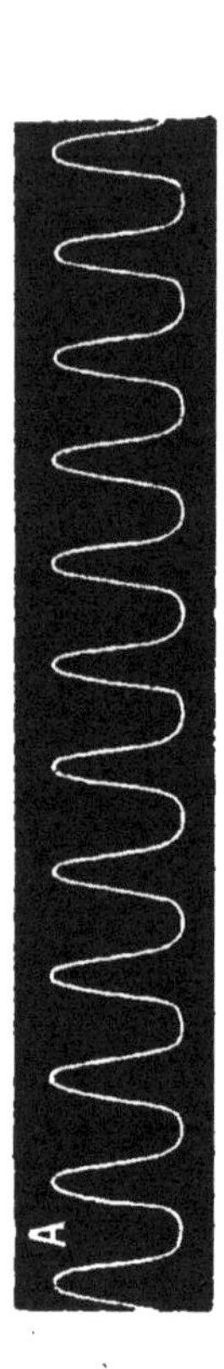

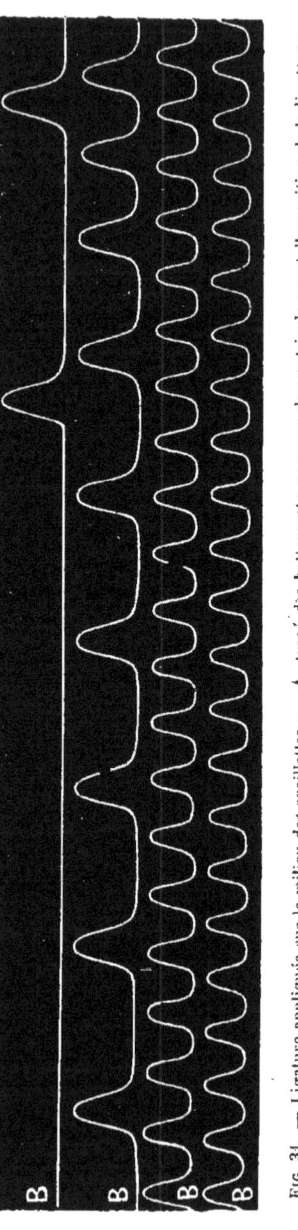

Fig. 31. — Ligature appliquée sur le milieu des oreillettes. — A, tracé des battements normaux du ventricule avant l'apposition de la ligature ; B, arrêt des battements après la ligature, leur reprise et leur retour graduel à la fréquence normale. (Les quatre lignes B, B, B, B, sont à lire à la suite l'une de l'autre ; le tracé unique a dû être découpé pour tenir dans le texte.)

dans deux conditions : soit après l'arrêt du cœur par la ligature du sinus, soit d'emblée, sur un cœur en pleine activité. Quand elle a lieu après l'arrêt du cœur, le ventricule se remet à battre, l'oreillette reste immobile. Le mouvement du ventricule dure un temps très long, que je n'ai pas cherché à déterminer, la connaissance précise de cette durée me paraissant d'une importance secondaire.

Si l'on a lié au niveau du sillon auriculo-ventriculaire sans avoir préalablement pratiqué la ligature du sinus, l'oreillette et le ventricule battent l'un et l'autre, mais leurs pulsations ne sont pas synchrones. Stannius prétend qu'il y a deux ou trois contractions de l'oreillette pour une du ventricule; cette proportion, à vrai dire, n'est pas constante. Vous verrez en effet tout à l'heure qu'on peut placer le ventricule dans des conditions telles qu'il batte plus souvent que l'oreillette.

Après avoir lié sur le sillon, si l'on supprime la ligature, l'oreillette continue à battre et le ventricule s'arrête; la ligature agissait donc comme un excitant. C'est là une interprétation sur laquelle je ne crois pas devoir insister davantage pour le moment, la méthode des sections devant nous fournir de nouveaux arguments en sa faveur.

SECTIONS.

La section équivaut en général à la ligature. Les quelques différences que l'on peut observer entre les effets de ces deux manières d'opérer sont à peu près insignifiantes et presque toujours entièrement explicables. En tous cas il n'y a pas à en tenir compte au point de vue des résultats généraux qui nous préoccupent.

Ainsi, par exemple, l'arrêt durable du cœur peut résulter de la section comme de la ligature du sinus veineux.

Nous observons cependant une différence entre la section et la ligature au niveau du sillon auriculo-ventriculaire. J'en ai déjà dit deux mots tout à l'heure en attribuant à la ligature une action excitante. Quand on a séparé l'oreillette du ventricule par une section franche, avec un rasoir ou des ciseaux bien aiguisés, on voit l'oreillette et le ventricule battre chacun de leur côté; mais après un certain temps, soit une ou deux minutes, le ventricule ralentit peu à peu ses mouvements et finit par s'arrêter (fig. 32).

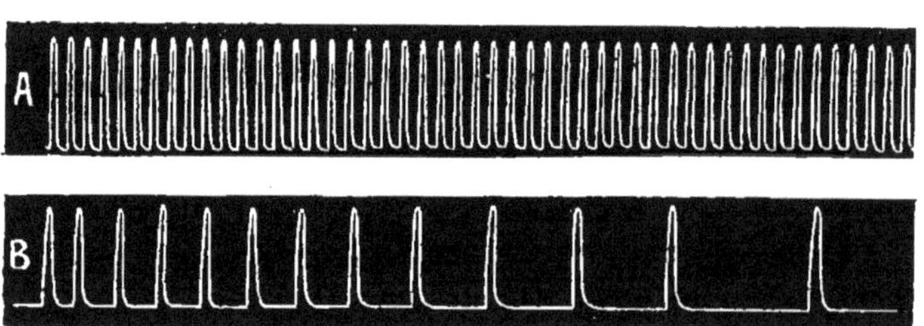

Fig. 32. — Section au niveau du sillon auriculo-ventriculaire. Ralentissement des battements du ventricule. — A, tracé des battements du cœur avant la section; B, tracé des battements du ventricule après la section.

Ce n'est pas toujours ainsi que les choses se passent. Parfois il arrive que les pulsations diminuent peu à peu d'amplitude en conservant leur rythme; puis, sur deux d'entre elles, l'une se met à croître progressivement pendant que l'autre décroît; finalement, la plus petite disparaît. On obtient aussi le ralentissement du rythme, non par l'écartement des pulsations successives, mais par la disparition d'une pulsation sur deux (fig. 33).

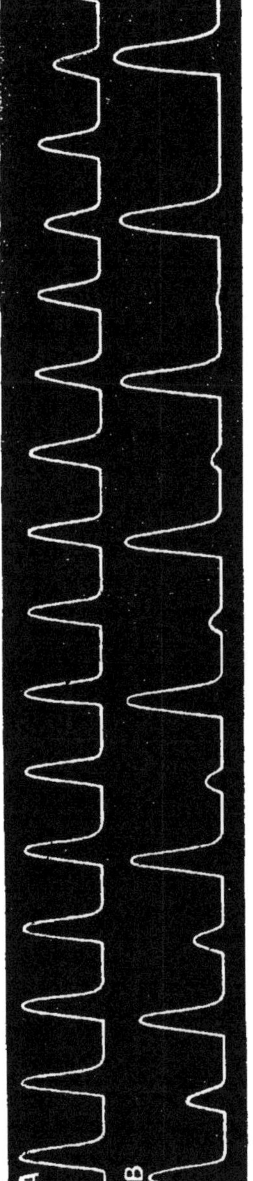

Fig. 33. — Ventricule séparé avec ses ganglions par section au sillon auriculo-ventriculaire. — Mode spécial de ralentissement des battements. Une contraction sur deux augmente d'amplitude, tandis que l'autre diminue progressivement et finit par se supprimer. (La ligne B est la suite de la ligne A.)

Goltz soutenait, pour les besoins de sa théorie, que les battements du ventricule isolé tenaient à l'action irritante de l'air extérieur, et, pour se mettre à l'abri de l'agent atmosphérique, il opérait dans un bain d'huile. Or, l'huile ne se borne pas à empêcher la dessiccation de l'organe, elle met en outre obstacle à l'accomplissement de ses fonctions respiratoires; cela suffit à expliquer la moindre durée des pulsations dans ce liquide. Pour tout le reste, les phénomènes présentés par le cœur sont les mêmes, qu'il soit plongé dans l'huile ou exposé à l'air libre.

APPLICATION DES EXCITANTS.

Nous avons à notre disposition des excitants mécaniques, électriques ou chimiques; nous pouvons les appliquer au cœur en mouvement, ou bien au cœur immobilisé, soit par l'excitation du pneumogastrique, soit par la ligature ou la section du sinus; nous pouvons enfin opérer sur le cœur entier ou sur des parties isolées de l'organe.

Le champ de l'expérimentation paraît donc sans limites. Mais un tel luxe d'expériences ne nous est pas nécessaire. Quelques-unes, choisies et bien étagées, suffiront à éclairer notre opinion sur les faits que nous avons discutés dans la dernière séance, et pourront même nous permettre de reculer un peu les limites de nos connaissances sur la question.

Commençons par l'expérience de Bidder : Le cœur étant arrêté par l'excitation du pneumogastrique, on le touche, il donne une pulsation. Faisons maintenant la onzième expérience de Stannius : Le cœur étant arrêté par la ligature du sinus veineux, nous l'excitons et nous voyons se produire une pulsation.

L'excitation électrique produit le même effet que la mécanique.

J'ai déjà combattu la théorie de Bidder, relativement à l'existence d'un centre des mouvements rythmiques dans l'oreillette et d'un centre des mouvements réflexes dans le ventricule. Vous savez en effet que le ventricule, séparé de ses ganglions, se contracte encore quand on l'excite, et qu'il est même susceptible d'exécuter des pulsations rythmées.

Laissons donc de côté cette théorie et cherchons une autre explication des phénomènes observés.

La ligature du sinus semble bien correspondre à l'excitation du nerf pneumogastrique, puisque, dans les deux cas, le cœur arrêté en diastole peut encore se contracter sous l'influence d'une excitation.

Mais cette conclusion serait prématurée ; il faut que chacune de nos expériences, dégageant une inconnue du problème, réponde à une des questions antérieurement posées ou surgissant sur notre route.

Commençons par une expérience de contrôle. Soumettons un cœur entier d'abord à des excitations électriques, puis à des excitations mécaniques.

Excitations électriques. — Détachons le cœur d'une grenouille avec son sinus, de façon qu'il continue à battre. Plaçons-le sous le myographe et prenons son tracé normal. Les battements sont réguliers ; ils diminuent peu à peu d'amplitude ; mais cette décroissance est excessivement lente et tient évidemment à l'épuisement du muscle. Elle est en tous cas si longue à manifester des effets sensibles, que nous n'avons nullement à en tenir compte. Dans les expériences de courte durée que nous nous proposons de faire, nous n'aurons aucune précaution à prendre sous ce rapport, pas même celle de placer le cœur dans du sérum pour éviter sa dessiccation. Nous avons beaucoup de grenouilles à notre disposition ; il me paraît préférable d'en sacrifier un plus grand nombre que de compliquer nos appareils.

Le cœur est placé sous le myographe, de telle sorte que le courant électrique peut le traverser dans toute sa longueur, au niveau des oreillettes comme du ventricule. Nous employons des courants d'induction interrompus à l'aide du trembleur, et nous graduons leur intensité. Nous pouvons ainsi constater d'abord qu'un courant capable de tétaniser un muscle ordinaire n'a aucune action sur le cœur.

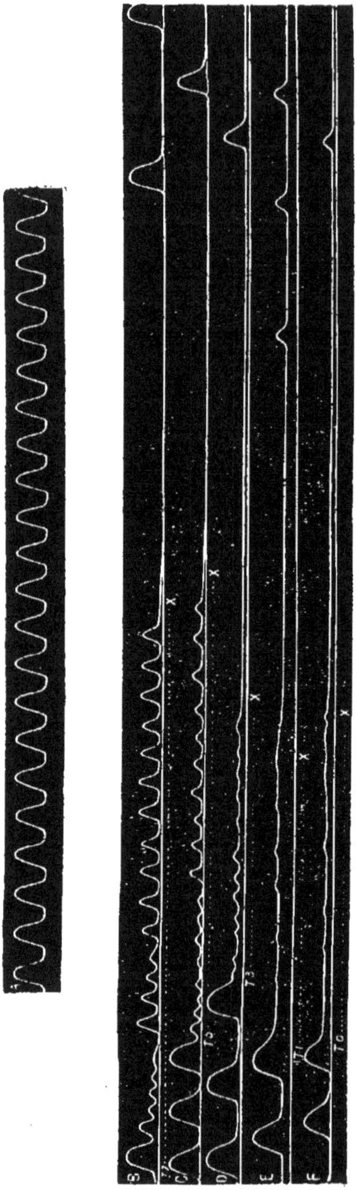

Fig. 34. — Cœur entier excité par des courants d'induction à interruptions fréquentes et d'intensité de plus en plus considérable. — A, battements normaux; B, excitation par un courant faible de T jusqu'à X; C, D, E, F, excitations par des courants de plus en plus forts à partir de T jusqu'à X. Les exposants de la lettre T indiquent la distance des deux bobines en centimètres.

Nous augmentons successivement l'intensité du courant, et nous voyons qu'à un certain moment le rythme cardiaque est altéré. Sous l'influence de ce courant plus fort (B, C, fig. 34), les pulsations sont plus rapprochées et ont moins d'amplitude. Nous supprimons le courant: le cœur s'arrête en diastole; puis les pulsations reprennent, d'abord espacées, ensuite plus rapprochées jusqu'à leur rythme normal. Nous n'avons pas calculé le courant capable de produire cet effet; cela n'est pas nécessaire, puisque nous pouvons toujours arriver à l'intensité voulue en rapprochant progressivement les bobines.

Quelle est l'explication de cette expérience? Quand le courant d'intensité moyenne est appliqué, c'est, je crois, en agissant directement sur le muscle qu'il provoque la modification de ses mouvements; quand on le supprime, le cœur s'arrête en diastole, parce que, ainsi que je l'établirai tout à l'heure, l'appareil ganglionnaire a été excité d'une façon plus durable que le muscle.

Lorsque, continuant cette expérience, on augmente encore l'intensité du courant (D, E, F, fig. 34) on arrive à un degré où, au moment de l'excitation, le cœur s'arrête ou ne donne plus que des pulsations extrêmement faibles dont la base reste au-dessus de l'abscisse. Cela tient à ce que, sous l'influence de l'excitation, la tonicité du muscle cardiaque a été mise en jeu. Cette tonicité persiste un certain temps, et dès lors, lorsque l'on supprime le courant, l'arrêt ne se produit pas en diastole complète.

Enfin, un courant très fort produit, comme nous le savons, un tétanos qui persiste un certain temps après la cessation du courant. Les effets de ce tétanos (tétanos

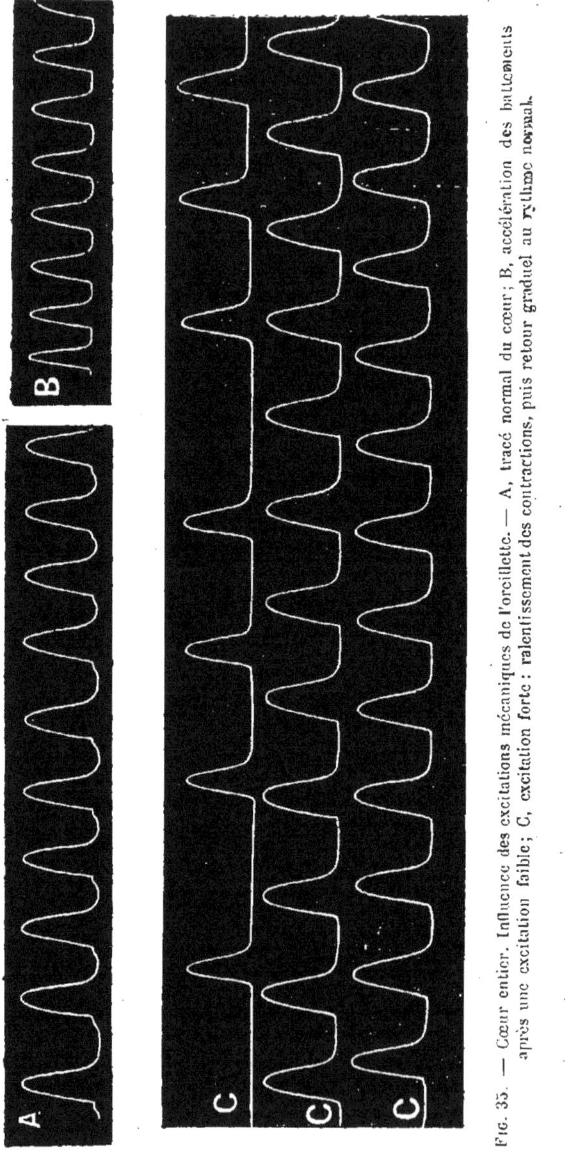

Fig. 35. — Cœur entier. Influence des excitations mécaniques de l'oreillette. — A, tracé normal du cœur; B, accélération des battements après une excitation faible; C, excitation forte : ralentissement des contractions, puis retour graduel au rythme normal.

de tonicité) disparaissent avec une très grande lenteur,

et souvent il faut attendre plusieurs minutes pour voir l'organe revenir à la diastole complète.

Après l'application de ces courants forts, le cœur reprend ses battements, mais il a besoin, pour se remettre, d'un repos d'autant plus prolongé que l'excitation a été plus intense.

Excitations mécaniques. — Le cœur étant enlevé et battant normalement (A, fig. 35), on irrite légèrement avec un stylet la partie postérieure des oreillettes.

Cette excitation faible accélère les battements du cœur (B, fig. 35). Si, avec le même instrument, on fait une irritation plus forte et plus prolongée, les battements du cœur sont ralentis (C, fig. 35); mais le maximum de ralentissement ne survient généralement pas tout de suite. Cette limite atteinte, les pulsations se rapprochent, pour reprendre bientôt leur succession normale.

Excitations mécaniques et électriques du ventricule et des oreillettes séparés. — J'arrive maintenant au point le plus intéressant des recherches que j'ai à vous communiquer aujourd'hui : l'excitation mécanique et électrique du ventricule et de l'oreillette séparés l'un de l'autre.

Portons sous le levier du myographe le ventricule séparé des oreillettes, mais encore muni de ses ganglions. Les pulsations, fréquentes d'abord, diminuent peu à peu de nombre (voy. fig. 32), et finalement disparaissent. Le ventricule resterait alors indéfiniment arrêté. Mais, si nous le touchons avec un stylet en un point quelconque de sa surface, nous voyons se produire une seule pulsation. Si nous portons l'excitation sur son orifice au niveau des ganglions de Bidder, et si nous la faisons à plusieurs reprises, le ventricule reprend son mouvement rythmé; les battements, fréquents d'abord, diminuent, puis cessent, comme cela a lieu immédiatement après la section (fig. 36).

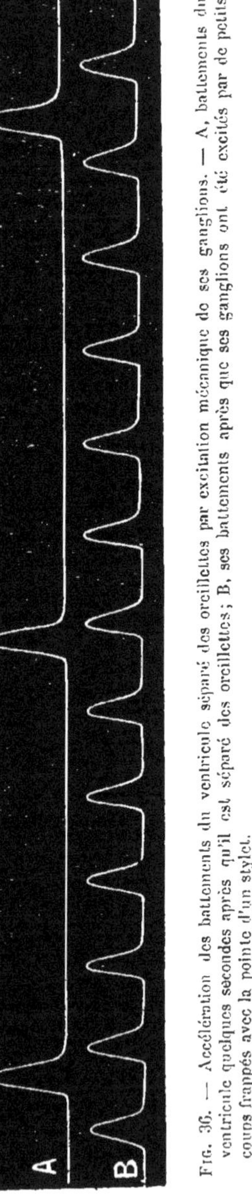

Fig. 36. — Accélération des battements du ventricule séparé des oreillettes par excitation mécanique de ses ganglions. — A, battements du ventricule quelques secondes après qu'il est séparé des oreillettes; B, ses battements après que ses ganglions ont été excités par de petits coups frappés avec la pointe d'un stylet.

Agissons maintenant sur les oreillettes isolées. Il y a deux manières de procéder. La plus simple consiste à porter sur une lame de verre les oreillettes détachées et plissées comme en chiffon, et à les battre légèrement avec le stylet. On parvient ainsi à les arrêter. On les porte alors sous le levier du myographe et l'on en prend le tracé. C'est d'abord une ligne droite, tant que dure l'arrêt diastolique; puis survient une pulsation, que d'autres suivent, jusqu'à retour complet du rythme normal.

Mais on obtient des résultats plus nets en opérant de la façon suivante :

Le cœur étant découvert, on incise le péricarde de manière à bien dégager les deux aortes. Au-dessous d'elles on passe un fil double. Avec l'un des fils, on pratique la ligature des deux vaisseaux, que l'on sectionne ensuite au delà. On soulève alors le cœur au moyen du fil de la ligature, et l'on embrasse avec le second fil le sinus veineux. Cependant le sang qui arrive par les veines, ne trouvant plus d'issue, gonfle le cœur. On applique alors la seconde ligature, non pas sur le sinus veineux lui-même, car ainsi on arrêterait le cœur, mais aussi loin que possible au delà. On sectionne les veines derrière la ligature, et le cœur se trouve ainsi détaché. Enfin, on applique une ligature au sillon auriculo-ventriculaire, on sectionne le ventricule au-dessous, et les oreillettes isolées, remplies de sang, sont portées sous le levier du myographe.

Le rythme est absolument régulier; il s'est du moins montré tel pendant dix minutes à un quart d'heure que j'ai fait durer l'expérience, et il m'a paru devoir se prolonger fort longtemps ainsi; c'est là une première différence physiologique à relever entre les oreillettes et le ventricule.

Si alors, avec un stylet, on irrite les oreillettes au niveau du sinus, les pulsations se ralentissent, puis elles reviennent lentement à leur premier rythme. Une excitation plus forte arrête les oreillettes. Ainsi, les battements du ventricule sont accélérés, ceux des oreillettes sont ralentis par l'excitation mécanique.

Reprenons ces mêmes expériences sur l'oreillette et

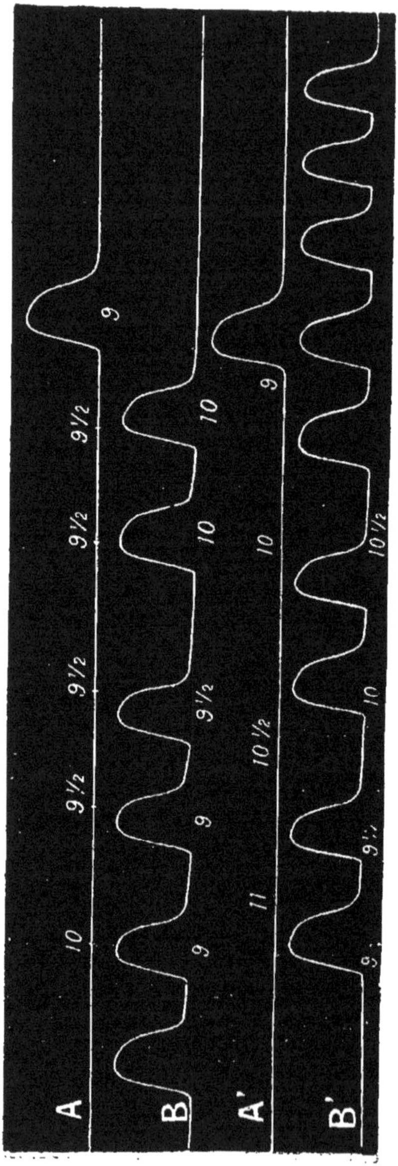

FIG. 37. — Ventricule du cœur muni de ses ganglions, excité par des ruptures isolées. — En A, on augmente successivement l'intensité du courant jusqu'à ce que le cœur réponde à l'excitation par une pulsation; les chiffres indiquent la distance des deux bobines : le courant est donc plus intense lorsque les chiffres décroissent. A la distance de 9 centimètres, qui correspond au courant N, le ventricule répond à la rupture par un battement. Après trois autres ruptures pareilles (ligne B), on écarte les bobines et l'on remarque qu'à la distance de 9 1/2 (N-1), à la distance 10 (N-2), le ventricule donne une secousse à la rupture. — On attend quelques minutes, puis en A', on cherche de nouveau le courant d'intensité suffisante, et l'on voit qu'il faut revenir à la distance 9 (courant N) pour obtenir une secousse. — En B', après quelques applications du courant N, on remarque qu'en écartant les bobines jusqu'à 10 1/2 centimètres (N-4) on obtient encore une pulsation. Enfin, à la suite de toutes ces excitations, le ventricule exécute une série de pulsations spontanées.

sur le ventricule isolés l'un de l'autre, en nous servant des excitations électriques, et commençons par le ventricule. L'effet ne sera pas le même si l'on procède par des ruptures isolées ou par un courant tétanisant.

Plaçons le ventricule isolé muni de ses ganglions sous le levier du myographe et cherchons quel est le courant minimum qui produira une contraction à la rupture.

En faisant cette expérience, nous constatons un fait intéressant qui pourra servir à nous faire comprendre quelle est la signification physiologique des ganglions de Bidder. Ayant rapproché progressivement la bobine induite en essayant par des ruptures successives si le cœur répondrait à l'excitation, nous arrivons (fig. 37, A) à un courant N dont l'excitation est suffisante pour produire une contraction. Après avoir produit une série de ces contractions, nous éloignons les bobines l'une de l'autre et nous constatons que les courants N-1, N-2, N-3, qui tout à l'heure étaient insuffisants, provoquen également des contractions (fig. 37, B). Nous attendons quelques instants, trente secondes par exemple; nous essayons de nouveau : les courants N-3, N-2, N-1 laissent le cœur immobile, et il faut arriver de nouveau jusqu'au courant N pour obtenir une contraction (fig. 37, A'); immédiatement après, reculant les bobines, nous obtenons une seconde fois des contractions avec des courants moindres que N (fig. 37, B').

Je ne vois qu'une explication possible de ce phénomène : les ganglions ne dépensent, pour effectuer la contraction musculaire, qu'une partie de l'excitation qu'ils reçoivent, et ils emmagasinent le reste. C'est ainsi que l'excitation subséquente plus faible, s'ajoutant à ce reste emmagasiné par les ganglions, suffit à produire des contractions.

Nous avons opéré ensuite avec le courant à interruptions fréquentes, courant tétanisant. Voici les tracés que nous avons obtenus. Le courant minimum suffisant entretient indéfiniment le rythme du ventricule et l'empêche de se ralentir comme il ferait spontanément.

Lorsque le ventricule a déjà ralenti ses pulsations, l'excitation électrique suffisante le ramène au rythme normal et le maintient dans ce rythme (fig. 38).

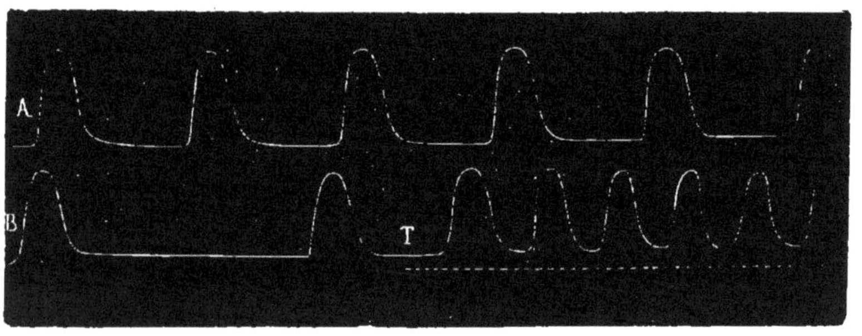

FIG. 38. — Accélération des battements du ventricule séparé, sous l'influence de l'excitation électrique. — A, tracé des battements du ventricule de plus en plus ralentis et s'étant ralentis encore plus jusqu'en B. En T, application d'un courant tétanisant, amenant un rythme beaucoup plus rapide du ventricule par suite de l'excitation de ses ganglions.

Un courant un peu plus fort détraque le rythme des pulsations. Encore plus fort, il arrête le cœur en diastole, enfin, plus fort encore, il fait entrer le ventricule en tétanos.

Sur les oreillettes séparées, remplies de sang et porl'intérieur du cœur lymphatique (fig. 51), et reconnaître qu'elles ne sont pas différentes les unes des autres.

Cette ressemblance suffit à démontrer que les cœurs lymphatiques appartiennent bien au système lymphatique et non au système sanguin; en effet, vous le savez, l'endothélium des veines et des artères a une tout autre forme. Il me paraît inutile d'insister davantage sur ce point.

Au-dessous de l'endothélium (fig. 51), le cœur lymphatique présente un réseau élégant formé par sa

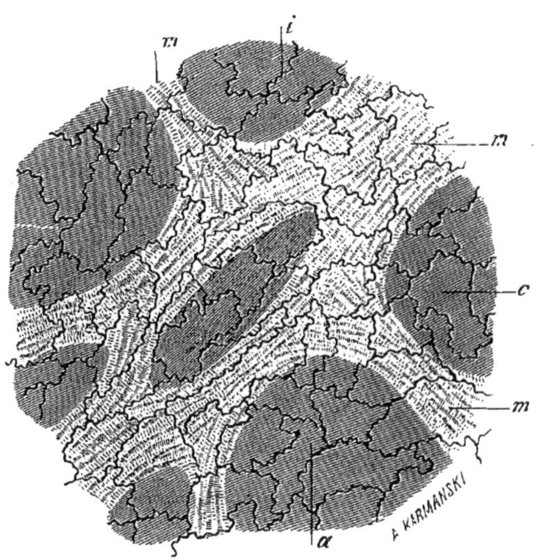

FIG. 51. — Paroi du cœur lymphatique postérieur de la grenouille verte, imprégnée d'argent. — *c*, cellules endothéliales; *i*, ciment intercellulaire imprégné par l'argent; *m*, travées musculaires du cœur lymphatique.

tunique musculaire. Des travées assez épaisses limitent des espaces arrondis que cloisonnent des travées plus fines; on pourrait nommer réticulation à rosaces cette disposition qui est analogue à celle que présente le grand épiploon de l'homme et du chien. Les grosses travées font une légère saillie dans l'intérieur du cœur, les espaces compris entre elles sont déprimés et constituent des fossettes réticulées, au fond desquelles se trouvent habituellement les pores lymphatiques. Nous reviendrons sur la disposition du réseau musculaire et sur les pores lymphatiques, après avoir fait l'étude des fibres musculaires elles-mêmes.

De toutes les questions relatives aux cœurs lymphatiques, celles qui concernent la structure de leurs fibres musculaires sont assurément les plus importantes au point de vue de l'anatomie générale. Nous venons de voir que ces fibres forment un réseau; nous avons à rechercher maintenant comment elles sont agencées pour le constituer.

La méthode la plus simple pour arriver à ce résultat paraît être de détacher le cœur lymphatique, de le séparer des parties voisines dans l'eau ou le sérum iodé, de compléter la dissection sous la loupe et, une fois le cœur débarrassé des tissus qui ne lui appartiennent pas en propre, de l'ouvrir, de l'étaler sur une lame de verre et de le dissocier avec des aiguilles.

Les préparations obtenues par ce procédé ne sont pas démonstratives, parce que les fibres musculaires du cœur lymphatique de la grenouille sont très délicates, et parce que le tissu conjonctif abondant dans lequel elles sont plongées empêche de les isoler convenablement. On observe bien ainsi quelques fibres musculaires dégagées sur une faible étendue et vers leurs extrémités;

mais on ne peut les étudier sur une longueur suffisante. On constate seulement qu'elles sont striées, constatation qui se fait d'ailleurs aussi facilement dans l'eau que dans tout autre réactif. Dès lors, je ne conçois pas comment Wharton Jones a pu dire qu'elles étaient lisses et comparables aux fibres musculaires des veines périphériques. Vous verrez également qu'elles sont minces, que des noyaux sont disposés à leur surface, non dans leur intérieur ; mais c'est là une observation que l'on fait mieux à l'aide de la méthode suivante :

On aspire, dans une seringue, de 20 à 25 centimètres cubes de liquide de Müller; on introduit la canule dans un sac lymphatique sous-cutané. Il convient de choisir un sac de la jambe, celui qui recouvre le gastrocnémien, ce qui permet de faire ainsi une ligature comprenant à la fois la canule et le membre entier. On pousse le piston de la seringue, et le liquide, gagnant de sac en sac, remplit tout le système lymphatique. Si l'injection est poussée avec force, il arrive souvent que le sac rétro-lingual est gonflé au point de faire sortir la langue de la bouche.

Tous les organes de la grenouille se trouvent ainsi plongés dans le liquide de Müller, la peau de l'animal servant de récipient commun. Après vingt-quatre heures, on ouvre la grenouille, et l'on trouve les cœurs lymphatiques entourés et remplis du réactif. Ils sont suffisamment fixés, et l'on peut sans trop de peine les isoler, puis les dissocier sur une lame de verre. Les fibres musculaires que l'on obtient ainsi sont colorées au picrocarminate d'ammoniaque auquel on substitue lentement de la gycérine.

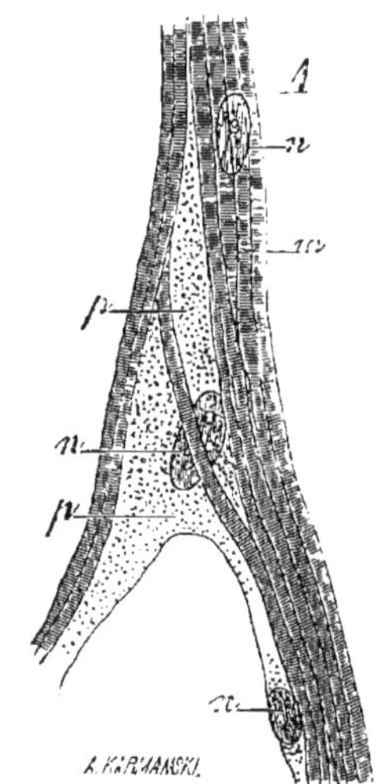

FIG. 52. — Fibres musculaires du cœur antérieur de la grenouille, dissociées après l'action de l'acide osmique, colorées au picrocarminate d'ammoniaque et conservées dans la glycérine. — *n*, noyaux; *p*, protoplasma; *m*, substance musculaire.

Je vais vous indiquer une autre méthode qui fournit des résultats encore préférables. Après avoir injecté le cœur de gélatine sur le point de se prendre, on le plonge pendant quelques minutes dans une solution d'acide osmique au centième; puis on le porte dans de l'eau distillée, on l'incise et l'on extrait en une seule masse le moule interne de gélatine. Celui-ci entraîne bien avec lui les cloisons intérieures, mais il laisse l'enveloppe intacte. Les préparations que l'on obtient en dissociant ensuite avec soin cette enveloppe fixée par l'acide osmique, montrent nettement les fibres musculaires (fig. 52); mais jamais celles-ci ne sont isolées sur une grande étendue, ce qui tient à leurs nombreuses anastomoses et à la résistance du tissu conjonctif abondant dans lequel elles sont comprises.

Vous verrez à la fin de la leçon des préparations faites suivant ces deux méthodes. Vous observerez que les fibres musculaires présentent des divisions et que leur diamètre est très variable; vous apercevrez leur striation transversale, d'autant plus nette qu'elles ont été mieux tendues. Enfin, vous pourrez remarquer la disposition suivante qui ne manque pas d'intérêt : à la surface de chaque fibre striée se montrent des monticules de protoplasma granuleux, contenant des noyaux en nombre plus ou moins considérable. En général, ces fibres ne possèdent pas de noyaux dans leur épaisseur.

En résumé, les fibres musculaires des cœurs lymphatiques sont striées, arborisées et à noyaux marginaux, du moins chez la grenouille (nous nous occuperons tout à l'heure des ophidiens). Or, chez la grenouille, tous les muscles du tronc et des membres sont striés, mais nullement arborisés, et outre les noyaux qui sont situés au-dessous du sarcolemme, il y en a d'autres en plus grand nombre dans l'intérieur même des faisceaux primitifs. Le muscle cardiaque est strié, arborisé et réticulé comme la paroi musculaire du cœur lymphatique de la grenouille, mais il se compose de cellules soudées bout à bout et dont les noyaux sont compris dans l'épaisseur des travées. Le muscle du cœur lymphatique constitue donc une espèce à part.

Il faut avoir recours à une autre méthode pour pousser plus loin cette étude, dans laquelle, comme vous voyez, nous avançons peu à peu.

Chaque fibre, malgré ses noyaux rassemblés dans une

masse protoplasmique marginale, ne serait-elle pas susceptible d'être décomposée en segments cellulaires à noyaux simples ou multiples? Pour nous renseigner à cet égard, appliquons la méthode qui démontre si bien la structure cellulaire du muscle cardiaque, employons la potasse à 40 pour 100. D'un coup de ciseaux détachons rapidement un morceau de la paroi du cœur lymphatique, et plongeons-le dans un centimètre cube de ce réactif. Laissons-le y baigner dix minutes ou un quart d'heure, puis portons-le sur une lame de verre. Il suffit de l'agiter dans une goutte de la solution de potasse pour obtenir une dissociation convenable, qu'il serait d'ailleurs désavantageux de pousser à son extrême limite.

A l'examen microscopique, nous retrouvons la même disposition réticulée que par les autres modes de préparation ; elle paraît même plus accusée, parce que la potasse a dissous le tissu conjonctif qui précédemment gênait l'observation. Les fibres musculaires des cœurs lymphatiques ne sont donc pas constituées par des cellules soudées bout à bout.

Les préparations à la potasse sont démonstratives, mais elles ne sont pas persistantes. Pour obtenir des fibres musculaires du cœur lymphatique que l'on puisse conserver, il faut avoir recours à un autre agent dissociateur : la chaleur. Une grenouille tout entière est plongée dans de l'eau à 55 degrés. On l'y laisse séjourner un quart d'heure à vingt minutes. Après ce laps de temps, le tissu conjonctif, en partie converti en gélatine, ne présente plus de résistance. Rien de plus facile alors que de dégager le cœur, de l'enlever et de le dissocier dans une solution de picrocarminate d'ammoniaque. Pour rendre la préparation persistante, il suffit de substituer sous la lamelle de verre de la glycérine à ce dernier réactif.

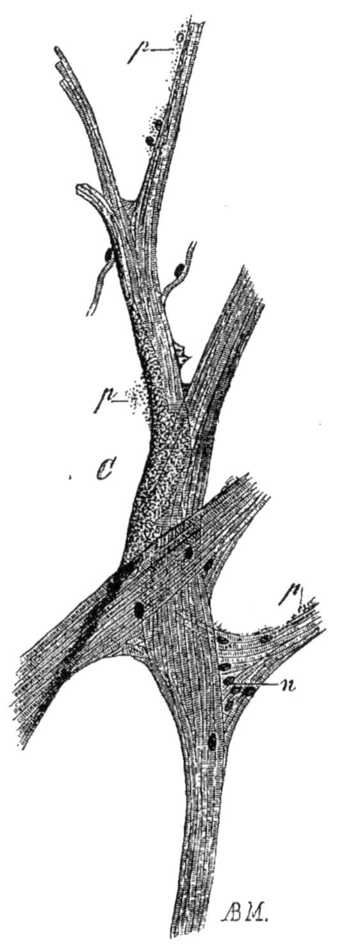

Fig. 53. — Une portion du réseau musculaire du cœur lymphatique postérieur de la grenouille verte, isolée après que que l'animal a séjourné quinze minutes dans l'eau à 55 degrés. Coloration avec le picrocarminate d'ammoniaque. Conservation dans la glycérine. — *p*, protoplasma; *n*, noyaux.

Vous constaterez sur une préparation faite au moyen de ce procédé (fig. 53) que les fibres musculaires en s'entre-croisant forment de véritables chiasmas, au niveau desquels elles sont plongées dans une masse protoplasmique commune. Aux points d'entre-croisement des fibres, les noyaux semblent situés dans l'épaisseur de la substance musculaire. Mais ce n'est là qu'une apparence; en effet, quand deux fibres se superposent, leurs noyaux se trouvent compris entre celles-ci, quoiqu'ils soient extérieurs à chacune d'elles.

En résumé, chez la grenouille la musculature des

cœurs lymphatiques diffère des muscles de la vie animale par ses anastomoses; du muscle cardiaque par la structure de ses fibres; et de ces deux espèces de muscles par la situation de ses noyaux. On conçoit tout l'intérêt que présentent ces faits au point de vue de l'anatomie générale.

Quant à la forme de leur striation, les fibres musculaires des cœurs lymphatiques ne diffèrent pas des autres, ainsi qu'il est facile de s'en convaincre sur les préparations obtenues au moyen de l'acide osmique par la méthode que je vous ai indiquée. Je ne discuterai pas ici la question de savoir si le muscle du cœur lymphatique est comparable sous ce rapport aux muscles rouges ou aux muscles blancs du lapin; je dirai seulement qu'il présente, comme les muscles rouges, des disques minces relativement épais.

Chez la couleuvre à collier, les fibres musculaires du cœur lymphatique, bien plus volumineuses, sont également striées et anastomosées entre elles. Elles possèdent aussi des noyaux marginaux, et ceux-ci, quoique moins nombreux, sont plongés de même dans une masse protoplasmique saillante; mais, en outre, chaque fibre possède des noyaux centraux et se montre sous ce rapport semblable aux fibres du tronc.

DIX-SEPTIÈME LEÇON

(12 février 1878)

Cœurs lymphatiques.

Structure des cœurs lymphatiques (suite). — Charpente conjonctive. — Elle n'est pas constituée par un tissu conjonctif particulier. — Son aspect spécial est dû aux cellules pigmentaires qu'elle contient.

Procédés divers pour étudier les vaisseaux sanguins du cœur lymphatique. — Distribution irrégulière de ces vaisseaux, ne ressemblant en rien à leur distribution dans les muscles striés ordinaires.

Etude des voies lymphatiques de la grenouille au moyen de l'injection d'une masse bleue à la gélatine dans les sacs lymphatiques. — Pores lymphatiques. — Mode de communication des sacs lymphatiques entre eux. — Étude des pores lymphatiques après injection de gélatine argentée dans les cœurs lymphatiques.

Nerfs des cœurs lymphatiques postérieurs. — Variations nombreuses qu'ils présentent dans leur origine et dans leur parcours ; ces variations sont la cause des divergences et des contradictions des physiologistes. — Cellules ganglionnaires sur le trajet des nerfs ; elles se rencontrent par exception.

MESSIEURS,

Nous allons continuer aujourd'hui l'analyse histologique des cœurs lymphatiques ; nous passerons, dans la leçon suivante, à l'étude physiologique de ces organes.

Nous avons observé déjà la disposition intérieure des cœurs lymphatiques des batraciens et des reptiles. Chez les batraciens anoures, les cœurs postérieurs nous ont montré des cloisons plus ou moins saillantes et variables de nombre et de forme, cloisons qui manquent absolument dans les antérieurs.

Nous avons observé également l'endothélium de ces organes, et nous nous sommes assurés qu'il est semblable à l'endothélium qui tapisse les cavités lymphatiques de la grenouille, cavités généralement connues sous le nom de sacs lymphatiques. C'était là un point important à constater, car il établit nettement que les cœurs lymphatiques appartiennent au système lymphatique et non pas au système sanguin.

Notre examen a porté enfin sur la musculature de ces organes. Leurs fibres musculaires, ramifiées et anastomosées comme celles du cœur sanguin, diffèrent de ces dernières parce que, au lieu d'être composées de cellules soudées bout à bout, elles sont continues et possèdent des noyaux marginaux plongés dans des masses protoplasmiques.

Occupons-nous maintenant de la charpente conjonctive des cœurs lymphatiques. Nous avons déjà constaté l'abondance du tissu conjonctif dans ces organes quand nous avons eu à dissocier leurs fibres musculaires. Son importance physiologique ressortira plus tard quand nous étudierons leurs fonctions, spécialement au point de vue de la circulation de la lymphe.

Les fibres connectives des cœurs lymphatiques constituent un système continu depuis l'endothélium qui en recouvre la surface interne jusqu'aux pièces osseuses ou conjonctives qui les rattachent au reste de l'organisme. D'ailleurs, leur distribution et leur importance sont variables, suivant qu'il s'agit de tel ou tel animal, et de la paire antérieure ou de la paire postérieure des cœurs lymphatiques.

Pour ce qui concerne le cœur postérieur des batraciens, vous avez vu qu'il est placé au-dessous d'une expansion de l'aponévrose dorsale, laquelle fait suite à l'aponévrose des muscles iléo-coccygiens, et qu'il lui est si intimement soudé, qu'il est très difficile, sinon impossible, de l'en séparer. Cela tient à ce que les fibres propres du cœur se continuent directement avec les fibres aponévrotiques.

C'est, du reste, une loi générale que le cœur lymphatique est toujours disposé entre des plans résistants dépendant du squelette osseux ou de la charpente connective de l'animal. Jamais il n'est librement suspendu au milieu d'une cavité séreuse comme le cœur sanguin dans le péricarde.

Le cœur antérieur des batraciens repose par son col sur la troisième vertèbre et se trouve protégé par l'arc cartilagineux qui la termine en dehors. De plus, et c'est là un détail sur lequel j'ai omis d'insister précédemment, il adhère solidement à ces parties et aussi à une membrane fibreuse résistante, tendue entre les apophyses transverses de la troisième et de la quatrième vertèbre. Si donc il est libre en dessus, sa face inférieure du moins et une partie de ses faces latérales sont intimement reliées aux parties voisines.

Cette disposition n'est pas sans analogie avec celle que présentent les cœurs lymphatiques des serpents. Logés dans la cage osseuse que je vous ai déjà décrite, ces cœurs sont attachés solidement par une quantité considérable de petits cordages aux différentes parties osseuses et ligamenteuses de ce petit thorax. En effet, le tissu conjonctif qui forme la charpente du cœur se dégage de tous les points de sa surface, et ses faisceaux vont se continuer avec ceux du périoste ou des ligaments interosseux. J'aurai, du reste, à revenir sur cette union intime du cœur lymphatique avec les parties voisines, à propos du mécanisme de la diastole.

Remarquons toutefois que la constitution des cœurs lymphatiques ne s'accorde guère avec l'ancienne conception de Weber et de Waldeyer qui leur décrivaient trois tuniques : l'*intime,* séreuse, la *moyenne*, musculaire, et l'*adventice*, connective.

Il est singulier que toute description d'un organe quelconque appartenant au système vasculaire soit toujours fondée sur cette division devenue classique, mais qui, dans la plupart des cas, est purement arbitraire. En réalité, le cœur lymphatique se compose : 1° de l'endothélium interne ; 2° d'une trame fibreuse commençant immédiatement au-dessous de l'endothélium et se prolongeant jusqu'aux pièces de soutien ; et 3° de fibres musculaires logées dans les interstices du stroma conjonctif. Je ne vois pas l'utilité de compliquer autrement la description de sa texture.

Le tissu conjonctif des cœurs lymphatiques ne présente pas une structure spéciale, quoique l'observateur soit frappé d'abord par la teinte grisâtre qu'affecte cet organe et qu'il doit aux cellules pigmentaires répandues dans son épaisseur. Ces dernières ne sont cependant pas exceptionnellement abondantes. Leur nombre est en rapport avec la quantité considérable du tissu conjonctif compris dans la paroi des cœurs lymphatiques.

J'ai cherché à me rendre compte de la quantité de fibres élastiques que pouvait contenir ce tissu. Pour cela j'ai fait usage de la solution de potasse à 10 pour 100 qui, vous le savez, ne respecte que les fibres élastiques. Or, contrairement à ce que je supposais, j'ai constaté qu'elles sont en nombre assez restreint.

Passons à une autre question. Le cœur lymphatique contient-il des vaisseaux sanguins? Vous savez que le cœur sanguin de la grenouille n'en possède pas. La nutrition et la respiration de la fibre cardiaque se font aux dépens du sang qui la baigne. Arrivant par les veines pulmonaires et les trois veines caves et s'échappant par le bulbe aortique, le sang contenu dans le ventricule, mélange de sang artériel et de sang veineux, se trouve suffisamment oxygéné pour les besoins des éléments cardiaques, étant donnée la lenteur avec laquelle s'exercent les fonctions de nutrition chez les batraciens. D'ailleurs, le ventricule de la grenouille ne forme pas, comme celui des mammifères, une masse compacte creusée de deux cavités; c'est plutôt une véritable éponge, dans les interstices de laquelle le sang peut pénétrer, et où les mouvements de systole et de diastole entretiennent une circulation très active. Mais je n'ai pas à revenir sur cette disposition dont assurément vous avez été frappés, et que vous n'avez pas oubliée.

Si l'on se place au point de vue de la théorie zoologique de l'évolution, on peut considérer la réticulation rudimentaire du cœur des vertébrés supérieurs comme un vestige de la disposition que nous présente le cœur dépourvu de vaisseaux de la grenouille et de la plupart des batraciens. Mais laissons là ces considérations philosophiques et rentrons dans le domaine de l'observation des faits.

La plupart d'entre vous connaissent les travaux récents sur la lymphe qui ont été faits dans le laboratoire de Ludwig. Ces travaux ont établi que la lymphe est excessivement pauvre en oxygène. Cependant, comme ils ont porté uniquement sur la lymphe du chien, ils ne sauraient rien prouver pour la lymphe de la grenouille. Il est même fort probable que la lymphe des batraciens est plus oxygénée que celle des mammifères, parce qu'elle peut facilement faire des échanges gazeux avec le milieu extérieur. Cependant elle provient toujours du liquide transsudé des vaisseaux sanguins, et, quand elle arrive dans les cœurs lymphatiques, elle a déjà servi à la nutrition des éléments et se trouve chargée de leurs déchets; elle leur a notamment fourni de l'oxygène et leur a pris en retour de l'acide carbonique. Elle est donc peu convenable à la nutrition, et je crois que le cœur lymphatique ne pourrait fonctionner s'il n'était arrosé que par elle. Mais la nature, pour employer une expression familière aux anciens naturalistes, a pris ses précautions; elle a établi dans la paroi des cœurs lymphatiques un riche réseau capillaire sanguin.

Ce réseau est rendu évident par différentes méthodes:

la plus simple consiste à remplir tout le système lymphatique de liquide de Müller (voy. p. 259). Vingt-quatre heures après, il est facile d'isoler le cœur antérieur. On le fend suivant sa longueur, on l'étend sur une lame de verre, on le colore au picrocarminate et on le conserve dans de la glycérine picrocarminée. Les globules du sang qui remplissent les capillaires sont fixés par le liquide de Müller, et les vaisseaux, déjà apparents par leur propre contour, sont rendus plus nets encore par les globules rouges qu'ils contiennent. Cependant il serait difficile, sur une semblable préparation, de bien suivre leur distribution et d'étudier convenablement leurs rapports avec le réseau musculaire.

Il est préférable de remplir le système sanguin d'une injection de gélatine colorée, et je vous conseille d'employer de préférence la masse au bleu de Prusse, plus facile à préparer que la masse au carmin. Pour 25 parties d'une solution concentrée de bleu de Prusse soluble, on prend une partie de gélatine. Cette masse est liquide à 35 ou 36 degrés; on plonge la grenouille dans de l'eau élevée à cette température : précaution qui offre ce double avantage de paralyser l'animal et d'éviter la solidification de la gélatine refroidie dans son passage à travers les vaisseaux capillaires. Il importe aussi, avant de faire l'injection, d'avoir provoqué une hémorrhagie suffisante pour vider le système sanguin de la plus grande partie de son contenu. L'injection peut se faire aussi bien par la veine abdominale antérieure que par le bulbe aortique; les résultats sont les mêmes dans les deux cas.

Le réseau vasculaire ainsi injecté présente, dans les cœurs lymphatiques, une forme toute spéciale. Ses mailles sont arrondies ou irrégulièrement polyédriques, inégales de forme et de dimension, et disposées sur différents plans; mais, comme la paroi de ces cœurs est fort mince, on ne saisit bien cette différence de niveau qu'en employant un grossissement suffisant, de 200 diamètres par exemple.

Cette irrégularité du réseau sanguin destiné à la tunique musculaire des cœurs lymphatiques est tout à fait exceptionnelle. En effet, dans les muscles striés et à faisceaux parallèles des membres et du tronc, dans les muscles striés et ramifiés de la langue, de même que dans les muscles lisses, ceux de l'intestin ou de la vessie par exemple, le réseau capillaire a une forme déterminée, commandée par la forme des faisceaux musculaires eux-mêmes. Dans ces muscles, au seul aspect du réseau injecté, quand tout le reste de la préparation a été rendu transparent par le baume du Canada, un histologiste reconnaît sans peine un réseau musculaire. Il n'en serait certes pas de même pour le réseau du cœur lymphatique; rien ne saurait indiquer qu'il appartient à un muscle.

Pour bien se rendre compte du rapport des branches de ce réseau avec les fibres musculaires, l'examen à plat de la paroi des cœurs lymphatiques n'est pas suffisant, et il importe de l'observer sur des coupes transversales. Ces coupes eussent été difficiles sur un cœur de grenouille, dont les parois sont extrêmement minces; aussi j'ai préféré m'adresser à la couleuvre à collier, dont les cœurs lymphatiques ont des parois d'un millimètre d'épaisseur à peu près.

Le système sanguin des ophidiens s'injecte aisément. On met l'aorte à découvert et, après y avoir fait une incision pour laisser le sang s'écouler, on y introduit une canule munie d'un arrêt bien prononcé. Comme on n'a besoin d'injecter que la partie postérieure, on peut lier sur la canule tout le tronc de l'animal. On se sert indifféremment d'une masse au bleu de Prusse ou d'une masse au carmin, et l'on a soin d'élever à 36 ou 38 degrés la température de la couleuvre, afin d'éviter la solidification de la gélatine dans les vaisseaux capillaires.

Je dois vous prévenir de la possibilité d'un accident qui se présente fréquemment dans le cours de l'opération. L'injection s'exécute sans difficulté et, si l'on fait usage d'une masse au carmin, on voit peu à peu rougir les écailles et, plus encore, la muqueuse du cloaque. Mais, ainsi que Panizza et Rusconi l'ont démontré, les artères sont contenues dans des gaînes lymphatiques. Il en résulte que les artères, étant libres dans l'intérieur de ces gaînes et n'étant dès lors pas soutenues par les tissus voisins, se rompent facilement ; et, sans que l'opérateur s'aperçoive d'aucun soubresaut ni d'aucune diminution dans la résistance, la masse pénètre dans les lymphatiques, et notamment dans la citerne rétro-péritonéale, au moins aussi développée chez les couleuvres que chez les batraciens.

D'ordinaire, cependant, l'injection remplit tout le réseau sanguin du cœur lymphatique. Vous en jugerez sur une préparation à plat de cet organe obtenue dans les conditions que je viens de vous indiquer. Sur une coupe transversale du même organe, vous verrez que les vaisseaux sont répartis dans toutes ses couches musculaires et conjonctives jusqu'au-dessous de son endothélium.

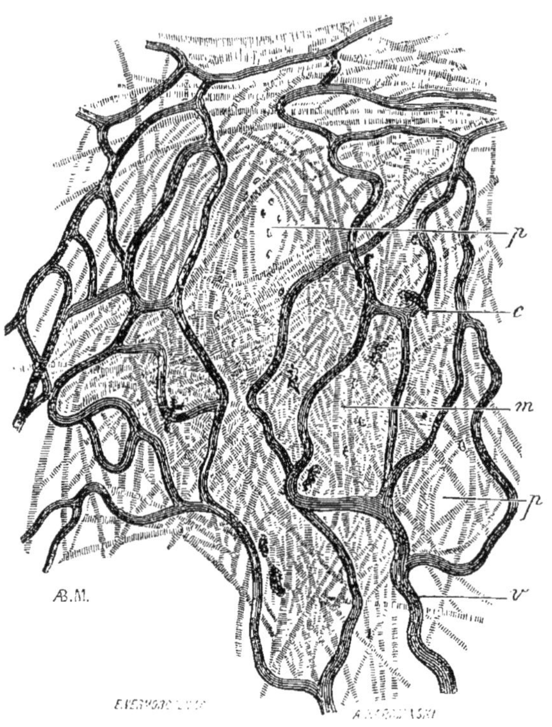

Fig. 54. — Paroi du cœur lymphatique antérieur de la grenouille verte, dont les vaisseaux ont été injectés. — *v*, vaisseaux sanguins ; *m*, fibres musculaires ; *p*, pores lymphatiques ; *c*, cellules pigmentaires.

La disposition des vaisseaux sanguins est d'ailleurs la même chez les reptiles et chez les batraciens.

Quant aux vaisseaux lymphatiques, je n'ai constaté leur existence ni chez la grenouille, ni chez la couleuvre.

Cependant, je dois avouer que mes recherches n'ont pas été suffisamment nombreuses chez les reptiles, et je n'oserais affirmer que les vaisseaux sanguins compris dans la paroi de leurs cœurs lymphatiques soient dépourvus de gaînes lymphatiques. Je n'ai pas eu à ma disposition un nombre suffisant d'ophidiens. Mais, pour ce qui concerne les batraciens, il me paraît que leurs cœurs lymphatiques ne possèdent pas de vaisseaux lymphatiques propres.

La grenouille n'a même pas de vaisseaux lymphatiques afférents; c'est par de simples pores que la lymphe pénètre dans ses cœurs lymphatiques. Voici le procédé auquel j'ai eu recours pour le démontrer :

La grenouille étant immobilisée par immersion dans l'eau chauffée à 36 degrés, on fait pénétrer sous la peau, par une incision pratiquée au niveau du tendon d'Achille, la canule d'une seringue remplie d'une masse de bleu de Prusse additionné de gélatine. On dirige la pointe de la seringue vers le corps de la grenouille et l'on fixe solidement la canule, munie d'un arrêt, par une ligature qui embrasse la patte entière de l'animal. En poussant le piston de la seringue, on voit la masse d'injection remplir d'abord les sacs lymphatiques de la jambe, puis passer dans le sac lymphatique du dos, pénétrer dans les sacs de l'autre jambe, et enfin gonfler tout l'animal jusqu'à distendre le sac rétrolingual et faire saillir la langue à l'extérieur. C'est à ce moment qu'il faut s'arrêter, afin d'éviter les ruptures. Il importe, du reste, d'opérer lentement. Pour une grenouille de moyenne taille, il faut de 50 à 55 centimètres cubes de masse.

Quand l'animal est refroidi (il conviendrait, en été, de le plonger dans un bain d'eau glacée), on ouvre le sac dorsal par une incision longitudinale, et en écartant les lèvres de la fente on constate qu'il est entièrement rempli de gélatine. Sa forme est parfaitement dessinée. C'est un sac impair et symétrique. Çà et là des brides de tissu conjonctif recouvertes d'endothélium et renfermant des vaisseaux et des nerfs le traversent obliquement pour se rendre à la peau. Quand on a enlevé la gélatine qui le remplissait, les cloisons qui le séparent des sacs latéraux s'aperçoivent nettement ; elles sont tendues par l'injection solidifiée dans les sacs voisins et forment comme les côtés d'une boîte ayant pour fond la colonne vertébrale, le coccyx, les os iliaques et les muscles correspondants.

En ouvrant et vidant de la même façon le sac latéral et les sacs de la cuisse, j'ai remarqué que chacun d'eux se termine en pointe vers le cœur lymphatique, de sorte que ce dernier se trouve ainsi au confluent de plusieurs réservoirs en forme d'entonnoirs polyédriques limités par des cloisons résistantes.

Le cœur lymphatique postérieur, qui lui-même est gonflé par l'injection, est adhérent à toutes ces cloisons par son tissu connectif qui se continue avec le leur, et il est maintenu tendu par elles à la façon des pièces anatomiques que l'on suspend dans des cadres par des fils tendus pour les faire sécher.

Au fond de ces entonnoirs se trouvent les pores lymphatiques qui les font communiquer avec le cœur et que nous distinguerons plus nettement par d'autres procédés.

Mais, avant d'aller plus loin dans cet examen, je dois vous donner quelques renseignements qui n'ont, il est vrai, qu'un rapport indirect avec la question qui nous occupe, mais que vous attendez sans doute. Comment la masse d'injection a-t-elle pu pénétrer de sac en sac sous la peau de la grenouille?

Si vous regardez attentivement la paroi d'un de ces sacs débarrassé de la masse d'injection, tandis qu'elle est encore en place dans les sacs voisins, cette paroi vous apparaîtra lisse, brillante et comme vernie. Mais, en certains points, vers la racine des membres postérieurs par exemple s'il s'agit du sac dorsal, vous découvrirez de petites surfaces arrondies d'un aspect tout différent et où la gélatine se montre à nu. Enlevez la masse de l'autre côté de la cloison, et vous vous assurerez que ces surfaces correspondent à de petits pertuis ayant un dixième de millimètre, un demi-millimètre, 1 millimètre au plus de diamètre. Isolés ou groupés comme les trous du mésentère, ces pertuis constituent les voies par lesquelles la masse a pénétré d'un sac lymphatique dans l'autre, de même que la lymphe y pénètre à l'état physiologique.

Faisons remarquer ici que jamais dans ces préparations nous n'avons pu trouver un seul vaisseau lymphatique, c'est-à-dire un canal possédant des parois propres.

Quant aux pores des cœurs lymphatiques, vous les avez déjà vus sur les préparations que vous avez examinées à la fin de la leçon précédente (voy. fig. 54), et sûrement ils ont attiré votre attention. On les retrouve d'ailleurs sur les préparations obtenues par n'importe quel procédé.

Ils correspondent à des mailles du réseau musculaire du cœur plus larges que les autres et renforcées par une sorte de couronne musculaire ou de sphincter. Le canal qu'ils forment dans les parois du cœur étant oblique, il est souvent assez difficile de le reconnaître.

La meilleure méthode pour étudier ces pores consiste à injecter directement dans le cœur lymphatique, en y enfonçant la pointe de la canule d'une seringue hypodermique, une masse de gélatine au nitrate d'argent. Le cœur est ensuite ouvert, et, après avoir enlevé la gélatine, on étale sur une lame de verre des fragments de sa paroi, la face interne dirigée en haut. On y reconnaît sans peine les pores lymphatiques, sur les bords de l'ouverture desquels l'endothélium se replie pour les revêtir. Leur direction dans la paroi du cœur est toujours oblique, comme celle des uretères dans la vessie. Ils sont dépourvus de valvules, que leur obliquité et le sphincter musculaire qui les entoure rendraient superflues. C'est, en effet, quand le cœur se contracte que ses communications avec l'extérieur doivent être interrompues ; et alors toutes les fibres se raccourcissent, y compris celles des sphincters : les pores lymphatiques se ferment donc au moment de la systole.

Nous pouvons maintenant aborder l'étude de l'innervation du cœur lymphatique, vers laquelle doivent converger toutes nos recherches. J'ai déjà dit que les nerfs des cœurs postérieurs de la grenouille, les seuls dont je vais m'occuper maintenant, proviennent de la dixième paire rachidienne par le nerf coccygien antérieur, et qu'ils contractent des anastomoses variables avec les nerfs de la huitième et de la neuvième paire, c'est-à-dire avec le plexus lombaire. J'ai dit aussi qu'ils s'anastomosent avec des rameaux du sympathique.

Comme des expériences physiologiques faites dans des conditions identiques m'ont donné sur les diverses grenouilles des résultats contradictoires, j'ai dû reprendre avec plus de soin l'étude de ces nerfs. Je me suis aperçu alors que rien n'est plus variable que leur origine et leurs rapports.

Le nerf coccygien, par exemple, présente, suivant les individus et même suivant le côté chez le même individu, un diamètre très différent. Il manque même dans certains cas, et le cœur lymphatique est innervé alors par des rameaux provenant des huitième et neuvième paires.

Plus variables encore sont les rapports du système sympathique avec les nerfs coccygiens et avec les nerfs des huitième et neuvième paires. Si vous disséquez soigneusement les nerfs des deux cœurs postérieurs d'une grenouille, vous rencontrerez souvent des différences sensibles entre l'un et l'autre côté.

Le premier procédé que nous avons employé pour étudier les nerfs des cœurs lymphatiques a été de détacher d'une grenouille, après l'avoir écorchée et avoir mis à nu le plexus lombaire, un fragment comprenant les deux dernières vertèbres, le bassin et les cuisses avec leurs muscles, et de le plonger tout entier dans l'acide osmique à 1 pour 1000 pendant une heure environ. Mais ce procédé a l'inconvénient de noircir les masses musculaires, de telle sorte que les filets nerveux placés au-devant, bien qu'ils soient plus fortement colorés, ne se distinguent pas très bien. Nous avons obtenu de meilleurs résultats par le procédé suivant :

On injecte dans les sacs lymphatiques de la cuisse quelques centimètres cubes d'un mélange à parties égales d'alcool et d'acide osmique au centième. On opère doucement et avec précaution, en malaxant l'animal de façon à faire bien circuler le mélange. Celui-ci arrive dans la citerne rétropéritonéale et se trouve en rapport avec le plexus lombaire. Après dix minutes ou un quart d'heure, on ouvre la grenouille. On en sépare, comme précédemment, le tronc avec le bassin et les cuisses, et on porte la pièce dans une cuvette contenant de l'eau ou de l'alcool au tiers, pour faire, sous la loupe, la dissection des nerfs. Les nerfs à myéline sont fortement colorés en noir, et les muscles sont beaucoup moins foncés par ce mode de préparation que lorsqu'ils ont été plongés dans la solution d'acide osmique au millième.

La première question dont nous devons nous occuper maintenant est celle de l'existence de cellules ganglionnaires sur le trajet du nerf coccygien.

Je vous ai dit (voy. p. 231) que Waldeyer avait découvert des cellules nerveuses sur le trajet des nerfs du cœur lymphatique postérieur, au-dessus ou à l'intérieur de la tache pigmentaire. J'ai vainement cherché ces cellules sur plusieurs grenouilles. J'ai fini cependant par en découvrir quelques-unes sur le trajet du nerf coccygien, au niveau de son anastomose avec les filets sympathiques lombaires. Ces cellules existent donc quelquefois, et l'observation de Waldeyer n'est pas erronée; mais elles ne sont pas constantes, et, quand elles se montrent. leurs rapports avec les nerfs sont des plus variables.

Ces cellules, qui possèdent des fibres spirales, paraissent appartenir au système sympathique, et leur présence sur le nerf coccygien s'explique par les anastomoses de ce nerf avec le cordon sympathique lombaire.

Il était très important d'établir que l'appareil nerveux du cœur lymphatique postérieur de la grenouille présente de grandes variations. Ces variations pourront nous expliquer les divergences d'opinions des différents auteurs, et nous donner la clef de certains phénomènes physiologiques qui, sans cette connaissance préalable, nous paraîtraient tout à fait mystérieux, sinon contradictoires.

DIX-HUITIÈME LEÇON

(14 février 1878)

Cœurs lymphatiques.

Terminaisons des nerfs dans les cœurs lymphatiques. — Difficultés qui s'opposent à leur étude chez la grenouille. — Méthodes pour étudier ces terminaisons chez la couleuvre.

Distribution des nerfs dans le cœur lymphatique de la couleuvre. — Les tubes nerveux perdent leur myéline peu avant d'arriver aux faisceaux musculaires et possèdent des arborisations terminales analogues à celles des muscles des membres. — Le protoplasma granuleux s'étend au delà des branches de l'arborisation.

Étude physiologique des cœurs lymphatiques. — La décapitation arrête temporairement les cœurs, par excitation de la moelle. — La destruction de la moelle arrête les cœurs antérieurs quand on est arrivé au niveau de la troisième, les postérieurs au niveau de la huitième vertèbre. — La section des racines postérieures n'arrête pas les cœurs lymphatiques. — La section du nerf coccygien n'arrête pas constamment le cœur lymphatique correspondant.

L'excitation de la moelle épinière arrête le cœur lymphatique en diastole. Ce fait est plus net sur le cœur lymphatique antérieur de la grenouille, parce qu'il repose sur un plan résistant. L'observation est encore plus convaincante sur le cœur de la couleuvre.

L'excitation directe du cœur lymphatique par un courant à interruptions fréquentes l'arrête en systole.

La section de la moelle chez la couleuvre arrête les cœurs lymphatiques. L'excitation par des ruptures isolées d'un courant électrique amène des pulsations correspondantes, puis rétablit pour quelque temps le rythme spontané.

Dans ces conditions, les cœurs lymphatiques sont arrêtés par des interruptions fréquentes du même courant.

Messieurs,

Nous arrivons aujourd'hui à la partie la plus importante de notre sujet, l'étude des terminaisons nerveuses dans les cœurs lymphatiques.

Les différentes méthodes que nous avons employées pour étudier les terminaisons nerveuses dans les cœurs lymphatiques des batraciens ne nous ayant donné que des résultats irréguliers, nous avons cherché un autre objet d'étude. Au point de vue de l'anatomie générale, auquel nous nous plaçons toujours, il est indifférent de s'adresser à une espèce ou à une autre. C'est au contraire une pratique à recommander, qui d'ailleurs est généralement suivie par les histologistes et dont, pour ma part, je me suis toujours bien trouvé, de mettre un soin tout particulier à bien choisir ses objets d'étude. Tel organe qui, chez tel animal, présente des difficultés insurmontables à l'examen, s'observe au contraire avec la plus grande facilité dans une autre espèce. Inutile de vous citer des exemples qui sans doute se sont déjà pré-présentés d'eux-mêmes à votre esprit, comme les préparations démonstratives que nous ont fournies les tendons filiformes de la queue des rongeurs, l'aponévrose crurale de la grenouille, etc. C'est ainsi que la couleuvre à collier et la couleuvre d'Esculape m'ont paru très favorables pour l'étude des terminaisons nerveuses dans les cœurs lymphatiques. Chez ces ophidiens, en effet, comme chez les sauriens, les plaques motrices des muscles de la vie animale se montrent avec la plus grande netteté, et il est facile d'en faire de bonnes préparations.

Pour observer les nerfs dans les cœurs lymphatiques, je vous recommanderai spécialement deux méthodes, auxquelles je me suis arrêté après bien des tâtonnements.

On met à nu le cœur lymphatique d'une couleuvre vivante. On le voit battre dans sa cage. Avec une seringue hypodermique munie d'une canule en or, on l'injecte d'un mélange à parties égales d'acide osmique à 1 pour 100 et d'alcool à 36 degrés. Comme je vous l'ai dit déjà, il importe que ce mélange soit préparé au moment même de s'en servir. A mesure que l'on pousse l'injection, le mélange s'échappe par la veine efférente et par les vaisseaux lymphatiques. Mais, comme il s'introduit avec une certaine force et une certaine vitesse, le cœur est distendu et ses éléments sont fixés dans leur forme. On enlève alors le cœur avec la cage osseuse qui le renferme, et on le porte dans un baquet contenant de l'alcool au tiers. A l'aide des pinces et des ciseaux, et en usant de beaucoup de précautions, on l'isole successivement de toutes les côtes ainsi que des muscles et ligaments intercostaux. Ainsi disséqué, l'organe présente la forme d'un ovoïde irrégulier, légèrement aplati, à peu près deux fois plus long que large. On le fend suivant son plus grand diamètre, on le nettoie avec un pinceau et on le plonge quelques heures dans une solution de picrocarminate d'ammoniaque à 1 pour 100. La coloration se fait fort bien dans ces conditions, parce que l'action de l'acide osmique n'a été ni trop forte ni trop prolongée. A cet égard, l'addition de l'alcool à l'acide osmique est très avantageuse. C'est, du reste, une méthode que nous avons eu occasion d'employer l'an dernier pour les terminaisons des muscles de la vie animale, et cette année pour les nerfs de la cloison du cœur de la grenouille.

Quand le cœur lymphatique est coloré, on le lave à l'eau distillée et l'on en retranche, avec des ciseaux, de petits fragments que l'on dissocie à l'aide des aiguilles. Cette opération est assez difficile, le tissu conjonctif se montrant fort résistant. On obtient ainsi de petits lambeaux frangés sur les bords. Ces lambeaux sont placés dans l'acide formique concentré, qui leur donne de la transparence sans exercer aucune action fâcheuse sur les éléments déjà fixés par l'acide osmique. La préparation, recouverte d'une lamelle et conservée dans la glycérine, convient surtout pour l'étude de la distribution des nerfs. Ceux-ci, en effet, comme Volkmann l'avait déjà remarqué, contiennent un grand nombre de tubes nerveux à myéline. Ces tubes sont colorés en noir par l'acide osmique et sont dès lors nettement visibles.

En examinant des fragments du cœur aussi préparés, on est frappé tout d'abord de la richesse considérable de leurs nerfs. On voit les petits rameaux nerveux, munis de leurs gaînes de Henle, se diviser, se subdiviser et s'anastomoser entre eux. Les tubes nerveux qui cheminent isolément se divisent aussi. Quelques-uns d'entre eux conservent leur gaîne médullaire jusqu'à leur terminaison; la plupart, cependant, perdent leur myéline avant d'arriver aux faisceaux musculaires. Jusqu'à cette limite, tous possèdent une double enveloppe : la gaîne de Henle et la membrane de Schwann.

Au point de contact de la fibre nerveuse avec la fibre musculaire, on aperçoit nettement une éminence terminale. Celle-ci paraît granuleuse et possède ses noyaux spéciaux (fig. 55). Je ne reviendrai pas d'ailleurs sur cette structure dont j'ai déjà traité l'an dernier (1). Quant aux faisceaux musculaires, ils sont très nettement striés; ils constituent même d'excellents objets pour l'étude de cette striation.

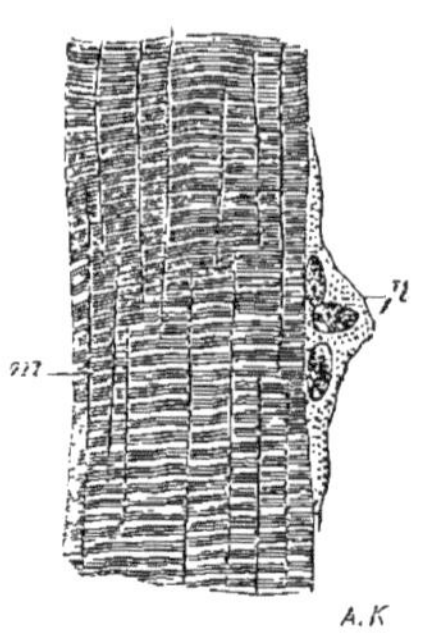

FIG. 55. — Éminence nerveuse terminale d'une fibre musculaire du cœur lymphatique de la couleuvre à collier, préparée par injection d'un mélange d'alcool et d'acide osmique. — *m*, muscle; *p*, plaque motrice.

La seconde méthode que j'ai employée pour l'examen des terminaisons nerveuses est la coloration par le chlorure d'or, suivant le procédé de Lœwit. C'est elle qui m'a donné les meilleurs résultats. J'ai fait usage aussi des procédés analogues que je vous ai déjà exposés, et notamment du mélange d'acide formique et de chlorure d'or bouillis ensemble (voy. p. 117) ; mais, autant que je puis en juger d'après le petit nombre de mes essais, ces procédés ne valent pas celui de Lœwit.

Voici comment il faut procéder : On enlève le cœur avec la cage qui le contient et l'on plonge le tout dans l'acide formique au tiers. Le tissu conjonctif se ramollit, et il devient facile, avec les pinces et les aiguilles, de détacher le cœur des côtes et des parties voisines. Avec des ciseaux fins, on complète la dissection ; et quand enfin le cœur, transparent, mais conservant sa forme, nage librement dans le liquide, on le transporte dans une solution de chlorure d'or à 2 pour 100, où on le

(1) Voy. *Leçons sur l'histologie du système nerveux*, t. II, p. 305.

laisse séjourner pendant dix minutes à un quart d'heure. Puis on le place vingt-quatre heures dans l'acide formique au tiers, vingt-quatre heures encore dans l'acide formique ordinaire, le tout à l'obscurité; enfin on le lave à l'eau distillée.

La dissociation est facile après l'emploi de cette méthode. L'or a donné aux fibres musculaires une certaine consistance que ne détruit pas complètement l'acide formique employé en dernier lieu. Le tissu conjonctif, au contraire, devenu gélatineux, n'offre plus aucune résistance. Il n'est d'ailleurs pas nécessaire, et il serait même nuisible, de faire une dissociation trop complète.

Les préparations sont conservées dans la glycérine ou dans le baume du Canada.

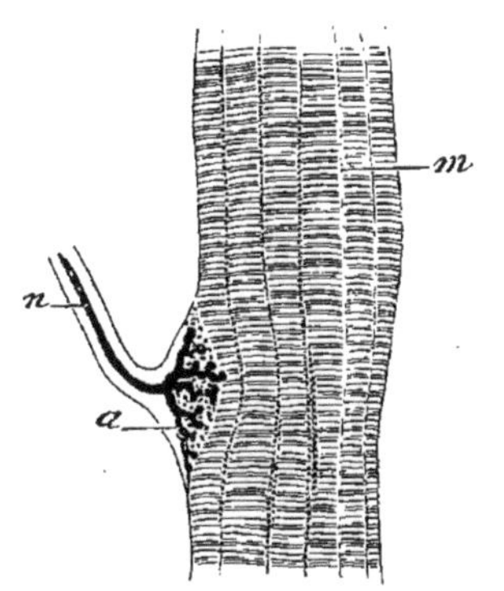

Fig. 56. — Éminence et arborisation nerveuse terminale d'une fibre musculaire du cœur lymphatique de la couleuvre à collier. — Préparation par la méthode de l'or. — *m*, muscle; *n*, nerf afférent; *a*, arborisation terminale.

En examinant celles que je mets sous vos yeux, vous serez frappés certainement de la richesse extraordinaire des éminences et des arborisations terminales. La structure de celles-ci (fig. 56) est d'ailleurs la même que dans les muscles de la vie animale, des costo-peauciers ou des intercostaux par exemple. Une préparation de ces derniers a été disposée sous un de ces microscopes, pour que vous puissiez faire la comparaison.

Il y a une différence cependant. Les faisceaux musculaires du cœur lymphatique ont un diamètre bien plus petit que ceux des intercostaux et des costo-peauciers; leurs éminences et leurs arborisations nerveuses ont également une moins grande étendue, et dès lors il faut, pour les observer, avoir recours à de plus forts grossissements. Vous avez sans doute remarqué ce fait, qui n'a d'ailleurs aucune importance au point de vue général auquel nous nous plaçons ici. En outre, tandis que dans les autres muscles l'arborisation se poursuit jusqu'aux bords de l'éminence, dans les cœurs lymphatiques la matière granuleuse s'étend le plus souvent bien au delà de l'arborisation. Vous pourrez également observer, sur les préparations du cœur lymphatique obtenues comme je viens de vous l'indiquer, que le nombre des éminences terminales y est relativement très considérable, et que certaines fibres musculaires possèdent même deux plaques motrices situées dans le voisinage l'une de l'autre.

On pourrait essayer d'autres méthodes ou modifier celles que j'ai indiquées. Je n'ai pas fait de l'innervation du cœur lymphatique une étude absolument complète; mais, telles qu'elles sont, mes recherches suffisent à prouver que les nerfs se terminent dans cet organe comme dans les muscles de la vie animale.

Vous n'en devez pas être surpris; car vous savez que les faisceaux musculaires du cœur lymphatique, bien que ramifiés et anastomosés, n'ont pas la structure qui caractérise le myocarde; ils se rapprochent au contraire des muscles de la vie animale.

Il n'en est pas moins singulier de voir un organe

appartenant à la vie organique construit sur le type des organes de la vie animale. Du reste, vous reconnaîtrez bientôt que les propriétés physiologiques du cœur lymphatique sont parfaitement d'accord avec sa constitution anatomique.

Quand nous résumerons les faits recueillis dans le cours de ces recherches et que nous tâcherons d'en déduire des conclusions générales, nous aurons à nous demander pourquoi le système lymphatique, alors qu'il est surtout développé chez les vertébrés inférieurs, possède dans sa constitution des tissus d'un ordre relativement élevé. Chez les mammifères, aucun organe de la vie organique, si ce n'est l'œsophage dans ses portions supérieures, ne possède de muscles construits sur le type des muscles de la vie animale. Mais ce n'est pas encore le moment d'aborder ces questions; nous avons préalablement à étudier les propriétés physiologiques des organes contractiles du système lymphatique.

Je ne saurais me résoudre en effet à me limiter strictement au point de vue anatomique, dans les questions dont j'entreprends l'étude. Si d'ailleurs j'agissais ainsi, je sortirais des traditions de l'école française. Parcourez, par exemple, le *Traité d'anatomie générale* de Bichat, et vous serez frappés de l'attention qu'il accorde, non seulement aux propriétés physiques et chimiques des tissus, mais encore à ce qu'il appelle leurs propriétés vitales et que ses successeurs ont nommé leurs propriétés physiologiques. Je dois, à son exemple, m'occuper des propriétés et des fonctions physiologiques, non pas des organes, mais des tissus qui les constituent. Ainsi, j'ai dû, à propos des cœurs lymphatiques, examiner les propriétés des muscles dont ils sont formés et les comparer à celles des autres muscles que nous connaissons. J'ai fait dans ce but une série d'expériences que je vais vous exposer et dont une partie sera répétée devant vous.

1re Expérience. — Sur une grenouille rousse, on met à découvert les quatre cœurs lymphatiques, et l'on constate qu'ils sont tous les quatre en activité. Voici une grenouille ainsi préparée. Je vous ai déjà dit comment se pratiquait l'opération et je n'y reviendrai pas aujourd'hui.

La systole se distingue aisément de la diastole, même à l'œil nu. Le cœur est convexe dans la systole ; dans la diastole sa convexité diminue et même sa surface libre devient plane ou légèrement concave. Aussi pouvons-nous constater aisément que les quatre cœurs lymphatiques ne battent pas ensemble, ainsi que Jean Müller l'avait déjà signalé; de plus, ils n'exécutent pas dans le même temps le même nombre de battements. A plus forte raison ne sont-ils pas synchrones avec le cœur sanguin.

2e Expérience. — Les quatre cœurs étant mis à nu et battant, on coupe la tête de la grenouille. Les quatre cœurs sont aussitôt arrêtés, mais ils reprennent bientôt leurs mouvements, et ceux-ci même alors paraissent plus rapides. C'est là une observation que beaucoup d'auteurs avaient déjà faite, Suslowa entre autres. L'arrêt des cœurs dans ce cas est dû à l'excitation causée par la décollation, ainsi que l'établiront les expériences suivantes. Ce qui prouve bien, d'ailleurs, qu'il en est ainsi, c'est qu'après un temps variable les pulsations réapparaissent et montrent une vivacité nouvelle.

3° Expérience. — Cette expérience a été faite d'abord par Volkmann. On prépare une grenouille comme précédemment, on la décapite de même et l'on attend que les cœurs aient repris leurs battements; puis on introduit dans le canal vertébral un stylet mousse, au moyen duquel on détruit progressivement la moelle épinière du haut en bas. On constate que les cœurs antérieurs s'arrêtent au moment où le stylet arrive au niveau de la troisième vertèbre, et les postérieurs quand il atteint la huitième.

Il faut ajouter cependant qu'il n'en est pas constamment ainsi. Le phénomène inverse peut se produire : le stylet ayant pénétré jusqu'à la troisième vertèbre, nous avons vu les cœurs postérieurs s'arrêter, tandis que les antérieurs continuaient à battre. Nous avons même été témoin d'un fait encore plus singulier : la moelle épinière tout entière ayant été détruite, trois des cœurs se sont arrêtés, mais le quatrième, un cœur antérieur, a continué à battre, et ses battements ont persisté même lorsque nous avons ouvert le canal rachidien et que nous en avons raclé la surface de manière à détruire complètement la moelle.

Par conséquent, si, dans la plupart des cas, on obtient dans cette expérience le résultat que Volkmann a annoncé, il faut bien avouer aussi qu'il se montre des exceptions.

Or, si les faits ne sont pas les mêmes, nous devons en conclure que les conditions de l'expérience ne sont pas identiques dans les différents cas. Je n'entends pas parler ici des conditions extérieures, telles que la saison, l'état de vigueur ou l'espèce des animaux. Nos observations ont été faites à la même époque, sur la même espèce de grenouilles. Les conditions qui varient sont, comme nous l'avons vu, les dispositions anatomiques, c'est-à-dire les anastomoses des nerfs les uns avec les autres ou avec le système sympathique. Les résultats de nos expériences, d'accord avec nos observations, nous montrent que les centres d'innervation des cœurs lymphatiques ne se trouvent pas constamment dans les mêmes points de l'organisme.

Volkmann a fait une autre expérience dans le but de démontrer que le mouvement des cœurs lymphatiques n'est pas dû à une action réflexe. Coupant successivement toutes les racines postérieures des nerfs spinaux, il constata que les cœurs continuaient à battre. Ils s'arrêtèrent lorsqu'il coupa les racines antérieures.

La section des racines de la moelle par le canal vertébral ouvert est une opération longue et délicate, mais elle ne présente aucune difficulté réelle. Il est inutile d'entrer dans de plus longues explications à ce sujet.

4e Expérience. — Comme la précédente, cette expérience a été faite d'abord par Volkmann et répétée ensuite par tous ses successeurs. Elle consiste à couper les nerfs qui se rendent aux cœurs lymphatiques. On a surtout opéré sur la branche abdominale du nerf coccygien, laquelle va innerver le cœur lymphatique postérieur.

Voici le manuel opératoire : La grenouille étant convenablement fixée, on pratique sur l'aponévrose iléo-coccygienne une incision transversale au niveau de l'articulation supérieure du coccyx. Contrairement à ce que disent les auteurs, cette aponévrose est commune aux deux muscles et s'étend d'un os iliaque à l'autre, sans s'insérer au coccyx. On la détache; puis, à l'aide de pinces et de ciseaux, on enlève, fibre à fibre en quelque sorte, le muscle iléo-coccygien d'un côté, jusqu'à ce que l'on arrive à sa face profonde. En écartant au moyen de crochets mousses les quelques fibres qui restent, on découvre facilement le rameau abdominal du nerf coccygien.

En général, le cœur lymphatique postérieur s'arrête après la section de ce nerf, mais assez fréquemment aussi, après avoir exécuté quelques mouvements convulsifs, il reprend ses contractions rythmiques. Waldeyer a reconnu ce fait, et il ajoute que, pour être certain d'arrêter le cœur lymphatique, il faut pratiquer la section du nerf dans le voisinage immédiat de cet organe, c'est-à-dire dans la masse pigmentaire. Il avoue cependant que, même en suivant ce procédé, il a rencontré deux cas dans lesquels le cœur lymphatique ne s'est pas arrêté.

5e Expérience. — L'un des nerfs coccygiens ayant été sectionné et le cœur correspondant continuant à battre, j'ai coupé la tête à la grenouille et détruit sa moelle épinière. Les trois autres cœurs se sont arrêtés, mais celui dont le nerf avait été préalablement coupé a continué à battre.

Cette expérience rappelle celle de Goltz dont je vous ai déjà parlé. Ce physiologiste, après avoir pratiqué la section sous-cutanée du nerf coccygien, avait observé l'arrêt du cœur lymphatique correspondant. Il abandonna ensuite la grenouille à elle-même et vit, trois semaines après, ce cœur battre de nouveau. Il détruisit la moelle sans en arrêter les battements. L'expérience que je viens de vous rapporter enlève beaucoup de sa valeur à celle de Goltz.

6ᵉ Expérience. — La sixième expérience est une expérience d'Eckhard.

Une grenouille ayant été décapitée et ses cœurs battant, on excite la moelle par un courant d'induction, en mettant la pince électrique en contact avec la surface de section. Une excitation faible n'exerce aucune influence; une excitation forte arrête le cœur. Cet arrêt a-t-il lieu en diastole, comme Eckhard l'a dit, ou en systole, comme Schiff l'a soutenu? Il est difficile de le déterminer par l'examen des cœurs lymphatiques postérieurs, parce que ces cœurs sont entourés de muscles que l'excitation de la moelle fait également contracter et dont les mouvements gênent l'observation des contractions du cœur. Le cœur antérieur, au contraire, repose sur la troisième vertèbre et sur l'aponévrose qui la relie à la suivante, et il est protégé extérieurement par un arc cartilagineux que vous connaissez. Cette disposition permet d'apprécier facilement sa forme, alors même que l'on excite la moelle épinière par des courants relativement forts.

Ce matin même j'ai fait l'expérience, et M. Weber la répétera tout à l'heure devant vous. Or, après examen attentif et réitéré, je crois pouvoir affirmer que, sous l'influence d'un courant fort, le cœur s'arrête en diastole.

Si, au lieu d'exciter la moelle, on excite directement le cœur lui-même, il s'arrête alors en systole.

L'observation sur la grenouille est excessivement délicate, et l'expérience, quoiqu'elle ait pleinement suffi à entraîner ma conviction, n'est pas cependant assez nette pour ne laisser aucune place à la discussion.

Pour établir ce résultat nous avons expérimenté sur la couleuvre. Chez cet animal, le cœur est bien plus gros et il est contenu dans son petit thorax osseux, dont la forme varie peu sous l'influence de l'excitation électrique. Quand on l'a dégagé des muscles qui le recouvrent, on peut encore retrancher l'extrémité des côtes qui le protègent, et on l'aperçoit alors parfaitement isolé dans sa cage, à laquelle il n'adhère plus que par le fond.

Quand le cœur est ainsi découvert, on constate d'abord qu'il se contracte en masse, sa contraction ne rappelant en rien une onde qui se propagerait d'une extrémité à l'autre, à la façon de mouvements péristaltiques. Encore moins cet organe pourrait-il être décomposé, comme le cœur sanguin, en parties présentant quelque analogie avec une oreillette et un ventricule. Il se ramasse dans tous ses diamètres pendant la systole et s'allonge de même dans la diastole.

Quoique ce phénomène s'observe fort bien à l'œil nu, l'examen à la loupe me paraît néanmoins préférable. La loupe, ainsi que je vous l'ai déjà dit, ne grossit pas seulement les objets, elle les isole aussi, tous les points de l'objet que l'on examine n'étant pas en même temps au foyer ; et ce qui peut être dans certains cas un inconvénient est ici un avantage. Il faut avoir soin de faire tomber obliquement la lumière sur le cœur en mouvement. Une fois tout disposé, il suffit de porter son attention sur un seul point de l'organe, sur lequel la lumière se reflète, pour savoir quand a lieu la diastole et quand a lieu la systole.

Il était nécessaire de vous donner tous ces détails avant de vous rendre compte des deux expériences suivantes.

7e Expérience. — Une couleuvre d'Esculape étant convenablement fixée, on dégage un de ses cœurs lymphatiques et l'on dispose une pince électrique de telle sorte que ses deux mors, en fil de platine mince et souple, suffisamment écartés l'un de l'autre, reposent sur les deux extrémités de ce cœur. On l'excite par des clôtures et des ruptures isolées d'un courant, faible d'abord, mais dont on augmente progressivement l'intensité. Aucun effet n'est produit d'abord. Puis les muscles voisins se contractent à chaque rupture, le cœur lymphatique continuant ses battements réguliers et paraissant comme étranger à ce qui se passe autour de lui. Mais si l'on soumet alors le cœur à une série d'interruptions rapides de ce même courant dont les ruptures isolées étaient sans effet, on le voit aussitôt s'arrêter en systole. L'observation est très nette ; si elle laissait des doutes chez la grenouille, il n'en saurait être de même ici. Cette systole persistante est l'analogue du tétanos que l'on obtient dans les mêmes conditions sur un muscle rouge. Les muscles rouges possèdent en effet, vous vous en souvenez, ce caractère distinctif qu'un courant dont la rupture simple n'exerce aucune action sur eux, y produit une contraction tétanique lorsqu'il agit par une série d'interruptions rapides. Nous verrons d'ailleurs que le muscle du cœur lymphatique possède d'autres propriétés qui lui sont communes avec les muscles rouges du lapin et avec les muscles des membres de la tortue mauresque.

8e Expérience. — Le cœur lymphatique d'une couleuvre étant découvert et battant, nous coupons l'animal par le milieu du corps. Les cœurs lymphatiques s'arrêtent et restent en repos. Nous ne pouvons indiquer la durée de ce repos, parce qu'après quelques minutes nous l'avons troublé par la suite de nos expériences.

Appliquant les deux électrodes à l'extrémité sectionnée de la moelle, et examinant à la loupe le cœur lymphatique, on excite l'axe médullaire par des ruptures et des clôtures d'un courant faible dont on augmente progressivement l'intensité. Il ne se produit d'abord rien ; mais, bientôt, chaque rupture amène une pulsation.

Autre phénomène intéressant à noter dans cette expérience : Quand, après deux ou trois excitations isolées, le cœur est abandonné à lui-même, il ne reste plus immobile, comme il l'était avant la première excitation ; il bat quelques instants, donnant de quatre à douze pulsations rythmées ; puis il s'arrête de nouveau.

Mais, si, pendant que ces pulsations rythmées se produisent, nous soumettons le cœur à un courant fréquemment interrompu et de même intensité que celui dont la rupture isolée suffisait à produire une pulsation, nous voyons l'organe s'arrêter immédiatement en diastole.

Ainsi, un même courant peut, par une rupture, provoquer une pulsation du cœur, et, quand il est interrompu fréquemment, paralyser les centres moteurs de cet organe, et l'arrêter en diastole. Les expériences faites sur la couleuvre donnent donc des résultats concordants avec les précédents, et nous devons adopter sur ce sujet l'opinion d'Eckhard et non celle de Schiff.

DIX-NEUVIÈME LEÇON

(19 février 1878)

Cœurs lymphatiques.

Étude des mouvements des cœurs lymphatiques à l'aide de la méthode graphique. — Description de l'appareil qui permet d'inscrire les battements des cœurs lymphatiques de la grenouille en place. — Amplitude et nombre de ces battements. Leur forme. Leur rythme. Fusion de deux systoles. — Observation des battements sur la grenouille décapitée. La ligne des abscisses présente des ondulations; elles sont dues aux mouvements péristaltiques de la masse intestinale, qui soulèvent le cœur lymphatique.

Manière de prendre le tracé du cœur lymphatique chez la couleuvre. — Régularité des pulsations. — Application de l'excitation électrique à la moelle épinière. — Une rupture isolée d'un courant suffisant détermine une contraction. Après quelques secousses, le cœur exécute un groupe de battements spontanés. Forme de la contraction. Temps perdu du cœur lymphatique. La contraction spontanée a plus d'amplitude que la provoquée. — Excitation avec des courants tétanisants. Un courant faible n'a aucune action. Un courant fort arrête le cœur en systole.

MESSIEURS,

Dans la leçon précédente nous avons observé directement le mode de contraction des cœurs lymphatiques des reptiles et des batraciens. Il convient maintenant d'appliquer la méthode graphique à cette étude. Nous serons suffisamment guidés dans ces recherches nouvelles par les quelques expériences préalables que nous venons de faire.

Laissez-moi vous faire remarquer à ce propos que la

méthode graphique est essentiellement une méthode d'analyse, et qu'on risquerait souvent, en l'employant seule, de perdre de vue l'ensemble des phénomènes ; de plus, elle ne fournit que des résultats bruts, qu'il faut ensuite interpréter en détail et relier entre eux. J'estime donc qu'on ne doit l'appliquer à l'étude d'une question qu'après avoir acquis sur celle-ci des notions générales ; c'est ainsi que nous procédons actuellement. Comme vous le verrez tout à l'heure, la simple observation à l'œil nu du mouvement des cœurs lymphatiques nous a fourni des résultats que la méthode graphique ne pourra pas reproduire ; mais en revanche les tracés nous rendront attentifs à certains détails, que sans eux nous n'aurions pas su distinguer.

Chez les batraciens et chez les reptiles un cœur lymphatique, quand on l'a entièrement isolé des parties voisines, et quelles que soient les précautions prises pour ne pas le blesser, reste immobile et pour toujours. Nous avons du moins attendu dix minutes et même un quart d'heure sans voir renaître ses battements.

C'est en vain que, l'ayant porté sous le levier du myographe, nous l'avons excité par des ruptures isolées ou par un courant tétanisant. Le cœur de la couleuvre, qui cependant est assez gros, n'a pas effectué la moindre contraction. A deux reprises nous avons sans succès tenté l'expérience. Et c'est à notre grand regret qu'il nous a fallu enregistrer ces résultats négatifs, car la forme des pulsations du cœur isolé aurait pu nous fournir des renseignements importants sur quelques-unes des questions que nous avions à résoudre.

Je ne voudrais cependant pas décourager les personnes qui désireraient renouveler ces tentatives. L'expérience réussirait peut-être dans de meilleures conditions. Moi-même je compte la reprendre quand j'en aurai le loisir, et je vous en ferai connaître alors les résultats; mais je ne puis actuellement m'arrêter plus longtemps sur ce point.

Pour étudier la contraction du cœur lymphatique en place sur l'animal, il a fallu apporter quelques modifications à notre myographe ordinaire. Voici l'appareil dont nous nous sommes servis. Je ne le décrirai pas en détail, je vais simplement vous indiquer les points par lesquels il diffère de l'autre. J'ai remplacé la tige perpendiculaire au levier, et dont la base élargie était destinée à reposer sur l'organe contractile, par une épingle à insectes, aplatie au marteau sur une enclume, de façon à présenter assez bien la forme d'un sabre turc. Celle-ci est passée de bas en haut dans la paille qui sert de levier, sa tête, qui doit appuyer sur le cœur lymphatique, étant dirigée en bas. Elle est maintenue en place par l'élasticité des fibres de la paille qu'elle a simplement écartées, et l'on peut aisément la faire monter ou descendre, suivant la taille de l'animal et les conditions de l'expérience.

Ainsi que je vous l'ai dit déjà, chez la grenouille rousse, qui a la peau plus mince que la verte, on voit sans aucune préparation battre les cœurs lymphatiques postérieurs.

L'observation, il est vrai, est moins facile dans la saison actuelle, qui coïncide avec la période annuelle du rut chez cette espèce. On vient de pêcher les grenouilles que l'on nous apporte, et sous l'influence de leur séjour aquatique et sans doute aussi de leur état physiologique, leurs sacs sous-cutanés sont distendus par la lymphe, dont la proportion est beaucoup plus considérable qu'en toute autre saison. La lymphe, d'ailleurs, ne s'est pas bornée à remplir les sacs; elle s'est aussi accumulée dans le derme lui-même qui se montre fortement épaissi.

Pour immobiliser la grenouille, on attache des liens à ses quatre pattes, et l'on fixe ceux-ci par des épingles sur une lame de liège. On évite ainsi l'excitation que produirait la piqûre des épingles et qui ne serait pas sans influence sur les mouvements des cœurs lymphatiques. De plus, comme il s'agit de prendre des tracés délicats et qu'il importe d'éviter les moindres mouvements de l'animal, on emprisonne les cuisses de la grenouille dans des arceaux de fil de cuivre dont on enfonce les extrémités dans la lame de liège. Vous pourrez examiner l'appareil (fig. 57) tout à l'heure.

Quand la grenouille se sent solidement attachée, il semble qu'elle ait conscience de son impuissance. Toujours est-il qu'elle ne cherche plus à se dégager de l'appareil, tandis qu'elle renouvelle constamment ses tentatives de délivrance quand on n'a pas pris la précaution de maintenir ses cuisses. La grenouille ainsi disposée, on glisse, entre elle et la plaque de liège, la lame de verre du myographe, et l'on fait reposer la tête de l'épingle sur l'un des cœurs lymphatiques postérieurs.

Vous vous rappelez que cet organe est situé au fond d'une logette triangulaire; la tête de l'épingle a précisément la dimension qu'il faut pour pénétrer dans cette logette, refouler le cœur au-dessous d'elle et transmettre

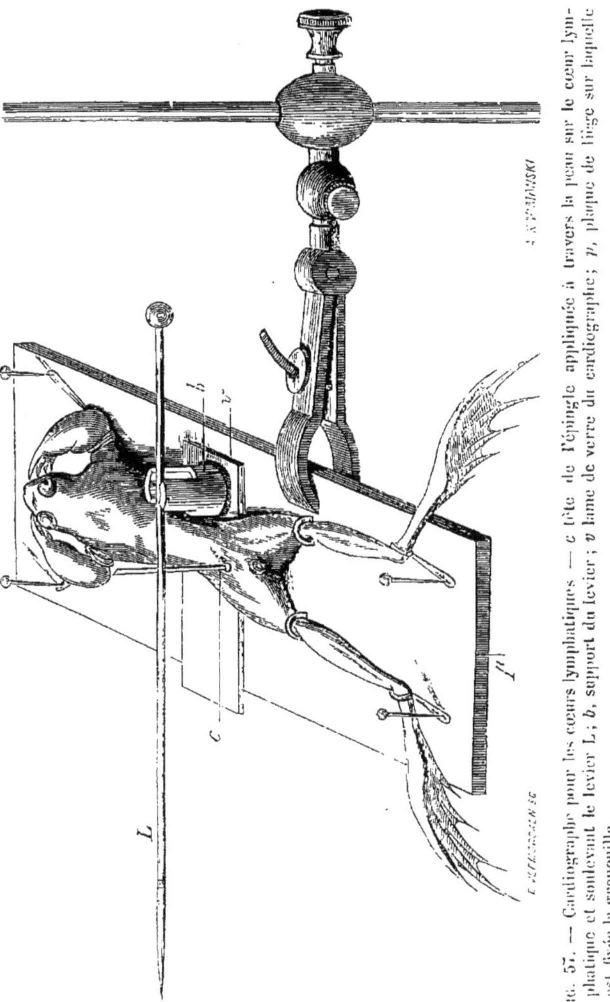

FIG. 57. — Cardiographe pour les cœurs lymphatiques — *c* tête de l'épingle appliquée à travers la peau sur le cœur lymphatique et soulevant le levier L ; *b*, support du levier ; *v* lame de verre du cardiographe ; *p*, plaque de liège sur laquelle est fixée la grenouille.

par conséquent au levier tous les mouvements qu'il pourra présenter. En effet, dès que l'épingle est bien appliquée, on voit osciller le levier et l'on n'a plus qu'à rapprocher le cylindre pour enregistrer la courbe des mouvements du cœur.

Nous avons modifié, pour l'étude de ces mouvements, la disposition du cylindre enregistreur de Marey. Il est monté sur un support spécial, et le mouvement lui est communiqué par une poulie commandée elle-même par une seconde poulie dix fois plus petite et fixée sur l'un ou sur l'autre des axes du régulateur Foucault. Nous évitons ainsi, en plaçant le moteur à distance, les trépidations que ce régulateur imprimerait au cylindre et même au support du cardiographe. Cette disposition est importante pour faire l'analyse de mouvements aussi peu étendus et de différences aussi petites que celles qu'il s'agit d'observer dans les cœurs lymphatiques. Suivant l'axe du régulateur sur lequel nous plaçons la poulie de commande, le cylindre possède une vitesse soit de 1 minute 58 secondes, soit de 13 minutes, c'est-à-dire que pendant ce temps il déroule devant le style du cardiographe toute sa circonférence, soit 41 centimètres.

Prenons d'abord le tracé des mouvements normaux du cœur lymphatique.

L'amplitude des pulsations est assez considérable ; elle mesure de 1 millimètre et demi à 1 millimètre trois quarts.

Leur nombre est de 60 par minute, soit une par seconde; et leur rythme se conserve très longtemps.

Si nous les faisons inscrire d'abord sur le cylindre animé du mouvement rapide (fig. 58), dans le but d'examiner la forme de la contraction, nous voyons que la ligne d'ascension est oblique, c'est-à-dire que la contraction est lente. La décontraction est un peu plus lente. C'est du reste, comme vous le savez, une règle générale : dans toute secousse musculaire, la décontraction est plus lente que la contraction.

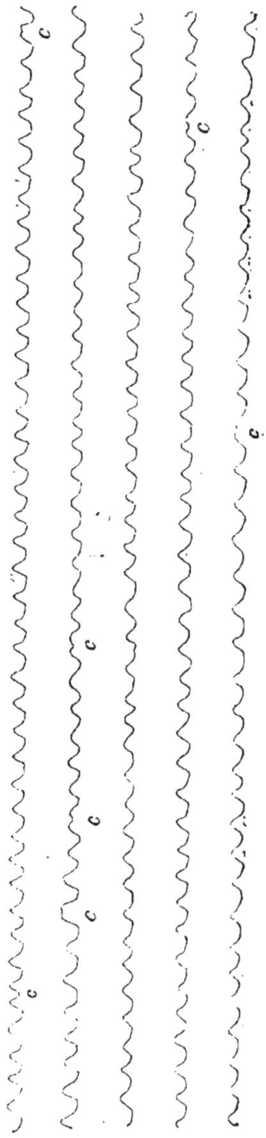

Les pulsations sont simples. Vous savez que le myographe, appliqué au cœur sanguin, inscrit à la fois deux pulsations, celle de l'oreillette et celle du ventricule, dont les tracés se combinent ou se confondent plus ou moins. Le cœur lymphatique ne présente rien d'analogue, et il n'y a pas lieu de décomposer ses battements en deux parties distinctes. Le plus souvent, la systole et la diastole sont de durée à peu près égale. Mais, quand le cœur est fatigué, la diastole est plus longue que la systole.

FIG. 58. — Contractions du cœur lymphatique de la grenouille rousse, inscrites sur le cylindre à mouvement rapide (10 centimètres en 15 secondes) — c, fusion plus ou moins complète de deux secousses.

Examinons maintenant de plus près les conditions de l'expérience, afin d'en écarter autant que possible tout ce qui pourrait en altérer les résultats, ou du moins de tenir compte de ces causes d'altération, si nous ne pouvons nous soustraire à leur influence.

La grenouille exécute des mouvements respiratoires dont l'influence se fait sentir sur tout le corps. Il serait possible qu'ils eussent une action sur notre tracé. Pour le reconnaître, nous avons appliqué le cardiographe sur un autre point du dos de l'animal, de manière à recueillir seulement le tracé de la respiration. Or, nous avons constaté que les oscillations presque imperceptibles causées par ce mouvement n'exerçaient pas d'influence appréciable sur le tracé donné par le cœur lymphatique.

Au début de l'application du cardiographe, les contractions sont irrégulières. La tête de l'épingle comprime le cœur lymphatique et le refoule peu à peu au fond de la fossette triangulaire dans laquelle il est contenu. Le cœur est irrité par cette action mécanique; aussi les pulsations sont-elles plus rapprochées au début

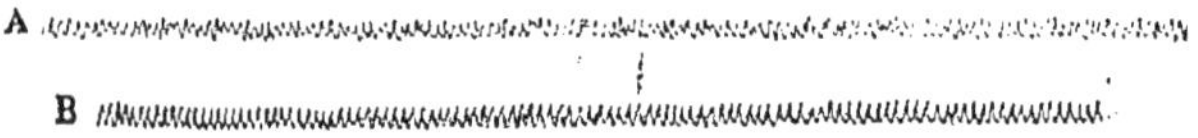

A

B

FIG. 59. — Contractions du cœur lymphatique postérieur de la grenouille rousse, inscrites sur le cylindre à mouvement lent. — A. Début de l'application du cardiographe. Les contractions sont irrégulières à cause de l'excitation du cœur lymphatique. — B. Contractions devenues régulières lorsque le cœur s'est habitué à la pression du levier du cardiographe.

de l'expérience (A, fig. 59) et présentent-elles de l'une à l'autre de grandes différences d'amplitude, quoique leur durée ne soit pas considérablement modifiée. Peu à peu le cœur s'habitue à la pression de l'épingle, et les mouvements se régularisent (B, fig. 59).

Vous remarquerez, en outre, sur un des tracés que je vous ai montrés, une irrégularité singulière qui y est marquée en plusieurs points (*c*, fig. 58). Deux contractions voisines sont si rapprochées l'une de l'autre, qu'il y a entre elles fusion incomplète, le levier ayant été arrêté avant la fin de sa descente par une seconde systole, ou même fusion complète, la seconde systole étant survenue avant que la première eût cessé.

On a ainsi l'occasion d'observer un tétanos par fusion de deux secousses.

C'est là un fait intéressant au point de vue de la physiologie générale et qui distingue nettement le cœur lymphatique du cœur sanguin. Nous avons vu ce dernier, sous l'influence de certaines excitations, entrer en tétanos de tonicité; mais ici, sans excitation d'aucune sorte, et comme par hasard, nous avons occasion d'observer le cas le plus simple du tétanos par fusion de secousses, un tétanos élémentaire pour ainsi dire.

Autre fait à relever : l'amplitude de toutes les pulsations n'est pas la même, sans qu'il existe pour cela aucune relation entre l'amplitude de l'une d'elles et la durée du repos qui l'a précédée. Vous vous rappelez qu'il en est autrement pour le cœur sanguin, dont, après une diastole plus longue, la systole a une amplitude plus grande.

Coupons maintenant la tête à la grenouille et continuons nos observations.

Lorsque l'on coupe la tête à une grenouille, on arrête les mouvements respiratoires, mais les cœurs lymphatiques, vous le savez, continuent à battre. Nous avons recueilli le tracé d'un de ces organes dans ces nouvelles conditions, et nous avons remarqué que la ligne représentant la base de l'ensemble des pulsations, au lieu d'être droite comme chez la grenouille normale, présentait tantôt une concavité, tantôt une convexité (A, fig. 60) peu accusées. Pour manifester davantage cette forme de courbe trop allongée dans le mouvement rapide du cylindre, nous avons repris l'expérience en employant le mouvement lent (treize minutes) et nous avons obtenu le tracé que je vous présente ici (B, fig. 60), dans lequel vous voyez les systoles du cœur lymphatique avoir leur base sur une ligne courbe présentant elle-même comme des systoles d'une durée environ vingt fois plus considérable que celles du cœur. Il s'agissait de savoir quels mouvements s'inscrivaient ainsi; des mouvements d'ensemble de tout le corps? ou bien des mouvements de la masse intestinale se communiquant au cœur lymphatique par le fond de la logette triangulaire dans laquelle il est situé?

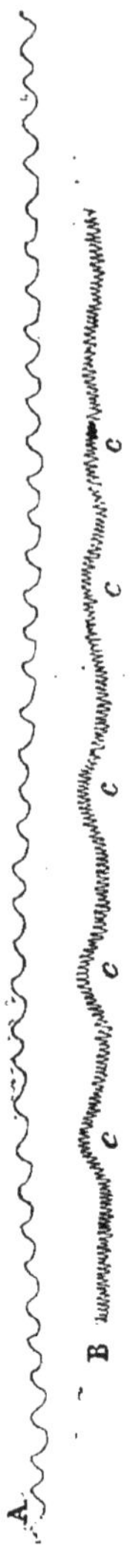

Fig. 60. — Contractions du cœur lymphatique de la grenouille rousse, après la décapitation de l'animal. — A. Inscrites sur le cylindre à mouvement rapide. — B. Inscrites sur le cylindre à mouvement lent. — *c*, *c*, *c*, courbes produites par les systoles rythmées des intestins soulevant le cœur lymphatique.

Nous avons enlevé la masse intestinale, et nous avons reconnu que la ligne formée par l'ensemble des pulsations redevenait droite. C'est donc bien une systole rythmée des intestins qui soulève périodiquement les cœurs lymphatiques. Nous reviendrons sur ces mouvements et sur leur cause quand nous traiterons des fibres musculaires lisses.

L'amplitude des systoles est un peu amoindrie par la décapitation de l'animal, et leur nombre est légèrement augmenté.

Nous avions coupé la tête à la grenouille dans le but, non seulement de supprimer l'influence des mouvements respiratoires, mais aussi d'observer les effets de l'excitation de la moelle épinière sur le cœur lymphatique et d'en obtenir le tracé. Nous avons dû renoncer à cette expérience. Lorsque la moelle est excitée par un courant interrompu, la contraction de tous les muscles de l'animal est si énergique, qu'elle fait monter le levier du cardiographe et masque absolument l'effet produit sur le cœur. Cet organe, dans ces conditions, vous vous en souvenez, s'arrête en diastole. Pour obtenir le tracé graphique que nous désirions, nous avons dû nous adresser à la couleuvre.

Il est très facile d'immobiliser une couleuvre. On lui passe dans la bouche un lien qu'on noue sur la nuque; on attache un autre lien à la queue, et par ces deux extrémités on fixe l'animal sur une règle. Pourvu qu'il soit suffisamment tendu, il reste parfaitement immobile.

Le cœur lymphatique étant découvert, les extrémités des côtes qui constituent sa logette sont réséquées, de manière à permettre à la tête de l'épingle du cardiographe de s'appliquer sur la paroi de l'organe. La règle sur laquelle est attaché l'animal est disposée sur deux supports ; la lame de verre placée sur une mince plaque de liège est passée sous le corps de l'animal, l'épingle appliquée sur le cœur, et la contraction s'inscrit aussi facilement que chez la grenouille.

Le nombre des pulsations est en général moindre que chez la grenouille ; mais il varie beaucoup suivant l'individu soumis à l'expérience. Il est de 50 par minute dans ce tracé (fig. 61).

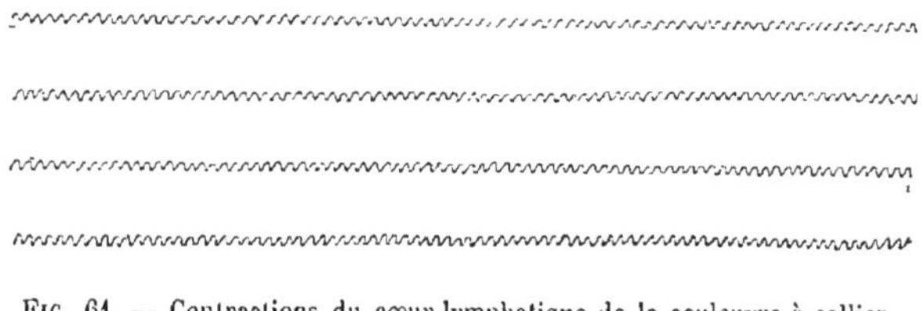

FIG. 61. — Contractions du cœur lymphatique de la couleuvre à collier.

Ce qui vous frappera tout d'abord, c'est la régularité du rythme. L'immobilité de l'animal étant absolue, on peut inscrire les pulsations, sans interruption, pendant huit, dix minutes et même plus. On dirait les oscillations d'un diapason entretenu.

L'animal est coupé en travers par le milieu du corps : le cœur lymphatique cesse de battre. Introduisant alors les électrodes dans le canal rachidien, on excite la moelle épinière par des secousses isolées de clôture et de rupture, en employant d'abord un courant faible et en rapprochant successivement les bobines. On arrive à un point où l'intensité du courant est suffisante et où chaque rupture détermine une pulsation du cœur. Le tracé de cette pulsation (r, fig. 62) se compose d'abord d'une dépression, puis d'une élévation due à la systole cardiaque. Après quelques excitations suffisantes, le cœur exécute un groupe de systoles spontanées, puis s'arrête brusquement.

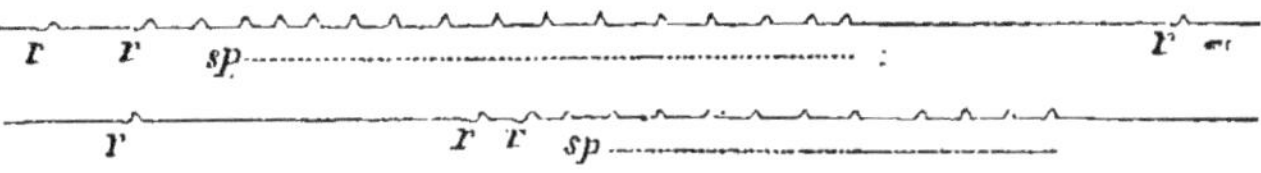

FIG. 62. — Effets des excitations de la moelle épinière sur les cœurs lymphatiques de la couleuvre. — *r*, *r*, systoles produites par des ruptures isolées du courant ; *sp*, contractions spontanées consécutives à ces excitations.

Cette expérience nous fournit à considérer trois faits intéressants qu'il nous faut maintenant étudier en détail.

Le premier de ces faits est la dépression (r, fig. 62) de la ligne droite du tracé qui précède l'élévation due à la systole cardiaque. Voici quelle me paraît être l'explication de ce phénomène : Les muscles de la vie animale extérieurs à la cage du cœur lymphatique et venant s'insérer aux côtes qui la forment tendent, quand ils se contractent, à élargir cette cavité. Celle-ci s'agrandit à peu près comme fait le thorax pulmonaire dans les mouvements inspiratoires et, le cœur s'aplatissant alors, le levier s'abaisse. Ajoutons que les muscles propres à la cage lymphatique, ou la recouvrant, qui auraient pu contre-balancer l'action des muscles extérieurs, ont été en grande partie détruits par la dissection. Je crois, néanmoins, que ces mouvements d'expansion existent même à l'état normal, et qu'il nous faudra en tenir compte pour expliquer la diastole du cœur lymphatique.

En second lieu, vous remarquerez que la distance entre le commencement de la dépression et le commencement de la systole est de 3/4 de millimètre, ce qui, vu la vitesse de notre cylindre (41^c,4 en 13 minutes), correspond à une durée d'une seconde et quatre dixièmes. En faisant l'observation de ces contractions à l'œil nu et en comptant le temps au moyen d'un pendule à secondes, nous avions trouvé qu'il s'écoulait environ une seconde et demie entre l'excitation de la moelle et la contraction du cœur lymphatique. La durée de 1",4 que nous donne notre tracé graphique est un peu plus petite ; elle constitue la différence entre le temps perdu de la contraction des muscles ordinaires et celui des muscles du cœur lymphatique.

Le temps perdu du muscle du cœur lymphatique (ce que les Allemands appellent la période de l'excitation latente) est donc très considérable, et je ne connais aucun organe musculaire qui puisse lui être comparé sous ce rapport.

Toutefois, avant d'aller plus loin, nous devons nous demander si cet intervalle est bien effectivement le temps perdu du muscle. Il serait possible, en effet, que l'influx nerveux (je me sers de ce mot faute d'un meilleur) parcourût des voies différentes pour se rendre au cœur lymphatique et aux muscles voisins, et dès lors, le retard de la systole du cœur lymphatique pourrait être attribué, soit à la longueur et à la complexité des voies que parcourrait cet influx pour se rendre à l'organe, soit à des arrêts qu'il subirait dans des cellules ganglionnaires interposées. C'est pour résoudre cette question qu'il serait important de pouvoir réaliser l'expérience dont nous avons parlé au début de cette leçon, c'est-à-dire de faire contracter le cœur isolé. Si l'on trouvait par ce moyen un temps perdu à peu près égal à celui que nous avons indiqué, on en conclurait avec certitude que la transmission est directe.

Un troisième fait sur lequel j'attire votre attention est celui-ci : les contractions spontanées du cœur lymphatique ont une amplitude et une durée plus grandes que celles qui sont provoquées par l'excitation électrique de la moelle (fig. 63). Ce fait curieux sépare complètement le cœur lymphatique du cœur sanguin. Ce dernier, en effet, vous vous en souvenez (voy. p. 142), donne, sous l'influence de l'excitation électrique, une systole maximum, quelle que soit l'intensité de l'excitant ; le cœur lymphatique, au contraire, donne dans les mêmes conditions une systole d'amplitude moindre que la spontanée. La grandeur de cette dernière comparativement à la secousse provoquée semble même autoriser l'hypothèse que l'excitation normale de la systole du cœur lymphatique ne proviendrait pas tout entière de la moelle épinière. On s'expli-

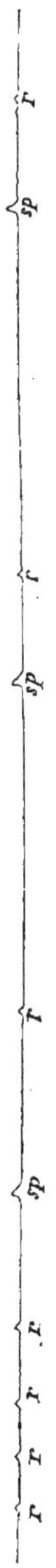

Fig. 63. — Couleuvre à collier. Effets des excitations de la moelle épinière sur les cœurs lymphatiques. — Les systoles provoquées par des ruptures, *r*, *r*, *r*, ont une amplitude moindre que les systoles spontanées.

querait ainsi qu'une excitation simplement cérébro-spinale ne pût pas déterminer l'amplitude maximum.

Lorsque le cœur lymphatique est arrêté par la section de la moelle, après deux ou trois pulsations artificiellement déterminées par l'excitation médullaire, il recommence à battre spontanément d'une façon rythmée (fig. 62). Il se rapproche en cela du cœur sanguin. Vous vous rappelez en effet que le ventricule, isolé avec ses ganglions, présente des mouvements rythmés qui s'éteignent après un certain temps. Excité, il reprend son rythme et puis s'arrête encore, jusqu'à ce qu'une nouvelle excitation le remette en activité.

J'ai suffisamment insisté sur ce fait à propos du cœur sanguin, et j'ai cherché à établir que l'excitation s'accumulait dans les ganglions de Bidder. L'excitation emmagasinée était ensuite distribuée au muscle et suffisait quelque temps à entretenir son activité. Il doit en être de même dans le cœur lymphatique, et, d'après cette propriété, c'est, non à l'oreillette, mais au ventricule du cœur sanguin que cet organe serait comparable.

Mais à côté de cette analogie il existe une différence. Quand le ventricule a été enlevé avec ses ganglions, il emporte avec lui une certaine dose d'excitation qui lui permet de se contracter avec fréquence au début, puis plus lentement, jusqu'à ce que ses mouvements s'éteignent tout à fait. Il n'en est pas de même du cœur lymphatique. Lorsque, sous l'influence de l'excitation réitérée de la moelle épinière par des ruptures isolées du courant, il a accumulé une dose suffisante d'excitation pour fournir à son activité pendant quelques instants, les pulsations conservent leur fréquence ou l'augmentent même un peu, puis s'arrêtent brusquement.

Après avoir étudié les effets de l'excitation de la moelle sur le cœur lymphatique, voyons maintenant ce que nous apprendra l'excitation directe de cet organe. La méthode graphique serait difficilement applicable dans ce cas au cœur de la grenouille. Aussi, pour ne pas compliquer d'une difficulté nouvelle ces recherches déjà si délicates, nous adresserons-nous encore à la couleuvre.

L'animal est préparé comme il a été dit précédemment; son cœur est disposé entre les deux branches d'une petite pince électrique; celle-ci, construite avec deux fils de platine, est engagée dans une masse de cire à modeler, ce qui permet de la fixer commodément sur la règle et de lui donner une position convenable suivant les besoins de l'expérience.

La rupture d'un courant d'induction faible n'amène aucun résultat. Quand le courant est un peu plus fort, sa rupture agit sur les muscles voisins du cœur, et la contraction de ceux-ci se traduit maintenant par une ascension de la courbe; ce sont en effet les muscles intertransversaires qui reçoivent surtout l'action du courant ; en se contractant, ils rapprochent entre eux les os de la cage et diminuent sa cavité : le cœur se trouve ainsi soulevé au-dessus de sa position normale.

Donc, à chaque rupture, le levier du myographe trace un petit crochet sur le cylindre. Quant au cœur lymphatique lui-même, il paraît complètement étranger à ce qui se passe autour de lui, et son rythme n'est nullement altéré.

Un courant tétanisant faible détermine le tétanos des muscles de la cage, qui soulèvent le levier suivant une courbe sur laquelle continuent de s'inscrire les pulsations du cœur non modifiées (fig. 64).

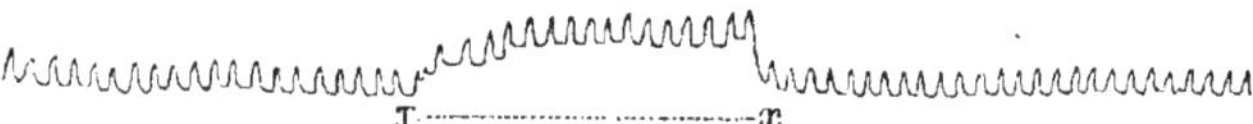

FIG. 64. — Excitation directe du cœur lymphatique de la couleuvre par un courant tétanisant faible de T en x. — Les pulsations du cœur lymphatique ne sont pas modifiées et continuent régulièrement. Le levier est soulevé par suite de la contraction des muscles voisins qui resserrent la cage osseuse où est compris le cœur.

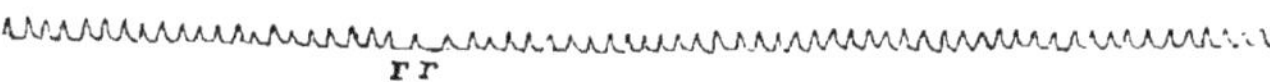

FIG. 65. — Cœur lymphatique de la couleuvre. Ruptures isolées d'un courant d'induction appliquées à la moelle épinière intacte. — A chaque rupture, r, r, les pulsations du cœur lymphatique sont écartées les unes des autres.

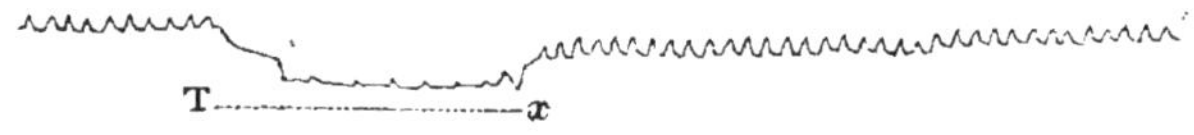

FIG. 66. — Cœur lymphatique de la couleuvre. — Excitation de la moelle épinière intacte par un courant tétanisant de T en x. — Les battements du cœur lymphatique s'écartent les uns des autres. La courbe générale descend par suite de la contraction des muscles voisins qui élargissent la cage.

Un courant tétanisant fort arrête le cœur en systole.

Enfin, nous avons recherché quelles sont les modifications qu'exerce l'excitation appliquée sur la moelle épinière, l'animal étant intact et le cœur battant. Pour cela, après avoir découvert les cœurs lymphatiques et avoir disposé le cardiographe, nous avons appliqué sur les deux côtés du corps de la couleuvre, à peu près à sa partie moyenne, les mors d'une pince électrique, de manière à faire passer le courant à travers la moelle.

Nous avons constaté que des ruptures isolées d'un courant fort écartent les systoles les unes des autres (*r*, *r*, fig. 65). Un courant tétanisant amène un ralentissement considérable ou un arrêt en diastole (fig. 66).

VINGTIÈME LEÇON

(24 février 1878)

Cœurs lymphatiques.

Action du curare sur les cœurs lymphatiques. — Observations de Kölliker. — D'après Bidder, la réplétion des sacs lymphatiques dans l'intoxication par le curare est due à l'arrêt des cœurs lymphatiques. — Cet arrêt n'est pas le seul facteur qui soit en jeu; il faut y ajouter la paralysie des muscles des artères qui amène la réplétion des capillaires, et par suite l'exsudation et la diapédèse.

Étude de l'action du curare au moyen de la méthode graphique. — Les battements des cœurs lymphatiques conservent leur régularité et leur vitesse; leur amplitude diminue progressivement jusqu'à l'arrêt complet.

Résumé des connaissances acquises sur l'anatomie et la physiologie des cœurs lymphatiques.

Messieurs,

Je dois encore, à propos de la physiologie des cœurs lymphatiques, vous dire quelques mots des effets du curare sur ces organes.

A la suite des mémorables travaux de Cl. Bernard, Kölliker publia sur l'action de cette substance toxique une note insérée aux *Comptes rendus de l'Académie des sciences*, et bientôt suivie d'un mémoire dans les *Archives de Virchow* (1). Dans ses expériences, dont les

(1) Kölliker, *Physiologische Untersuchungen über die Wirkung einiger Gifte* (*Arch. de Virchow*, 1856, t. X, p. 52).

résultats généraux sont les mêmes que ceux de l'illustre physiologiste français, Kölliker signala l'action du curare sur les cœurs lymphatiques et montra que ces organes sont les premiers à subir l'influence du poison.

En effet, si l'on soumet une grenouille à l'action du curare, on remarque qu'au moment où l'intoxication commence à se faire, ses cœurs lymphatiques cessent de battre. Tous les physiologistes (car il n'en est pas un qui, depuis les découvertes de Cl. Bernard, n'ait répété cette expérience) ont constaté ce fait.

En 1868, Bidder, faisant de nouvelles expériences physiologiques avec le curare, a remarqué que, lorsque l'on injecte aux grenouilles une dose de curare suffisante pour amener la paralysie complète, mais non la mort, les sacs lymphatiques se remplissent de lymphe. Il a attribué cette réplétion à la stase occasionnée par arrêt des cœurs lymphatiques.

Le fait est vrai, mais l'explication n'est pas complète : la réplétion des cœurs lymphatiques reconnaît encore une autre cause. Le curare, qui agit si puissamment sur les terminaisons nerveuses des muscles volontaires, laisse, comme vous le savez, le cœur sanguin continuer ses battements. En revanche, il exerce son action sur les artères et surtout sur les artérioles, en déterminant la paralysie des fibres musculaires qui entrent dans la constitution de leur paroi. Aussi, chez une grenouille curarisée, la circulation est-elle plus large et plus complète qu'à l'état normal. C'est là une expérience dont la plupart de vous ont été témoins. Il suffit d'étaler la membrane interdigitale d'une grenouille et de l'examiner à un faible grossissement pour reconnaître que la circulation normale y présente une grande irrégularité. Souvent elle est arrêtée dans certains districts capillaires; dans d'autres, elle se fait tantôt dans un sens, tantôt dans un autre. Chez une grenouille complètement curarisée, elle est au contraire régulière dans toutes les parties, ce qui tient à ce que les artérioles désormais paralysées ne peuvent plus la modifier. Il résulte de cette paralysie des artérioles une tension considérable dans le système capillaire, ce qui amène une exsudation plus considérable, accompagnée d'une diapédèse des globules blancs également plus abondante. C'est donc non seulement à l'arrêt des cœurs lymphatiques, comme le croyait Bidder, mais pour une bonne part aussi à l'exsudation et à la diapédèse qu'il faut attribuer l'état de réplétion des sacs lymphatiques, qui se montre le quatrième ou le cinquième jour après l'administration du curare. Tarchanoff a établi ce fait dans un mémoire publié dans les travaux de notre laboratoire (1).

Il n'en est pas moins vrai que le curare exerce une action considérable sur les cœurs lymphatiques ; on a même dit que, de tous les muscles de la grenouille, ceux qui constituent ces organes subissent le plus facilement l'influence de ce poison. Il suffit en effet de quelques gouttes d'une solution au millième pour les arrêter.

(1) Tarchanoff, *De l'influence du curare sur la quantité de la lymphe et l'émigration des globules blancs du sang* (*Travaux du laboratoire d'histologie du Collége de France*, 1875, p. 33).

Chez la couleuvre, il est nécessaire d'employer une dose bien plus grande pour arriver au même résultat. Nous avons dû injecter sous la peau de cet animal jusqu'à 2 grammes d'une solution au centième pour obtenir la paralysie des muscles volontaires et celle des cœurs lymphatiques.

Mais il ne nous suffit pas de constater l'arrêt des cœurs lymphatiques; nous devons nous demander comment il se produit. La paralysie qui atteint ces organes est-elle précédée de phénomènes d'excitation tels que, par exemple, le nombre ou l'amplitude de leurs pulsations augmenterait d'abord pour diminuer graduellement ensuite, ou bien, au contraire, s'arrêtent-ils brusquement? La méthode graphique nous permettra de donner des réponses nettes à ces différentes questions.

Tout d'abord, et sans avoir recours à cette méthode, il est facile de se convaincre que la paralysie des muscles volontaires n'est pas précédée de phénomènes d'excitation. Injectons dans les sacs lymphatiques d'une grenouille deux gouttes d'une solution de curare à 1 pour 100. L'animal est placé sous une cloche; au bout d'un instant, il reste parfaitement tranquille; il ne présente aucun mouvement convulsif et garde son attitude normale jusqu'à la curarisation complète, de telle sorte que c'est seulement en le prenant à la main que l'on constate sa paralysie absolue.

Mais quelle est la nature de cette action progressive du curare sur les nerfs moteurs? Le curare agit-il sur chaque nerf moteur d'une manière régulièrement progressive, ainsi que pourrait le faire supposer son action sur l'animal entier? Pour répondre à cette question, il faudrait, pendant la curarisation, soumettre à intervalles réguliers un nerf, le sciatique par exemple, à une excitation toujours la même et enregistrer chaque fois l'amplitude de la contraction d'un muscle ou d'un groupe de muscles desservis par ce nerf. Il est difficile de faire cette expérience : car pour la réussir il faudrait se procurer d'abord une source d'excitation constante, et puis il faudrait construire, pour l'appliquer au nerf, un appareil délicat.

Les cœurs lymphatiques nous fournissent pour ainsi dire cet appareil tout construit. Leurs muscles se contractent, à intervalles réguliers, sous l'influence d'un excitant naturel d'intensité constante. Ils vont donc nous donner d'eux-mêmes, grâce à leurs contractions spontanées rythmiques, la réponse que nous cherchons. Voici l'expérience qu'il faut faire et que nous avons répétée à plusieurs reprises ces jours derniers : une grenouille étant immobilisée par des moyens mécaniques (voy. p. 303), nous appliquons sur l'un des cœurs lymphatiques le petit cardiographe que nous avons décrit. Le tracé nous montre des pulsations, irrégulières au début, mais qui bientôt deviennent régulières. Nous introduisons alors sous la peau de l'animal deux ou trois gouttes d'une solution de curare à 1 pour 100, dose considérable pour la grenouille. Tout d'abord on ne remarque aucune modification dans le tracé; les pulsations continuent en même nombre avec la même amplitude et la même régularité. Mais, après deux à trois minutes, leur amplitude diminue d'une manière progressive, et, au bout de trois à quatre minutes, elles cessent complètement. Pendant cet affaiblissement et jusqu'à leur disparition complète, leur rythme est resté constamment le même; vous pouvez vous en convaincre par l'examen du tracé que je vous présente (fig. 67).

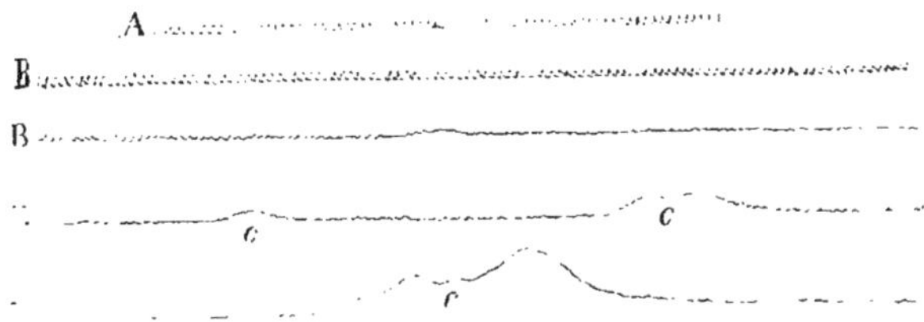

FIG. 67. — Action du curare sur les cœurs lymphatiques. — A, battements du cœur lymphatique postérieur d'une grenouille verte. — B, battements de ce cœur après injection dans le sac dorsal de deux gouttes d'une solution de curare à 1 pour 100; *c*, *c*, contractions intestinales.

Lorsque les pulsations du cœur lymphatique sont sur le point de s'arrêter, on voit apparaître les courbes qui correspondent à la contraction intestinale. Il se produit donc, sous l'influence du curare, un phénomène semblable à celui que nous avons constaté chez les grenouilles auxquelles nous avions coupé la tête (voy. p. 308).

Je viens de vous décrire une expérience type; en réalité, on obtient quelquefois des résultats qui s'en écartent en quelques points. Pour ne vous en citer qu'un exemple, je vous dirai que, chez les grenouilles accouplées, les mouvements intestinaux se dessinent sur le tracé, même en dehors de toute action du curare, et chez les mâles aussi bien que chez les femelles.

Autre fait intéressant que je vous signale en passant :

on sait que, dans la saison des amours, les sacs lymphatiques des batraciens anoures sont remplis de lymphe ; leur peau même en est infiltrée. Or, il se pourrait que cette stase et cette infiltration fussent dues à une parésie des cœurs lymphatiques; ces organes, en effet, n'ont à cette époque que des battements faibles et irréguliers.

Des quelques expériences que nous avons faites il résulte que :

1° Le curare paralyse les cœurs lymphatiques; 2° la période de paralysie n'est pas précédée d'une période d'excitation ; 3° pendant toute la durée de l'action latente du curare, les pulsations du cœur lymphatique sont semblables aux pulsations normales; 4° la curarisation des éléments moteurs est lente et graduelle.

Nous avons remarqué de plus que, si les pulsations sont affaiblies, elles ne sont ni plus ni moins nombreuses; en d'autres termes, leur rythme n'est pas changé. Concluons de là que le curare n'agit pas sur les organes qui produisent le rythme; c'est-à-dire qu'il n'exerce son influence ni sur les muscles ni sur les organes centraux. Il ne peut donc affecter que les nerfs moteurs.

Reportons-nous à nos recherches anatomiques. Dans les cœurs lymphatiques de la couleuvre, vous ne l'avez pas oublié, les nerfs se terminent par des éminences et des arborisations que l'on a confondues sous le nom de plaques motrices. Vous savez d'autre part que le cœur sanguin, qui n'est pas arrêté par le curare, ne possède pas de plaques motrices. En rapprochant ces deux faits, nous sommes donc conduits à admettre, comme l'ont dit plusieurs physiologistes et notamment M. Vulpian, que le curare agit tout particulièrement, sinon spécialement, sur les plaques motrices.

Le moment est venu de nous résumer et de faire le bilan de ce que nous savons sur la structure et les propriétés des cœurs lymphatiques.

Et d'abord, au point de vue anatomique, nous avons constaté que :

1° Les cœurs lymphatiques sont des organes simples, formés par une seule vésicule contractile, et nullement composés de parties distinctes comparables aux oreillettes et au ventricule du cœur sanguin.

2° Les cœurs lymphatiques présentent une disposition intérieure variable. Leur cavité est tantôt tout à fait lisse, tantôt divisée par des cloisons incomplètes dont la forme et le nombre diffèrent, non seulement d'un individu à l'autre, mais même d'un cœur à l'autre chez le même individu.

3° Les cœurs lymphatiques appartiennent bien au système lymphatique et non au système veineux. Cela est prouvé par la forme de l'endothélium qui revêt leur cavité.

4° Les fibres musculaires qui entrent dans la constitution de leurs parois sont striées, ramifiées et anastomosées comme celles du cœur sanguin. Elles en diffèrent en ce qu'elles ne sont pas composées de cellules placées bout à bout, et chez les grenouilles en ce que les noyaux qu'elles présentent ne sont pas centraux, mais, au contraire, marginaux et noyés dans une masse protoplasmique commune. Nous avons vu cependant que cette situation des noyaux n'a rien d'absolu et que, dans les fibres entre-croisées, il y a des noyaux au centre des fibres.

Chez la couleuvre, les fibres musculaires des cœurs lymphatiques sont plus volumineuses, analogues à celles des muscles volontaires, dont elles diffèrent cependant par leurs ramifications et leurs anastomoses.

5° Le tissu conjonctif des cœurs lymphatiques est composé de fibres nombreuses et résistantes; il possède une grande quantité de cellules pigmentaires qui lui donnent une teinte grise particulière, marquée surtout chez la couleuvre.

6° Les cœurs lymphatiques sont pourvus de vaisseaux sanguins ; ce fait est remarquable surtout chez la grenouille, dont le cœur sanguin n'en possède pas.

7° Les nerfs des cœurs lymphatiques postérieurs de la grenouille ont une origine, un trajet, une distribution et des anastomoses essentiellement variables. Les cellules ganglionnaires signalées par Waldeyer sont variables également de nombre et de situation, et quelquefois elles manquent complètement.

8° Les nerfs des cœurs lymphatiques de la couleuvre se terminent par des arborisations comprises dans des éminences, analogues à celles des muscles volontaires, par des plaques motrices, en un mot.

Relativement à la physiologie, nous avons constaté que :

1° La destruction de la moelle épinière exerce sur

les cœurs lymphatiques des effets variables. Ce fait est important, car tous les auteurs qui nous ont précédé ont décrit la section ou la destruction de la moelle comme étant suivie constamment d'effets semblables, et c'est pour cette raison qu'ils sont loin de s'entendre sur la nature de ces effets. Nous avons remarqué fréquemment que la destruction complète de la moelle épinière arrête un certain nombre de cœurs sans exercer aucune action sur les autres.

Les expériences de Volkmann, d'Eckhard, de Waldeyer, de Goltz et de Schiff sont donc à refaire, les unes et les autres, et, sans doute, en tenant compte des différences anatomiques individuelles, tous les faits en apparence contradictoires, observés par ces divers auteurs, se trouveront confirmés ou expliqués.

2° La pulsation du cœur lymphatique est une pulsation simple ; elle n'est pas comparable à celle du cœur sanguin qui se dédouble. La physiologie se trouve sur ce point en accord parfait avec l'anatomie : le cœur lymphatique est une vésicule simple, comparable au ventricule du cœur sanguin.

3° La systole du cœur lymphatique représente une seule secousse musculaire, telle que la produit un muscle ordinaire sous l'influence d'une rupture de courant. Cependant elle donne lieu quelquefois à un phénomène sur lequel je dois revenir à cause de son importance. Nous avons vu deux pulsations se rapprocher, se géminer et se fondre plus ou moins l'une dans l'autre. Cette fusion de deux secousses spontanées, ce tétanos élémentaire pour ainsi dire, est un fait important au point de vue de la théorie de Helmholtz sur la genèse du tétanos.

4° L'excitation directe du cœur lymphatique par un courant interrompu détermine son arrêt en systole.

5° L'excitation de la moelle épinière et des centres cérébro-spinaux amène, si elle est faible, une diminution du nombre des pulsations des cœurs lymphatiques ; si elle est forte, un arrêt en diastole.

6° Le temps perdu du cœur lymphatique est considérable. Nous avons vu qu'il s'écoulait au minimum une seconde et quatre dixièmes entre l'excitation de la moelle épinière et la contraction du cœur chez la couleuvre. Aucun muscle, à ma connaissance, n'a une période d'excitation latente aussi longue. Ce phénomène rapproche les muscles des cœurs lymphatiques des muscles de la tortue et des muscles rouges du lapin, avec lesquels ils ont d'autres analogies encore, comme la forme de la secousse et l'accumulation de l'excitation. Ainsi, dans le cœur lymphatique comme dans le muscle demi-tendineux du lapin, un courant dont la clôture ou la rupture isolée ne détermine aucun effet, produit un tétanos quant il est fréquemment interrompu.

Les muscles des cœurs lymphatiques doivent donc être classés parmi les muscles ultra-rouges.

7° L'étude de l'action du curare sur les cœurs lymphatiques nous a permis de démontrer à peu près complètement que cette substance toxique agit sur les plaques motrices, ainsi que l'ont avancé un certain nombre de physiologistes.

CONSIDÉRATIONS GÉNÉRALES SUR LE SYSTÈME LYMPHATIQUE.

Après l'étude que nous venons de faire de la structure et des fonctions des cœurs lymphatiques, on en vient naturellement à se demander pourquoi ces organes ne se rencontrent que chez quelques vertébrés à l'exclusion des autres ? N'y aurait-il pas dans le système lymphatique de ces derniers des organes qui correspondent aux cœurs lymphatiques ?

Cette question nous amène à comparer entre eux le système lymphatique des mammifères et celui des batraciens. Si nous arrivons à démontrer que, malgré les différences profondes que présente ce système chez les uns et chez les autres, il est cependant réductible au même type, nous aurons accompli une tâche incombant spécialement à l'anatomie générale.

Chez les mammifères, les capillaires lymphatiques prennent leur origine dans les mailles des cavités séreuses et dans les interstices du tissu conjonctif. Cette conception est déjà ancienne ; elle remonte à Bichat, qui l'a exposée dans son *Anatomie générale*, sans l'appuyer, il est vrai, sur des preuves suffisantes. Aujourd'hui, établie sur un groupe de faits nombreux et bien observés, elle a pris une solidité telle qu'elle peut être considérée comme démontrée.

Des cavités séreuses et des mailles du tissu conjonctif se dégagent des canaux à parois extrêmement minces, et possédant déjà leur endothélium caractéristique. Bientôt munis de valvules, ces canaux s'anastomosent largement les uns avec les autres, de manière à former dans les organes et autour d'eux de riches réseaux. Quand ils ont acquis un certain diamètre, à peu près celui que nous connaissons aux chylifères, ils se montrent munis de fibres musculaires lisses, dont la direction est transversale ou légèrement oblique. Ils sont munis de valvules et présentent au-dessus d'elles des renflements qu'il convient de nommer *renflements supra-valvulaires*. Dans la paroi de ces renflements, les fibres musculaires s'entrelacent dans divers sens et forment un plexus. Cette structure rapproche les renflements supra-valvulaires des mammifères des cœurs lymphatiques des batraciens. Il existe cependant entre ces organes cette différence, que les plexus des renflements supra-valvulaires sont constitués par des fibres lisses, tandis que l'enveloppe musculaire des cœurs lymphatiques est formée de fibres striées.

L'analogie peut être poussée plus loin. Bichat raconte qu'ayant ouvert un chien vivant il vit les vaisseaux lymphatiques présenter au niveau du foie des battements rythmés. Cette observation est restée isolée; personne n'a pu la reproduire; je l'ai essayé sans y parvenir. Il est probable qu'il faut pour cela se placer dans des conditions dont la détermination a jusqu'à présent échappé aux expérimentateurs.

Néanmoins, le fait indiqué par Bichat s'expliquerait parfaitement bien par l'action des renflements supra-valvulaires, qui auraient ainsi un rôle analogue à celui des cœurs lymphatiques. Le vaisseau étant supposé rempli de lymphe, la systole de ces renflements aurait pour premier effet de fermer la valvule située immédiatement au-dessous d'eux, et pour résultat effectif de faire cheminer le contenu des vaisseaux lymphatiques vers le système veineux, comme le font les cœurs lymphatiques pour le contenu des sacs lymphatiques des batraciens.

Chez les mammifères le système lymphatique contient en outre des organes spéciaux que l'on a désignés sous le nom de ganglions ou de glandes lymphatiques, et qui se trouvent à l'origine des membres et à la racine des grands organes splanchniques; nous devons nous demander quelle est leur signification physiologique.

Je vous rappellerai en quelques mots leur structure. A l'intérieur d'une capsule fibreuse, de laquelle se dégagent des travées fibreuses qui constituent la charpente du ganglion, se trouve un système caverneux cloisonné dans lequel s'ouvrent les vaisseaux afférents d'une part, les vaisseaux efférents de l'autre, et où la circulation de la lymphe se fait facilement.

Dans l'intérieur de cette cavité, qui les entoure de toutes parts, se trouvent logés des organes spéciaux, *follicules lymphatiques*, maintenus par les travées qui parcourent le système caverneux. Ces follicules, dont la constitution ne ressemble en rien à celle des glandes, possèdent un réticulum de fibres extrêmement délicates et sont parcourus par de nombreux capillaires sanguins. Les mailles laissées entre les capillaires et les fibres du réticulum sont comblées de cellules lymphatiques. Toutes les cavités et toutes les travées du ganglion sont revêtues d'une couche endothéliale, aussi bien dans le système caverneux que dans le système folliculaire.

Ainsi constitués, les ganglions situés sur le trajet des vaisseaux lymphatiques sont des appareils de perfectionnement dont la fonction paraît être relative à l'élaboration de la lymphe. Mais, comme les cellules lymphatiques peuvent se former également dans d'autres parties de l'organisme, ces ganglions ne sont pas indispensables. Aussi connaissons-nous beaucoup d'animaux qui n'en possèdent pas et chez lesquels le système lymphatique est néanmoins très développé.

Chez les batraciens, le système lymphatique ne présente quelque chose qui ressemble à des vaisseaux calibrés que dans la membrane interdigitale, dans les expansions de la queue des larves et dans les gaînes périvasculaires du mésentère; partout ailleurs, comme vous avez pu vous en convaincre quand nous l'avons injecté, il est purement lacunaire. Les vastes espaces qui se trouvent sous la peau ont reçu le nom de sacs lymphatiques. Entre les différents muscles et dans leur épaisseur il existe des espaces semblables, dont la disposition essentielle est la même, quoiqu'ils n'aient pas reçu de nom spécial. Derrière les viscères se trouve la citerne lymphatique rétro-péritonéale. Enfin le péritoine lui-même doit être considéré comme un vaste sac lymphatique dans lequel plongent les viscères; cela a été pleinement démontré depuis longtemps par les observations de Schweigger-Seidel et Dogiel, qui ont constaté l'existence de trous de communication entre cette cavité et la citerne rétro-péritonéale. D'ailleurs, ainsi que vous l'avez vu, une injection, faite lentement et avec une masse pénétrante, arrive facilement des sacs sous-cutanés au système lymphatique tout entier.

Le système lymphatique est donc très développé chez les batraciens. Mais les diverses cavités dans lesquelles la lymphe est contenue ne possédant pas dans leurs parois d'éléments musculaires spéciaux, sa circulation ne saurait s'y produire que par les mouvements généraux de l'animal ou la contraction de tel ou tel muscle comprimant des espaces qui l'avoisinent. Il est indispensable, cependant, qu'après avoir concouru à la nutrition des éléments qu'elle baigne et avoir reçu leurs déchets elle revienne se mélanger au sang, pour recevoir à son contact une élaboration indispensable à sa reconstitution.

Aussi, la communication du système lymphatique avec le système sanguin n'est-elle pas aussi étroite chez les batraciens que chez les mammifères. La lymphe débouche dans le système veineux des batraciens par quatre orifices, et les cœurs lymphatiques, placés à leur niveau, ont pour fonction de la rassembler et de la pousser dans le torrent circulatoire.

Étudions maintenant la manière dont les cœurs lymphatiques exécutent cette fonction. Nous avons constaté que, chez la grenouille, ils ne possèdent pas de vaisseaux lymphatiques afférents. Chaque cœur lymphatique est placé au confluent d'un certain nombre d'entonnoirs polyédriques juxtaposés et rayonnant autour de lui. Au sommet de chacun de ces entonnoirs se trouvent, au lieu de vaisseaux, des ouvertures simples ou multiples que j'ai désignées sous le nom de pores lymphatiques, et par lesquelles le cœur puise autour de lui la lymphe qu'il projette dans le système veineux.

Les feuillets aponévrotiques qui limitent ces entonnoirs, envoyant leurs fibres dans l'épaisseur même des parois des cœurs lymphatiques, leur communiquent ainsi un certain degré de tension et maintiennent béante la cavité de ces organes pendant la diastole. Le mécanisme de la diastole utile est donc très différent de celui que nous connaissons dans le cœur sanguin. Dans ce dernier, en effet, les grosses veines, en se contractant, poussent le sang dans les oreillettes, et celles-ci le chassent dans le ventricule. Dans le cœur lymphatique, quand, après la systole, les fibres musculaires se relâchent, les fibres connectives, qui entrent dans sa constitution et se continuent dans les partis avoisinantes, tendent les parois de cet organe. Grâce à leur élasticité, elles élargissent sa cavité et la maintiennent dilatée jusqu'à la systole suivante. La lymphe y est ainsi aspirée comme par le jeu d'un soufflet et y pénètre par les pores ouverts.

Chez les reptiles, chez les ophidiens du moins, rien ne rappelle les différentes cloisons aponévrotiques à la convergence desquelles sont situés les cœurs lymphatiques de la grenouille. Mais leurs cœurs lymphatiques sont contenus dans de petits thorax ; après chaque systole, ils sont ramenés à l'état d'extension par les fibres qui les rattachent aux côtes, et la diastole est passive comme chez les batraciens. L'ampleur de la cavité qui contient le cœur lymphatique est encore augmentée par l'élasticité des côtes et par la traction que peuvent exercer sur elles les muscles qui s'y attachent (voy. p. 311).

Dans la systole, la fermeture des pores lymphatiques s'opère par la contraction des fibres qui les entourent et qui agissent à la façon d'un sphincter; l'occlusion est encore favorisée par la disposition oblique de ces pores. La lymphe est projetée dans la veine, dont les valvules s'ouvrent sous la pression venant du cœur lymphatique.

La lymphe entre donc dans le cœur lymphatique par aspiration et elle pénètre dans les veines par propulsion.

VINGT ET UNIÈME LEÇON

(11 mars 1878).

Œsophage.

Les muscles de l'œsophage appartiennent à la vie organique. — Ils sont composés en partie de fibres striées et en partie de fibres lisses.
L'excitation électrique appliquée au nerf pneumogastrique fait contracter cet organe simultanément dans toute sa longueur.
Étude physiologique des mouvements de l'œsophage.
Revue historique. — Volkmann : le pneumogastrique n'a aucune action sur les mouvements de déglutition dans l'œsophage; ceux-ci se produisent par association avec ceux du pharynx. — Wild : La propagation de l'excitation se fait en partie par action successive des centres nerveux, en partie par action réflexe. — Mosso : Étude de l'excitabilité de l'œsophage au moyen de sondes à olive que l'on y introduit. Section de l'œsophage : les mouvements se continuent. Théorie du clavier.

MESSIEURS,

Après avoir fait l'étude de l'appareil nerveux du cœur sanguin et des cœurs lymphatiques, nous allons nous occuper maintenant de l'innervation de la tunique musculaire de l'œsophage.

Les fibres musculaires qui concourent à la formation de la paroi de l'œsophage appartiennent essentiellement à la vie organique, puisqu'il nous est impossible de le mettre en contraction par un effet direct de la volonté. En effet, les mouvements de déglutition, volontaires au début dans le pharynx, se poursuivent automatiquement au delà.

Une fois engagé dans le pharynx, le bol alimentaire descend dans l'estomac avec rapidité. Si donc, comme je l'ai dit souvent, la striation du muscle est en rapport avec la rapidité de sa contraction, les fibres musculaires de l'œsophage doivent être striées.

Il y a plus de quarante ans que l'illustre Schwann a découvert la striation des fibres musculaires de l'œsophage de l'homme. Cette observation a été consignée par J. Müller dans le compte rendu des travaux de l'année 1836 (1). Schwann n'a pas publié cette découverte dans un mémoire spécial; il a sans doute trouvé suffisant qu'elle fût portée par son maître, J. Müller, à la connaissance du monde savant. Confirmée depuis par tous les histologistes, elle se trouve reproduite dans tous les traités classiques que vous avez entre les mains, quoique souvent le nom de son auteur ne soit pas mentionné. Bien que, selon toute apparence, Schwann lui-même n'ait pas attaché une grande importance à cette découverte, il me paraît juste de rappeler que nous la lui devons.

Dans tous les traités classiques d'anatomie humaine on trouve une description de la structure de l'œsophage. Les auteurs lui assignent trois couches, une muqueuse, du tissu conjonctif sous-muqueux et une tunique musculaire. Ils indiquent que la muqueuse est recouverte d'un épithélium pavimenteux stratifié, comme la muqueuse du pharynx et de la cavité buccale; qu'elle est hérissée de papilles, bien plus développées chez

(1) *Müller's Archiv.* 1836, p. XI.

l'adulte que chez l'enfant, et enfin qu'elle contient des glandes en grappe, plus ou moins abondantes suivant la région, profondément situées dans la muqueuse et même dans le tissu sous-muqueux, et s'ouvrant dans le canal œsophagien par des conduits spéciaux.

Ils font connaître la nature lâche du tissu conjonctif sous-muqueux, particularité qui permet d'isoler facilement la muqueuse de la tunique musculaire.

Ils apprennent encore :

Que la muqueuse contient elle-même en son milieu, entre deux couches de tissu conjonctif, une couche spéciale de fibres musculaires lisses à direction longitudinale ;

Que la tunique musculaire est dans toute sa longueur composée de deux couches : une extérieure, à fibres longitudinales, commençant au cartilage cricoïde, renforcée sur son trajet par l'adjonction des muscles voisins, notamment des muscles bronchiques, et une interne, à fibres annulaires, prenant naissance au même point et se continuant avec la couche analogue du cardia ;

Que cette tunique musculaire est composée dans sa moitié supérieure de fibres striées, et de fibres lisses dans le reste de son étendue : ces deux sortes de fibres étant mélangées d'abord au point de transition, puis occupant chacune exclusivement son domaine ;

Que les nerfs de l'œsophage sont fournis par différentes branches du pneumogastrique, et qu'ils contiennent sur leur trajet des ganglions microscopiques, observés d'abord par Remak ;

Enfin, que le plexus ganglionnaire myentérique d'Auerbach, qui existe dans toute l'étendue des intestins, se montre aussi dans l'œsophage, entre la couche musculaire longitudinale et la transversale.

Chez les mammifères qui d'habitude servent à nos recherches, l'œsophage n'a pas absolument la même structure que chez l'homme; sa musculature est souvent plus compliquée. Klein (1) a étudié cet organe chez le lapin, chez le chien, chez le chat et chez d'autres animaux. Chez le lapin, la musculeuse présente dans le premier quart de sa longueur les deux mêmes couches que chez l'homme; mais il n'en est plus de même dans sa partie moyenne, où elle possède trois couches : une externe longitudinale, une moyenne transversale et une interne longitudinale. Les fibres lisses n'apparaissent que dans le dernier quart; au voisinage du cardia, les fibres striées ont complètement disparu.

Il ressort de cette description que le muscle de l'œsophage contient des fibres lisses et des fibres striées. L'étude de cet organe vient donc ici parfaitement à sa place, au moment où nous allons quitter l'étude de l'innervation des muscles striés, pour nous occuper de celle des muscles lisses.

Nous aurons à rechercher d'abord si la partie striée du muscle œsophagien est comparable au muscle du cœur lymphatique, à celui du cœur sanguin ou à ceux du tronc et des membres.

En second lieu, comme la structure du muscle œso-

(1) Klein, *Œsophagus* (*Manuel de Stricker*, 1872. p. 378).

phagien varie dans les différents points de sa longueur, tandis que l'excitation nerveuse lui est apportée dans toute son étendue par le même nerf, cette disposition spéciale nous permettra de démontrer que le mode de contraction d'un muscle dépend de sa constitution et non des nerfs qui le commandent.

Avant d'entrer dans le détail des recherches, avant même de vous exposer l'historique des travaux concernant la physiologie de l'œsophage, je crois devoir faire devant vous une expérience qui n'est pas nouvelle, mais que je regarde comme fondamentale, et qui nous indiquera la direction à suivre dans l'étude de cet organe.

Un lapin étant immobilisé par la section du bulbe, nous excitons un des pneumogastriques au moyen d'un courant d'induction interrompu : le muscle œsophagien se contracte en masse, et sa contraction est rapide comme celle des muscles blancs.

L'expérience que je viens de faire devant vous date de 1841. Elle est due à Volkmann. Cet auteur remarqua fort bien ce fait, sur lequel je viens d'attirer votre attention, que l'excitation électrique du nerf pneumogastrique fait contracter l'œsophage dans toute sa longueur si elle est produite par une simple rupture du courant, et qu'elle amène le tétanos de tout l'organe quand on fait usage d'un courant à interruptions fréquentes. Or il est clair que, dans ces conditions, le jeu du tube œsophagien ne peut en rien déterminer la translation du bol alimentaire dans un sens ou dans l'autre et n'a par conséquent rien d'analogue au mouvement de déglutition ou de régurgitation.

Nous touchons ici, vous le voyez, à un véritable paradoxe : L'excitation d'un nerf moteur ne produit pas les phénomènes fonctionnels que ce nerf détermine à l'état physiologique.

Ce paradoxe avait frappé Volkmann, et il avait cherché à l'expliquer. Dans son travail (1), il soutient que le pneumogastrique n'agit pas pour produire les mouvements de déglutition, et il s'appuie pour le démontrer sur diverses expériences. Ayant coupé à un veau les deux pneumogastriques, il remarqua que l'animal continuait à manger et à déglutir comme à l'état normal. Il ne dit pas qu'il ait mis à découvert l'œsophage et observé directement les mouvements péristaltiques ; le fait brut de la déglutition lui paraît suffisant. Ses autres expériences portent sur la grenouille, chez laquelle il voit le bol alimentaire descendre le long de l'œsophage, malgré la section des pneumogastriques. L'action des cils vibratiles à elle seule suffirait parfaitement pour produire ce phénomène sans aucune intervention des muscles. La descente du bol alimentaire n'implique donc pas la contraction du muscle œsophagien, et de plus il n'est pas possible de conclure de l'œsophage de la grenouille à celui des mammifères.

Partant de ces expériences, sur lesquelles il se fonde pour affirmer que le pneumogastrique ne joue aucun

(1) W. Volkmann, *Ueber die Bewegungen des Athmens und Schluckens mit besonderer Berücksichtigung neurologischer Streitfragen* (*Archives de Müller*, 1841, p. 347).

rôle dans la déglutition, Volkmann développe une théorie d'après laquelle la contraction de l'œsophage dépendrait de celle du pharynx, cette dernière étant sous l'influence de la volonté. Les mouvements de l'œsophage, mouvements involontaires, seraient *associés* aux mouvements volontaires du pharynx, de la même manière que dans d'autres actes de l'organisme, la parturition, la défécation, etc., il y a association de ces deux espèces de mouvements.

Volkmann attaque ensuite la théorie émise en 1833 par Marshall Hall. Celui-ci avait soutenu que les mouvements de l'œsophage sont déterminés par l'excitation directe du bol alimentaire. Volkmann fait remarquer que cette théorie n'explique pas comment la contraction se produirait seulement en arrière du bol alimentaire, pour le faire cheminer de haut en bas dans le troisième temps de la déglutition.

Je dois vous parler maintenant d'un travail presque aussi ancien, celui de Wild (1), daté de 1846. Les expériences de Wild, faites avec les conseils et l'assistance de Ludwig, ont porté sur le chien.

L'auteur s'occupe d'abord des muscles et des nerfs de l'œsophage. Il fait remarquer que les fibres musculaires n'y forment pas des couches distinctes, mais que, disposées en spirales plus ou moins obliques, elles s'entrecroisent dans différents sens, les profondes devenant superficielles, et inversement. Il donne une bonne

(1) Wild, *Ueber die peristaltische Bewegung des Œsophagus, nebst einigen Bemerkungen ueber diejenige des Darms* (*Zeitschrift für ration. Medicin* 1846, t. V, p. 76).

description des nerfs qui se rendent à l'œsophage chez le chien.

Au point de vue physiologique, Wild a observé que, sur les chiens soumis à l'influence narcotique de l'opium, les excitations des piliers ou du voile du palais provoquent constamment un mouvement de déglutition dans le pharynx. Ces mouvements ne sont pas nécessairement suivis chacun d'un mouvement péristaltique de l'œsophage; quelquefois c'est seulement à la deuxième ou à la troisième contraction du pharynx que l'on voit se produire une déglutition complète. Cependant, plus les chiens sont profondément narcotisés, plus il arrive fréquemment que les mouvements soient associés dans toute l'étendue du pharynx et de l'œsophage.

Dans une autre série d'expériences, l'œsophage étant mis à nu, Wild l'excite sur un point limité, soit mécaniquement, soit électriquement, soit par des réactifs chimiques. Il remarque constamment une contraction, également limitée; jamais il ne survient de mouvement péristaltique. En revanche, et là se trouve l'intérêt de cette expérience, si, au lieu de l'irriter localement avec une aiguille par exemple, on presse l'œsophage entre les doigts de manière à le comprimer dans toute son épaisseur, il survient un mouvement péristaltique qui s'étend jusqu'à l'estomac.

Ce mouvement, fait observer Wild, se répand toujours de proche en proche, sans sauter aucune partie de l'œsophage. Lorsqu'il a commencé, il est difficile de l'arrêter. Ainsi, lorsqu'il entraîne une boule introduite dans l'œsophage, et que l'on saisit cette boule au passage, il n'en continue pas moins dès qu'on cesse de la retenir. Pour arrêter définitivement la boule, il faut la maintenir pendant un certain temps.

L'auteur a ensuite pratiqué des sections transversales de l'œsophage ; il a remarqué que les mouvements de déglutition ne se propageaient pas au delà du point sectionné. Tout au contraire, les sections longitudinales les plus étendues n'ont jamais empêché la continuation du mouvement péristaltique.

Dans une autre expérience, Wild, choisissant des rameaux nerveux symétriques se rendant à l'œsophage à la même hauteur, en fait la section des deux côtés; l'œsophage se trouve paralysé dans la portion qui correspond à la distribution de ces nerfs.

La section des nerfs pneumogastriques au niveau du larynx paralyse la partie inférieure de l'œsophage, mais non la partie supérieure, ce qui s'explique par la disposition des nerfs.

Jamais par l'excitation des pneumogastriques Wild n'a pu produire de mouvements péristaltiques; enfin, jamais, dans aucune circonstance, il n'a observé de mouvements antipéristaltiques.

Après avoir donné les résultats généraux de ses expériences, Wild se demande comment se produisent les mouvements de l'œsophage à l'état physiologique. Il écarte d'abord toutes les explications qui ne feraient pas intervenir les centres nerveux.

Quant à la théorie de Volkmann, ou de l'association, il y fait une première objection : les contractions de l'œsophage sont loin d'être la suite constante de la déglutition pharyngienne; cette dernière se produit souvent sans les amener à sa suite.

Une autre considération qui milite encore contre la théorie de Volkmann, c'est que les mouvements du pharynx et de l'œsophage sont loin d'être simultanés comme les autres mouvements associés que l'on connaît; au contraire, la propagation du mouvement est lente, et de plus elle présente quelquefois des temps d'arrêt.

La théorie à laquelle Wild et Ludwig se rattachent, tout en regrettant expressément de ne pouvoir en démontrer complètement la justesse, est une modification de la théorie des réflexes. D'après leur manière de voir, la contraction du pharynx excite le centre nerveux réflexe de cet organe; celui-ci communique alors au centre réflexe de l'œsophage une excitabilité exagérée qui le rend sensible à des excitations d'ordinaire insuffisantes et provoque par conséquent les mouvements péristaltiques. En d'autres termes, la propagation de l'excitation se fait en partie par incitation successive des centres nerveux, en partie par voie réflexe.

Depuis 1845 jusqu'à ces dernières années, cette question a été à peu près complètement abandonnée, et l'on s'est occupé surtout de l'origine des fibres nerveuses qui animent l'œsophage.

Déjà en 1841, Longet (1) avait dit que le nerf pneumogastrique est purement un nerf de sensibilité, analogue aux racines postérieures des nerfs rachidiens;

(1) Longet, *Traité de physiologie*, 2e édition, 1860, t. II, p. 409.

il avait soutenu que ce nerf emprunte ses fibres motrices à d'autres nerfs.

En 1862, Chauveau (1) démontra, par des expériences faites sur les grands animaux, que les racines du nerf pneumogastrique renferment des fibres motrices.

En 1863, Van Kempen (2), qui déjà en 1842 avait attaqué les conclusions de Longet, reprend l'opinion qu'il avait soutenue à cette époque et l'étaie sur de nouvelles expériences. L'existence de fibres motrices dans les racines du pneumogastrique semble donc complètement établie aujourd'hui. C'est là, du reste, une question qui s'éloigne du sujet que j'ai l'intention de traiter devant vous.

En 1873, Mosso (3) reprend l'étude des mouvements de l'œsophage au point de vue auquel s'étaient placés Volkmann, Ludwig et Wild.

Les expériences sur lesquelles est fondé le travail de cet habile physiologiste ont été faites à l'Institut physiologique supérieur de Florence, alors sous la direction de Schiff.

Mosso, qui était au courant des expériences antérieures de Volkmann et de Wild, pose la question d'une autre façon. Il commence par affirmer qu'il est impossible de faire des mouvements de déglutition quand

(1) Chauveau, *Du nerf pneumogastrique considéré comme agent excitateur et comme agent coordinateur des contractions œsophagiennes dans l'acte de la déglutition* (*Journal de l'anatomie et de la physiologie*, t. V, p. 190).

(2) Van Kempen, *Nouvelles recherches sur la nature fonctionnelle des racines du nerf pneumogastrique et du nerf spinal* (*Journal de l'anatomie et la physiologie*, t. VI, p. 284).

(3) Mosso, *I movimenti del Esofago* (*Giornale della R. Accad. di Medicina di Torino*, 1873).

on n'a rien à avaler. Il est vrai, ajoute-t-il, qu'exceptionnellement certaines personnes peuvent exécuter dix à douze mouvements de déglutition consécutifs, à la suite desquels surviennent des mouvements péristaltiques de l'œsophage; mais généralement cela n'est guère possible, et, pour que la déglutition se fasse, il faut toujours un objet à déglutir.

Partant de là, Mosso divise ses expériences en trois séries : dans la première, il étudie le mécanisme des contractions musculaires de l'œsophage dans leur rapport avec l'innervation de cet organe; dans la seconde, il s'occupe de l'excitabilité de l'œsophage, et dans la dernière, des mouvements partiels qui surviennent dans l'œsophage isolé.

Parlons d'abord des procédés d'expérimentation auxquels l'auteur a eu recours. Pour déterminer la déglutition, il emploie plusieurs moyens : il remplit d'eau la bouche de l'animal ou bien lui en injecte par les narines; il comprime la région hyoïdienne; enfin il dénude le laryngé supérieur et en excite le bout central. Chaque excitation de ce nerf, lorsque le courant d'induction employé pour la produire est suffisant, détermine des mouvements de déglutition qui se propagent à tout l'œsophage.

Pour étudier ces mouvements, au lieu de faire une large plaie et de dénuder l'organe sur une grande longueur, Mosso se sert d'une boule en forme d'olive fixée à une tige métallique et analogue aux sondes à olive qui servent aux chirurgiens à pratiquer le cathétérisme. Cette boule, introduite dans l'œsophage par une boutonnière faite à ce conduit au niveau du larynx, peut être placée à différentes hauteurs.

Afin de faciliter l'opération et de la rendre moins douloureuse, les animaux en expérience sont insensibilisés par différentes substances : le bromure de potassium, l'éther et surtout la morphine. Nous devrons tenir compte de cette circonstance, lorsque nous ferons la critique des conclusions de Mosso. Les chiens sur lesquels ces expériences ont été faites n'étaient pas en effet des chiens *physiologiques*, si je puis m'exprimer ainsi ; ils étaient profondément modifiés par l'action de la morphine.

La boule étant introduite dans l'œsophage, elle est immédiatement entraînée par des mouvements péristaltiques jusque dans l'estomac. Si on la retient quelques secondes par sa tige métallique et qu'ensuite on l'abandonne, elle est de nouveau entraînée. Lorsque l'on essaye de la retirer, on éprouve en certains points des résistances considérables, si bien que, dans quelques cas, il faut attendre un peu de temps pour franchir ces sortes de rétrécissements spasmodiques.

Si la boule est maintenue pendant quelques minutes en un point de l'œsophage, celui-ci s'habitue à l'excitation, et, quand on lâche la tige métallique, la boule reste immobile; c'est alors que l'on peut commencer à expérimenter. Le pharynx étant excité par l'un des procédés mentionnés plus haut, il se produit un mouvement de déglutition; celui-ci continue dans l'œsophage et entraîne la boule dans l'estomac.

Mosso a répété également les expériences de Wild

par la section transversale de l'œsophage, et il a obtenu un résultat inverse. Il divise incomplètement l'œsophage avec un couteau ; les mouvements se continuent par-dessus la plaie. Il divise ensuite complètement l'œsophage, et, excitant le pharynx, il constate que les mouvements péristaltiques se produisent encore dans toute l'étendue de cet organe, comme s'il n'était pas sectionné.

Pour étudier plus en détail ce résultat inattendu, Mosso complique son outillage expérimental de la façon suivante : Prenant un tube de bois du diamètre de 2 centimètres environ, il y passe la tige de son olive, qu'il loge elle-même dans la partie inférieure du tube évidée à cet effet. Il introduit alors ce tube dans l'œsophage, auquel il le fixe par une ligature, ce qui lui permet de continuer à observer les mouvements de l'olive dans une partie inférieure du conduit.

Les résultats observés par Mosso l'amènent à se déclarer contre l'hypothèse de Volkmann. En effet, si l'on peut non seulement sectionner l'œsophage, mais encore en réséquer des portions considérables (et dans un cas Mosso en a retranché jusqu'à 6 centimètres) sans empêcher la transmission des mouvements, il faut en conclure que cette transmission ne se fait pas de proche en proche. Dès lors il faut en chercher la clef ailleurs. Mosso la trouve dans le système nerveux central. Pour lui, le mouvement de l'œsophage est « un mouvement réflexe » qui reconnaît pour cause essentielle une irritation » mécanique du pharynx. Cette irritation se transmet » par l'intermédiaire des nerfs sensitifs à un centre de

» réflexion situé dans la moelle allongée, centre d'où » partent une série d'excitations qui produisent une série » coordonnée de mouvements dans l'œsophage. La di- » rection constante de ces mouvements fait supposer » l'existence d'un mécanisme qui, pour une irritation » donnée, excite d'abord les nerfs de la partie supérieure » et ensuite seulement ceux de la partie inférieure. »

On voit que cette conclusion ne diffère pas beaucoup de celle de Wild. L'un et l'autre de ces deux expérimentateurs font jouer au système nerveux central un rôle important dans la production des mouvements péristaltiques de l'œsophage.

A la fin de cette première partie de son travail, Mosso rapporte une expérience ingénieuse. Il a attaché à la tige métallique de l'olive introduite dans l'œsophage un fil passant sur une poulie et supportant de l'autre côté un plateau horizontal. A l'aide de cette disposition, il a pu constater que pendant quelques minutes l'œsophage du chien pouvait soutenir, en se contractant, un poids de 450 grammes.

Dans la seconde partie de son mémoire, Mosso étudie l'excitabilité du muscle œsophagien. Il emploie à cet effet une petite vessie en caoutchouc mince qu'il introduit dans l'œsophage. Cette vessie est reliée par un tube en caoutchouc à un manomètre dans la longue branche duquel est engagé un flotteur surmonté d'une tige en verre et d'une plume qui peut tracer les oscillations du niveau sur un cylindre enregistreur. La boule étant maintenue immobile dans l'œsophage jusqu'à ce que celui-ci ait cessé ses mouvements péristaltiques, on excite le pneumogastrique par des ruptures d'un courant induit faites à intervalles égaux, comme dans les expériences de Bowditch sur la pointe du cœur (voy. p. 59). On remarque alors un phénomène analogue à celui que Bowditch a désigné sous le nom de phénomène de l'escalier. Le courant étant toujours de la même intensité, la seconde secousse a une amplitude plus grande que la première, la troisième est encore plus haute; puis, au bout de deux à dix secousses, toutes les subséquentes ont constamment la même amplitude.

Dans la troisième partie de son mémoire, l'auteur étudie les contractions partielles de l'œsophage. Dans ce but, il l'enlève complètement du corps, le lie à ses extrémités après l'avoir insufflé modérément et le suspend dans une chambre humide. Chez le chien, l'œsophage présente des mouvements partiels et non coordonnés pendant deux heures. Chez le chat, et bien qu'on fût au commencement de l'été, ces mouvements, étudiés de la même façon, continuèrent pendant trente-deux heures. Ils consistaient en des contractions des fibres longitudinales qui élevaient l'œsophage, ou en des étranglements survenant en divers points, ou enfin en mouvements de torsion, de flexion, de va-et-vient, causés par des contractions d'une partie seulement des faisceaux longitudinaux.

Les travaux de Volkmann, de Wild et de Mosso sont les seuls que je connaisse sur le sujet qui m'occupe en ce moment. Si j'essaye de faire le bilan de ce qu'ils nous apprennent sur le mécanisme des mouvements de l'œsophage, je dois avouer que le paradoxe dont je vous parlais au début de cette leçon subsiste tout entier.

Le pneumogastrique est bien le nerf moteur de l'œsophage, puisque, lorsqu'il est coupé, les mouvements péristaltiques s'arrêtent. La théorie de Volkmann n'est donc pas fondée. Quant à la théorie de Wild et de Mosso, que j'appellerais volontiers la *théorie du clavier*, *a priori* elle me paraît bien extraordinaire. Une disposition de ce genre serait tout à fait exceptionnelle. Nous voyons en effet que les organes de la vie organique possèdent généralement en eux-mêmes les centres nerveux qui déterminent leurs mouvements. C'est ainsi que le cœur contient son centre moteur. Le système nerveux central paraît avoir pour rôle unique de modifier et de diriger ces mouvements pour les mettre en harmonie avec les besoins de l'organisme. Aussi ne comprendrais-je que difficilement qu'il existât dans le système nerveux central un mécanisme qui agirait successivement sur les différentes fibres de l'œsophage et les ferait contracter dans l'ordre voulu pour exécuter le mouvement péristaltique de la déglutition.

---

tées sous le cardiographe, nous faisons agir de même

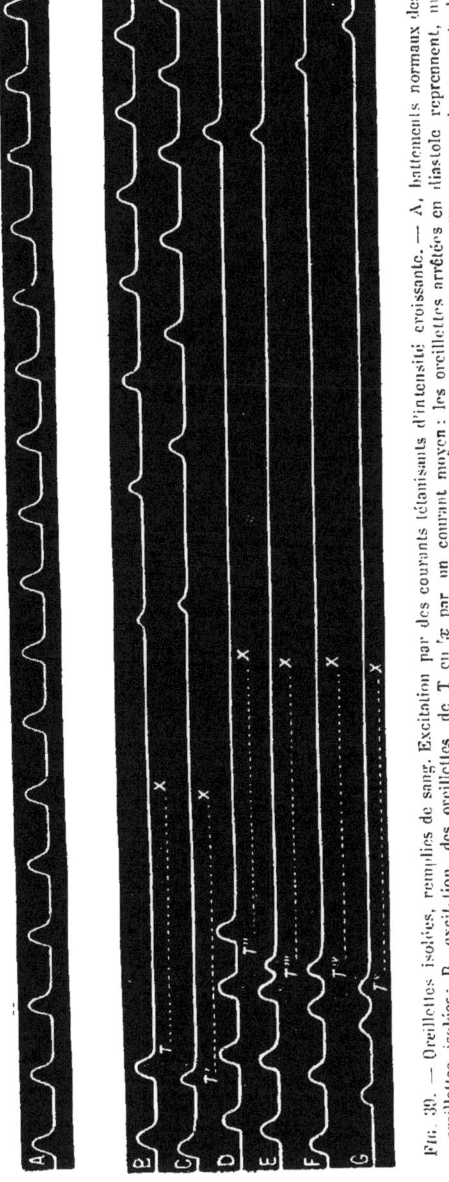

Fig. 39. — Oreillettes isolées, remplies de sang. Excitation par des courants tétanisants d'intensité croissante. — A, battements normaux des oreillettes isolées ; B, excitation des oreillettes de T en x par un courant moyen : les oreillettes arrêtées en diastole reprennent, un certain temps après la cessation de l'excitation, leurs pulsations spontanées ; C, D, E, F, G., excitation des oreillettes par des courants de plus en plus intenses depuis T', T'', etc., jusqu'en x. Plus le courant est intense, plus l'arrêt du cœur se prolonge après la cessation de l'action électrique.

des ruptures isolées et des courants tétanisants de diverses intensités.

Les ruptures isolées amènent chacune une contraction des oreillettes.

Un courant tétanisant arrête les oreillettes en diastole (fig. 39). Après qu'il a cessé, les oreillettes restent immobiles pendant un certain temps, puis reprennent leurs battements, d'abord faibles et espacés, et se rapprochant ensuite peu à peu de l'amplitude et du rythme normal. Plus l'intensité du courant a été grande, plus est long l'arrêt qui persiste après que l'on a supprimé l'action de l'électricité.

DIXIÈME LEÇON

(17 janvier 1878)

Cœur sanguin.

Étude physiologique de l'appareil nerveux du cœur (suite). — Résumé des résultats obtenus dans les expériences précédentes. — Nouvelles expériences. — La ligature au sinus arrête le cœur par son action sur les fibres venant des cellules ganglionnaires et comprises à ce niveau dans des nerfs cardiaques. — Explication de cet arrêt par interférence nerveuse.

Rôle de l'appareil ganglionnaire du cœur.

Action du chloroforme sur le cœur. — Expérience de Steiner. — Reprise de cette expérience. — L'arrêt n'est pas dû à l'insensibilité du cœur, mais à la diminution de la motilité sous l'influence du poison.

Messieurs,

Je vais résumer d'abord en quelques mots les résultats des expériences dont je vous ai rendu compte à la fin de la dernière leçon.

L'excitation mécanique accélère les battements du ventricule isolé et muni de ses ganglions. Quand cette partie, abandonnée à elle-même, ralentit ses mouvements, une nouvelle excitation lui rend son activité.

L'excitation mécanique faible accélère les pulsations des oreillettes ; forte, elle les ralentit ou les fait disparaître.

L'excitation électrique agit de la même façon, et

elle présente cet avantage de pouvoir être appliquée à l'organe placé sous le levier du myographe ; on obtient ainsi des tracés qui permettent de mieux étudier les phénomènes.

Opérant sur le ventricule muni des ganglions de Bidder, nous avons cherché le courant minimum dont la rupture amenait une pulsation. Alors nous avons soumis l'organe à une série de ces ruptures; puis, éloignant légèrement les bobines, nous avons constaté qu'une rupture de ce courant plus faible déterminait encore une pulsation.

Mais si, au lieu d'appliquer le courant plus faible immédiatement après la série de ruptures du courant suffisant minimum, nous laissions au cœur un instant de repos, le courant plus faible demeurait alors sans effet, et il fallait revenir à la première position des bobines pour obtenir une contraction cardiaque. Nous avons exprimé cette loi de la façon suivante :

Soit N le courant minimum suffisant. Immédiatement après l'action de celui-ci, des courants N-1, N-2, N-3, provoquent encore l'activité du cœur.

Cette formule n'est que l'expression du fait observé. Quant à l'explication physiologique de ce fait, je n'en vois qu'une seule possible, et c'est la suivante : L'excitation n'est pas toute entière employée par l'organe, mais elle s'accumule dans les ganglions nerveux.

En outre, nous avons observé que les interruptions fréquentes du courant minimum suffisant maintiennent le rythme du ventricule, lequel disparaîtrait finalement si l'organe était abandonné à lui-même; qu'un courant plus fort arrête le ventricule en diastole; et que, plus fort encore, il provoque chez lui un tétanos de tonicité.

Enfin, nous pouvons affirmer qu'il existe un courant capable d'activer le ventricule et d'arrêter les oreillettes.

Avant d'aller plus loin, nous allons faire une expérience fondamentale. Il s'agit de résoudre une question posée depuis longtemps : est-ce par l'excitation qu'elle produit que la ligature du sinus détermine l'arrêt du cœur? Ou ce phénomène n'est-il pas au contraire amené parce que certains centres d'excitation sont isolés du cœur par la ligature? En d'autres termes, faut-il donner raison à Heidenhain et Ludwig contre Bezold et Goltz, ou inversement?

Si la ligature retranche certains centres nécessaires à l'automatisme du cœur, nous pourrons suppléer à leur action par l'excitation artificielle, et le cœur, arrêté par la ligature de Stannius, reprendra ses mouvements rythmés quand nous l'exciterons.

Plaçons une première ligature sur le bulbe aortique, afin de retenir une certaine quantité de sang dans l'organe. Lions le sinus exactement au lieu d'élection. Le cœur est arrêté, et il peut l'être pour fort longtemps. Portons-le sous le myographe, et cherchons le courant minimum capable de provoquer sa contraction.

Nous constatons d'abord que, pour un courant d'une certaine intensité, le cœur répond à la rupture par un battement; et cela est en rapport avec l'expérience 11 de Stannius. Bezold et Goltz auraient-ils donc raison, et le cœur, au lieu d'être paralysé par excitation d'un centre d'arrêt, serait-il simplement arrêté par sa séparation d'avec certaines cellules motrices et par l'absence de l'excitation que normalement elles lui transmettent?

Cette conclusion serait prématurée, car Bidder a constaté que le même effet se produit lorsque l'on excite directement le cœur arrêté par l'électrisation du pneumo-gastrique. Or, dans ce cas, l'arrêt est évidemment dû à une excitation et non pas à la séparation de certaines cellules. Cette expérience ne prouve donc rien en faveur de la théorie de Goltz.

Mais qu'arrivera-t-il si, au lieu d'une seule rupture du courant suffisant minimum, nous faisons agir sur le cœur une série d'interruptions rapides de ce même courant, ce que l'on nomme d'habitude un courant tétanisant? Après une première pulsation, le cœur s'arrête, et il demeure immobile tout le temps que dure le passage du courant. L'excitation continue est donc sans effet sur le cœur arrêté par la ligature du sinus veineux.

L'organe cependant n'est pas épuisé, car une nouvelle rupture isolée amène encore une pulsation. Si donc le cœur est arrêté dans ces conditions, c'est que son système nerveux, sous l'influence de l'excitation qu'il reçoit par la ligature, empêche le myocarde de répondre à l'excitation électrique à laquelle il est soumis.

Fait bien singulier! Ce même courant interrompu, qui a déterminé des contractions rythmées de la pointe du cœur séparée de ses ganglions, demeure sans effet sur e cœur entier.

Qu'en conclure? sinon que dans le cœur il y a des cellules ganglionnaires qui exercent une action frénatrice.

Un point ne nous en reste pas moins à éclaircir. Pourquoi une rupture isolée amène-t-elle une pulsation, alors qu'un courant interrompu demeure sans effet?

Nous savons que la pointe du cœur isolée, soumise à une rupture du courant, fait une pulsation; et c'est bien dans ce cas le muscle seul qui agit, puisqu'il n'est plus en rapport avec ses ganglions. Il en était probablement de même tout à l'heure. La rupture du courant agissait sur le muscle avant que l'excitation eût eu le temps de se transmettre au centre nerveux; mais quand la deuxième rupture arrivait à la fibre musculaire, la première avait atteint le système ganglionnaire qui empêchait le muscle de répondre à l'excitation. L'effet de l'excitation électrique est donc double, et l'expérience nous montre seulement que le temps perdu de l'appareil modérateur cardiaque est plus considérable que celui du muscle.

Telles sont les expériences principales que nous avons faites pour élucider la question. Vous voyez qu'elles nous ramènent, jusqu'à un certain point, à la théorie des deux centres: un centre d'arrêt et un centre d'excitation.

Nous reconnaissons facilement quand le centre excitateur l'emporte; mais nous n'avons aucun moyen de distinguer entre l'équilibre des deux centres et la suprématie du frénateur.

Dans l'état physiologique, et pour l'organe entier, le

centre excitateur l'emporte constamment, puisque le cœur est toujours en activité. Il en est de même pour l'oreillette séparée, qui continue ses mouvements; quant au ventricule isolé, ses centres ganglionnaires ne sont pas suffisants à eux seuls pour le maintenir en activité, car ses battements diminuent peu à peu et finissent par s'arrêter.

Ce que nous venons de dire n'est vrai que pour les excitations physiologiques et les excitations artificielles d'une faible intensité; il en est tout autrement quand l'excitation dépasse notablement les bornes physiologiques. Si le cœur tout entier est soumis à une excitation forte, ce sont les centres frénateurs qui l'emportent, puisque l'organe s'arrête. En général, au moment de l'application de l'excitant, l'arrêt n'est pas complet, les pulsations sont petites et irrégulières, l'arrêt en diastole survient seulement après; ce qui montre que l'excitation s'est accumulée dans l'appareil nerveux modérateur et qu'elle y persiste un certain temps.

Les résultats sont plus nets quand on opère comparativement sur l'oreillette ou le ventricule isolés. Une certaine excitation détermine l'arrêt de l'oreillette, et la même excitation fait marcher le ventricule. Ainsi, dans les mêmes conditions, quand le centre frénateur l'emporte dans l'oreillette, l'inverse a lieu pour le ventricule.

Cherchons à nous expliquer maintenant le mécanisme des centres d'arrêt et des centres excitateurs afin de saisir, s'il est possible, le but de ce mécanisme.

Revenons à l'expérience de Stannius (expérience 7).

La ligature du sinus veineux agit sur les deux branches cardiaques du pneumogastrique au point où elles entrent dans le cœur ; nous avons reconnu qu'elle agit comme une cause d'irritation. Mais, s'il en est ainsi, pourquoi l'action frénatrice du pneumogastrique serait-elle plus énergique quand il est excité au niveau du sinus que lorsque l'excitation est appliquée sur n'importe quel autre point de son trajet? Il faudrait admettre qu'il est plus excitable sur le sinus, et cela est peu probable, ainsi que Bezold le fait remarquer (voy. p. 135). Les nerfs moteurs, en effet, comme l'ont démontré les expériences de Pflüger et de Rosenthal, sont au contraire d'autant plus excitables qu'on agit sur eux plus loin de leur terminaison. Il nous faut donc rejeter cette hypothèse, et chercher une autre explication du phénomène.

Au niveau du sinus, de nombreuses cellules ganglionnaires sont annexées aux nerfs. Toutes se montrent nettement munies de fibres spirales, ainsi qu'il est facile de s'en convaincre, grâce aux vaisseaux qui, interposés entre elles et les nerfs, les écartent de ceux-ci, et facilitent leur étude (voy. fig. 27). Ces fibres spirales, ainsi que les fibres droites, gagnent les nerfs cardiaques et se confondent complètement avec les fibres nerveuses qui leur appartenaient. Ces nerfs ne sont donc pas des cordons homogènes dans tout leur trajet, depuis leur origine jusqu'à leur terminaison. Au niveau du sinus, où nous en pratiquons la ligature, ils sont considérablement modifiés dans leur constitution et dans leurs propriétés par l'adjonction des fibres qui viennent des cellules ganglionnaires et qui se sont confondues avec celles qui viennent des centres nerveux. Il n'est donc pas surprenant que les effets de la ligature ne soient pas les mêmes, suivant qu'on les lie à leur sortie du crâne, ou à leur entrée dans le cœur.

Il est même possible de donner à cette hypothèse un développement plus grand encore. La fibre droite qui provient de la cellule ganglionnaire se met en rapport avec un tube nerveux du pneumogastrique au moyen de la disposition en T; quant aux fibres spirales, faisant communiquer entre elles les cellules ganglionnaires, elles représentent l'équivalent anatomique des prolongements protoplasmiques des cellules nerveuses du centre cérébro-spinal. On conçoit ainsi que, l'excitation électrique du pneumogastrique se transmettant par les fibres droites aux cellules, celles-ci, excitées d'une façon anormale, agissent les unes sur les autres et de haut en bas par les fibres spirales qui les mettent en communication entre elles et produisent ainsi des phénomènes d'interférence (1) capables de déterminer l'arrêt du cœur. La ligature au sinus, excitant directement les fibres d'origine ganglionnaire comprises

(1) Tous les physiologistes savent que Cl. Bernard (*Rapport sur les progrès de la physiologie générale en France*, 1867, p. 65 ; *Leçons sur les liquides de l'organisme*, t. II, p. 275) a expliqué par une action d'interférence les phénomènes d'arrêt en général, et en particulier ceux qui amènent la dilatation des vaisseaux de la glande sous-maxillaire du chien quand on excite la corde du tympan. Chez le chien, les nombreuses cellules ganglionnaires contenues dans l'épaisseur de la glande, et qui paraissent être le siège de ces phénomènes d'interférence, ne possèdent pas de fibres spirales, mais les cylindres-axes qui en naissent, formés eux-mêmes de fibrilles nerveuses, peuvent se diviser et les mettre en rapport les unes avec les autres, tout en conservant leurs relations avec le nerf principal.

dans les rameaux nerveux cardiaques, déterminerait des phénomènes d'interférence analogues, et c'est ainsi qu'elle produirait l'arrêt du cœur.

Ainsi, les cellules à fibres spirales constitueraient les centres frénateurs. Mais le cœur contient encore d'autres cellules nerveuses qui sont mélangées aux premières dans les nerfs de la cloison, et qui l'emportent de beaucoup en nombre sur celles-ci dans les ganglions de Bidder. Ces cellules paraissent être des centres excitateurs. Mais ce n'est encore là qu'une hypothèse, difficile à vérifier par l'expérience, car elles sont partout mêlées à des cellules à fibres spirales. On peut constater cependant qu'elles sont beaucoup plus abondantes en certaines régions qu'en d'autres; et qu'à cette différence anatomique correspond une différence physiologique des diverses parties du cœur.

Ainsi le ventricule, séparé avec ses ganglions, bat d'abord énergiquement; puis ses mouvements s'affaiblissent, et finalement s'arrêtent. Excité, il reprend son activité. Nous devons en conclure que les cellules nerveuses de la deuxième espèce, qui prédominent dans les ganglions de Bidder, ont besoin pour agir d'être elles-mêmes excitées, et ne peuvent, par conséquent, être considérées comme les véritables centres des mouvements automatiques.

Mais d'où provient alors l'excitation qui dans l'état physiologique fait battre le cœur? Ce n'est évidemment pas des centres cérébro-spinaux, puisque le cœur bat quand il est isolé. Il est impossible de placer le centre excitateur ailleurs que dans les cellules à fibres spirales,

les mêmes que nous avons considérées comme cellules frénatrices. Les faits nous obligent donc à leur attribuer ces deux propriétés, qui ne sont contradictoires qu'en apparence. Nous concevons en effet que, abandonnées à elles-mêmes et en vertu de leur activité propre, elles dégagent constamment l'excitant qui est nécessaire à la mise en jeu du muscle cardiaque. Nous concevons également qu'il puisse leur arriver, des centres cérébro-spinaux par le pneumogastrique, ou de tel autre centre ganglionnaire situé dans le cœur lui-même, une force qui fasse équilibre à celle qu'elles produisent elles-mêmes, pour la diminuer ou la supprimer; dans ce dernier cas, le cœur doit nécessairement s'arrêter.

Nous devons nous demander maintenant quel est le rôle des cellules dépourvues de fibres spirales. Le ralentissement d'abord, l'arrêt ensuite du ventricule séparé avec ses ganglions, le retour du rythme sous l'influence d'une excitation, démontrent de la façon la plus claire que les cellules des ganglions de Bidder, qui appartiennent presque toutes à l'espèce dont nous nous occupons en ce moment, accumulent l'excitation qui leur est communiquée et la distribuent ensuite d'une manière régulière.

En résumé, les cellules ganglionnaires du cœur paraissent destinées, les unes à produire la force qui le met en jeu et à subir les impressions des centres destinés à le maintenir en harmonie avec le reste de l'organisme, les autres à ménager la force dégagée et à la répandre au fur et à mesure des besoins fonctionnels de l'organe. Quant à un appareil nerveux destiné à produire le rythme, il n'en existe pas, ainsi que nous l'avons absolument démontré.

Comme vous le voyez, la théorie que je vous expose explique des faits que n'expliquaient pas les théories anciennes ; elle n'est assurément pas définitive, mais elle peut rendre des services en attendant qu'une meilleure lui succède. Résumons-la en quelques mots.

Le cœur est un appareil musculaire d'une sensibilité extrême ; il ne marche que dans des limites d'excitation très étroites, ainsi que le démontre la difficulté d'obtenir des mouvements rythmiques de la pointe du cœur séparée. Une excitation trop faible ne produit rien ; trop forte, elle laisse la pointe du cœur en diastole ou bien elle en détermine le tétanos. Le degré d'excitation juste suffisant ne pouvait être obtenu que par un appareil nerveux formé de plusieurs organes se faisant équilibre. C'est toujours ainsi que l'équilibre est établi dans la nature ; il n'est jamais basé sur l'inertie.

En terminant cette leçon, je dois vous parler encore d'une expérience récente de Steiner (1), qui paraît donner raison à Goltz et qui porterait à admettre avec lui que le cœur isolé ne doit son activité qu'aux excitations extérieures.

Le cœur d'une grenouille est suspendu dans une atmosphère de chloroforme : il s'arrête au bout de dix-huit minutes. A l'air libre il récupère ses mouvements. De plus, pendant qu'il est immobile, il répond par des pulsations isolées aux excitations mécaniques.

(1) Steiner, *Zur Innervation des Froschherzens* (*Arch. de Reichert et du Bois-Reymond*, 1874, p. 171).

Steiner donne de ces faits une explication singulière en rapport avec la conception de Bezold. D'après lui, le chloroforme paralyserait les cellules ganglionnaires du sinus, et, comme les mouvements du cœur sont sous leur dépendance, celui-ci s'arrête.

Nous allons faire l'expérience devant vous. Détachons le cœur de deux grenouilles de même espèce et de même vigueur ; suspendons par le bulbe aortique chacun de ceux-ci à un support et plaçons-les isolément sous deux cloches préparées à cet effet. Dans une d'elles laissons l'air atmosphérique, dans l'autre établissons, à l'aide d'un baquet contenant quelques gouttes de ce liquide, une atmosphère artificielle de chloroforme. Le cœur placé sous la première a des pulsations également fréquentes tout le temps que dure l'expérience; mais, au bout de cinq à six minutes, vous voyez se ralentir celui qui se trouve exposé aux vapeurs du choroforme. Il s'arrête au bout de quinze à vingt minutes. Il battait au début quarante fois par minute, après huit minutes il ne battait plus que seize fois; puis l'arrêt est arrivé; quand on le touche alors, il exécute une contraction.

Quelle est la cause de son immobilité ? Est-il paralysé, ou au contraire soumis à une excitation trop forte ? Il semblerait d'abord que cet organe se comporte comme l'animal lui-même; que sa sensibilité est éteinte et ses mouvements réflexes supprimés; que Goltz a raison, en un mot. Mais avant de tirer ces conclusions, complétons l'expérience.

Portons le cœur arrêté sous le levier du myographe, et cherchons le courant minimum capable de le faire contracter. Il faut un courant d'une intensité très grande. Cela tiendrait-il à ce que la sensibilité du cœur est affaiblie comme la sensibilé générale ?

Voyons comment se contracte le cœur. Il donne une pulsation très petite, qui s'élève à peine au-dessus de l'abscisse. Si nous employons un courant plus fort, l'amplitude de la contraction n'est pas augmentée. Le muscle a donc été profondément atteint par le chloroforme. C'est, en effet, une loi absolue, que le cœur donne tout ce qu'il peut quand il est excité. *Tout ou rien*, nous l'avons vu, est la devise de cet organe.

Dans l'appareil enregistreur, le cœur électrisé a effectué tout le travail qu'il pouvait ; toujours s'est-il montré sensible ? A l'aspect du tracé vous voyez que sa motilité a été atteinte au même degré que sa motricité. Nous pouvons mesurer la première, mais nullement apprécier l'autre.

Le cœur n'a pas été tué, puisqu'il se contracte à l'excitation mécanique ou électrique. Bien plus, à l'air libre vous allez le voir reprendre peu à peu son rythme normal ; en somme, on ne sait s'il n'y a pas un certain degré d'anesthésie, mais on peut affirmer qu'il y a une diminution de la motilité.

ONZIÈME LEÇON

(22 janvier 1878)

Cœur sanguin.

Terminaisons nerveuses. — *Historique.* — Volkmann. Bidder. — Discussion sur l'origine sympathique ou cérébro-spinale des fibres nerveuses du cœur. L'absence de myéline sur ces fibres ne suffit pas à prouver leur origine sympathique. Krause. Kölliker. Schweigger-Seidel. Langerhans. Léo Gerlach. Fischer.

Objet à choisir : cloison des oreillettes de la grenouille verte. — Procédés d'étude. — Impossibilité de l'examen à l'état frais. — Résultat de l'injection d'acide osmique; les fibres les plus fines ne sont pas colorées. — Résultats infructueux du nitrate d'argent. — Méthode de l'or. Procédés de Cohnheim, Gerlach, Hénocque, Löwit, Gscheidlen. Leurs résultats nuls ou incomplets pour la cloison des oreillettes. — Nouveau procédé : injection d'un mélange d'or et d'acide formique bouillis ensemble.

MESSIEURS,

Dans le but de connaître l'appareil nerveux du cœur, objet actuel de ces leçons, nous avons étudié d'abord le myocarde et ses propriétés, ensuite l'appareil ganglionnaire et son rôle : il nous reste maintenant à examiner la structure des terminaisons nerveuses dans le muscle cardiaque, et à déterminer les fonctions des nerfs du cœur, autant du moins que cela sera en notre pouvoir.

Je commencerai par les terminaisons nerveuses, et

en premier lieu je vais vous exposer l'historique de la question.

L'idée la plus anciennement émise à ce sujet est celle de Volkmann (1), qui attribuait au système sympathique les fibres nerveuses qui se terminent dans le myocarde.

Cette opinion est reprise en 1868 par Bidder (2). D'après cet auteur, les fibres du pneumogastrique se terminent toutes dans des cellules ganglionnaires, d'où partent des fibres nouvelles, sympathiques comme les cellules elles-mêmes, et se terminant dans les fibres musculaires.

L'opinion de Volkmann et de Bidder est fondée sur un seul fait qui ne saurait l'établir, mais qui mérite cependant toute considération : l'absence de myéline dans les fibres nerveuses.

Vous savez que les tubes nerveux qui se rendent aux muscles striés volontaires sont pourvus d'une gaîne médullaire et qu'ils la conservent jusqu'à leur arrivée aux fibres musculaires elles-mêmes. Au delà du sarcolemme seulement, ils la perdent et donnent des branches terminales sans myéline. Il n'en est pas de même dans le cœur, où, bien avant d'arriver à leur terminaison dans les fibres musculaires, les tubes nerveux n'ont plus de myéline. Chez la grenouille, notamment, immédiatement après les ganglions de Bidder, les fibres à myéline deviennent très rares et disparaissent bientôt

(1) Volkmann, *Nachweisung der Nervencentra, von welchen die Bewegung der Lymph- und Blutgefässnerven ausgeht* (*Arch. de Müller*, 1844, p. 419).

(2) Bidder, *Die Endigungsweise der Herzzweige des Nervus vagus beim Frosche* (*Arch. de Reichert et du Bois-Reymond*, 1868, p. 1).

complètement pour donner naissance à des fibres sans myéline. Mais de ce que ces fibres sont dépourvues de gaîne médullaire, il ne s'ensuit pas qu'elles soient sympathiques. D'une part, en effet, le système du grand sympathique contient, dans certaines régions, des fibres à myéline moins nombreuses que les autres, il est vrai, et d'autre part, les fibres du centre cérébro-spinal ne sont pas toutes à myéline. J'en citerai deux exemples seulement.

Les tubes nerveux qui se rendent à l'organe électrique de la torpille, et qui sont tous pourvus d'une gaîne médullaire, s'en dépouillent dans les lames électriques et parcourent encore un long trajet à l'état de fibres sans myéline. Les nerfs qui se distribuent à la cornée contiennent des fibres à myéline, mais celles-ci quittent leur gaîne médullaire à la périphérie de cet organe et continuent leur trajet dans son intérieur à l'état de fibres sans myéline. Il n'est donc pas permis de considérer une fibre nerveuse comme sympathique, par ce seul fait qu'elle est dépourvue de myéline.

L'absence de gaîne médullaire sur les fibres terminales du cœur est une des causes de la difficulté de leur étude. Peu de travaux ont été publiés sur ces fibres terminales, non pas que la question ne soit importante et n'ait excité le zèle des travailleurs; mais la plupart, je crois, n'ont pas voulu publier des recherches dont ils jugeaient les résultats insuffisants.

Je vous parlerai d'abord de l'opinion de Krause. Cet auteur avait fait, comme vous savez, une bonne étude des terminaisons nerveuses dans les muscles striés de la vie animale. Dans son petit traité sur l'anatomie du lapin, il dit que les nerfs cardiaques se terminent par des plaques motrices (1). C'est là une erreur qu'il a, par mégarde sans doute, laissé tomber de sa plume dans le courant de la rédaction.

Kölliker (2), dans son *Traité d'histologie*, parle à peine de la question qui nous occupe. Il dit d'abord qu'il est impossible de déterminer exactement le mode de terminaison des nerfs dans le cœur; puis il ajoute que chez la grenouille on voit des fibres pâles, à noyaux, qui se ramifient et se terminent par des extrémités libres. Il ne dit pas si cette terminaison se fait à la surface ou dans l'épaisseur des travées musculaires.

Schweigger-Seidel (3), dans le manuel de Stricker, consacre quelques lignes à la structure des fibres nerveuses du cœur. Il les a étudiées dans le ventricule du chien. Il a vu des fibres nerveuses sans myéline parcourir le myocarde, se ramifier, se diviser et se subdiviser à leurs extrémités. En ce qui concerne la grenouille, il n'ajoute rien à la description de Kölliker.

Langerhans (4) a cherché à obtenir les cellules musculaires cardiaques isolées. Il s'était servi d'abord de réactifs dissociateurs, mais il les a bientôt abandonnés pour dissocier directement les faisceaux musculaires plongés dans du sérum. Il a séparé ainsi des fragments

(1) Krause, *Anatomie des Kaninchens*. Leipzig, 1868, p. 264.

(2) Kölliker, *Éléments d'histologie humaine*, 2e édit. française, p. 749.

(3) Schweigger-Seidel, *Das Herz* (*Stricker, Handbuch der Lehre von den Geweben*, p. 188).

(4) Langerhans, *Zur Histologie des Herzens* (*Arch. de Virchow*,) 1873, t. LVIII, p. 65).

correspondant à peu près aux cellules du myocarde. De quelques-uns de ces fragments, beaucoup plus rares que les autres, Langerhans a vu se détacher de petites fibres réfringentes, et ne présentant pas trace de striation. Il les a considérées comme des fibres nerveuses terminales. Il insiste sur le petit nombre des cellules qui présentent cette disposition. Souvent, dans une préparation réussie, il ne pouvait en découvrir qu'une seule.

Il a aussi appliqué la méthode de l'or à l'étude des fibres nerveuses du cœur. Des différents procédés qu'il a essayés, c'est celui de Gerlach qui lui a donné les meilleurs résultats. Il a pris comme objet principal d'étude la cloison interauriculaire de la salamandre commune, et il a vu, comme Kölliker, les fibres nerveuses sans myéline se ramifier et se terminer librement sur les travées musculaires.

Léo Gerlach (1) a étudié la cloison interauriculaire de la grenouille à l'aide de la méthode que son père avait appliquée à la recherche des terminaisons des nerfs dans les muscles de la vie animale (2). Il décrit deux réseaux nerveux, l'un interfasciculaire à larges mailles, l'autre intrafasciculaire à mailles beaucoup plus petites, en communication avec le premier, et constituant les vraies terminaisons nerveuses.

Enfin, en 1877, a paru dans les *Archives* de Schultze le dernier mémoire dont je vous parlerai ; son auteur,

(1) Léo Gerlach, *Ueber die Nervenendigungen in der Muskulatur des Froschherzens* (*Arch. de Virchow*, 1876, t. LXVI, p. 187).

(2) Voy. *Leçons sur l'histologie du système nereveux*, t. II, p. 258.

Fischer (1), a employé l'or, d'après le procédé de Löwit, pour rechercher les terminaisons nerveuses dans le muscle cardiaque. Il a décrit, autour des travées musculaires, un réseau nerveux à fibres assez grosses, s'anastomosant entre elles à angles droits ou à peu près droits. De plus, sur des coupes transversales du myocarde soumis à l'action de l'or, il a vu que les branches terminales des nerfs, indiquées par leur teinte violacée, étaient situées extérieurement aux faisceaux musculaires et ne pénétraient pas à leur intérieur.

Tels sont les travaux principaux sur la terminaison des nerfs dans le myocarde. Je n'en ferai pas ici la critique; elle viendra à sa place dans l'étude expérimentale que je vais entreprendre. Dans cette étude, je n'aurai pas besoin de recourir à un grand nombre d'espèces animales. Je ne saurais, je crois, trouver de meilleur objet que la cloison interauriculaire du cœur de la grenouille, sur laquelle, il y a trente ans, Ludwig a inauguré l'étude de la question.

Quant aux méthodes, nous en avons plusieurs à notre disposition, mais elles ne sont pas toutes également bonnes.

On pourrait essayer d'examiner directement une cloison à l'état frais, mais ce n'est pas chose facile que de la détacher. Les oreillettes vides sont repliées sur elles-mêmes comme un chiffon; à l'aide des aiguilles, des ciseaux et du scalpel, et grâce à un hasard favorable, on peut réussir à séparer quelques fragments de

(1) Fischer, *Ueber die Endigung der Nerven im quergestreiften Muskel der Wirbelthiere* (*Arch. f. micr. Anat.* 1877, t. XIII, p. 365).

la cloison. Les fibres musculaires s'y montrent revenues sur elles-mêmes, et leur striation paraît très serrée. Quant à l'appareil nerveux, on reconnaît les cellules ganglionnaires, et l'on peut suivre le trajet des fibres à myéline; mais les fibres sans myéline, enchevêtrées avec les fibres musculaires, sont excessivement difficiles à distinguer.

Pour pouvoir facilement détacher la cloison, il est de toute nécessité de fixer à l'état d'extension et de rendre rigides les parois des oreillettes. L'alcool est insuffisant pour atteindre ce but, mais l'acide osmique donne d'excellents résultats. On injecte ce réactif par une des aortes, en suivant les indications qui ont été données antérieurement.

Quand les parois des oreillettes sont fixées, le cœur détaché est porté dans l'eau, où doit désormais se poursuivre l'opération. A l'aide des ciseaux, des pinces et des aiguilles, on isole la cloison, on l'agite ou on la balaye avec un pinceau pour chasser le sang retenu dans ses mailles, et on la colore au picrocarminate d'ammoniaque ou à l'hématoxyline. On obtient ainsi de très belles préparations, sur lesquelles on distingue nettement les fibres nerveuses à myéline, dont la teinte noire est plus ou moins foncée suivant le temps qu'a duré l'action de l'acide osmique, les fibres sans myéline qui les continuent et les cellules ganglionnaires sur le trajet des nerfs. Cependant ces préparations ne sont pas satisfaisantes au point de vue des terminaisons nerveuses. Guidé par les noyaux qui accompagnent les nerfs, on peut, non sans peine, quand ils se composent d'un certain nombre de fibres, les suivre assez loin après la disparition de la myéline; mais il est impossible d'aller jusqu'à leurs dernières ramifications. Cette méthode est donc insuffisante, et il nous faut en chercher d'autres.

Nous avons essayé d'abord le nitrate d'argent, qui avait si bien réussi à Cohnheim dans l'étude des terminaisons nerveuses des faisceaux musculaires de la vie animale. Après avoir lavé le cœur à l'aide d'un courant d'eau distillée, nous y avons injecté une solution de nitrate d'argent à 1 pour 300; après avoir laissé agir ce réactif, nous avons enlevé la cloison. Mais, si les éléments situés dans son épaisseur ont été fixés, l'imprégnation ne les a nullement atteints. L'endothélium seul a été imprégné et a fait ensuite obstacle à la diffusion du nitrate d'argent.

Nous arrivons aux divers procédés d'imprégnation par l'or. Quel que soit celui que l'on adopte, les résultats sont toujours très incertains. Ils sont nombreux, mais on n'en connaît encore aucun dont le succès soit assuré.

Le procédé primitif, celui de Cohnheim, consiste à plonger le tissu frais dans une solution de chlorure d'or à 1 pour 200, légèrement additionnée d'acide acétique ou chlorhydrique. Au bout d'un temps qui varie d'un quart d'heure à une heure, il prend une teinte jaune. On le place alors dans de l'eau distillée, légèrement acidulée, et on l'expose à la lumière. L'or est réduit et quelquefois se dépose en plus grande abondance sur les nerfs; mais c'est là le cas le moins fréquent. Ce procédé, qui donne parfois de beaux résultats pour les nerfs de la cornée du lapin et du cochon d'Inde, ne m'a jamais réussi pour les terminaisons des nerfs dans le muscle cardiaque. Mon appréciation est d'ailleurs d'accord avec celle de mes devanciers, Bidder (1) et Langerhans (2). Les gros troncs nerveux, les cellules ganglionnaires et les petits nerfs sont bien colorés. Les fibrilles nerveuses elles-mêmes peuvent l'être jusqu'au point où elles atteignent les travées musculaires, mais on ne les voit jamais au delà.

Léo Gerlach emploie une solution de chlorure double d'or et de potassium à 1 pour 12000, très légèrement acidifiée par de l'acide chlorhydrique ; après un séjour de quatorze à seize heures à l'obscurité dans ce réactif, il lave la préparation à l'eau légèrement acidulée, et la place dans un mélange d'une partie d'acide chlorhydrique : 400 parties de glycérine et 100 parties d'eau. Ce procédé ne vaut guère mieux que celui de Cohnheim, même à en juger par les résultats que l'auteur a obtenus et qu'il a figurés dans son mémoire. Du reste, les préparations que j'ai faites, en suivant rigoureusement sa méthode, n'ont pas mis en évidence même les plus gros détails qu'il a représentés.

Hénocque (3) chauffe dans une solution concentrée d'acide tartrique les tissus préalablement soumis à l'action du chlorure d'or. J'ai appliqué ce procédé à la cloison des oreillettes. Mais lorsque l'on plonge cet organe dans la solution d'acide tartrique, il revient sur

(1) Bidder, *loc. cit.*, voy. p. 177.

(2) Langerhans, *loc. cit.*, voy. p. 179.

(3) Hénocque, *Du mode de distribution et de terminaison des nerfs dans les muscles lisses*. Paris, 1870.

lui-même, ses tissus se gonflent, et la préparation ne présente rien de net.

Löwit (1) a fait faire un véritable progrès à la technique de l'or. Son procédé, que la plupart d'entre vous connaissent déjà, est le suivant : Les tissus sont plongés d'abord quelques instants dans une solution d'acide formique au tiers. Ils y deviennent transparents ; on les soumet alors à l'action d'une solution de chlorure d'or à 1 ou 2 pour 100, jusqu'à ce qu'ils prennent une coloration jaune. On les met de nouveau dans une solution d'acide formique au tiers, pendant vingt-quatre heures, à l'obscurité, puis dans l'acide formique pur, également à l'obscurité, pendant les vingt-quatre heures suivantes; on les lave, puis on les conserve dans de la glycérine additionnée d'acide formique. L'an dernier, j'ai remarqué que, si un fragment de muscle soumis à cette préparation était volumineux, son centre était coloré en violet, tandis que ses parties superficielles restaient jaunâtres. Dans la portion franchement violette tous les éléments se trouvaient imprégnés; aucun ne l'était dans les parties jaunâtres. Dans les régions intermédiaires seulement, l'or avait eu une élection convenable.

Appliquons au cœur cette méthode. Injectons-le d'abord d'acide formique au tiers. Sous l'influence de ce réactif, ses tissus se gonflent, mais ils ne deviennent pas friables et l'organe ne se rompt pas si l'on n'exagère pas la pression. Au bout de quelques minutes, rem-

(1) Löwit, *Die Nerven der glatten Muskulatur* (*Acad. des sciences de Vienne*, 3e section, t. LXXI, 1876).

plaçons l'acide formique par une solution de chlorure d'or à 1 pour 100. Lorsque ce dernier réactif a suffisamment agi, au bout de vingt minutes en moyenne, lavons l'intérieur du cœur en y faisant passer un courant d'eau distillée et plaçons-le tout entier dans une solution d'acide formique au tiers.

Le résultat de cette préparation est nul. Les parois et la cloison des oreillettes se sont trouvées dans les mêmes conditions que les parties superficielles d'un fragment musculaire, et ne sont nullement imprégnées. La méthode de Löwit ne saurait donc convenir pour ces organes.

Récemment, dans les *Archives d'anatomie microscopique* a paru un travail de Gscheidlen (1) dont j'aurai plus tard à vous entretenir avec quelque détail. Les terminaisons nerveuses y sont étudiées dans les muscles lisses et particulièrement dans les muscles des culs-de-sac gastriques de la sangsue. Mais ce qui nous importe ici, c'est la modification apportée par l'auteur au procédé de Löwit. Après une macération de vingt-quatre heures dans l'acide formique à 2 pour 100, le tissu est porté dans une solution de chlorure d'or à 1 pour 100. On l'y laisse dix minutes, un quart d'heure, vingt minutes, et on le replace dans l'acide formique à 1 pour 100. Au bout de vingt-quatre heures, la réduction de l'or est opérée.

Ce procédé ne peut pas s'appliquer au cœur de la grenouille, surtout quand il s'agit de la cloison interauriculaire. Après un séjour de vingt-quatre heures

(1) Gscheidlen, *Beitraege zur Lehre von den Nervenendigungen in den glatten Muskelfasern* (*Arch. f. micr. Anat.*, 1878, t. XIV, p. 321).

dans l'acide formique à 2 pour 100, il survient dans ces parties des modifications telles, que tout y est devenu confus, et qu'il n'y a même pas lieu d'essayer de les soumettre à l'action de l'or.

J'ai fait des préparations d'après les différents procédés que je viens de vous indiquer, et vous pourrez en examiner une série après la leçon. Comme je vous le disais en commençant cet exposé, vous verrez que, malgré tant d'essais et de tâtonnements, nous n'avons pas encore une méthode réellement bonne pour imprégner par l'or les terminaisons nerveuses du cœur.

Voici le procédé qui m'a donné les meilleurs résultats; c'est une modification de celui de Löwit, peut-être pourrait-on le modifier encore, et remplacer avec avantage l'acide formique par un autre acide organique :

On mêle quatre parties d'une solution de chlorure d'or à 2 pour 100 à une partie d'acide formique ordinaire, et l'on fait bouillir le mélange jusqu'à ce qu'il prenne une teinte verdâtre. On s'en sert après l'avoir laissé refroidir.

On immobilise la grenouille par la destruction de la moelle ou par la curarisation. Le cœur est dégagé, le péricarde ouvert jusqu'aux aortes. Sous celles-ci on passe deux fils, et avec l'un d'eux on lie le sinus. Le cœur continue à battre, ou, s'il a été arrêté, il reprond bientôt son activité. Au bout d'un instant, il a chassé tout le sang qu'il contenait et a pris une teinte anémique. Alors, par une des aortes, on injecte deux ou trois centimètres cubes du mélange. Il ressort par la deuxième aorte. On lie d'abord celle-ci, on remplit le cœur, on lie à son tour la première aorte, et après avoir détaché l'organe on le porte tout entier dans un flacon contenant une faible quantité du même mélange. Après dix minutes ou un quart d'heure, on le met dans de l'eau distillée ; enfin, avec les ciseaux et sous la loupe, on ouvre l'oreillette et l'on dégage la cloison.

On laisse celle-ci, dans de l'eau distillée, exposée à la lumière diffuse. Le lendemain, les nerfs sont colorés en violet foncé, et la cloison tout entière a une teinte violacée. Les gros troncs nerveux seulement présentent une coloration intense, mais on peut renforcer celle des branches fines en replaçant la préparation dans une solution de chlorure d'or à 1 pour 100, très légèrement additionnée d'acide formique. Quelques instants suffisent. L'or se dépose sur l'or déjà réduit. Quand on juge la coloration suffisante, on laisse dégorger la cloison durant une heure au moins dans un bain d'eau distillée souvent renouvelée, et on la conserve, soit dans de la glycérine simple, soit dans un mélange de dix parties de glycérine pour une d'acide formique.

Cette méthode est d'une application facile ; elle est supérieure aux autres et donne des résultats beaucoup plus constants.

DOUZIÈME LEÇON

(21 janvier 1878)

Cœur sanguin.

Terminaisons nerveuses. — Critique de la méthode de l'or. — Description du réseau nerveux coloré par l'or. — Rapport des fibres nerveuses avec les cellules du myocarde : les fibres nerveuses passent dans l'intérieur des fibres musculaires comme dans les grains d'un chapelet et forment un réseau analogue à celui des cellules musculaires elles-mêmes. — Impossibilité de démontrer des terminaisons libres.

Physiologie des terminaisons nerveuses dans le muscle cardiaque. — Théorie des réflexes de Bidder. Elle a cours encore aujourd'hui. — Expériences de Pagliani tendant à démontrer l'existence de nerfs sensitifs dans le péricarde et leur action réflexe sur la contraction du cœur. Causes de son erreur. — Théorie d'Engelmann sur la propagation de l'excitation de cellule en cellule par une action moléculaire.

MESSIEURS,

Les résultats dus à la méthode de coloration par l'or ne méritent assurément pas une confiance absolue, car rien à priori ne prouve que tout ce qui est nerveux soit coloré par l'or et que rien autre ne le soit. Cependant, si, sur des préparations obtenues par cette méthode, on peut suivre un nerf à partir d'un gros tronc jusqu'à ses dernières ramifications, et qu'on n'aperçoive dans tout son trajet ni discontinuité, ni changement de couleur, on est en droit de conclure que ces dernières ramifications appartiennent, aussi bien que le tronc lui-même, à l'appareil nerveux.

Néanmoins, l'irrégularité des résultats qu'elle fournit laisse planer sur la méthode une certaine incertitude; et si des observations de contrôle sont possibles, elles ne seront certes pas superflues. Ces recherches de vérification nous occuperont aujourd'hui.

Mais revenons aux préparations dont je vous ai indiqué la technique à la fin de la leçon précédente. Vous en avez pu examiner plusieurs. Sur toutes, les gros troncs se montrent fortement colorés en violet foncé. Des branches s'en dégagent, se divisant, se subdivisant et devenant de plus en plus fines (fig. 40). Sur les dernières, on aperçoit les noyaux placés de distance en distance et situés latéralement, comme s'ils ne leur étaient que juxtaposés. Ils se trouvent d'ailleurs aussi souvent sur la continuité des fibres qu'à leurs angles de bifurcation.

Les fibres elles-mêmes ne présentent que de rares anastomoses. On peut quelquefois, sans en apercevoir une seule, suivre une fibre depuis son tronc d'origine jusqu'à ses dernières ramifications; mais c'est là l'exception.

Après l'action du chlorure d'or, les rameaux nerveux paraissent formés de fibrilles, bien qu'il soit difficile, impossible même, de fixer avec précision les limites de celles-ci. C'est que le plus souvent, sous l'influence du traitement auquel ils ont été soumis, les éléments constitutifs des nerfs ont subi des altérations considérables.

Ils sont fragmentés, formés de grains irréguliers et fortement colorés, et ils présentent des vacuoles. Ils ne sont pas tous semblables entre eux ; de l'un à l'autre se manifestent des différences d'aspect très sensibles, dont il est impossible de déterminer les causes et qui peuvent se montrer sur la même préparation. Il est inutile d'insister davantage sur ces irrégularités qui portent surtout sur les plus fins détails de structure et sont inséparables des méthodes de coloration par l'or.

Quand un nerf arrive à une travée musculaire, son diamètre est excessivement faible, mesurant tout au plus un, deux ou trois millièmes de millimètre et n'en ayant généralement qu'un demi. En ce point, il se comporte de différentes façons.

Quelquefois, la fibrille semble pénétrer dans la travée musculaire, puis se diviser et se subdiviser dans son épaisseur.

D'autres fois, et plus rarement, la fibre se divise avant d'entrer dans la travée. D'autres fois encore, elle émet une branche juste au point de pénétration, et il est difficile alors de dire si cette ramification a lieu avant ou après l'entrée de la fibrille dans la substance musculaire. Après avoir atteint le faisceau musculaire, elle prend une direction parallèle à l'axe de celui-ci, soit dans un sens, soit dans l'autre.

Il est très important de connaître avec précision les rapports des fibrilles nerveuses avec les éléments musculaires. Malgré l'irrégularité de nos méthodes, malgré l'imperfection de nos préparations dans l'état actuel de la technique histologique, je crois pouvoir affirmer que les fibrilles nerveuses pénètrent réellement dans les cellules musculaires, et qu'elles passent au voisinage immédiat de leurs noyaux.

Examinons une travée musculaire formée seulement de deux cellules. La fibrille nerveuse y pénètre et s'y divise en deux branches qui vont en sens inverse. Chacune de celles-ci passe à côté d'un noyau, quelquefois même paraît le traverser, mais ce n'est là qu'une apparence, comme je le montrerai tout à l'heure. Au delà du noyau, elles continuent leur route.

Il existe des travées excessivement fines, constituées par une seule cellule, et dont les rapports avec la fibrille nerveuse sont des plus intéressants. D'ordinaire, les noyaux ne sont pas tout à fait au centre des cellules, mais bien plus près de l'un de leurs bords. C'est là d'ailleurs une disposition que je crois vous avoir déjà signalée, à propos de la structure de l'élément myocardique, et que vous avez pu constater sur des préparations de cœurs de grenouille et de tortue qui ont été placés sous vos yeux. Le noyau est entouré d'une masse protoplasmique finement granuleuse, étendue comme une mince couche à sa surface; la fibre nerveuse suit le bord de la cellule correspondant au noyau, passe à côté de lui, et va se perdre dans les travées plus épaisses du réseau musculaire que vous connaissez.

Quelquefois, surtout dans les travées d'une certaine épaisseur, le noyau paraît traversé de part en part par une fibrille colorée en violet. Mais, comme je le disais tout à l'heure, je ne crois pas qu'il en soit réellement ainsi. Je pense que cette fibrille passe juste au-dessus du noyau, bien qu'il soit difficile, même avec les objectifs les plus forts, d'apprécier une si petite différence de hauteur.

Il faut d'ailleurs, dans cette recherche du trajet des fibres nerveuses les plus fines, se mettre en garde contre deux causes d'erreur que je dois vous signaler. Les éléments cellulaires des travées sont solidement reliés entre eux par un ciment, sur leurs bords comme à leurs extrémités, et il arrive parfois (vous avez vu des préparations où il en est ainsi) que la substance intercellulaire soit plus fortement colorée que le muscle lui-même. Si l'on n'y prend garde, on court risque de la confondre avec les fibrilles nerveuses.

D'autre part, dans les cellules du myocarde, chez tous les vertébrés, les noyaux sont entourés d'une substance protoplasmique qui les sépare de la partie contractile. Cette substance est quelquefois fortement colorée par l'or, et il est presque impossible alors d'en distinguer la fibrille nerveuse qui s'y engage.

Lorsqu'elles ont pénétré dans une travée musculaire et qu'elles se sont divisées, les fibrilles nerveuses passent au voisinage des noyaux des cellules du myocarde, poursuivent leur trajet et paraissent s'anastomoser les unes avec les autres, en formant un plexus (fig. 40) dont les mailles ont à peu près la largeur des cellules musculaires elles-mêmes.

L'existence de ce plexus à l'intérieur des travées musculaires est d'ailleurs confirmée par certaines considérations de morphologie générale que je vais vous exposer.

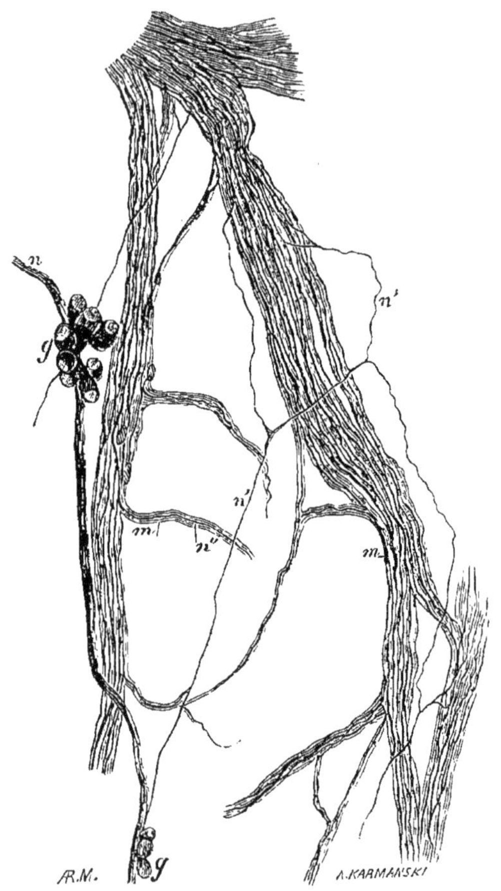

Fig. 40. — Cloison des oreillettes de la grenouille, traitée par le chlorure d'or. — *gg*, petits ganglions nerveux situés sur le trajet des nerfs cardiaques, *n*; *n'*, fibrilles nerveuses qui se rendent aux travées musculaires *m*; *n''*, fibrilles du plexus intra-trabéculaire.

En examinant, même sans une grande attention et à un grossissement moyen, de bonnes préparations obtenues à l'aide de la méthode de l'or, vous serez frappés du petit nombre des fibres nerveuses terminales qui se rendent aux travées musculaires. Chacune des cellules qui composent ces travées ne reçoit donc pas directement une fibre nerveuse. Cependant, chaque cellule cardiaque constitue une individualité histologique et physiologique, au même titre qu'un faisceau primitif des muscles volontaires. Celui-ci recevant toujours une terminaison distincte, il en doit être vraisemblablement de même de la cellule du myocarde. Ce n'est qu'au moyen d'un plexus distribué dans l'intérieur des travées musculaires que chacune des cellules qui les composent peut être soumise individuellement, comme le sont les faisceaux primitifs des muscles de la vie animale, à l'influence motrice.

Il est d'autres considérations qui plaident en faveur de l'existence de ce plexus intratrabéculaire. Nous avons vu que Langerhans (*loc. cit.*, voy. p. 30), pour étudier les terminaisons nerveuses dans le cœur, dissociait directement, avec les aiguilles, des fragments du myocarde placés dans une goutte de sérum du sang. Il réussit de la sorte à isoler des cellules munies de certains prolongements, tout à fait distincts des prolongements musculaires, et qu'il considéra comme de nature nerveuse. Or, un petit nombre de cellules seulement, une seule parfois dans toute une préparation, montrait cette particularité, ce qui conduisait à penser que fort peu d'entre elles sont en réalité munies de ces prolongements. Toutefois, on pouvait attribuer ce résultat à l'imperfection de la méthode employée, car, les éléments musculaires étant solidement soudés entre eux, leur dissociation immédiate avec les aiguilles est une opération assez brutale. Aussi les dessins de Langerhans ne représentent-ils pas des cellules intactes, mais bien plutôt des fragments musculaires correspondant à peu près à des cellules.

Il était donc nécessaire de répéter cette observation à l'aide de procédés plus délicats. Un liquide dissociateur était naturellement indiqué; j'ai eu recours à l'alcool au tiers. J'ai étudié le myocarde de différents animaux. La tortue aquatique (*Testudo europæa*) et terrestre (*Testudo mauritanica*) et la grenouille verte m'ont fourni des résultats très satisfaisants que vous avez pu apprécier, une préparation des cellules cardiaques de la tortue aquatique ayant été soumise à votre examen. En opérant de la sorte, la dissociation se fait sans effort. Les cellules sont toutes bien isolées, parfaitement intactes, et montrent fort nettement les détails de leur structure; cependant celles qui sont munies de prolongements nerveux se trouvent toujours excessivement rares.

La substance musculaire, colorée en jaune orangé par le picrocarminate d'ammoniaque, se distingue bien nettement des prolongements nerveux qui restent à peu près incolores. La tortue mauresque notamment m'a donné une préparation démonstrative que j'ai disposée sous l'un de ces microscopes. Au milieu des autres cellules, vous en reconnaîtrez une qui est munie d'une fibre nerveuse (A, fig. 41). Elle est allongée; vous distinguerez aisément son noyau, son protoplasma granuleux, sa substance contractile striée. La fibre nerveuse qui s'y fixe était ramifiée ou arborisée, car elle montre sur son trajet des dents qui sont évidemment les restes des rameaux cassés.

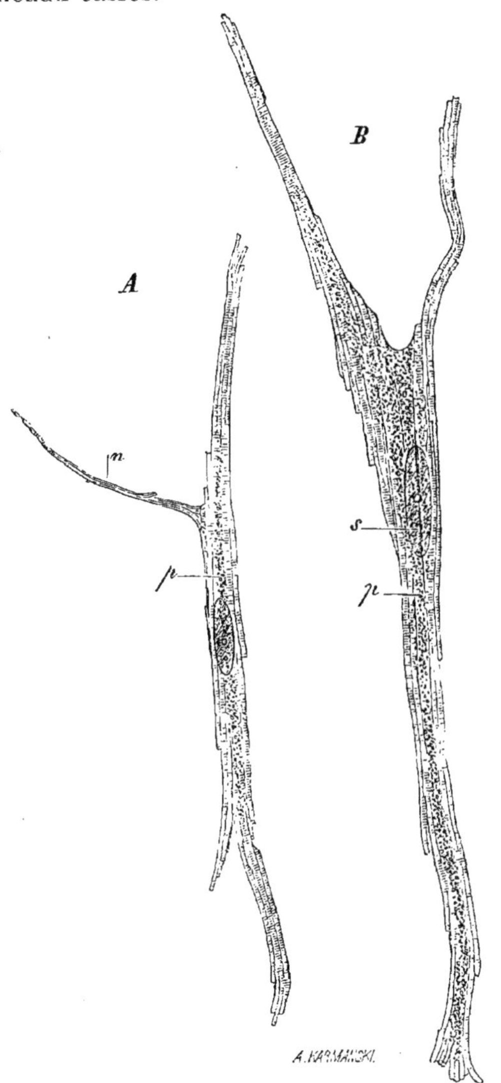

FIG. 41. — Cellules musculaires du cœur de la tortue mauresque, isolées après l'action de l'alcool au tiers. — A, cellule présentant un prolongement nerveux n; B, cellule cordiforme, dans laquelle on distingue une strie s, qui correspondrait à une fibrille nerveuse; p, protoplasma central.

Dans une autre préparation, vous observerez plusieurs cellules du myocarde, dans lesquelles vous distinguerez presque constamment, sur le noyau ou à côté de lui, une fibrille, bien distincte des fibrilles contractiles, nullement striée, non colorée et caractérisée en outre par une réfringence spéciale (B, fig. 41). Elle est distincte surtout quand elle passe au-dessus du noyau. Dans le protoplasma, en effet, elle est masquée par les granulations, mais sur la surface homogène et lisse du noyau, elle ressort comme sur une plaque de verre. Quelquefois même elle semble traverser le nucléole, mais ce n'est là qu'une apparence; elle passe toujours soit au-dessus, soit au-dessous du noyau.

Vous avez bien saisi, je suppose, la façon dont je conçois les rapports des éléments musculaires et des éléments nerveux. Les fibrilles nerveuses traversent les cellules musculaires au niveau de leur masse protoplasmique centrale ou marginale, de telle sorte que ces cellules, placées en séries longitudinales, se trouvent enfilées comme les grains d'un chapelet. Au point où les travées musculaires se ramifient ou s'anastomosent, et où les cellules qui les constituent présentent la disposition cordiforme sur laquelle nous avons insisté précédemment (voy. p. 31), les fibrilles nerveuses se divisent ou s'anastomosent également, de telle sorte que le réseau musculaire contient au sein de ses travées un plexus nerveux qui représente exactement sa forme.

Je dois ouvrir maintenant une parenthèse pour vous parler d'une observation de Fischer que j'ai mentionnée dans l'historique (voy. p. 181). Dans le ventricule du chien, étudié par le procédé de Löwit, Fischer a décrit un réseau nerveux périfasciculaire complet. J'ai appelé votre attention sur les dessins qu'il en a donnés, et je vous ai fait remarquer en particulier le diamètre relativement considérable qu'il attribue aux rameaux nerveux. J'ai insisté aussi sur ce fait que, d'après le même auteur, les coupes transversales du cœur ne montreraient jamais de fibres nerveuses à l'intérieur des travées musculaires.

Je suis convaincu que Fischer a pris pour un réseau nerveux le réseau capillaire sanguin. Et ce n'est pas là une opinion à priori ; j'ai appliqué aussi à l'étude du cœur du chien le procédé de Löwit, et j'ai constaté que souvent le réseau vasculaire était imprégné, tandis que le réseau nerveux restait incolore.

Il nous resterait à déterminer et à étudier en détail les véritables terminaisons nerveuses. Il me paraît impossible, en effet, que des nerfs moteurs se terminent par un simple plexus. Certains détails de structure ont dû nous échapper. Vraisemblablement, des fibrilles du plexus intramusculaire, il se dégage de petites branches qui se terminent librement, comme cela a lieu dans les plaques électriques de la torpille et aussi dans les plaques motrices des muscles de la vie animale. Je dois avouer néanmoins que jusqu'à présent tous mes efforts ont été infructueux pour démontrer objectivement l'existence de ces terminaisons libres.

Passons maintenant à la physiologie des terminaisons nerveuses dans le muscle cardiaque. C'est là une étude qui ne manque pas d'intérêt, comme vous allez en juger vous-mêmes.

Vous vous souvenez du premier travail de Bidder. Cet auteur fut frappé de voir le ventricule isolé se contracter sous l'influence de l'excitation mécanique. Il observa le même phénomène sur le cœur entier arrêté par l'électrisation du pneumogastrique. Partant de la connaissance qu'il avait acquise des ganglions ventriculaires, Bidder crut ces contractions de nature réflexe. Cette manière de voir s'est conservée jusqu'à nos jours, et elle subsiste encore dans l'esprit de certains physiologistes. Je n'en veux qu'une preuve. Dans un excellent mémoire, publié en 1875, et dont j'aurai à vous parler tout à l'heure, Engelmann rapporte l'expérience suivante de Pagliani. Ce dernier physiologiste dénude de son péricarde viscéral le cœur d'une grenouille et constate que le myocarde ne se contracte plus quand on le touche avec une aiguille sur la partie ainsi dénudée ; il se contracte au contraire quand on l'excite sur les points où le péricarde est conservé. Pagliani expliquait ce fait par la présence dans le péricarde de nerfs sensitifs dont l'excitation agit sur le centre réflexe qui provoque le mouvement. Donc, tout récemment, la théorie de Bidder subsistait encore et était discutée.

Engelmann a répété cette expérience et est arrivé à des résultats différents. Je l'ai refaite moi-même, et je me suis rendu compte que les faits observés par lui, comme ceux que rapporte Pagliani, sont également exacts. Les résultats diffèrent suivant les conditions de l'expérience. Quand on extirpe le péricarde, on blesse gravement les fibres musculaires sous-jacentes. Celles-ci sont paralysées par le traumatisme, qui y détermine du reste des altérations plus ou moins profondes. Il n'est donc pas étonnant que l'excitation portée sur elles ou sur les fibres nerveuses qu'elles contiennent n'amène aucune réaction. Mais si, au lieu de toucher la surface de la partie lésée, on enfonce l'aiguille plus profondément, le cœur alors se contracte fort bien, ainsi que je l'ai vérifié.

Cette expérience peut être modifiée, de manière à démontrer plus exactement ce que je viens d'avancer. Détachons le ventricule par une section pratiquée à la limite inférieure de son tiers supérieur, puis, réséquons son extrémité du côté de la pointe. Si nous portons l'excitation sur les deux surfaces de section, nous n'obtenons aucun résultat ; mais si nous touchons une partie intacte de la surface du cœur, nous provoquons une pulsation. Nous l'obtenons également si, au lieu de toucher simplement les surfaces de section, nous enfonçons l'aiguille profondément dans la substance musculaire.

Engelmann, dans le mémoire précité, rejette la théorie de Pagliani et en formule une autre. Reprenant une idée qu'il avait déjà exprimée à propos des contractions rythmées des uretères, il soutient que l'excitation se transmet de cellule en cellule, sans aucune participation des nerfs. On concevrait que chaque cellule qui se contracte agît sur la cellule voisine par traction ou par choc, et pût ainsi lui transmettre une excitation. Toutefois, ce n'est pas ainsi qu'aurait lieu, d'après Engelmann, la transmission des excitations. Elle se ferait par des modifications moléculaires, absolument différentes de l'excitation première, et se transmettant successivement d'une cellule à l'autre. Voici ses propres paroles :

« Le processus d'excitation se propage directement de cellule en cellule, sans l'intervention d'éléments anatomiques spéciaux.

» Le muscle cardiaque étant éminemment sensible aux excitations mécaniques, on pourrait penser que la contraction d'une cellule agit comme excitant mécanique sur la cellule voisine. Mais cette hypothèse se trouve réfutée par diverses considérations...

» Ce n'est pas la contraction qui propage l'excitation de cellule en cellule, c'est le processus moléculaire invisible qui, dans l'intérieur de la cellule, produit la contraction (1) »

La théorie d'Engelmann ne me paraît pas plus exacte que celle de Bidder. Et d'abord, cette propagation de l'excitation, beaucoup plus rapide qu'une onde de contraction musculaire, comme l'indique très bien Engelmann, et indépendante de l'ébranlement, ressemble étrangement à une propagation nerveuse. Nous devrions ainsi conclure des observations d'Engelmann que la conductibilité des muscles est égale à celle des nerfs, ce qui est assez incompatible avec les notions acquises aujourd'hui sur ce point.

(1) Engelmann, *Ueber die Leitung der Erregung im Herzmuskel* (*Arch. de Pflüger*, 1875, t. XI, p. 468-470).

Nous ne nous contenterons pas cependant de cet exposé sommaire. Nous avons, pour discuter la conception d'Engelmann, des données sérieuses, et je vous montrerai de plus qu'elle peut être soumise à la critique expérimentale. C'est par le récit de ces expériences que je commencerai la prochaine leçon.

TREIZIÈME LEÇON

(29 janvier 1879)

Cœur sanguin.

Physiologie des terminaisons nerveuses dans le muscle cardiaque (suite). — Critique expérimentale de la théorie d'Engelmann sur la propagation de l'excitation par action moléculaire. — La durée de la systole entière est la même que celle de la contraction d'une fibre.

Phénomène de la bosse sanguine produite sur le cœur arrêté en diastole en frappant le ventricule avec un stylet mousse. Ce phénomène est dû à un certain état de tonicité du point excité, qui rend sa systole moins étendue et plus brève et sa diastole moins complète.

Expériences sur le cœur sectionné incomplètement en plusieurs parties, pour faire la critique de la théorie d'Engelmann. — Le tracé graphique montre que le cœur sectionné ne se contracte pas plus lentement que le cœur intact.

La transmission de l'incitation motrice dans le cœur est excessivement rapide ; elle est due à l'appareil nerveux.

Messieurs,

Je vous ai exposé, dans la dernière leçon, le mode d'après lequel Engelmann conçoit la propagation de l'excitation dans le muscle cardiaque. Elle ne se ferait pas par les filets nerveux, mais par les éléments musculaires eux-mêmes. Engelmann ne détermine pas le mode de cette transmission ; il établit seulement qu'elle n'est pas due à l'ébranlement communiqué par une cellule qui se contracte à la cellule voisine, puisque le temps perdu nécessaire à cet ébranlement successif serait bien supérieur à la durée de la systole cardiaque.

Observons tout de suite que, si la propagation de l'incitation motrice se faisait réellement, comme le veut Engelmann, par la substance musculaire, il suivrait de là que la fibre musculaire agirait à la façon de la fibre nerveuse. Mais, avant de discuter la théorie de cet auteur, je dois vous parler de quelques expériences que j'ai faites dans le but de vérifier si cette théorie est admissible.

Il est possible d'examiner sous le microscope, à la lumière transmise, les fibres du cœur de la grenouille en pleine activité. On met cet organe à nu, on excise le péricarde, on lie soit isolément les trois veines caves, soit le sinus veineux suffisamment loin de son embouchure pour ne pas arrêter les battements. Le cœur se vide peu à peu par les artères. On y injecte alors par une des aortes, l'autre restant ouverte, une solution de chlorure de sodium à 6 pour 1000. Quand le liquide sort incolore, on lie la deuxième aorte, et l'on pousse encore une certaine quantité de liquide pour distendre modérément le cœur, et cependant ne pas l'arrêter. On lie alors la seconde aorte au-dessous de la canule, et l'on détache le cœur. Celui-ci, rempli de la solution physiologique d'eau salée, bat régulièrement, et il pourrait continuer à battre longtemps encore dans ces conditions. Les oreillettes apparaissent alors suffisamment transparentes pour qu'on puisse en faire l'examen au microscope. On se sert pour cela de l'appareil de Holmgren (1)

1) Voy. *Traité technique d'histologie*, p. 601.

légèrement modifié. Au-dessus du disque inférieur on place une lame de verre porte-objet que l'on soutient par des cales de liège ou de moelle de sureau, et qu'on élève ainsi à une hauteur suffisante pour que le disque supérieur à crémaillère puisse s'appliquer sur la surface des oreillettes et la déprimer. On observe ainsi le réseau des fibres musculaires, dont la striation apparaît nettement lorsque pour faire l'examen on emploie des objectifs forts, ce que permet l'appareil d'Holmgren.

Mais il suffit d'un grossissement faible, 100 à 150 diamètres, pour faire l'observation dont je vais vous entretenir maintenant. A chaque contraction, le raccourcissement des fibres rétrécit les mailles du réseau et modifie leur forme. Je dois vous dire en passant que l'on n'aperçoit rien qui ressemble à des ondes de contraction; toutes les fibres semblent entrer ensemble en systole ou en diastole.

J'ai eu l'idée d'étudier la durée de la systole et de la diastole d'une fibre cardiaque en particulier.

Pour mesurer la durée de la systole, on pourrait noter le moment où une fibre commence à se contracter, et celui où elle revient à sa longueur première; mais ce ne serait pas chose facile. Prendre pour points de repère les changements de forme d'une maille du réseau musculaire ne serait guère plus aisé. Je me suis arrêté au procédé suivant. Il existe des travées courbes, qui, pendant la contraction, se tendent et deviennent à peu près droites, A l'aide d'un oculaire micrométrique, on repère exactement pendant les mouvements du cœur le point où la travée fait la plus forte saillie. Il est clair qu'il suffira de noter le moment où la fibre quitte ce point et celui où elle y revient pour connaître exactement la durée que nous cherchons. Comme le même observateur ne peut regarder à la fois l'objet placé sous le microscope et les aiguilles d'une montre, on se met à deux, l'un regardant la montre, l'autre observant au microscope; celui-ci frappe sur la table au début et à la fin de chaque systole, et l'autre note le temps qui s'écoule d'un bruit à l'autre.

Mais il n'est pas très commode d'observer exactement le moment précis qui correspond au coup frappé sur la table; et de plus, deux personnes étant employées à la même observation, celle-ci se trouve entachée d'une double cause d'erreur. Pour éviter cet inconvénient, nous avons noté les temps d'une autre façon; nous n'avons fait d'ailleurs que tirer profit d'un procédé déjà connu. Nous avons placé sous le levier du myographe un muscle gastrocnémien de grenouille. Ce muscle se contractera à chaque rupture et à chaque clôture du courant, et nous pourrons, en réglant les interruptions, inscrire sur le cylindre enregistreur les intervalles de temps qu'il nous plaira. Il suffira dès lors, pour noter la durée de la systole des oreillettes, d'interrompre le courant juste au moment du début de cette systole, et de fermer le circuit au début de la diastole. La personne qui observe au microscope peut le faire aisément; et ainsi la cause d'erreur double que nous signalions tout à l'heure n'est plus à redouter. En opérant de la sorte nous avons obtenu le tracé que voici (fig. 42). Deux lignes verticales, séparées par un petit intervalle, indiquent la systole; l'intervalle beaucoup plus grand qui sépare deux groupes consécutifs correspond à la diastole.

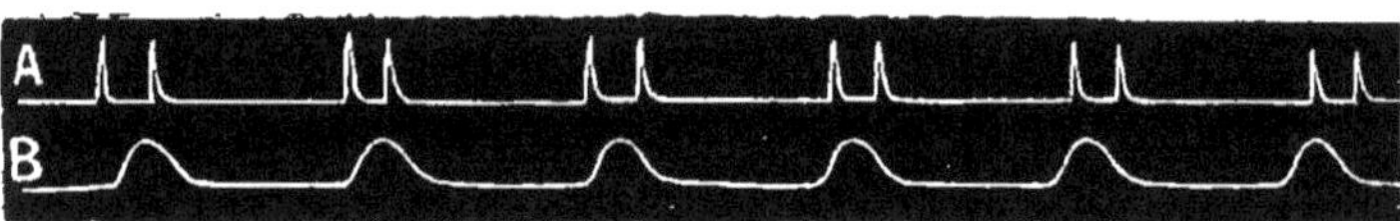

FIG. 42. — Durée de la contraction d'une fibre des oreillettes comparée à celle de la systole auriculaire. — A, commencement et fin de la contraction d'une fibre, observés au microscope et marqués par l'observateur à l'aide d'un signal ; B, systole auriculaire s'inscrivant directement au moyen du cardiographe.

Ce tracé obtenu, nous avons placé les oreillettes elles-mêmes sous le levier du myographe, inscrivant leurs pulsations normales au-dessous du tracé précédent. Nous avons pu constater alors, et vous pouvez le faire à l'aide des tracés qui sont mis sous vos yeux, que les battements des oreillettes entières coïncidaient à peu près avec les contractions d'une de leurs travées.

La durée de la systole d'une travée musculaire est donc égale à la durée de la systole auriculaire. Cela nous montre avec évidence que l'excitation se transmet avec une très grande rapidité dans le cœur, et que dès lors cette transmission n'est nullement comparable à la propagation des ondes musculaires.

Dans une autre expérience, nous avons lié le bulbe, et, quand le sang avait rempli le cœur aux trois quarts environ, nous avons lié le sinus veineux juste au lieu d'élection. Nous avons alors détaché le cœur arrêté en diastole, et contenant une provision suffisante de sang.

Avec un stylet mousse on touche le ventricule ; celui-ci exécute une contraction. Si l'on regarde alors le point atteint par le stylet, on observe un phénomène des plus intéressants. Juste en ce point apparaît à la fin de la systole une bosse sanguine. On dirait au premier abord une gouttelette de sang à la surface du péricarde ; mais on peut, à l'aide d'une languette de papier à filtrer, s'assurer qu'il n'en est rien ; en réalité, le sang se trouve au-dessous du péricarde qu'il soulève. Si l'on répète plusieurs fois de suite l'excitation au même point, la petite bosse sanguine augmente en hauteur et en surface à chaque systole.

On peut, pour expliquer ce phénomène, hasarder une hypothèse. La contraction commence au point touché et rayonne de là dans tout l'organe. S'étant trouvé le premier en systole, le point excité arrive aussi le premier en diastole ; et, le tissu musculaire du cœur étant spongieux jusqu'à sa limite sous le péricarde, lequel n'est doublé lui-même que d'une très mince couche musculaire, les fibres relâchées les premières laissent passer le sang, qui s'accumule entre elles et produit la bosse sanguine.

Cette hypothèse paraît séduisante. Elle est en rapport avec les idées ayant cours aujourd'hui sur la contraction successive quoique rapide du myocarde. Elle serait difficile à renverser par le raisonnement seul, et je l'aurais conservée si je n'avais tenté d'autres expériences.

Il est cependant une observation qui suscite un premier doute. Quand l'irritation mécanique a été suffisamment forte, au point où, pendant la systole, a surgi la bosse sanguine, on voit apparaître, dans le long repos de diastole qui suit la contraction, une tache anémique.

On pourrait supposer dès lors que, l'excitation ayant produit un tétanos local de tonicité, le sang pénètre entre toutes les autres fibres relâchées, tandis que celles qui ont subi l'irritation restent contractées et ne le laissent pas passer. Cette manière de voir ne va pas à l'encontre de notre première hypothèse. On doit se demander cependant comment l'excitation qui produit l'état tonique du muscle a pu diminuer d'abord sa résistance jusqu'à provoquer la formation d'une bosse sanguine.

Pour savoir au juste ce qu'il en est, nous allons procéder autrement. Comme précédemment, nous touchons le ventricule, et nous faisons apparaître la bosse sanguine suivie de la tache anémique. Au bout de quelques instants, provoquons une nouvelle contraction par l'excitation de l'oreillette. La bosse sanguine due à l'excitation précédente se montre pendant tout le temps de la nouvelle systole, quelquefois, il est vrai, un peu moins développée; avec la diastole revient la tache anémique.

Nous pouvons encore opérer d'une autre façon. Faisons la ligature du sinus et attendons quelques minutes le retour des pulsations cardiaques. Celles-ci sont très espacées d'abord et recouvrent lentement la fréquence du rythme primitif. Nous avons tout le temps, entre deux systoles, de déterminer par une excitation mécanique du ventricule une contraction artificielle interposée. Il se produit une bosse sanguine au point excité;

elle est suivie d'une tache anémique. Une systole naturelle survient; la bosse sanguine se montre de nouveau; elle fait encore place à une tache anémique pendant la diastole.

L'hypothèse que nous avions conçue en premier lieu est donc renversée de fond en comble; car on ne peut admettre que, dans la systole spontanée ou provoquée par l'excitation de l'oreillette, la contraction ait commencé juste au point du ventricule qui avait été excité mécaniquement d'abord.

Essayons d'une autre explication. Ne se pourrait-il pas que la tonicité persistât longtemps encore après l'excitation mécanique qui l'a provoquée, et que le myocarde, à l'état de tonicité, eût des pulsations plus brèves qu'à l'état physiologique?

Nous allons essayer de répondre à cette question à l'aide de la méthode graphique. Voyons d'abord si la systole est de moindre durée quand le muscle cardiaque est en ton que lorsqu'il se trouve à l'état de relâchement complet.

Prenons la pointe du cœur isolée de ses ganglions, et transportons-la sous le levier du myographe. Déterminons sa contraction par des ruptures du courant suffisant minimum. Nous pourrons, sur le tracé, mesurer la durée de la systole.

Excitons alors mécaniquement ce même fragment du myocarde, amenons-le à un certain degré de tonicité et reportons-le sous le myographe. Excitons-le à l'aide du courant employé tout à l'heure, ou même à l'aide d'un courant plus fort. Nous obtenons ainsi un second tracé (2, fig. 43) qui, comparé au premier, nous montre des contractions d'une amplitude moins grande et d'une moins longue durée.

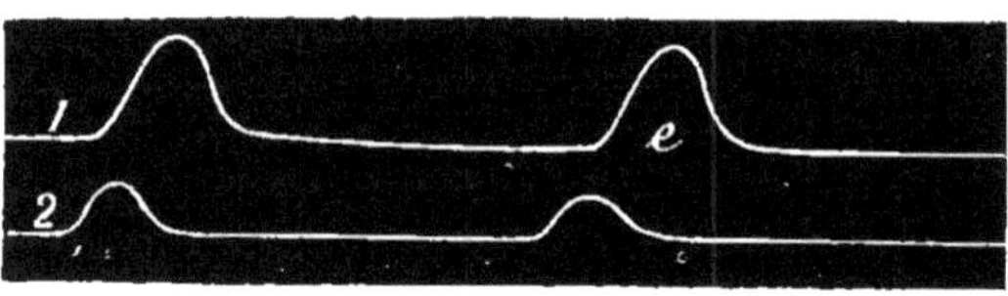

FIG. 43. — Pointe du cœur séparée, excitée par des ruptures isolées d'un courant d'induction. — 1, à l'état normal; 2, après avoir été mise en contraction tonique.

Cette expérience semble nous fournir la solution du problème posé : il faudrait attribuer le phénomène de la bosse sanguine à ce que, les fibres en ton soumises à une excitation se contractant moins complètement que les autres, il resterait entre elles pendant la systole cardiaque un espace plus grand où le sang s'accumulerait, tandis qu'il serait chassé des autres interstices musculaires par la contraction des fibres qui les limitent. Pendant la diastole, au contraire, toutes les fibres du cœur étant relâchées, le sang se précipiterait dans leurs interstices et donnerait au cœur sa couleur rouge, tandis que, les fibres excitées restant à leur état de tonicité, les mailles qu'elles forment ne s'agrandiraient pas, et, le sang ne pouvant y pénétrer, il se montrerait en ce point une tache anémique. Mais, pour donner à cette explication toute sa valeur, il faudrait encore admettre que le muscle cardiaque en contraction tonique présente à la distension une résistance moindre que pendant la contraction d'une systole, car, à l'endroit où la bosse sanguine se manifeste, le myocarde est évidemment en tétanos de tonicité, tandis que partout ailleurs il est dans les différentes phases de contraction d'une systole. Quant à la tache anémique de la diastole, elle se comprend, nous le répétons, puisqu'au moment où elle se produit, toutes les fibres cardiaques sont relâchées, à l'exception de celles qui ont été excitées mécaniquement et qui sont en tétanos de tonicité.

Passons à une troisième série d'expériences, celles qui ont servi de base à la théorie d'Engelmann.

Après avoir détaché le cœur avec le sinus veineux, de façon qu'il continue ses battements rythmés, on découpe le ventricule en plusieurs portions qu'on laisse en relation les unes avec les autres par des ponts musculaires. On constate que la portion du ventricule la plus voisine des oreillettes se contracte la première, et que la contraction s'étend au reste de l'organe en passant par les ponts musculaires. C'est sur ce fait que s'est fondé Engelmann pour prétendre que l'excitation n'est pas transmise par les nerfs, mais bien par la substance musculaire elle-même. On a tout lieu en effet de supposer que tous les nerfs qui partent des ganglions auriculo-ventriculaires pour se répartir dans le ventricule ont été sectionnés dans l'opération que l'on a pratiquée.

J'ai répété et varié cette expérience, tant sur la grenouille que sur la tortue, dont le cœur plus gros se prête mieux à ces manipulations.

Voici le manuel opératoire. Au fond d'une soucoupe, on place un verre de montre sur un triangle fait avec une baguette de verre. On verse de l'eau dans la soucoupe, en prenant soin qu'elle ne pénètre pas dans le verre de montre, et l'on recouvre le tout d'une plaque de verre. On obtient ainsi une chambre humide, avantageuse pour l'observation que l'on se propose de faire, car on pourra, sans rien déplacer, pousuivre à la loupe l'examen du cœur pendant l'expérience. Avec des ciseaux bien tranchants (Engelmann insiste avec raison sur ce détail), je pratique sur le ventricule des incisions franches, dans la direction que je crois la plus convenable, c'est-à-dire perpendiculairement à l'axe du cœur. La première incision partant de droite à gauche, je fais la deuxième de gauche à droite, et ainsi de suite, en m'arrêtant chaque fois à une petite distance du bord. Le cœur est alors porté dans le verre de montre. Le ventricule est immobile. Il ne faudrait pas croire, cependant, qu'Engelmann a imaginé son expérience. Attendons une ou deux minutes, cinq minutes au plus, et nous verrons reparaître les mouvements. Le premier segment du ventricule, celui qui tient aux oreillettes, lesquelles ont toujours conservé leur activité, bat le premier, puis les autres, les plus voisins d'abord, et enfin les plus éloignés.

Si, au lieu d'agir sur le cœur entier, on opère sur la pointe isolée de cet organe, celle-ci reste toujours immobile, ainsi qu'on devait s'y attendre. Mais soulevons le couvercle de verre, et touchons avec une aiguille l'un des fragments extrêmes. Celui-ci se contracte d'abord, et la contraction se propage successivement aux autres. Cet effet se produit également bien, que la base ou la pointe du ventricule ait été touchée en premier lieu. Engelmann avait déjà fait cette observation, et il en avait conclu que la transmission de l'incitation motrice se fait de cellule en cellule dans tous les sens.

Ces expériences soulèvent plusieurs questions.

Nous devons nous demander d'abord pourquoi, lorsque le ventricule a été divisé, il est frappé de paralysie et reprend ensuite ses battements. Il n'est pas impossible de répondre à cette question. Nous savons en effet qu'une certaine dose d'excitation appliquée à la pointe du cœur isolée la maintient en diastole, tandis qu'une dose moindre provoque chez elle des mouvements rythmés. Or rien ne nous empêche de supposer que l'excitation produite par la section a une intensité suffisante pour maintenir la diastole.

Cependant on pourrait admettre aussi que la section amène un certain état de tonicité, et par conséquent diminue la contractilité musculaire.

En outre, la section détermine des lésions des cellules du myocarde. Pour s'en convaincre, on met à macérer dans l'alcool au tiers des fragments de cet organe. Quand on observe ensuite les cellules musculaires obtenues par dissociation, on s'aperçoit que toutes ne correspondent pas à la description que j'en ai donnée. Quelques-unes d'entre elles, celles qui se trouvaient en rapport avec la surface des sections, présentent des zones dans lesquelles la substance contractile paraît comme tassée et ne montre plus de striation, tandis qu'un peu plus loin de la section elles sont nettement striées. C'est là une lésion traumatique, propagée à une profondeur variable de la partie blessée, passagère

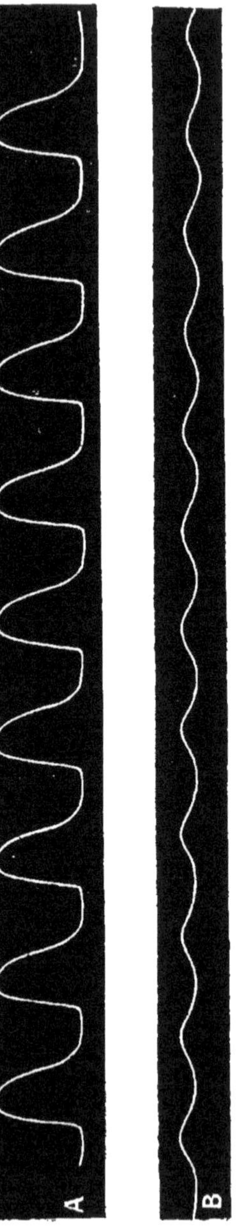

Fig. 44. — Cœur d'une petite tortue mauresque. — A, contraction du ventricule, le cœur étant intact. — B, contraction du ventricule divisé incomplètement en quatre parties.

d'ailleurs, et guérissant, en partie du moins, après un certain temps de repos.

Toutes les causes mentionnées ci-dessus expliquent suffisamment l'arrêt du cœur.

Autre question : Le ventricule a été divisé, de la façon indiquée plus haut, en quatre fragments reliés entre eux et placés dans la chambre humide. Quand on l'examine à la loupe, on est frappé de la lenteur en apparence considérable avec laquelle se propage la contraction. Cette observation est-elle exacte ? Elle demande à être précisée, et pour cela il faut avoir recours à la méthode graphique.

Le cœur en activité est placé sous le levier du myographe, et l'on prend son tracé normal. On pourra ainsi mesurer la durée et l'amplitude de ses pulsations. On le fragmente alors, et quand ses mouvements sont revenus, on le reporte sous le myographe. On prend un deuxième tracé juste au-dessous du premier. On constate ainsi (fig. 44) que l'amplitude des pulsations est bien moins considérable que précédemment. Cela n'a pas lieu de nous surprendre, puisque le cœur divisé ne peut plus se gonfler ni soulever autant le levier du myographe. Mais la durée des battements est à peu de chose près toujours la même. La petite différence que l'on remarque dans quelques expériences n'est en tout cas nullement en rapport avec ce qu'on aurait supposé d'après l'observation directe. Il faut en conclure que celle-ci était erronée.

Cependant si dans d'autres expériences on observait une légère augmentation de la durée de la systole, il se pourrait fort bien que cette augmentation fût liée à l'altération traumatique des fibres cardiaques. Aussi allons-nous opérer sans leur faire subir de solution de continuité. Nous exciterons le ventricule mécaniquement sur un point limité. Si la théorie d'Engelmann est vraie, la contraction devra durer un temps plus long qu'une systole spontanée ou qu'une systole produite par l'excitation électrique qui agit à la fois sur toute la masse du myocarde.

Pour réaliser cette expérience, il fallait, sous le myographe même, porter sur un point isolé du ventricule une excitation mécanique, en évitant tout choc capable d'ébranler la masse entière du myocarde. A la main, il est bien difficile de toucher toujours le même point du cœur avec l'aiguille, et l'on risque de plus de remuer chaque fois le levier. Nous allons modifier notre appareil (fig. 45).

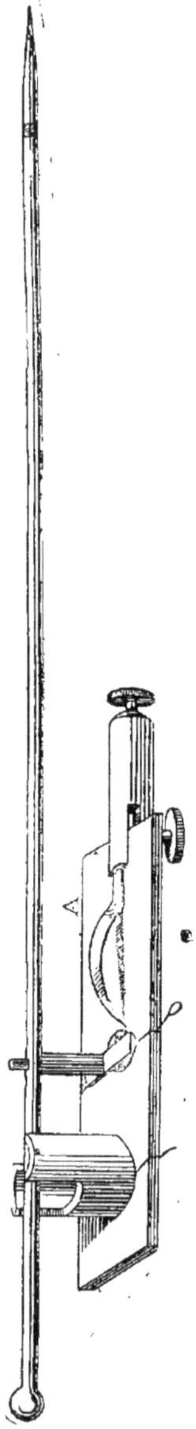

FIG. 45. — Cardiographe modifié pour soumettre le cœur à des excitations mécaniques. — A, la[illegible]e de verre ; B, borne maintenant une lame de clinquant faisant ressort, et dont la pointe frappe le ventricule chaque fois qu'on l'a soulevée avec un stylet.

Sur le bord de la plaque de verre A, on fixe une lame de clinquant en l'engageant dans une borne électrique préalablement fendue B. La lame se termine par une pointe mousse, juste au niveau du bord du ventricule, de telle sorte que, si on l'écarte de sa position première, elle y revient comme un ressort, et frôle légèrement le ventricule. L'appareil n'est nullement ébranlé, et la surface extérieure du cœur seule se trouve excitée.

Nous savons que le cœur arrêté par la ligature du sinus veineux répond à l'excitation mécanique par une contraction d'ensemble. L'excitation électrique agit de même dans les mêmes conditions. A l'aide du myographe modifié comme nous venons de le voir, nous pouvons, sans rien déplacer, faire agir sur le cœur l'un ou l'autre de ces deux excitants. Nous pourrons même, en attendant un peu, prendre la courbe des contractions spontanées de l'organe.

Voici les tracés que nous avons obtenus de la

sorte (fig. 46). Les contractions ont toutes la même amplitude, et il est impossible de dire â priori quelles sont les pulsations produites par l'excitation mécanique et celles qui ont été produites par l'excitation électrique.

Tout nous conduit donc à admettre que la transmission de l'incitation motrice se fait dans le cœur avec une excessive rapidité. En tout cas, il nous est impossible d'apprécier sa vitesse avec les instruments dont nous nous sommes servis. Je ne vois même pas comment il faudrait opérer pour arriver à un tel résultat. L'amplitude et la durée des contractions varient, en effet, beaucoup à l'état normal; il suffit de vous rappeler à ce sujet le phénomène de l'escalier observé par Bowditch. Il faudrait connaître avec précision les conditions de la contraction physiologique avant d'aborder l'étude des contractions produites par une excitation artificielle; mais les limites de ce cours ne permettent pas de prolonger davantage nos recherches sur ce point.

Nous nous arrêterons donc ici, et je vais vous exposer, pour conclure, ce que je crois être le plus rapproché de la vérité, relativement aux fonctions physiologiques des terminaisons nerveuses dans les fibres cardiaques.

Je crois, avec Engelmann, que la transmission de l'incitation motrice est excessivement rapide; mais il ne me paraît pas possible d'admettre qu'elle se fasse de cellule en cellule, et je ne connais aucun fait en histophysiologie qui soit en rapport avec une semblable manière de voir. Assurément cela ne serait pas impossible à priori; mais l'hypothèse d'Engelmann, faite d'abord pour les uretères, où elle est anatomiquement

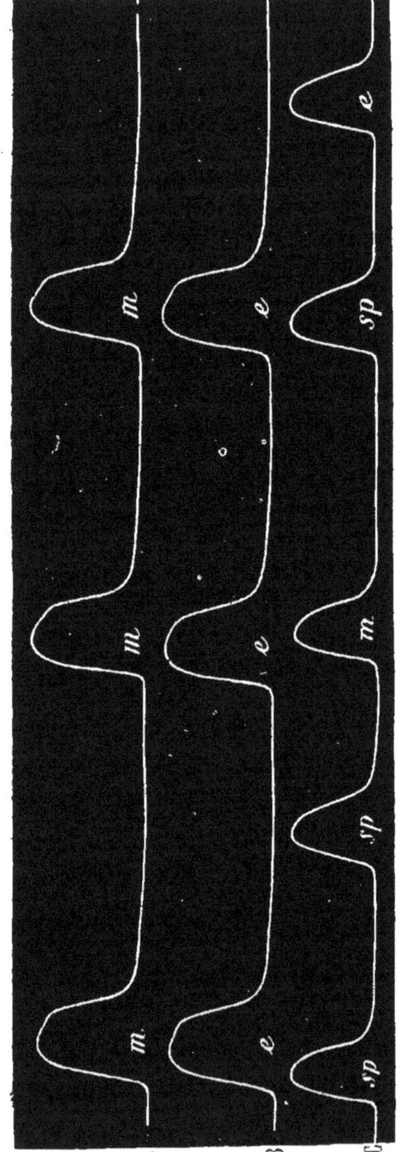

Fig. 46. — Comparaison des effets des divers modes d'excitation sur le ventricule.—A et B, cœur arrêté par la ligature de Stannius; ventricule excité par des excitations mécaniques *m*, et électriques *e*. — C, ventricule séparé avec ses ganglions; *sp*, contractions spontanées; *m*, contractions par excitation mécanique; *e*, contractions par excitation électrique.

invraisemblable, et ensuite pour le cœur sanguin, est une mauvaise hypothèse, car, en bonne vérité, on ne peut l'étayer sur aucun autre fait que sur celui qu'elle doit expliquer.

La conception à laquelle j'ai été amené et d'après laquelle l'incitation motrice est transmise par le plexus nerveux intramusculaire est sans aucun doute préférable, puisqu'elle est en harmonie avec la disposition anatomique du système nerveux, et qu'elle réduit la transmission de l'excitation dans le cœur à n'être qu'un cas particulier des transmissions nerveuses en général. Vous vous rappelez, en effet, la constitution du réseau nerveux cardiaque terminal. Les cellules musculaires, placées les unes au bout des autres, sont traversées par des fibrilles du plexus nerveux, celui-ci correspondant exactement au réseau musculaire. Ce plexus est donc admirablement disposé pour la transmission de l'incitation motrice, et il nous suffira, pour expliquer tous les phénomènes que nous venons d'observer, d'admettre que cette transmission peut s'y faire dans tous les sens.

En dernière analyse, nous pensons que le plexus nerveux terminal dans le cœur, comme du reste dans tous les organes musculaires de la vie organique, constitue un appareil dont les différentes parties sont solidaires, afin d'assurer la synergie fonctionnelle nécessaire et qui, dans l'espèce, ne saurait se produire sous l'influence seule des centres nerveux.

Nous en avons fini avec le cœur sanguin, et nous

aborderons dans la prochaine leçon l'étude des cœurs lymphatiques.

Ces organes sont surtout développés chez les reptiles et chez les batraciens, et c'est chez eux que nous les examinerons. Cette étude est d'un haut intérêt au point de vue de l'anatomie générale. Elle nous fournira d'importants renseignements sur la signification du système lymphatique dans la série animale et sur les rapports de celui-ci avec le système sanguin; elle nous éclairera sur la morphologie et la physiologie du muscle en général.

Enfin elle jettera quelque lumière sur les terminaisons nerveuses dans les muscles striés.

QUATORZIÈME LEÇON

(31 janvier 1878)

Cœurs lymphatiques.

Historique. — Jean Müller (1832); Panizza (1833); Weber (1835); Valentin (1839); Stannius (1843). — Volkmann (1844); Eckhard (1849); Schiff (1850); Goltz (1863 et 1864); Waldeyer (1864 et 1865); Suslowa (1867). Cœur lymphatique de l'anguille. — Marshall Hall. — Wharton Jones.

MESSIEURS,

Nous abordons aujourd'hui l'étude des cœurs lymphatiques, spécialement au point vue de leur appareil nerveux. Mais, comme les recherches relatives à cet appareil exigent une connaissance anatomique et histologique préalable des cœurs eux-mêmes, une description détaillée de ces organes me paraît indispensable.

La découverte des cœurs lymphatiques appartient incontestablement à Jean Müller. Il publia à leur sujet une première note en 1832 (1). Dans cette note, il signale chez la grenouille l'existence des cœurs lymphatiques postérieurs.

En 1833, Panizza (2) fait connaître le résultat de ses recherches sur le système lymphatique des batraciens et

(1) Jean Müller, *Annales de Poggendorff*, 1832.
(2) Panizza, *Sopra il sistema linfatico dei Rettili*. Pavia, 1833.

des reptiles. Il les avait entreprises peut-être avant la publication du mémoire de Müller, dont il n'avait sûrement pas eu connaissance. La description qu'il donne des cœurs lymphatiques est plus complète et plus exacte. Il signale chez la grenouille une paire postérieure et aussi une paire antérieure de « vésicules lymphatiques », comme il les appelle. Il étend ses recherches aux différents ordres de reptiles et de batraciens, et chez ces animaux il détermine exactement la situation des cœurs lymphatiques, leur forme, leur volume et leur rapport avec les veines ou les vaisseaux lymphatiques.

En 1834, et par conséquent après Panizza, dont il ne connaissait peut-être pas le travail, Müller (1) décrit, dans un nouveau mémoire, les deux cœurs antérieurs.

Il raconte comment une note de Marshall Hall, qui croyait avoir observé des pulsations artérielles dans la région sous-scapulaire de la grenouille, avait attiré son attention sur cette région; et comment alors il s'est aperçu que cet auteur avait pris pour des battements artériels le mouvement des veines jugulaires, soulevées par les pulsations des cœurs lymphatiques. Il donne des renseignements exacts sur le siége de ces organes et sur leurs rapports avec les vaisseaux sanguins et lymphatiques. Il insiste sur leur rôle physiologique, mais ne décrit pas leur structure et, par suite, ne dit rien de leur appareil nerveux.

Müller avait publié ce travail dans les *Archives de physiologie* dont il était l'éditeur. La même année

(1) J. Müller, *Ueber die Existenz von vier getrennten, regelmässig pulsirenden Herzen*, etc. (*Arch. de Müller*, 1831, p. 296).

Weber lui adressa une lettre, qui fut insérée dans le même volume et qui le renseignait sur les travaux de Panizza.

Panizza avait aussi signalé des vésicules lymphatiques chez les oiseaux ; Müller ajoute, à ce propos, une note à la lettre de Weber. Chez ces animaux, dit-il, les vésicules lymphatiques ne sont nullement comparables au cœur lymphatique des reptiles, car elles ne montrent pas de pulsations rythmées, mais seulement des mouvements résultant de l'acte respiratoire.

En 1835, Weber (1) étudie les cœurs lymphatiques du *Python Tigris* (*P. molurus*, Gray). Chez cet animal, ces organes sont assez gros pour qu'on puisse en faire l'anatomie sans le secours de la loupe ou du microscope. Aussi la description qu'en donne Weber est-elle plus complète que les descriptions fournies par ses devanciers. La paroi du cœur lymphatique serait d'après lui formée de trois couches : une externe, conjonctive, le rattachant aux parties voisines ; une moyenne, musculaire ; et une interne, analogue à la tunique interne des vaisseaux.

Weber décrit aussi les orifices des vaisseaux ; il en compte deux pour les vaisseaux sanguins et trois pour les lymphatiques. Les premiers ont des valvules semi-lunaires qui ne se retrouvent pas chez les autres.

En 1839, le professeur Valentin (2), dans une lettre

(1) Weber, *Ueber das Lymphherz einer Riesenschlange, Python Tigris*, etc. (*Arch. de Müller*, 1835, p. 536).

(2) Valentin, *Bemerkungen über die Structur der Lymphherzen und der Lymphgefässe* (*Arch. de Müller*, 1839, p. 176).

adressée à Müller, traite des cœurs lymphatiques du serpent à sonnettes et de la couleuvre à lunettes (*Naja tripudians*, Merr.); il retrouve les trois couches indiquées par Weber et observe que les fibres musculaires de la tunique moyenne sont des fibres striées.

En 1840, Müller (1) reconnaît la striation des fibres musculaires du cœur lymphatique chez la tortue.

En 1843, Stannius (2) examine les cœurs lymphatiques des oiseaux et constate que leurs fibres musculaires sont également striées. Ce fait établit que ces vésicules sont bien des cœurs lymphatiques, contrairement à l'opinion de Müller.

C'est en 1844, dans un mémoire de Volkmann dont nous avons déjà parlé à propos du cœur sanguin, que nous trouvons les premières données relatives à la physiologie de l'appareil nerveux des cœurs lymphatiques.

Après avoir mis à nu les quatre cœurs lymphatiques d'une grenouille, Volkmann (3) coupe la tête à l'animal, et constate qu'ils continuent à battre. Il plonge un stylet dans le canal vertébral. Quand la pointe de l'instrument arrive au niveau de la troisième vertèbre, les deux cœurs antérieurs s'arrêtent, mais non les postérieurs. Ceux-ci s'arrêtent à leur tour, quand le stylet a pénétré jusqu'au niveau de la huitième vertèbre.

Dans une autre expérience, Volkmann coupe toutes les racines nerveuses postérieures sans arrêter les mou-

(1) J. Müller, *Ueber die Lymphherzen der Schildkröten* (*Arch. de Müller*, 1840, p. 1).

(2) Stanius, *Ueber Lymphherzen der Vögel* (*Arch. de Müller*, 1843, p. 449).

(3) Volkmann, *Nachweisung der Nervencentra, von welchen die Bewegung der Lymph-and Blutgefässherzen ausgeht* (*Arch. de Müller*, 1844, p. 418).

vements des cœurs lymphatiques; mais, quand il coupe les antérieures, les cœurs s'arrêtent. Il en conclut que le centre des mouvements de ces organes est placé dans la moelle épinière, et que ces mouvements ne sont pas réflexes, puisqu'ils persistent après la section des racines sensitives.

Volkmann soumet à l'examen microscopique les nerfs qui se rendent aux cœurs lymphatiques; il y trouve des fibres à myéline, mais n'y rencontre pas de fibres pâles, ni de cellules ganglionnaires. Les cœurs lymphatiques, dit-il, sont innervés par les fibres cérébro-spinales, le cœur sanguin par des fibres sympathiques. Ce dernier organe contient des cellules ganglionnaires qui sont les centres de ses mouvements; les cœurs lymphatiques, n'en contenant pas, ne peuvent avoir leurs centres moteurs que dans la moelle épinière.

En 1849, Eckhard (1) reprend les expériences de Volkmann. Il constate qu'après la destruction de la moelle les cœurs lymphatiques s'arrêtent en effet. Mais, quinze secondes à une minute et demie après, les mouvements recommencent dans quelques-unes de leurs fibres musculaires jusqu'à ce qu'il se fasse une contraction d'ensemble. Puis pendant un quart d'heure surviennent des contractions irrégulières et fortes.

Il établit que les nerfs qui se rendent au cœur lymphatique postérieur, chez la grenouille, viennent du nerf coccygien antérieur, branche de la dixième paire

(1) Eckhard, *Ueber das Abhaengigkeitsverhaeltniss der Bewegungen der Lymphherzen der Frösche vom Rückenmark Zeitsch. f. rat. Med.*, 1849, t. VIII, p. 211).

spinale. La section des nerfs coccygiens, en effet, produit sur les cœurs postérieurs les mêmes résultats que la destruction de la moelle épinière.

Excitant un des nerfs coccygiens par un courant interrompu, il voit le cœur correspondant cesser de battre. Quand il porte l'excitation sur la moelle, sans couper le nerf coccygien, il obtient le même résultat.

Il en conclut que les nerfs spinaux agissent sur les cœurs lymphatiques comme le pneumogastrique sur le cœur sanguin. Il existerait cependant une différence : quand le cœur sanguin est arrêté par l'excitation du pneumogastrique, il se contracte en donnant une pulsation toutes les fois qu'on fait agir sur lui une excitation mécanique, tandis que l'on ne peut pas faire contracter ainsi le cœur lymphatique arrêté par l'excitation du nerf coccygien.

En 1850, Schiff (1) publie une note au sujet de l'influence des nerfs sur les mouvements des cœurs lymphatiques. Il conteste l'exactitude des faits observés par Eckhard et discute l'interprétation qu'il en a donnée.

Schiff soutient d'abord que l'excitation des nerfs qui se rendent aux cœurs lymphatiques ne les arrête pas en diastole, mais les immobilise en contraction systolique. Il insiste sur ce fait important qu'une excitation énergique, de quelque nature qu'elle soit, et sur quelque région du corps qu'elle soit portée, provoque un arrêt momentané des cœurs lymphatiques. C'est là un phéno-

(1) Schiff, *Vorlaüfige Bemerkungen über den Einfluss der Nerven auf die Bewegung der Lymphherzen* (*Zeitsch. f. rat. Med.*, 1re série, t. IX, 1850, p. 259).

mène réflexe, car il ne se produit plus dans les cœurs lymphatiques postérieurs quand on a coupé les nerfs coccygiens. Schiff ajoute que, dans le cas où les cœurs lymphatiques sont véritablement arrêtés en diastole, il est possible de les faire contracter sous l'influence d'une excitation mécanique.

Lorsque l'on a détruit la moelle épinière, les mouvements des cœurs lymphatiques reprennent, non pas pendant un quart d'heure seulement comme l'a dit Eckhard, mais pour un temps beaucoup plus long, quelquefois plusieurs heures. La destruction de la moelle n'agirait pas par la suppression de l'innervation, mais par les troubles qu'elle apporte à la nutrition et plus spécialement à la circulation. En effet, la ligature du cœur sanguin amène l'arrêt des cœurs lymphatiques aussi bien que la destruction de la moelle épinière.

Schiff ajoute que chaque cœur lymphatique est formé par un anneau musculaire sur lequel viendraient s'adapter deux calottes hémisphériques qui formeraient, en quelque sorte, comme le fond et le couvercle d'une boîte.

En 1863, parurent, dans le *Centralblatt*, deux mémoires de Goltz (1) sur l'arrêt réflexe des cœurs lymphatiques. Après avoir coupé l'extrémité du museau d'une grenouille pour empêcher les mouvements respiratoires qui pourraient gêner l'observation, Goltz arrête les pulsations des cœurs lymphatiques en frappant à petits coups sur l'intestin. Il obtient également

(1) Von Goltz, *Reflexhemmung der Bewegung der Lymphherzen* (*Centralblatt*, 1863, p. 17 et 497).

l'arrêt des cœurs lymphatiques par l'écrasement des oreillettes du cœur sanguin ; il l'obtient encore par l'écrasement de l'intestin.

Cela n'a rien de surprenant, puisque toute excitation un peu forte de n'importe quelle région de l'animal amène le même résultat. Goltz, d'ailleurs, ne songe pas à ce rapprochement et paraît ne pas connaître le travail de Schiff.

Fait intéressant, la section du nerf coccygien peut arrêter pendant très longtemps le cœur lymphatique, sans que cet arrêt soit définitif. Goltz a vu les pulsations revenir au bout de trois semaines, et, chose plus surprenante, détruisant alors la moelle, il a vu les autres cœurs s'arrêter, tandis que seul le cœur dont le nerf avait été coupé antérieurement continuait à battre.

En 1864, Goltz (1), dans un travail sur l'arrêt et la contraction réflexes des organes à mouvements rythmés, cherche à déterminer le trajet suivi dans la moelle épinière par les fibres nerveuses qui déterminent la paralysie réflexe des cœurs lymphatiques. Cette étude s'écarte trop de notre sujet pour que nous nous y arrêtions.

La même année parut le mémoire le plus complet, aux points de vue anatomique et physiologique, que nous possédions sur la question. Il est dû à Waldeyer (2), dont les recherches ont été entreprises sous l'influence des expériences de Goltz.

(1) Goltz, *Neue Versuche über Erregung von Reflexerschlaffung und Reflexkrampf rhythmisch thätiger Organe* (*Centralblatt*, 1864, p. 690).

(2) Waldeyer, *Anatomische und physiologische Untersuchungen über die Lymphherzen der Frösche* (*Zeitsch. f. rat. Med.*, 1864, t. XXI, p. 103).

Si le cœur lymphatique continue à battre quand il est séparé des centres nerveux, c'est qu'il porte en lui des organes ganglionnaires. Néanmoins, dans sa paroi examinée avec le plus grand soin, Waldeyer ne découvre pas la moindre cellule nerveuse. Suivant les nerfs dans leur trajet, il observe que le rameau ventral du nerf coccygien, émané de la dixième paire, traverse, avant d'arriver au cœur lymphatique postérieur, un amas de pigment, dont l'existence avait déjà été signalée par Panizza. Au niveau de cet amas et un peu au-dessus, il y aurait quinze ou vingt cellules ganglionnaires. Waldeyer ajoute que ces cellules sont unipolaires ou multipolaires, mais il ne dit pas si elles appartiennent au sympathique ou si elles dépendent du système cérébro-spinal.

La paroi du cœur lymphatique de la grenouille est formée de trois couches, suivant la description donnée par Weber pour le cœur du python molure. Les fibres musculaires sont striées et ramifiées, ainsi que Leydig l'a dit dans son *Traité d'histologie*. Elles possèdent beaucoup de noyaux et sont comparables aux fibres du cœur et de l'intestin des crustacés.

Waldeyer ajoute que, malgré ses recherches, il n'a pas pu découvrir la terminaison des nerfs dans les fibres musculaires.

Dans la partie physiologique de son mémoire, il reprend la plupart des expériences de ses devanciers. Il soutient, comme Eckhard et contre Schiff, que l'excitation du nerf coccygien arrête le cœur postérieur en diastole. Cherchant le point le plus convenable pour obtenir l'arrêt définitif par la section du nerf coccygien, il constate que cette section obtient tout son effet quand elle est pratiquée au niveau de la tache pigmentaire; mieux vaut même enlever celle-ci pour être sûr du résultat.

En 1865, Waldeyer (1) revient sur ses conclusions premières, et cela sans apporter de nouvelles expériences à l'appui de son changement d'opinion. Il abandonne complètement sa première manière de voir relativement au rôle des cellules ganglionnaires de la tache pigmentaire et place dans la moelle épinière les centres des mouvements des cœurs lymphatiques. J'avoue, pour ma part, avoir quelque peine à comprendre ce brusque revirement, que je m'expliquerai mieux peut-être quand j'aurai fait une étude plus approfondie du sujet.

En 1867, Suslowa (2), élève de Setschenow, donne le compte rendu d'un certain nombre d'expériences qu'il a faites sur les cœurs lymphatiques. Des résultats de ses expériences il tire la conclusion que l'arrêt des cœurs lymphatiques peut être déterminé par une excitation de la moelle d'origine réflexe (c'est ainsi qu'on peut les arrêter, par exemple, par l'excitation de l'intestin). Dans ses explications, il est dominé par l'idée, juste d'ailleurs, de l'action réciproque des centres nerveux les uns sur les autres.

(1) Waldeyer, *Zur Anatomie und Physiologie von Rana und Emys Europæa* (*Studien des physiol. Instituts zu Breslau*, III, p. 71, 1865).

(2) Suslowa, *Beiträge zur Physiologie der Lymphherzen* (*Centralblatt*, 1867, p. 833).

Pour compléter l'historique de la question qui nous occupe en ce moment, je dois vous parler encore de quelques travaux sur le cœur caudal de l'anguille. Marshall Hall a attiré l'attention sur cet organe, que la plupart des histologistes et des physiologistes ont longtemps regardé avec lui comme un cœur veineux.

En 1867, Wharton Jones (1) a observé le singulier phénomène des *gouttes de sang* qui se produit dans la veine caudale en avant de ce cœur. Cette veine montre dans son intérieur chez l'animal vivant une série de gouttes colorées qui sont séparées par des intervalles incolores. A chaque systole du cœur caudal, une nouvelle goutte de sang paraît projetée dans la veine. Wharton Jones se demanda pourquoi, ce vaisseau étant cylindrique, le sang, au lieu de remplir régulièrement son calibre, y circule sous forme de gouttelettes isolées. Il s'expliqua ce phénomène en reconnaissant que le cœur caudal envoie dans la veine, non pas les gouttelettes de sang, mais le liquide incolore qui les sépare. En effet, lorsqu'il cesse de battre, le sang coule dans la veine d'une façon continue. Wharton Jones en conclut que le cœur caudal est un cœur lymphatique, et qu'il projette à chacune de ses systoles une goutte de lymphe qui vient interrompre la colonne sanguine.

Pour bien se rendre compte de ce phénomène, on choisit une anguille de petite taille, que l'on maintient en l'enveloppant d'un linge mouillé, en dehors duquel on laisse sortir seulement le bout de la

(1) Wharton Jones, *The caudal heart of the Eel a lymphatic heart* (*Proceedings of the royal Society*, 1868, t. XVI, p. 230).

queue. Après quelque temps, l'animal reste immobile, et, en appliquant la queue sur une lame de verre, on peut procéder à l'examen microscopique à l'aide d'un faible grossissement, soit de 50 à 60 diamètres.

Wharton Jones (1) avait déjà étudié les contractions rythmiques de certains vaisseaux. Il avait notamment observé celles des petites veines des ailes des chauves-souris. Il compara à ces pulsations celles du cœur caudal de l'anguille et il étendit l'analogie aux cœurs lymphatiques des batraciens et des reptiles. Il remplaça alors l'observation directe par une déduction *à priori*, et, sachant que les fibres musculaires des petites veines sont des fibres lisses, il affirma qu'il en était de même dans les cœurs lymphatiques, tant de l'anguille que des batraciens et des reptiles. Il était, on le voit, peu au courant des travaux de ses devanciers sur la structure de ces organes. Il ajouta même que les fibres lisses susceptibles de contractions rythmées constituaient une espèce distincte des autres.

Comme vous le voyez, le sujet que nous abordons aujourd'hui présente un vif intérêt et nécessite de nouvelles recherches. Parmi les questions auxquelles nous avons touché dans cette rapide analyse, il y en a beaucoup de discutées encore. Les auteurs que nous avons eu à citer ont presque tous une grande autorité; dès lors, il

(2) *Microscopical caracters of the rhythmically contractile muscular coat of the Bat's wing, of the lymphatic hearts of the frog, of the caudal heart of the Eel* (*Ibid.*, p. 342).

est difficile de savoir à quoi l'on doit s'arrêter au milieu de la divergence de leurs opinions.

Pour ce qui est relatif au centre moteur des cœurs lymphatiques, malgré les travaux de Volkmann, d'Eckhard et de Schiff, certainement vous ne sauriez dire encore s'il est constitué par des ganglions périphériques spéciaux ou s'il est placé dans la moelle épinière.

D'après Eckhard et Waldeyer, l'excitation électrique du nerf coccygien ou de la moelle épinière arrête les cœurs lymphatiques postérieurs en diastole, agissant comme l'excitation du pneumogastrique sur le cœur sanguin; d'après Schiff, au contraire, ils seraient alors arrêtés en systole.

Enfin personne n'a vu encore les terminaisons nerveuses dans le cœur lymphatique.

Jamais je n'arriverais à traiter un sujet aussi compliqué en quelques leçons, si je ne m'y étais depuis longtemps préparé. Ainsi je puis vous dire dès aujourd'hui que j'ai trouvé dans le cœur lymphatique des terminaisons nerveuses, dont l'existence n'est encore connue que des personnes qui m'entourent et qui ont vu mes préparations. Comme je vous l'ai déjà dit, Waldeyer avait abandonné leur recherche après des essais infructueux.

Les fibres musculaires des cœurs lymphatiques sont striées et ramifiées. Nous connaissons déjà dans l'organisme deux espèces de fibres qui présentent ces caractères : celles du cœur sanguin et celles de la langue. Mais elles sont loin de se ressembler; tandis que les fibres ramifiées des muscles de la vie animale sont composées de faisceaux primitifs, celles du cœur sanguin sont constituées par des cellules soudées bout à bout. Il s'agit de savoir de laquelle de ces deux espèces de fibres se rapprochent celles des cœurs lymphatiques.

Vous avez dû être surpris, comme je l'ai été moi-même, de ne pas rencontrer un seul travail français sur une question qui ne manquait cependant pas d'intérêt. Je ne sais réellement pas pourquoi ce sujet a été ainsi délaissé par nos compatriotes. Tout ce que j'ai pu trouver chez les auteurs français se réduit à quelques notes insuffisantes, consignées dans un ouvrage classique, les *Leçons d'anatomie et de physiologie comparées* de M. Milne Edwards. Évidemment, le célèbre doyen de la Faculté des sciences, quand il a eu à traiter des cœurs lymphatiques, s'est contenté d'en parler d'après les autres. Chez la grenouille, par exemple, il indique vaguement le siège de ces organes, plaçant les postérieurs dans la région antérieure et dorsale des cuisses, les antérieurs dans la région scapulo-cervicale. Or les premiers ne se trouvent pas sur la cuisse, mais de chaque côté du coccyx, immédiatement au-dessous et en dehors du bord inférieur du muscle iléo-coccygien de Dugès, et les antérieurs sont entièrement recouverts par le scapulum.

QUINZIÈME LEÇON

(5 février 1878)

Cœurs lymphatiques.

Cœurs lymphatiques postérieurs de la grenouille. — Leurs battements sont visibles à travers la peau. — Injection de gélatine dans leur intérieur pour en étudier la forme. — Leurs rapports.

Cœurs lymphatiques antérieurs de la grenouille. — Leurs battements ne sont pas visibles même après que l'on a enlevé la peau. — Procédé à suivre pour les découvrir. — Leur situation. — Leur forme, observée après injection de gélatine dans leur intérieur. — Leurs rapports avec l'apophyse transverse de la troisième vertèbre. — Leur veine efférente. — Valvules qui empêchent l'entrée dans le cœur lymphatique d'une masse injectée dans le système sanguin.

Veine efférente des cœurs lymphatiques postérieurs.

Nerfs des cœurs lymphatiques postérieurs. — Préparation : dissection dans l'alcool au tiers. — Ces nerfs viennent du nerf coccygien antérieur, qui reçoit sur son trajet des anastomoses du plexus lombaire et du grand sympathique.

MESSIEURS,

Je n'ai pas l'intention de décrire avec détail les rapports et la forme des cœurs lymphatiques chez les divers animaux ; il me suffira d'étudier ces organes dans quelques espèces.

Je commencerai par les batraciens anoures, dont deux espèces, très répandues dans notre pays, la grenouille verte et la grenouille rousse, ont plus particulièrement attiré mon attention.

Cœurs lymphatiques postérieurs. — Chez la grenouille rousse, dont les téguments sont beaucoup plus minces que ceux de la grenouille verte, on voit, sans préparation aucune, battre les cœurs lymphatiques postérieurs de chaque côté de l'extrémité inférieure du coccyx. Chez la rainette commune (*Hyla arborea*), cette observation est encore plus facile.

Quand la peau est enlevée, les pulsations sont plus évidentes. Au premier abord, on éprouve quelque embarras à distinguer la diastole de la systole; mais une observation prolongée permet de constater qu'au moment de la diastole le cœur apparaît comme une surface plane, un peu plus translucide que les parties voisines. Au moment de la systole, cet organe forme une légère saillie. S'il ne bat pas, on a de la peine à le reconnaître.

Pour mettre les cœurs lymphatiques postérieurs à découvert, on incise la peau de la grenouille sur la ligne médiane depuis la base du coccyx jusqu'à sa pointe. Une incision tranversale au niveau de la base de cet os ouvre largement le sac lymphatique dorsal. En rabattant en dehors les deux lambeaux de peau en forme de volet, on aperçoit les cœurs lymphatiques.

Si, avec la pince, les ciseaux fins et le scalpel, on cherche à dégager un cœur lymphatique de l'aponévrose qui le recouvre, le plus souvent on ouvre cet organe, et il se présente sous l'aspect d'une cupule remplie de lymphe et animée de battements. Ce procédé opératoire ne saurait donc conduire à une notion exacte de sa forme et de ses rapports.

D'autre part si, grâce à la même dissection poursuivie avec plus de bonheur, on arrive à dégager le cœur lymphatique des parties voisines, il cesse de battre, et il est réduit à une petite masse informe.

Pour tourner cette difficulté, J. Müller eut recours à l'insufflation. Il introduisait dans le cœur lymphatique une canule effilée et poussait de l'air dans sa cavité; il gonflait cet organe ainsi que quelques veines voisines. Ce procédé a encore de grands inconvénients, puisque le cœur lymphatique se dégonfle dès qu'on enlève la canule.

Panizza injectait les cœurs lymphatiques avec du mercure; mais la fluidité de ce métal rend cette manière de faire presque aussi défectueuse que celle de Müller.

Le procédé que j'ai employé a été indiqué par Ludwig pour l'étude du cœur sanguin, ainsi que j'ai déjà eu occasion de vous le dire (voy. p. 73); il consiste à injecter dans le cœur de la gélatine à une température peu élevée au-dessus de son point de fusion.

Voici les détails de l'opération : La grenouille est solidement fixée par ses quatre membres à l'aide de ligatures. On ne doit employer pour immobiliser l'animal ni le curare parce qu'il supprime les battements des cœurs lymphatiques, ni le chloroforme parce que son action est passagère et que souvent l'animal se réveille au moment où l'on a le plus besoin de son immobilité. Le cœur lymphatique est mis à nu. Quelquefois ses battements sont arrêtés par suite de la douleur que provoquent les ligatures ou les incisions que l'on vient de pratiquer; mais ils reprennent bientôt. On emplit de gélatine épaisse et sur le point de se prendre une seringue hypodermique munie d'une canule à extrémité tranchante; on enfonce la pointe de la canule dans le cœur, et l'on y pousse la masse d'injection. Comme elle se solidifie presque aussitôt, il suffit de laisser la canule en place une demi-minute après avoir rempli le cœur pour n'avoir pas à craindre que la masse revienne par l'ouverture que l'on a faite. Le cœur reste ainsi distendu, et on peut facilement le disséquer sous l'eau.

Une fois complètement isolé, il apparaît comme une vésicule translucide et grisâtre ; sa forme, qui s'apprécie bien en faisant varier sa position, est celle d'un parallélipipède à angles mousses. En d'autres termes, pour le comparer à un objet bien connu, il ressemble à une fève.

Sa face supérieure, qui correspond à l'aponévrose, est plane ou très légèrement convexe. Sa face ventrale au contraire est fortement bombée. Ses faces latérales sont moins convexes et plus étendues que les précédentes, et son grand axe est oblique d'avant en arrière et de haut en bas.

Les dimensions moyennes du cœur lymphatique postérieur de la grenouille verte sont les suivantes : Longueur, 3 millimètres et demi; largeur, 2 millimètres et demi; hauteur, 3 millimètres.

Voici le procédé que j'ai suivi pour étudier les rapports du cœur lymphatique postérieur avec les organes voisins. L'animal entier est plongé dans de l'eau chauffée à 55 degrés et maintenu dans ce bain durant quinze à vingt minutes; puis on le laisse complètement refroidir, et l'on procède à la dissection. Les aponévroses et les cloisons tendineuses étant ramollies ou dissoutes, les muscles sont bien accusés dans leur forme, et leur dissection se fait avec la plus grande facilité.

Sur une grenouille ainsi préparée, vous verrez que le coccyx est relié aux os iliaques par un muscle épais, hémi-penniforme, l'iléo-coccygien de Dugès. Le bord postérieur de ce muscle, qui est oblique d'avant en arrière et de dehors en dedans, forme le bord antérieur d'une fossette triangulaire, limitée en dedans et en arrière par le muscle coccy-fémoral de Dugès, et en dehors par le pelvifémoro-rotulien. Au fond de cette fossette, qui communique avec la cavité viscérale, se trouvent l'artère et le nerf sciatiques, au-dessus desquels est situé le cœur lymphatique. Le reste de la cavité est comblé par du tissu conjonctif riche en cellules adipeuses et pigmentaires, et surtout accumulé en grande quantité en avant du cœur. Il forme à ce niveau un nodule noirâtre, grâce auquel on reconnaît sans difficulté la position de l'organe, même quand il ne bat pas. En revanche, l'abondance du pigment et l'intrication des fibres du tissu conjonctif rendent très difficiles la dissection des nerfs du cœur lymphatique et l'étude de ses rapports avec les vaisseaux sanguins.

Cœurs lymphatiques antérieurs. — Le siège des cœurs lymphatiques antérieurs de la grenouille a été nettement précisé par Panizza, qui les a découverts en 1833.

Ainsi que je vous l'ai déjà dit ailleurs, Jean Müller, dans un mémoire publié en 1834, prétendit avoir fait la découverte des cœurs lymphatiques antérieurs. Son attention, dit-il, avait été attirée sur ces organes par la lecture d'un travail de Marshall-Hall, qui, voyant battre certaines veines de la région sous-scapulaire, avait attribué à ces vaisseaux des pulsations qui leur étaient imprimées en réalité par les cœurs lymphatiques sous-jacents. C'est ainsi que J. Müller passe absolument sous silence le travail de Panizza.

On ne voit pas les cœurs lymphatiques antérieurs battre sous la peau, on ne les voit pas davantage quand on a simplement enlevé les téguments; pour les reconnaître, il faut réséquer ou soulever l'angle postérieur de l'omoplate, qui les recouvre complètement.

Voici comment il faut procéder pour les mettre à nu sans les ouvrir :

Par la section du muscle adscapulo-huméral de Dugès, le bord interne du scapulum est mis à découvert; on le soulève et l'on aperçoit deux muscles, les transverses adscapulaires de Dugès; c'est au niveau de l'insertion de ces deux muscles sur les apophyses transverses des troisième et quatrième vertèbres que se trouve le cœur lymphatique. Cet organe repose par son extrémité antérieure sur l'apophyse transverse de la troisième vertèbre, apophyse transverse la plus longue de toutes, et par son corps sur les muscles intertransversaires situés entre les apophyses transverses de la troisième et de la quatrième vertèbre. Il y a ici une disposition remarquable (fig. 47), analogue à celle que je vous indiquerai dans une des prochaines leçons, lorsque je vous parlerai des cœurs lymphatiques des ophidiens. L'apophyse transverse de la troisième vertèbre présente à son extrémité libre un arc cartilagineux qui, prolongé et relié à l'apophyse transverse de la quatrième par un petit ligament, forme avec l'omoplate, au cœur lymphatique, une sorte de cage solide, indispensable, comme nous le verrons plus loin, à son fonctionnement physiologique.

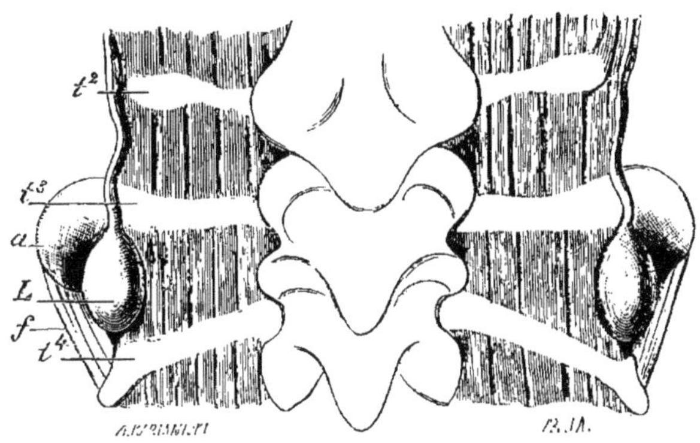

FIG. 47. — Rapports des cœurs lymphatiques antérieurs avec le squelette. — L, cœur lymphatique ; t^2, t^3, t^4, apophyses transverses des deuxième, troisième et quatrième vertèbres ; *a*, arc cartilagineux de la troisième vertèbre ; *f*, ligament intertransversaire.

Le cœur antérieur a une forme plus régulière que le postérieur : qu'on se représente un ovoïde régulier, dont l'extrémité antérieure serait effilée, ou mieux encore une poire dont la queue serait tournée en avant.

Ses dimensions, chez une grenouille de taille moyenne, sont : longueur, 2mm,5; largeur, 2 millimètres. En général, le cœur lymphatique antérieur est plus petit que le postérieur.

J'ai déjà décrit les rapports du cœur lymphatique antérieur avec les os et les muscles; il me reste à vous indiquer ses rapports avec les veines.

En insufflant de l'air dans cet organe, J. Müller avait

vu se gonfler les veines voisines, et il avait conclu de cette observation à la communication par les veines entre le cœur lymphatique et le cœur sanguin. Voici le procédé que j'ai employé pour déterminer ces rapports :

Le cœur lymphatique antérieur étant découvert, j'y pousse, au moyen d'une seringue à injection hypodermique munie d'une canule à extrémité tranchante, une masse de gélatine au bleu de Prusse, chauffée seulement à une température de 34 à 35 degrés centigrades. On voit la vésicule se remplir, puis la veine efférente et successivement la veine jugulaire, les veines brachiales, la veine cave supérieure, le sinus veineux.

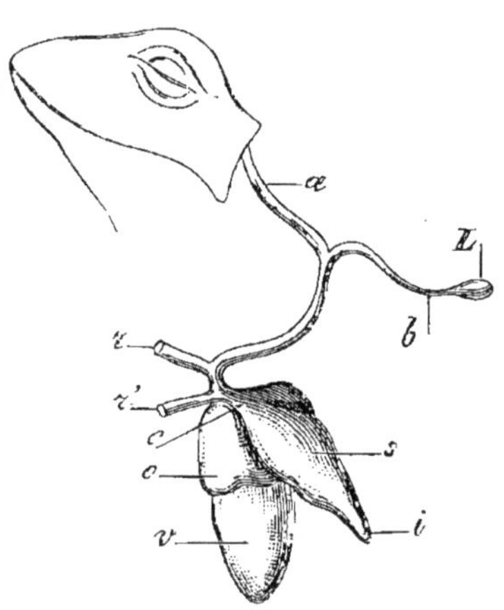

FIG. 48. — Rapports du cœur lymphatique antérieur de la grenouille avec le système sanguin. — L, cœur lymphatique antérieur; *a*, veine jugulaire; *b*, veine provenant du cœur lymphatique antérieur ; *s*, sinus veineux ; *i*, veine cave inférieure ; *c*, veine cave supérieure ; *v*, ventricule; *o*, oreillette ; *r* et *r''*, veines brachiales.

En disséquant avec précaution la région, on reconnaît (fig. 48) que la veine efférente se dégage directement de l'extrémité antérieure du cœur lymphatique et va se jeter, après un trajet à peu près rectiligne, dans la veine jugulaire, à la région temporale. La longueur de cette veine est relativement considérable; sur la préparation que je vous présente maintenant, elle a 6 millimètres.

Ainsi l'on peut injecter le système veineux par le cœur lymphatique ; ne pourrait-on pas faire l'inverse? Nous l'avons essayé, et avec le même résultat négatif que les observateurs qui nous ont précédé. Quand on injecte le système veineux, toutes les veines que je viens de vous nommer, veine jugulaire, veines brachiales, veines efférentes des cœurs lymphatiques, se remplissent ; mais l'injection s'arrête au niveau du col de la vésicule, comme s'il y avait un jeu de valvules en ce point. En effet, si l'on regarde par transparence l'origine de la veine efférente sur un animal ainsi injecté, on voit, à ce niveau, un relief semi-lunaire qui ne laisse aucun doute à cet égard. Cette disposition concorde d'ailleurs avec celle qu'a signalée Weber dans les veines efférentes des cœurs lymphatiques du python.

Jean Müller dit avoir insufflé des vaisseaux lymphatiques afférents. Je n'ai pas réussi à en injecter; j'ai rempli seulement les espaces lymphatiques environnants, ce qui me fait supposer que la lymphe arrive dans le cœur directement et sans l'intermédiaire de canaux proprement dits.

Pratiquées dans le cœur postérieur, les injections par piqûre donnent des résultats analogues à ceux que nous venons de décrire. Jamais on ne voit la masse pénétrer dans des vaisseaux lymphatiques; après avoir rempli le cœur, elle file par sa veine efférente, qui se dégage à son côté interne et antérieur, dans la veine sciatique, puis dans les veines rénales, la veine cave inférieure, et enfin, si l'on poursuit l'injection, elle remplit le cœur sanguin et le système artériel. La veine efférente du cœur lymphatique postérieur est très courte; elle n'a guère qu'un millimètre, et se jette tout de suite dans la veine sciatique qui est située immédiatement au-dessous.

Je dois vous parler maintenant des nerfs qui se rendent aux cœurs lymphatiques postérieurs, car c'est sur ces derniers qu'ont spécialement porté les expériences des physiologistes.

Pour préparer les nerfs de cette région on divise une grenouille transversalement un peu au-dessus des dernières vertèbres, on dépouille la moitié inférieure de l'animal; on enlève le paquet intestinal, on résèque les membres et l'on dispose la pièce comprenant la partie inférieure du tronc et le bassin avec les cœurs lymphatiques dans une cuve à dissection contenant de l'alcool au tiers. Ce réactif a l'avantage de ménager les fibres nerveuses en leur donnant une certaine opacité qui permet de les distinguer plus facilement.

On voit très nettement les différents nerfs du plexus sciatique. Le sympathique lombaire est aussi facile à reconnaître, caractérisé par des filets très minces, munis de renflements gangliformes. En suivant le coccyx, on remarque, à l'union de son tiers antérieur avec ses deux tiers postérieurs, un filet nerveux très petit, qui s'en dégage et qui, situé sous l'aponévrose d'enveloppe du muscle iléo-coccygien, se dirige obliquement en arrière et en dehors : c'est le rameau ventral du nerf coccygien. Si l'on retourne la pièce de manière à l'observer par sa face postérieure, on voit se dégager de chaque côté du coccyx, à peu près au même niveau, un petit nerf qui se dirige en bas et en dehors : c'est le rameau dorsal du nerf coccycien. Le rameau dorsal dessert la peau, le rameau ventral innerve le cœur lymphatique.

Le rameau ventral du nerf coccygien reçoit une branche anastomotique variable de dimension, qui lui vient de la neuvième paire; il reçoit de plus des rameaux très grêles du sympathique, et, arrivé au niveau de la tache pigmentaire, il se divise en trois branches principales. Une de ces branches est destinée au cœur lymphatique, les deux autres se rendent dans un plexus remarquable situé entre la vessie et le rectum (*plexus recto-vésical*).

En résumé, ce qu'il importe essentiellement de savoir, c'est : 1° que les nerfs du cœur lymphatique postérieur viennent de la branche abdominale du nerf coccygien; 2° que ce nerf coccygien s'anastomose avec le plexus lombaire; 3° qu'il reçoit aussi des branches du grand sympathique.

SEIZIÈME LEÇON

(5 février 1878)

Cœurs lymphatiques.

Cœurs lymphatiques des ophidiens. — On ne leur connaît que deux cœurs postérieurs. — Manière de les découvrir. — Leur situation. — Petit thorax dans lequel ils sont logés.

Structure des cœurs lymphatiques. — Difficultés que présente l'observation de leur surface interne. — Injection de gélatine additionnée de nitrate d'argent pour fixer leurs parois à l'état de distension. — Cloisons variables de forme et d'étendue dans les cœurs postérieurs. — Réticulation au niveau des orifices dans les cœurs antérieurs.

Endothélium des cœurs lymphatiques. — Il présente les caractères de l'endothélium lymphatique en général. — Importance de ce fait pour montrer que les cœurs lymphatiques font en réalité partie du système lymphatique. — Description du réseau musculaire.

Structure des fibres musculaires du cœur lymphatique. — Procédés divers pour en faire l'étude. — Ces fibres sont striées; elles diffèrent de celles des muscles striés ordinaires, parce qu'elles sont anastomosées, et de celles du cœur sanguin, parce qu'elles ne sont pas composées de cellules soudées bout à bout.

MESSIEURS,

Nous avons étudié les cœurs lymphatiques de la grenouille dans leur forme extérieure et dans leurs rapports avec les vaisseaux sanguins et lymphatiques et avec les nerfs.

Avant de pousser plus loin cette analyse, nous nous arrêterons quelques instants sur les cœurs lymphatiques des ophidiens. Les cœurs postérieurs seuls sont connus chez ces animaux. Les antérieurs n'existent probablement pas ; rien du moins dans le squelette ne fait soupçonner leur présence.

Les cœurs lymphatiques postérieurs des serpents sont situés à droite et à gauche de la colonne vertébrale, juste au niveau du cloaque. Ils sont logés dans une cage osseuse. Le squelette s'est adapté à leur usage et leur a constitué comme un petit thorax. Panizza a fort bien décrit cette disposition, et Weber, dans son mémoire sur le python tigris, n'a fait que reproduire la description de cet auteur.

Panizza a examiné le squelette de différents reptiles, couleuvre d'Esculape, couleuvre à collier, boa, python. Chez tous, la dernière côte est bifide, ainsi que les apophyses transverses qui la suivent. Entre leurs deux branches, ces os limitent une cavité destinée à recevoir le cœur lymphatique. Cette disposition se montre nettement sur ce squelette de python que nous a obligeamment prêté M. Vaillant, professeur au Muséum d'histoire naturelle. En l'examinant à la fin de la leçon, vous pourrez vérifier l'exactitude de la description de Panizza.

Je ferai cependant une remarque à ce sujet. Le premier os bifide est articulé, tandis que les suivants sont, comme des apophyses transverses, soudés avec les vertèbres correspondantes ; mais cette différence est la seule qui me paraît exister entre eux. Je serais tenté de croire que les derniers sont plutôt des côtes que des apophyses transverses, je n'oserais cependant pas affirmer qu'il en soit ainsi. Cette question d'ailleurs est du ressort de l'anatomie comparée, et tout à fait en dehors de notre sujet.

Dans ce squelette de python, quatre côtes ou apophyses costales bifurquées constituent la cage du cœur lymphatique. Il y en a cinq dans ce squelette de couleuvre d'Esculape, préparé par M. Lataste. Il est fort possible qu'il y ait des variations dans le nombre des os qui constituent cette cage, même dans une seule espèce de reptiles. Mais c'est encore là un point sur lequel nous n'avons pas à nous arrêter.

Pour mettre à découvert le cœur lymphatique d'une couleuvre, on pratique une incision longitudinale sur la ligne latérale médiane, juste au niveau de l'anus. En soulevant la peau, on met à nu les muscles sous-jacents; deux entre autres, que Panizza nomme *caudo-costal* et *long dorsal*. Ceux-ci sont séparés par une gouttière longitudinale qu'il suffit d'élargir pour voir battre le cœur. Pour mieux observer cet organe, on enlève les muscles en opérant de la colonne vertébrale vers l'extrémité libre des côtes, et en tenant le scalpel fortement incliné, de façon à ne pas pénétrer dans la cage lymphatique. On découvre de la sorte le bord ouvert de celle-ci, dans laquelle le cœur se montre tout à fait à nu. Pendant la diastole, il apparaît comme une membrane tendue; pendant la systole, il se gonfle et prend l'aspect d'une vésicule.

Chez les serpents, le cœur lymphatique est adhérent aux côtes et aux muscles adjacents. Quand on veut l'en séparer, sa dissection demande beaucoup de soins et d'attention ; mais elle ne présente pas autant de difficultés que chez la grenouille, parce que la paroi du cœur est plus épaisse. Une fois isolé, le cœur lymphatique de la couleuvre a l'aspect d'une vésicule allongée et aplatie, montrant à sa surface les faisceaux connectifs qui l'unissaient aux tissus voisins. On y voit même souvent des fibres musculaires; mais elles proviennent des intercostaux que l'on a entamés.

Les notions que je viens de vous donner sur la topographie des cœurs lymphatiques nous suffiront pour les recherches que nous allons entreprendre et qui rentrent davantage dans le cadre de l'anatomie générale.

Voyons d'abord quelle est la disposition de ce cœur chez les batraciens. Quand, par mégarde, on l'a ouvert, il continue à battre, et sa face interne paraît lisse. A l'œil nu et même à la loupe, il est impossible d'apercevoir dans son intérieur des travées formant un réticulum, comme dans le cœur sanguin; mais l'organe est si petit, et sa paroi si mince, qu'il est indispensable d'employer certains procédés spéciaux pour l'étudier d'une façon convenable.

On ne peut recourir pour cela à l'injection de gélatine. En effet, lorsque l'on fait fondre cette substance pour en débarrasser le cœur, celui-ci revient sur lui-même et n'est bientôt plus qu'une masse informe.

Il faut fixer la paroi du cœur avant d'enlever la gélatine. L'alcool, que nous avons essayé d'abord, a l'inconvénient de faire ratatiner la gélatine et de déterminer par suite un certain retrait du cœur. Dans l'eau, il est vrai, l'organe reprend sa forme, grâce au gonflement que subit la substance injectée; mais, si alors on élève la température à 35 ou 36 degrés, ce qui est nécessaire pour faire fondre la gélatine, on s'aperçoit que l'alcool n'a pas donné aux tissus une rigidité suffisante. Il est difficile de faire une bonne étude sur une semblable préparation.

J'ai songé ensuite à l'acide osmique, qui nous a déjà rendu des services quand nous avons étudié la cloison et les parois des oreillettes. J'ai porté le cœur injecté de gélatine dans une solution de ce réactif à 1 pour 100; je l'y ai laissé quelques instants, et, après l'avoir lavé dans de l'eau distillée, je l'ai plongé dans de l'eau à 35 ou 36 degrés. Je m'attendais à voir la gélatine se dissoudre comme à l'ordinaire, mais j'ai vainement élevé la température de l'eau, la gélatine est toujours restée solide. L'acide osmique rend la gélatine insoluble, même dans l'eau bouillante et malgré une ébullition prolongée.

J'ai dû recourir à un autre procédé, qui enfin m'a donné de bons résultats. J'ai injecté le cœur avec une masse de gélatine au nitrate d'argent. Pour la préparer, on met à gonfler une lame de gélatine de Paris dans de l'eau distillée. Après un quart d'heure à une demi-heure, on l'en retire, on la lave et on la fait fondre au bain-marie sans addition d'eau. Puis on y ajoute un tiers de son volume d'une solution de nitrate d'argent au centième; on agite le tout dans le bain-marie de façon à mélanger intimement les deux substances; on filtre à travers de la flanelle et l'on opère avec le mélange comme avec la gélatine seule. Pour l'injecter, on attend qu'il soit sur le point de se prendre en masse; et comme il est alors solidifié dans la canule, on chauffe celle-ci au moment de pousser l'injection. L'injection faite, on laisse refroidir la préparation, et l'on dissèque le cœur avec soin. Il faut se servir seulement d'un scalpel bien tranchant ou de bons ciseaux ; car avec des pinces ou des aiguilles on arracherait des lambeaux de tissu et l'on altérerait les rapports des parties qu'il importe de ménager. Après une première dissection incomplète, on porte le cœur dans de l'eau distillée, et, sous la loupe, on achève de le dégager des tissus étrangers. On l'expose ensuite à la lumière solaire, et quand, la réduction de l'argent étant opérée, il a pris une coloration brune, sa paroi est définitivement fixée. Alors, on le porte dans de l'eau à 35 ou 36 degrés, la gélatine fond et s'échappe à travers ses orifices. Par de légères pressions on renouvelle le liquide dans son intérieur, et l'on fait disparaître les dernières traces de gélatine sans produire aucune déformation.

Il suffit ensuite d'ouvrir le cœur lymphatique pour en observer l'intérieur. On pourrait, sous la loupe, et à l'aide des ciseaux, découper des fenêtres dans sa paroi ; mais il est préférable de le diviser en deux d'un seul coup de ciseaux, suivant son plus grand diamètre et plus près de sa face ventrale que de sa face dorsale. On obtient ainsi deux calottes dont nous allons décrire les détails.

L'examen est difficile à l'œil nu ; il se fait mieux au microscope, à un faible grossissement. On voit alors à l'intérieur des cœurs lymphatiques des cloisons saillantes très variables de forme et d'étendue. J'ai disposé sous ces microscopes les deux cœurs postérieurs d'une même grenouille de taille moyenne. Quoiqu'ils aient été préparés tous deux de la même façon, leur disposition est loin d'être identique. L'un d'eux (A, fig. 49) présente une seule cloison oblique, divisant incomplètement la cavité cardiaque en deux portions inégales; dans l'autre (B, fig. 49), il y a deux cloisons obliques reliées l'une à l'autre par une troisième cloison transversale. Il n'y a donc pas lieu de décrire minutieusement des dispositions qui peuvent présenter autant de variétés. Dans le reste de leur surface, en dehors des cloisons, les cœurs lymphatiques postérieurs sont à peu près lisses.

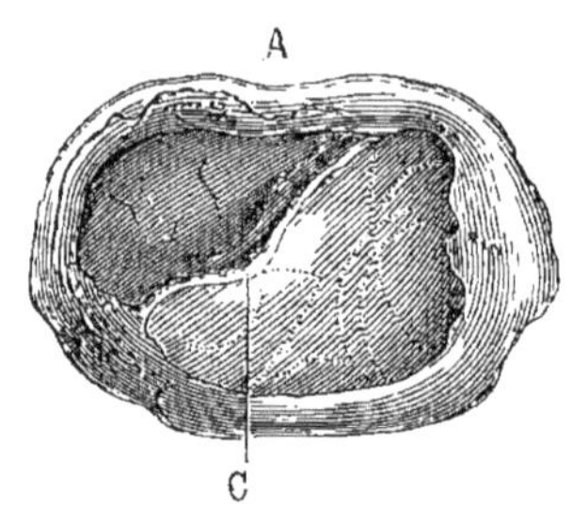

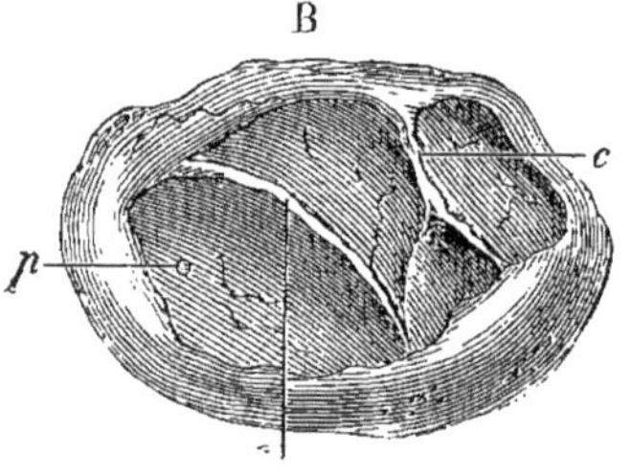

Fig. 49. — Cœurs lymphatiques postérieurs d'une grenouille verte, vus à la loupe et fortement grossis. — *c*, cloisons; *p*, un des pores lymphatiques.

Les cœurs antérieurs, qui ne possèdent pas de cloisons, présentent, au niveau des orifices lymphatiques, une réticulation peu accusée.

Nous sommes naturellement conduits par cette préparation dans le domaine propre de l'histologie. Le nitrate d'argent qui nous a servi à fixer la paroi du cœur a en effet imprégné l'endothélium de sa face interne, qu'il nous est maintenant facile de reconnaître.

Cet endothélium a été signalé par Waldeyer dans un mémoire que j'ai déjà eu occasion de citer. Cet auteur dit que la face interne du cœur lymphatique est tapissée par un épithélium pavimenteux, mais il ne parle pas de la forme des cellules de cet épithélium et n'indique aucune méthode pour l'observer. Ce sont cependant là des points qu'il importe de déterminer.

La nature de cet épithélium, en effet, va nous permettre de décider si les cœurs lymphatiques appartiennent au système vasculaire sanguin ou au système lymphatique; question à laquelle nous pourrions être tenté de répondre à priori, si nous n'avions pour principe de n'accepter aucune opinion qui n'émane directement de l'observation des faits.

Nous savons, à la vérité, que cet organe contient de la lymphe; mais, si nous songeons à la forme ovoïde du cœur antérieur, et si nous nous représentons ses rapports avec la veine efférente à laquelle il semble comme appendu, nous pouvons nous demander s'il ne devrait pas être considéré, au point de vue morphologique, comme une dilatation ultime de cette veine. Les dispositions de ce genre ne sont pas rares dans le système veineux. Ainsi, dans le grand épiploon du lapin, les veines se terminent par des dilatations en cul-de-sac (1).

La forme de l'épithélium chassera tous les doutes. Nous savons que, chez les mammifères et chez tous les vertébrés (je ne connais du moins aucune exception), les vaisseaux et cavités lymphatiques sont revêtus d'un épithélium d'une forme toute spéciale. Les cellules qui le

(1) *Du développement et de l'accroissement des vaisseaux sanguins* (*Travaux du laboratoire d'histologie du Collège de France*, 1874, p. 118).

constituent présentent sur leurs bords des dentelures mousses plus ou moins longues, mais toujours bien accusées et s'engrenant les unes dans les autres. Les batraciens n'ont pas, d'ordinaire, comme les mammifères, des vaisseaux lymphatiques proprement dits; ces vaisseaux sont remplacés chez eux par un système lacunaire communiquant avec de grands réservoirs désignés sous le nom de sacs lymphatiques. Ceux-ci se voient sous la peau, autour des viscères, entre les muscles, etc. L'endothélium qui tapisse ces lacunes a partout la forme de l'endothélium lymphatique. Pour vous en donner un exemple, j'ai disposé sous un de ces microscopes, après l'avoir imprégnée d'argent, une partie de la paroi du sac lymphatique dorsal de la grenouille, celle qui correspond à l'aponévrose des muscles iléo-coccygiens.

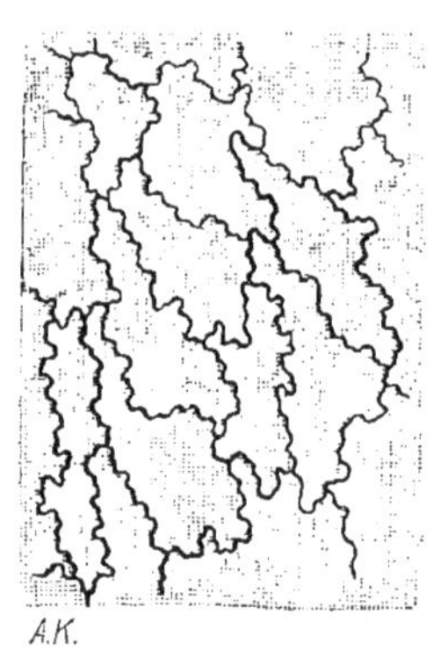

Fig. 50. — Endothélium du sac lymphatique dorsal de la grenouille imprégné d'argent, au niveau de l'aponévrose iléo-coccygienne.

A propos de cette aponévrose, j'ai omis plus haut de vous signaler un détail. Elle n'est pas double; elle est commune aux deux muscles. Après l'avoir transversalement incisée en avant du coccyx, on peut la soulever dans toute son étendue avec le manche du scalpel, ce qui permet de l'enlever facilement après en avoir imprégné la face supérieure avec du nitrate d'argent.

Vous pourrez comparer les cellules endothéliales qui revêtent cette membrane (fig. 50) à celles qui tapissent

VINGT-DEUXIÈME LEÇON

(14 mars 1878)

Œsophage.

Structure de l'œsophage. — Méthodes à employer pour l'étudier. — Extension de l'œsophage à plat avec des épingles : ses inconvénients. — Distension de l'œsophage par un liquide durcissant. Coupes transversales et longitudinales.

Épithélium. Ses différentes couches. Il n'a pas de couche superficielle cornée, comme l'épiderme. — Papilles. — Tissu conjonctif. Fibres musculaires lisses de la muqueuse. — Glandes à mucus. — Tunique musculaire proprement dite : Elle est composée, chez l'homme, de fibres striées dans la partie supérieure, de fibres lisses dans la partie inférieure de l'œsophage. Dissociation des fibres musculaires lisses après l'action du liquide de Müller.

Œsophage du chien. — Faisceaux de fibres lisses et faisceaux musculaires striés. — Le faisceau primitif strié n'est pas l'analogue du faisceau de fibres lisses; il correspond à la fibre-cellule.

Œsophage du chat. — Plis qu'il présente à son extrémité inférieure. — Le segment inférieur de cet organe est constitué uniquement par des fibres lisses. — Le cardia est formé par un renforcement de la couche musculaire annulaire. — Les plis de l'œsophage sont dus à des saillies papillaires.

Œsophage du lapin. — Sa tunique musculaire est composée d'une couche de fibres annulaires comprise entre deux couches de fibres longitudinales. — Ses fibres striées sont analogues à celles des muscles blancs.

Terminaisons nerveuses dans le muscle œsophagien. — Méthode de l'or. — Procédé du jus de citron. Détails de son application. Succès qu'il donne pour la cornée.

Les muscles de l'œsophage sont munis d'éminences terminales analogues à celles des muscles striés ordinaires. Richesse de leur distribution, correspondant aux mouvements compliqués de l'œsophage.

MESSIEURS,

Avant d'aborder la critique des théories physiologiques sur les mouvements de l'œsophage, nous devons étudier les rapports du système nerveux avec la tunique musculaire de cet organe. Pour cela, il nous est indispensable tout d'abord de connaître la structure et la disposition de cette tunique chez les différents animaux qui serviront à nos recherches. Les coupes longitudinales et transversales de l'œsophage nous donneront aisément une première connaissance de cette structure.

Nous constaterons ainsi la quantité relative des fibres qui forment les différents plans musculaires et les directions qu'elles y affectent. Mais il importe, pour cela, de ne pas soumettre le tissu à des manipulations qui déplacent ces fibres les unes par rapport aux autres. C'est une précaution à prendre chaque fois que l'on a des coupes à exécuter dans un tissu; mais la chose est surtout importante ici.

On peut avoir recours à deux méthodes pour durcir l'œsophage sans en déranger les éléments. La première et la plus simple consiste à tendre régulièrement et à maintenir tendu à l'aide d'épingles, sur une lame de liège, un fragment d'œsophage, avant de le plonger dans le liquide durcissant. Mais l'opération, pour être bien faite, demande du temps et des soins; et elle entraîne forcément avec elle une cause d'erreur. La membrane est plus fortement tendue aux points d'attache des épingles que dans les points intermédiaires; les faisceaux musculaires prennent par suite une direction différente de celle qu'ils ont à l'état normal, et la coupe ne permet plus de constater celle-ci avec une précision suffisante.

Il est préférable de limiter entre deux ligatures et de remplir du liquide durcissant un segment de l'organe.

On peut préparer ainsi l'œsophage du lapin tout entier. Après l'avoir dégagé à ses deux extrémités, on pose une première ligature à sa partie inférieure, dans le voisinage du cardia, et on lie son bout supérieur sur une grosse canule, introduite dans son intérieur. On injecte le liquide durcissant, on lie de nouveau au-dessous de la canule et on transporte l'organe dans un bain du même liquide. Il est clair qu'on n'a ainsi nullement modifié la direction des fibres musculaires. Le procédé n'est cependant pas lui-même absolument exempt de toute cause d'erreur, et nous aurons plus tard à en signaler une.

Le durcissement s'obtient à l'aide de différents réactifs, mais celui qui convient par excellence quand on veut faire des coupes d'ensemble d'un organe, c'est l'alcool. Un séjour de vingt-quatre heures dans l'alcool absolu donne une consistance très suffisante à l'œsophage. Si cependant on se propose d'obtenir des coupes très minces, il est bon de compléter le durcissement par la gomme et l'alcool. Je n'ai pas à m'arrêter sur le détail de ce procédé que vous connaissez tous.

Il faut faire des coupes transversales et longitudinales, et il importe de parfaitement orienter les unes et les autres. Des coupes obliques, en effet, ne donneraient pas la solution du problème que nous cherchons : la direction des fibres dans les différents plans musculaires. Les coupes seront colorées à l'hématoxyline ou mieux au picro-carminate d'ammoniaque, et dans ce cas elles seront conservées dans de la glycérine additionnée d'acide formique.

Examinons d'abord des coupes transversales de l'œsophage de l'homme, faites à 1 ou 2 centimètres au-dessus du cardia.

L'épithélium étant le même dans toute la longueur du tube œsophagien, nous allons le décrire une fois pour toutes. Il est semblable à celui du pharynx. C'est un épithélium pavimenteux stratifié comme l'épiderme extérieur, mais entièrement dépourvu de couche cornée. Ses couches superficielles sont formées de cellules aplaties et munies de noyaux; or, vous le savez, dans les cellules de la couche cornée de l'épiderme les noyaux ont disparu.

L'œsophage de l'homme est pourvu de papilles peu prononcées, qui se montrent déjà chez l'enfant, s'accusent plus tard et peuvent même arriver à un grand développement chez les vieillards. Leur accroissement prend quelquefois des proportions considérables. M. Auguste Ollivier, médecin des hôpitaux, a soumis à notre examen, ces dernières années, un grand nombre de pièces dans lesquelles l'épithélium œsophagien, épaissi, formait de véritables verrues, parfaitement semblables à celles que l'on rencontre sur la peau des mains, par exemple. C'est là un cas d'hypertrophie qui mérite à peine le nom de pathologique, et que je signale en passant aux personnes qu'il peut intéresser.

Dans la couche sous-jacente à l'épithélium, le tissu conjonctif ne se montre pas différent de ce qu'il est dans les autres muqueuses. Je ne m'arrêterai pas davantage sur sa structure; mais je dois vous donner quelques renseignements sur les fibres musculaires lisses à direction longitudinale qu'il contient dans son intérieur Signalées d'abord par Brücke, leur existence a été ensuite confirmée par tous les autres auteurs. Elles ne forment pas à proprement parler une couche continue, mais de petits faisceaux isolés les uns des autres. Vers la partie inférieure de l'œsophage seulement, ces faisceaux se montrent plus nombreux et se rapprochent au point de former une couche complète.

C'est au-dessous de ce plan musculaire que se trouvent les glandes muqueuses. Leur canal excréteur, qui s'ouvre à la surface de l'épithélium, pénètre dans la profondeur, se divise et se subdivise pour aboutir enfin à une série de culs-de-sac glandulaires. Ces culs-de-sac sont remplis de cellules caliciformes disposées sur un seul rang et sécrètent le mucus qui lubrifie l'intérieur du canal œsophagien et facilite ainsi le glissement du bol alimentaire.

La tunique musculaire proprement dite forme la troisième couche de l'œsophage. Elle est elle-même composée de deux couches, une externe à fibres longitudinales et une interne à fibres circulaires. Les fibres de la couche externe ne sont pas rigoureusement parallèles à l'axe de l'œsophage, elles lui sont plus ou moins obliques, ainsi que Wild l'avait déjà reconnu chez le chien. Dans la partie supérieure de l'œsophage, ces fibres sont striées; mais, dans sa région inférieure, elles sont remplacées peu à peu par des fibres lisses. En ce point, les deux couches musculaires se montrent plus nettement distinctes l'une de l'autre, et la direction des fibres longitudinales est alors parfaitement parallèle à l'axe de l'œsophage. Il en est ainsi, du moins, chez l'homme et chez le chat. Les deux espèces de fibres se mélangent, comme vous savez, chez le lapin et chez le chien, où l'on rencontre des fibres striées jusqu'au voisinage du cardia.

Chez l'homme, vingt-quatre heures après la mort, les fibres musculaires lisses de la région inférieure de l'œsophage ont déjà subi des modifications cadavériques considérables, sous l'influence de la diffusion des sucs contenus dans l'estomac. Pour étudier ces fibres tout à fait normales, il convient donc de s'adresser aux animaux dont l'œsophage peut être recueilli immédiatement après la mort.

Le procédé par lequel Kölliker a réussi à décomposer le tissu musculaire lisse en ses éléments constituants, les fibres-cellules, consiste à laisser macérer des fragments de ce tissu pendant douze à vingt-quatre heures dans de l'acide azotique à 20 pour 100. Il donne de bons résultats. Mais une méthode que j'ai indiquée ailleurs me paraît préférable : on laisse séjourner le tissu pendant vingt-quatre heures dans le liquide de Müller, puis un temps égal dans de l'eau distillée. La dissociation avec les aiguilles se fait alors avec facilité.

Je soumets à votre examen une préparation des fibres musculaires lisses de l'œsophage de l'homme, faite par ce procédé.

La première chose qui vous frappera dans cette préparation, c'est la grande longueur des fibres-cellules. Vous serez surpris aussi de voir combien leur structure répond peu aux descriptions classiques. C'est la conséquence de l'altération cadavérique, beaucoup plus rapide et plus intense dans la région que nous étudions, que partout ailleurs. Après la mort, en effet, le cardia se relâche, et les liquides de l'estomac remontent dans l'œsophage. Ils digèrent en partie les cellules musculaires. C'est pour cela que la substance qui les compose est fragmentée et constitue dans leur intérieur des blocs de volume et de forme variés. Ces blocs sont réfringents et se colorent plus fortement par le carmin que les parties intermédiaires.

Chez le chien, l'épithélium œsophagien est plus mince que chez l'homme, et les papilles de la muqueuse sont rares et rudimentaires. Cette membrane contient, comme chez l'homme, une couche de fibres lisses à direction longitudinale, et des glandes muqueuses, volumineuses et abondantes. Les acini sont logés entre la couche musculaire de la muqueuse et la tunique musculaire proprement dite; dans certaines régions, ils sont si rapprochés les uns des autres qu'ils forment une couche continue, comme l'indique Kölliker.

Pour ce qui concerne la musculeuse, il n'y a rien à ajouter à la description de Wild. Les fibres musculaires y sont disposées en sautoir, de telle sorte qu'une coupe transversale les rencontre toujours obliquement et les atteint sous différents angles. Il en est ainsi, du moins, pour les portions supérieures de l'œsophage.

Les coupes transversales, au voisinage du cardia, montrent dans la couche longitudinale un mélange intime des fibres musculaires striées et des fibres lisses. A côté de la section d'un faisceau strié, vous observerez des faisceaux de fibres lisses coupés en travers. Les fibres musculaires striées s'accusent par le dessin spécial de leur substance musculaire (champs de Cohnheim) et par l'existence de noyaux marginaux placés sous le sarcolemme. La section des faisceaux de fibres musculaires lisses montre une série de champs dont chacun correspond à une cellule musculaire. Quelques-uns de ces champs présentent dans leur milieu la coupe d'un noyau; ce fait seul suffit à faire distinguer les faisceaux de fibres lisses des faisceaux striés.

A un examen superficiel, on serait tenté de considérer les faisceaux de fibres lisses que l'on remarque dans ces coupes transversales comme correspondant aux faisceaux primitifs des muscles striés. Ils ont à peu près les mêmes diamètres, et les uns et les autres paraissent constitués par des groupes d'éléments plus petits : les cylindres primitifs d'une part, les cellules musculaires d'autre part.

Cette analogie n'est qu'apparente. En effet, bien qu'il puisse être décomposé en un certain nombre de cylindres primitifs, le faisceau strié ne correspond cependant qu'à une seule cellule, cellule à noyaux multiples bien limitée par sa membrane d'enveloppe, le sarcolemme.

Les fibres musculaires lisses, au contraire, correspondent chacune à une cellule, et par conséquent les faisceaux qu'elles constituent sont en réalité composés d'une grande quantité d'individualités cellulaires.

Je dois vous dire à présent quelques mots de l'œsophage du chat. Sa muqueuse ne présente rien de particulier, si ce n'est dans son quart inférieur où elle est sillonnée par des plis transversaux très accusés, que l'on ne retrouve ni chez le chien, ni chez le lapin, ni chez l'homme. Ces plis ne doivent pas leur origine à une contraction accidentelle des fibres longitudinales; car, si l'on ouvre l'œsophage, on peut le tendre complètement dans sa longueur sans les effacer. Nous verrons, en étudiant des coupes longitudinales, qu'ils sont dus à une disposition papillaire, comme les crêtes de la paume des mains et de la face palmaire des doigts.

La musculeuse, non plus, ne présente rien de particulier dans sa partie cervicale et dans la première moitié de son parcours thoracique. Mais, au delà, comme chez l'homme, elle est exclusivement composée de fibres lisses. C'est là un point important à noter. Cette structure, en effet, nous permettra de faire, chez le chat, des expériences qui n'étaient pas possibles chez le chien ou chez le lapin, et d'apprécier ainsi le rôle qui incombe spécialement à chacune des deux espèces d'éléments contractiles dans la déglutition.

Les deux couches que forment les fibres lisses dans la partie inférieure de l'œsophage du chat sont parfaitement accusées, et leur direction est absolument longitudinale dans l'une et transversale dans l'autre. Au niveau du cardia, la couche des fibres annulaires prend une épaisseur considérable et constitue un véritable sphincter. Nous devons connaître la structure de ce sphincter, dont le rôle important sera mis en lumière par nos expériences. Chez le chat, l'anneau du cardia est exclusivement composé de fibres lisses et peut être envisagé comme un épaississement de la couche annulaire de la musculeuse œsophagienne. Les faisceaux qui le composent, comme ceux de la couche à fibres longitudinales, vont se perdre dans les tuniques correspondantes de l'estomac. Il en résulte que la musculeuse œsophagienne, dans la portion où elle ne contient que des fibres lisses, peut être considérée comme la continuation de la musculeuse stomacale. Chez le chien et le lapin, où la portion inférieure de l'œsophage est formée de fibres striées et de fibres lisses, on doit la regarder comme résultant de la combinaison des tuniques musculaires de l'estomac et de l'œsophage.

Lorsque l'estomac et l'œsophage ont été ouverts par une section longitudinale, ils se montrent séparés du côté de la muqueuse par un rebord net et festonné. Leur limite est du reste facilement reconnaissable : l'œsophage apparaissant comme vernissé à sa surface, grâce à l'épithélium stratifié qui le recouvre, et l'estomac ayant un aspect tout différent, dû à ses plis revêtus d'épithélium caliciforme.

Une coupe longitudinale de l'œsophage du chat va nous permettre d'apprécier du même coup la structure de ses plis transversaux et le rapport de ses deux couches musculaires.

Vous reconnaîtrez aisément que les plis sont bien certainement dus à des saillies papillaires; ils sont formés par des excroissances du chorion muqueux, émettant elles-mêmes des papilles secondaires, et revêtues d'un épithélium épais. Au-dessous de ces plis, et sans prendre part à leur formation, s'étend la couche de fibres musculaires lisses de la muqueuse. Au niveau du cardia se trouve une dernière rangée de papilles, sur laquelle l'épithélium pavimenteux de l'œsophage fait place à l'épithélium stomacal formé d'une seule couche de cellules caliciformes. La ligne de démarcation est très nette. C'est au même point aussi qu'apparaissent du côté de l'estomac les glandes à pepsine. Il était nécessaire que le sphincter du cardia interrompît complètement la communication entre l'estomac et l'œsophage, et empêchât le suc gastrique de remonter dans celui-ci; sans cette disposition, la muqueuse œsophagienne, qui n'est pas, comme l'estomac, protégée par un revêtement de cellules caliciformes, eût été attaquée par les sucs digestifs.

Chez le lapin, comme Klein l'a indiqué, la tunique musculaire de l'œsophage présente trois couches : une à fibres annulaires, comprise entre deux autres à fibres longitudinales. Cet animal convient admirablement pour l'étude de la distribution et de la terminaison des nerfs dans la musculature de l'œsophage, à cause de la minceur que présente chez lui la paroi de cet organe. Nous allons l'examiner à l'aide de méthodes variées. Nous commencerons par en fixer les éléments au moyen de l'acide osmique. Voici comment on opère :

On enlève l'œsophage à un lapin fraîchement tué et on le remplit du mélange à parties égales d'alcool et d'acide osmique; puis, quand il est gonflé, on le plonge dans un tube bouché contenant une petite quantité du même mélange. Il suffit de deux à trois minutes pour fixer les tissus. L'organe est alors ouvert, lavé à l'eau distillée et divisé en fragments qui vont servir à nos préparations.

Commençons par en faire des coupes microscopiques. Le durcissement est complété par la gomme et l'alcool, et les coupes sont faites d'abord dans le sens transversal.

Je ne connais pas d'organe plus favorable que l'œsophage du lapin pour l'étude des fibres musculaires striées en coupes transversales ou longitudinales. Vous en jugerez par les préparations qui seront mises sous vos yeux et qui me paraissent tout à fait démonstratives.

Dès la partie moyenne de l'œsophage, on commence à distinguer les trois couches de la musculeuse.

Vous serez sûrement frappés de la différence considérable que présentent dans leur diamètre les fibres annulaires de la couche médiane, vues en longueur dans la préparation (fig. 68), et les fibres coupées en travers des deux autres couches. Les premières sont de beaucoup moins larges; mais cette différence doit être attribuée au procédé dont nous avons fait usage pour fixer les tissus. Quand nous avons gonflé l'œsophage par l'injection, ses fibres annulaires seules ont été distendues, et les fibres longitudinales sont librement revenues sur elles-mêmes. Il n'est donc pas étonnant de trouver ces dernières beaucoup plus épaisses que les autres, qui se sont allongées aux dépens de leur diamètre transversal. Les champs de Cohnheim se montrent avec une admirable netteté sur les fibres coupées transversalement.

La préparation qui se trouve placée sous l'un de ces microscopes, et dont voici le dessin (fig. 68), fournit à peu près toutes les notions que l'on peut acquérir sur la structure des fibres musculaires, à l'aide de sections transversales ou longitudinales.

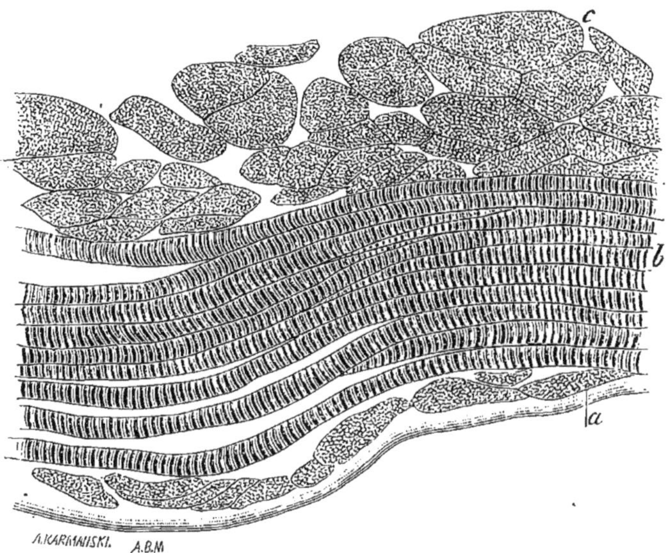

FIG. 68. — Coupe transversale de la tunique musculaire de l'œsophage du lapin. — *a*, couche de fibres longitudinales; *b*, couche de fibres transversales; *c*, couche de fibres longitudinales doublant intérieurement la couche de fibres annulaires et montrant très nettement les champs de Cohnheim.

On peut aussi, avec l'œsophage du lapin distendu et fixé par le mélange d'acide osmique et d'alcool, faire des préparations de fibres musculaires isolées. Il suffit pour cela de dissocier avec les aiguilles un fragment de cet organe. On colore au picrocarminate d'ammoniaque, on lave à l'eau distillée, et l'on fait agir ensuite l'acide formique concentré. Nous savons qu'après l'action de l'acide osmique l'emploi de ce réactif ne modifie plus autant les fibres musculaires.

Vous verrez tout à l'heure une préparation obtenue de

la sorte. Elle vous permettra de constater, et c'est un point sur lequel j'insiste avec intention, que les faisceaux primitifs de l'œsophage du lapin ont la structure des faisceaux des muscles blancs du même animal. Vous savez que les faisceaux primitifs des muscles rouges diffèrent de ceux des muscles blancs, surtout par l'abondance de leurs noyaux, qui sont logés dans de petites excavations formées par l'écartement des cylindres primitifs. Vous verrez qu'ici les noyaux ne sont pas plus nombreux que dans un muscle blanc quelconque, et qu'ils font saillie à l'extérieur, sous le sarcolemme. Le muscle œsophagien est donc semblable aux muscles du tronc et des membres.

Nous voici arrivés à l'étude des terminaisons nerveuses.

Les notions que nous avons déjà acquises sur les terminaisons des nerfs dans les muscles de la vie animale nous font prévoir, *a priori*, que les fibres musculaires striées de l'œsophage sont munies d'éminences et d'arborisations terminales, de plaques motrices, en un mot. Mais ce n'est là qu'une hypothèse, et il est indispensable de la vérifier.

On peut appliquer à l'œsophage tous les procédés dont on se sert pour mettre en évidence les terminaisons nerveuses dans les muscles de la vie animale. Mais la méthode de l'or est celle qui donne les meilleurs résultats. Les préparations qu'elle fournit sont en effet parfaitement nettes et démonstratives. Seulement, comme à l'aide des procédés anciens, ceux de Cohnheim, d'Hénocque, de Lœwit, etc., je ne réussissais que bien rarement à obtenir une imprégnation convenable, j'en ai imaginé un autre dont je vais vous faire part aujourd'hui.

Ce procédé, je l'ai d'abord essayé sur la cornée; car, vous le savez, c'est à cette membrane que Cohnheim a appliqué pour la première fois la méthode de l'or, et elle constitue encore aujourd'hui le meilleur objet pour déterminer la valeur relative des différents procédés suivant lesquels on peut employer cette méthode.

Pour que le métal contenu dans le chlorure d'or se réduise sur les nerfs, il est une condition indispensable qui n'avait point échappé à Cohnheim. Il faut que les tissus, avant d'être soumis à l'action du chlorure, aient été d'abord placés dans un milieu acide, ou bien que la solution d'or soit elle-même acidifiée. Or les acides que l'on a employés jusqu'à présent (acide chlorhydrique, acide acétique, acide formique) déterminent dans les fibres nerveuses les plus fines, celles que l'on se propose précisément de déceler par l'action de l'or, des modifications plus ou moins profondes, qui en altèrent la forme avant que le chlorure d'or vienne les atteindre. J'ai cherché un liquide acide ayant une action moins délétère que ceux qui avaient été employés jusqu'ici, et je l'ai trouvé dans le jus de citron. Le jus de citron, en effet, conserve pendant un temps assez long leur forme à des éléments très délicats, les bâtonnets de la rétine, par exemple. Il conserve même certaines propriétés très passagères que possèdent ces éléments. C'est ainsi que la coloration rouge de la rétine, découverte par Boll, persiste dans le jus de citron.

La cornée d'un lapin tout à fait fraîche, mise pendant cinq minutes dans le jus de citron, lavée rapidement à l'eau distillée, portée ensuite dans une solution de chlorure d'or à 1 pour 100, où on la laisse pendant vingt-cinq minutes, puis lavée dans l'eau distillée et conservée pendant vingt-quatre ou quarante-huit heures dans de l'eau légèrement acidifiée par de l'acide acétique, montre ensuite, sur des préparations convenablement faites, et cela d'une façon à peu près constante, tous les détails compliqués de son appareil nerveux.

C'est ce procédé que j'ai appliqué à l'étude des terminaisons nerveuses dans l'œsophage, en le combinant avec celui deLœwit.

Les fragments de l'œsophage, après être restés cinq minutes dans le jus de citron, ont été placés dans une solution de chlorure d'or à 1 pour 100, et, après y avoir séjourné vingt-cinq minutes, ils ont été lavés à l'eau distillée, puis conservés pendant vingt-quatre heures à l'abri de la lumière du jour, dans une solution d'acide formique au quart. La réduction de l'or étant alors complète, ils ont été lavés de nouveau ; puis, en me servant de la pince, des aiguilles et des ciseaux, j'ai séparé des fragments de la tunique musculaire que j'ai montés en préparations persistantes dans la glycérine.

En les examinant, vous aurez été sûrement frappés de la beauté et du nombre des terminaisons nerveuses qu'ils renferment (fig. 69).

Je ne connais aucun muscle, à l'exception des cœurs

lymphatiques des reptiles, où les éminences terminales se montrent aussi nombreuses que dans le muscle œsophagien. C'est là un fait à noter, car il est en rapport avec le rôle important et compliqué que joue le système nerveux dans les contractions péristaltiques de l'œsophage.

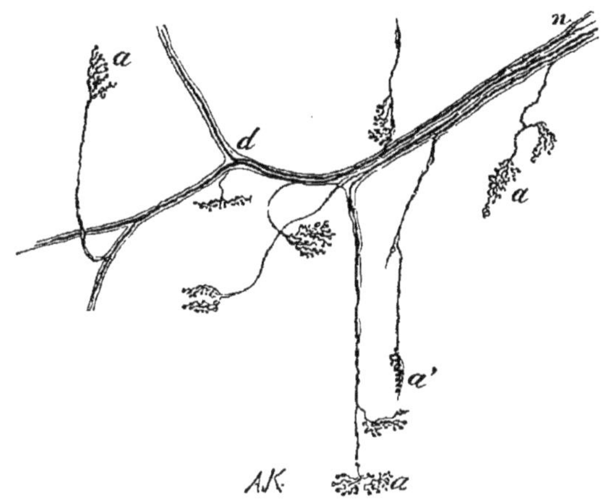

Fig. 69. — Arborisations terminales de l'œsophage du lapin. — *n*, nerf entouré de sa gaîne de Henle; *d*, bifurcation de ce nerf; *a*, arborisation terminale vue de face; *a'*, arborisation terminale vue de profil.

L'étendue de ces éminences est à remarquer aussi. Elles sont comparables, sous ce rapport, à celles qui se voient dans les muscles des membres ou dans les muscles spinaux des lézards, du lézard vert, par exemple. Quant à la netteté des arborisations terminales qu'elles contiennent, elle est due au procédé que nous avons employé.

Ces arborisations ne se montrent pas toutes orientées de la même façon, comme cela a lieu dans la plupart des muscles. Il y en a, dans une même préparation, qui se présentent de face, d'autres de trois quarts, d'autres de profil. Elles affectent, en un mot, toutes les directions.

Enfin les tubes nerveux conservent leur myéline jusqu'au niveau des arborisations terminales.

VINGT-TROISIÈME LEÇON

(19 mars 1878)

Œsophage.

Terminaisons nerveuses dans le muscle œsophagien (suite). — Les noyaux des éminences correspondent aux diverses espèces de noyaux que l'on connaît dans les éminences des muscles des membres.

Le grand nombre des éminences terminales permet de supposer que chaque faisceau primitif reçoit des terminaisons nerveuses venant des deux pneumogastriques.

Ganglions nerveux de l'œsophage. — Analogies et différences qu'ils présentent avec les ganglions du plexus d'Auerbach dans l'intestin. — Modes d'union des fibres nerveuses avec les ganglions.— Toutes les fibres nerveuses sont en rapport avec un ganglion avant de se rendre à une éminence nerveuse terminale. — Analogie de cette disposition avec les tubes nerveux en T des ganglions spinaux.

Physiologie du muscle œsophagien. — Comparaison du mode de contraction des muscles blancs, des muscles rouges, du muscle cardiaque et du muscle de l'œsophage chez le lapin. Étude des contractions de l'œsophage isolé sous l'influence des courants d'induction. Procédé opératoire. Les interruptions isolées déterminent des contractions dont l'amplitude est en rapport avec leur intensité. Un courant tétanisant détermine une courbe de contraction générale sur laquelle vient s'inscrire le rythme du muscle œsophagien.

MESSIEURS,

Nous traitions, à la fin de la dernière leçon, des terminaisons nerveuses dans les faisceaux striés de la tunique musculaire de l'œsophage.

Vous avez vu que les tubes nerveux provenant des

pneumogastriques s'y terminent par des éminences en tout semblables à celles qui existent dans les muscles striés du tronc et des membres.

Nous n'avons pas encore observé les noyaux de ces éminences; mais nous allons le faire aisément de la façon suivante. Un petit segment de l'œsophage du lapin est injecté du mélange d'alcool et d'acide osmique, et plongé dans une certaine quantité du même liquide. Un bain de quelques minutes suffit à fixer les éléments musculaires de cet organe à l'état d'extension. L'œsophage est ensuite ouvert dans l'eau. A l'aide des pinces, des aiguilles et des ciseaux, on détache des fragments de la tunique musculaire. Ceux-ci sont colorés au picrocarminate d'ammoniaque, lavés, soumis quelques instants à l'action de l'acide formique concentré, et enfin conservés dans de la glycérine additionnée d'acide formique. Les noyaux des éminences terminales se montrent alors très nettement. Sur une préparation ainsi obtenue que vous pourrez examiner à la fin de la leçon, vous en distinguerez facilement les différentes espèces : noyaux vaginaux, noyaux de l'arborisation et noyaux fondamentaux.

Ainsi, ces éminences sont identiques à celles des muscles de la vie animale (1).

J'ai déjà insisté sur le nombre considérable de ces éminences dans le muscle œsophagien.

Je vous ferai remarquer à ce propos qu'il serait bien possible qu'un même faisceau primitif présentât plu-

(1) Voy. *Leçons sur l'histologie du système nerveux*, t. II, p. 307.

sieurs éminences terminales, ce qui aurait un grand intérêt au point de vue de l'innervation de l'œsophage. Nous concevons, en effet, que deux tubes nerveux provenant l'un du pneumogastrique droit, l'autre du pneumogastrique gauche, puissent donner des terminaisons à un même faisceau musculaire, et c'est ainsi que s'établirait la synergie des deux nerfs. Pour les fibres longitudinales, il est très possible aussi que des fibres des deux nerfs arrivent à un même faisceau primitif. Vous verrez, en effet, sur une préparation (je vous indiquerai plus tard la méthode au moyen de laquelle je l'ai obtenue), qu'un même rameau nerveux peut avoir une distribution très étendue et qu'il innerve l'œsophage dans les trois quarts ou même dans la totalité de sa circonférence. La disposition anatomique s'accorde donc avec l'hypothèse physiologique que je vous ai indiquée. Pour en démontrer l'exactitude il faudrait faire des expériences et, si, par exemple, l'excitation du pneumogastrique droit produit le même mouvement de l'œsophage que celle du pneumogastrique gauche, nous devrons en conclure que chaque faisceau primitif est innervé en même temps par les deux nerfs.

Un autre point que je dois signaler à votre attention est celui-ci : nous rencontrons dans l''œsophage un deuxième exemple d'un muscle de la vie organique composé de faisceaux striés et muni d'éminences nerveuses terminales. Cela établit d'une manière incontestable que le mode de terminaison des nerfs dans un muscle est en rapport avec la structure de ce muscle, et non pas avec la fonction de son appareil nerveux considérée d'une manière générale à la façon de Bichat, dépendante ou indépendante de la volonté.

Si nous faisions une étude spéciale de l'œsophage, nous aurions à traiter actuellement des terminaisons nerveuses dans les fibres lisses de la muqueuse et de la portion inférieure de la musculeuse œsophagienne. Mais ces terminaisons sont identiques à celles qui s'observent dans les fibres lisses des autres organes, et il n'y a pas lieu de séparer leur étude de celle que nous ferons bientôt des terminaisons des nerfs dans les fibres lisses en général.

D'ailleurs nous n'en avons pas fini avec les terminaisons nerveuses dans les fibres striées de l'œsophage, car l'examen que nous venons d'en faire soulève un problème :

Les tubes nerveux, que nous avons vus se terminer dans des éminences, viennent-ils en droite ligne du pneumogastrique ? Ou bien rencontrent-ils en route quelques organes qui, combinant leur action avec celle des centres nerveux, modifieraient d'une façon déterminable leur activité fonctionnelle?

Je ne discuterai pas l'origine réelle des tubes nerveux qui se rendent aux éminences terminales. Ils viennent des pneumogastriques. Cela est bien démontré, puisque la section de ces nerfs détermine la paralysie de l'œsophage, et que l'excitation de leur segment périphérique provoque la contraction de cet organe.

Je chercherai seulement la solution du problème que je viens de poser. Dans ce but, l'étude préalable des organes ganglionnaires répandus dans l'intérieur du muscle œsophagien nous est indispensable.

Déjà, à propos de l'historique de la question qui nous occupe, je vous ai donné quelques renseignements sur ces ganglions, en vous rappelant que Remak avait signalé l'existence de petits nodules ganglionnaires sur les rameaux nerveux œsophagiens, et que le plexus myentérique d'Auerbach se poursuit dans la tunique musculaire de l'œsophage.

Il y a cependant des différences considérables entre le plexus œsophagien et le plexus intestinal.

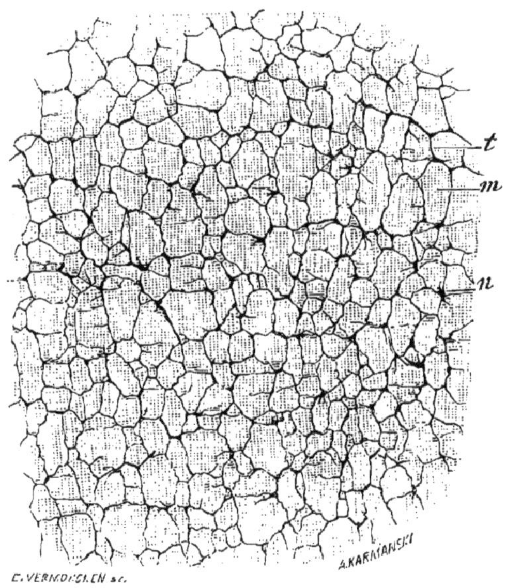

FIG. 70. — Plexus myentérique de l'intestin grêle du lapin manifesté par le traitement au chlorure d'or. — *n*, nœud du plexus : *t*, travée ; *m*, maille du plexus.

Le plexus intestinal ne possède pas de fibres à myéline. Dans le plexus œsophagien, au contraire, ces fibres sont nombreuses. Les ganglions du plexus de l'œsophage sont bien plus volumineux que ceux de l'intestin et leurs

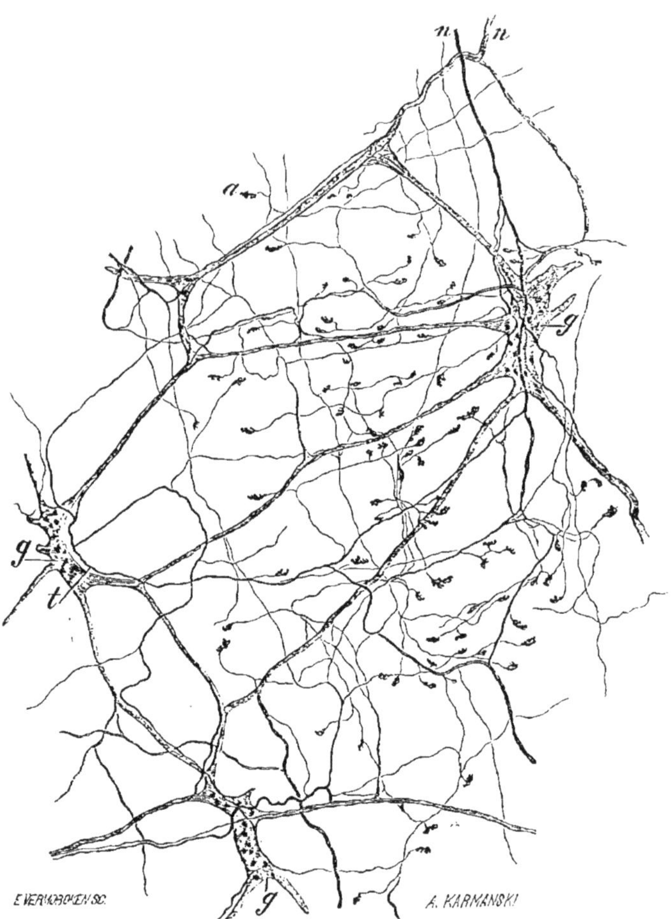

FIG. 71. — Plexus nerveux de l'œsophage du lapin, manifesté par la méthode de l'or. — *n n*, filets nerveux afférents; *g*, ganglions nerveux; *t*, tube nerveux à myéline longeant un ganglion sans y pénétrer; *a*, arborisation terminale.

cellules nerveuses beaucoup plus grandes. Le plexus ganglionnaire de l'œsophage a des mailles beaucoup plus étendues que celles du plexus intestinal.

De toutes ces différences, la plus importante, la plus frappante, c'est l'existence de tubes nerveux à myéline dans le plexus œsophagien. Pour que vous puissiez bien vous en rendre compte, j'ai fait disposer sous ces microscopes deux préparations, l'une du plexus myentérique (fig. 70), l'autre du plexus œsophagien (fig. 71). Toutes deux proviennent d'un même lapin et ont été faites d'après le même procédé, celui que je vous ai indiqué dans la dernière leçon et sur lequel je n'ai pas à revenir ici. Vous pourrez juger d'après elles de l'exactitude de ma description.

De plus, elles vous permettront de voir les rapports des arborisations terminales, des tubes nerveux et des ganglions. Tantôt un tube à myéline traverse un ganglion, continue son trajet au delà, se divise et se subdivise, toujours au niveau des étranglements annulaires, et émet enfin des branches qui vont se terminer dans les éminences.

D'autres fois vous verrez se dégager d'un filet nerveux un tube nerveux à myéline isolé, qui longe simplement un ganglion, et auquel arrive un filament nerveux sans myéline provenant de ce ganglion. Ce n'est pas là le cas le plus commun, mais c'est assurément le plus intéressant de tous.

C'est toujours au niveau d'un étranglement annulaire que le tube à myéline reçoit le filament nerveux ganglionnaire. L'anastomose se voit d'ordinaire très nettement, le filament nerveux étant fortement coloré par l'or ainsi que le tube à myéline. Du reste, ce n'est là qu'un cas particulier d'une disposition très générale, que j'ai, pour la première fois, rencontrée dans les ganglions spinaux, et qui s'observe dans le système nerveux périphérique, chaque fois qu'un tube à myéline se trouve en rapport avec une cellule ganglionnaire. Les ganglions spinaux émettent des fibres à myéline qui vont s'aboucher avec les tubes à myéline des racines sensitives de la moelle, rencontrant ces dernières au niveau d'un étranglement annulaire. Elles forment ainsi la figure d'un T; et c'est pour cela que j'ai désigné sous le nom de tubes en T ces tubes nerveux ganglionnaires.

C'est la même disposition que nous venons de rencontrer dans l'œsophage, avec cette importante différence cependant que les cellules ganglionnaires œsophagiennes, multipolaires, émettent des fibres sans myéline, tandis que les cellules des ganglions spinaux sont unipolaires et émettent des fibres à myéline.

Sur la préparation que j'ai soumise à votre observation, vous pourrez constater l'existence des deux dispositions que je vous ai signalées; vous verrez des tubes nerveux à myéline, soit traverser des ganglions, soit les côtoyer et en recevoir des branches anastomotiques. Mais il est impossible de déterminer si toutes les fibres nerveuses destinées aux muscles œsophagiens se comportent de cette façon, c'est-à-dire si toutes sont en rapport avec un ganglion. En arrachant, en effet, des lambeaux de la musculeuse, nous avons rompu un certain nombre de tubes nerveux et détruit leurs relations.

Peut-être qu'une préparation faite avec plus de soin permettrait de suivre tous les tubes nerveux et de se prononcer en toute sécurité. Mais il vaut mieux ne pas aborder de front de semblables difficultés et chercher un moyen plus favorable pour résoudre le problème. Voici celui que je conseille :

Un œsophage de lapin est compris entre deux ligatures, et moyennement gonflé par une injection d'eau salée à 6 pour 1000. On l'enlève, on lave sa surface et on le plonge dans une solution d'acide osmique à 1 pour 500, contenue dans un tube bouché dont le diamètre est à peine supérieur à celui de l'œsophage, ce qui permet d'employer une quantité moins considérable de la solution d'acide osmique. Un bain de trois ou quatre minutes suffit pour que le réactif diffuse à travers toute l'épaisseur de la membrane. On enlève alors l'organe, on retranche les ligatures, on l'incise longitudinalement et on le laisse dégorger quelques heures dans de l'eau salée. L'acide osmique continue son action, et, finalement, les nerfs sont suffisamment colorés, les fibres musculaires ne l'étant pas trop. C'était là le point important, car il s'agit de les bien distinguer les uns des autres.

Sur une préparation ainsi obtenue, il est facile de suivre dans toute l'épaisseur de la membrane les tubes à myéline. On constate alors que les rameaux nerveux se distribuent sur une grande étendue de la tunique musculaire ; on en voit même qui couvrent de leurs ramifications une bande transversale complète de cette tunique, de telle sorte qu'une branche nerveuse venue du pneumogastrique droit, par exemple, innerve aussi bien le côté gauche que le côté droit du tube œsophagien. On constate, en outre, que chaque tube nerveux, avant d'atteindre une éminence terminale, est en rapport au moins avec un des ganglions du plexus œsophagien.

Quant au plexus ganglionnaire lui-même, il a une existence indépendante jusqu'à un certain point des fibres à myéline qui le traversent. Ses travées, dans lesquelles sont comprises seulement quelques fibres à moelle provenant des nerfs œsophagiens, sont presque entièrement composées de fibres sans myéline qui, au niveau des nœuds du plexus, sont mélangées d'un nombre variable de cellules ganglionnaires.

Si nous rapprochons ces derniers faits de ceux que nous avons déjà observés dans la tunique musculaire de l'œsophage au moyen de la méthode de l'or, nous sommes conduits au schéma suivant :

Un tube à myéline des nerfs œsophagiens, avant d'arriver à sa terminaison dans les fibres musculaires, rencontre sur son trajet un ganglion du plexus. En ce point, au niveau d'un de ses étranglements annulaires, il reçoit une fibre sans moelle venant de ce plexus, et qui lui permet d'en subir l'influence. Au delà, il se rend directement à une éminence terminale, ou bien il se divise et se subdivise de manière à en fournir plusieurs. Il en résulte que les impressions sensitives qui atteignent le plexus peuvent être transmises directement aux fibres motrices, et que l'incitation motrice venue par les branches œsophagiennes du pneumogastrique peut être modifiée sous l'influence de l'activité des cellules ganglionnaires.

Avant d'aborder l'étude physiologique de l'appareil nerveux de l'œsophage, il importe d'examiner quelles sont les propriétés du muscle œsophagien lui-même.

Nous dégagerons ainsi son action propre de l'action du système nerveux. C'est d'ailleurs ainsi que nous avons procédé dans les recherches que nous avons faites sur le cœur sanguin.

Nous avons observé déjà que, chez le lapin, le muscle œsophagien est strié dans toute sa longueur jusqu'au cardia. A ce niveau, il est vrai, les fibres striées sont mélangées de fibres lisses; mais elles se poursuivent jusque-là. Chez le chat au contraire, l'œsophage, dans sa portion inférieure, est uniquement composé de fibres lisses. Nous trouvons donc, chez ces deux espèces d'animaux, les deux types les plus différents. C'est pour cela que nous les prendrons pour examiner quelles sont les propriétés physiologiques du muscle œsophagien.

Commençons par le lapin. Nous avons déjà reconnu que les faisceaux primitifs de la tunique musculaire de l'œsophage possèdent les caractères histologiques des muscles blancs du même animal (voy. p. 366). Nous devons déterminer maintenant si les propriétés physiologiques du muscle œsophagien sont bien réellement celles des muscles blancs. Nous nous servirons du myographe ou cardiographe que vous connaissez déjà (voy. fig. 5); nous exciterons les muscles par un courant d'induction, interrompu dix fois par seconde.

Immobilisons l'animal par la section du bulbe et maintenons la vie de ses organes par la respiration artificielle, afin de pouvoir étudier successivement ses différentes espèces de muscles à l'état vivant.

Enlevons une portion d'un muscle blanc, le grand adducteur, par exemple, et plaçons-la sous le levier du myographe. Faisons passer le courant interrompu. Nous observons une contraction brusque ; la ligne ascensionnelle de la courbe atteint d'emblée sa hauteur maximum ; puis le muscle entre en tétanos incomplet, chaque interruption du courant se traduisant par une secousse sur la ligne du tétanos. Quand on supprime le courant, la décontraction est brusque comme la contraction.

Remplaçons ensuite dans le myographe le muscle blanc par un muscle rouge, soit par le demi-tendineux. Excitons celui-ci à l'aide du même courant. Cette fois la contraction est plus lente ; le tétanos dessine une ligne continue ; la décontraction est lente et progressive.

Puis, à la place du muscle rouge, mettons la pointe du cœur, en employant le courant minimum suffisant, et avec le même nombre d'interruptions. Elle effectue une série de contractions rythmées.

Enfin, expérimentons sur un fragment du muscle œsophagien pris dans la partie moyenne de l'organe. La ligne ascensionnelle de la courbe est brusque comme celle d'un muscle blanc, et, quand le courant n'est pas trop fort, la ligne du tétanos présente une série d'ondulations. Mais le nombre et l'étendue de ces ondulations ne sont pas en rapport avec les interruptions du courant. Enfin la décontraction est brusque.

Cette expérience, qui ne demande pas plus de dix minutes à un quart d'heure, nous montre de la façon la plus nette que le muscle œsophagien se contracte comme un muscle blanc, et en outre qu'il est fortement rythmé. Ce sont les parties moyenne et inférieure de l'œsophage qui présentent au plus haut degré les phénomènes du rythme; ils sont à peine marqués dans la région cervicale.

Le muscle œsophagien et le muscle cardiaque possèdent donc quelques propriétés communes. Mosso a même soutenu que le muscle œsophagien, comme le myocarde, pouvait donner lieu au phénomène de l'escalier de Bowditch (voy. p. 59).

Avant de vérifier cette assertion, je dois vous entretenir d'une autre expérience que j'ai faite chez le lapin. L'animal étant attaché sur le dos et soumis à la respiration artificielle, nous avons dégagé l'œsophage. Ayant placé sur cet organe une ligature au niveau du cardia, nous y injectons par une incision en boutonnière faite à sa partie supérieure de l'eau salée à 6 pour 1000, et, après l'avoir rempli à moitié à peu près, nous plaçons une nouvelle ligature au-dessous de la canule.

La présence de l'eau salée dans le canal œsophagien suffit à déterminer dans cet organe des mouvements convulsifs énergiques; mais ceux-ci s'affaiblissent bientôt, et après une minute environ le calme est absolument rétabli. Alors, en provoquant des efforts de déglutition, on peut observer les mouvements péristaltiques dans toute la longueur de l'œsophage. Nous reviendrons dans la suite sur cette partie de l'expérience.

Lorsque les mouvements de l'œsophage sont calmés,

il est enlevé avec l'eau salée qu'il contient et porté tout entier sur le myographe.

Disposons-le d'abord de manière à ce que le levier repose sur sa partie moyenne, et soumettons-le à l'excitation électrique. Cherchons l'intensité du courant dont la rupture détermine une secousse. Nous serons étonnés de voir cette secousse, au lieu de se traduire comme d'ordinaire par une ascension du levier, se tracer au-dessous de l'abscisse.

Si nous employons ensuite un courant tétanisant, nous verrons également s'inscrire au-dessous de l'abscisse la ligne générale du tétanos, avec des ondulations correspondant au rythme œsophagien. Il est facile de s'expliquer comment la contraction de l'œsophage se traduit par une dépression. Cela tient à ce que les fibres circulaires, en se contractant au niveau du point atteint par le courant et placé sous le levier du myographe, diminuent le diamètre de l'œsophage en ce point, en chassant le liquide dans les parties qui sont relâchées. Mais, si par des ligatures on divise l'œsophage en petits segments de 2 centimètres de longueur environ et légèrement distendus par l'eau salée, la contraction se traduit par l'ascension du levier (fig. 72).

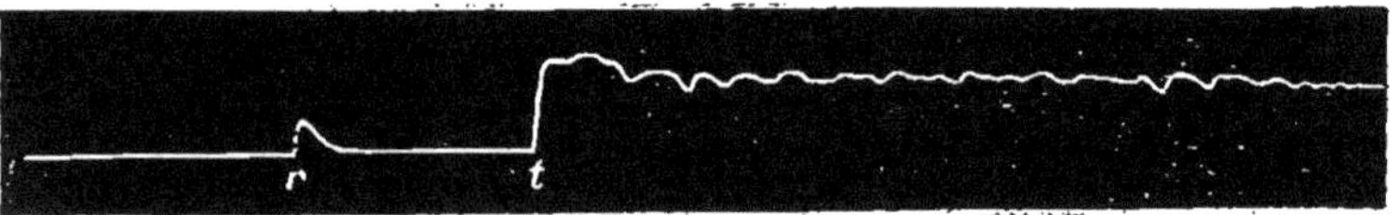

Fig. 72. — Œsophage du lapin, rempli d'eau salée à 6 pour 1000 et séparé par des ligatures en trois portions. Portion moyenne placée sous le levier du myographe, excitée par une rupture isolée *r* et à partir de *t* par des interruptions fréquentes du courant. — Le muscle inscrit son rythme sur la courbe générale de contraction.

Revenons maintenant au phénomène de l'escalier. Pour constater s'il existe réellement dans le muscle œsophagien, plaçons sous le levier du myographe un segment de l'œsophage de la région thoracique, rempli d'eau salée à la température de 39 degrés. Excitons-le d'abord par des interruptions isolées du courant électrique, et nous constaterons que, dans certaines limites, l'amplitude de la secousse est en rapport avec l'intensité de ce courant. Ce phénomène sépare déjà le muscle œsophagien du myocarde qui, placé dans les mêmes conditions, donne des pulsations dont la hauteur est indépendante de l'intensité du courant. Cherchons maintenant le courant suffisant minimum et excitons le muscle œsophagien par des ruptures de ce courant à des intervalles de quatre secondes. Nous constaterons que la hauteur des secousses est variable, ce qui est en rapport avec la propriété du muscle de se contracter rythmiquement. Mais le phénomène de l'escalier ne se produit pas. Il arrive bien quelquefois que la seconde excitation donne une secousse d'une plus grande amplitude que la première, mais l'inverse se produit également.

VINGT-QUATRIÈME LEÇON

(20 mars 1878)

Œsophage.

Etude physiologique du muscle œsophagien. — L'excitation d'un segment de l'œsophage du lapin par des ruptures isolées ne donne pas le phénomène de l'escalier de Bowditch. — Le tracé de la partie inférieure de l'œsophage a une base ondulée, correspondant aux contractions des fibres musculaires lisses.

Muscle œsophagien du chat. — La partie supérieure striée se comporte comme un muscle blanc du même animal; la partie inférieure donne le tracé des fibres musculaires lisses. — Mouvements pendulaires spontanés de la partie inférieure de l'œsophage observés par Mosso. — Reproduction de cette expérience.

Physiologie de l'œsophage. — Expériences entreprises pour tenter d'expliquer le paradoxe œsophagien.

Expériences sur le chien. — Procédé opératoire : Boule de liège attachée à une tige et introduite dans l'œsophage par une boutonnière. — Confirmation des faits observés par Mosso. — Manière de prendre le tracé de la descente de la boule. — L'excitation des deux pneumogastriques n'arrête pas les mouvements de déglutition. La section d'un pneumogastrique paralyse en partie l'œsophage; l'excitation soit du bout central soit du bout périphérique de ce nerf ne fait pas descendre la boule. — La section des deux pneumogastriques amène une paralysie complète. — L'excitation de leurs bouts centraux ou périphériques n'a aucun résultat.

Expériences sur le chat. — La boule descend rapidement dans la partie supérieure de l'œsophage, et très lentement dans sa partie inférieure. — Expérience avec le curare. — La boule introduite dans l'œsophage reste immobile dans sa partie striée; dans sa partie inférieure lisse, elle a son mouvement de descente normal. — Le curare agit sur les plaques motrices, puisque la partie supérieure de l'organe en possède, tandis que sa partie inférieure n'en possède pas.

L'excitation des deux pneumogastriques à la fois arrête le cœur lorsque l'animal est complètement curarisé.

MESSIEURS,

A la fin de la dernière leçon, nous avons recherché si l'œsophage présentait, comme le cœur, le phénomène de l'escalier. Nous avons constaté que ce phénomène n'existait réellement pas pour le muscle œsophagien. Quelquefois la première secousse était plus grande que la deuxième, tandis que d'autres fois l'inverse avait lieu. Quand le phénomène de l'escalier se présente, c'est donc un pur accident, et il n'y a aucun rapprochement à faire sous ce rapport entre le myocarde et la musculature de l'œsophage.

Tous les tracés que nous mettons sous vos yeux ont été donnés par les portions moyenne et inférieure de l'œsophage. Ils nous montrent, indépendamment des lignes droites correspondantes aux contractions successives du muscle strié, une ondulation générale de la courbe, due à la contraction des fibres lisses de la muqueuse ou de celles de la tunique musculaire elle-même.

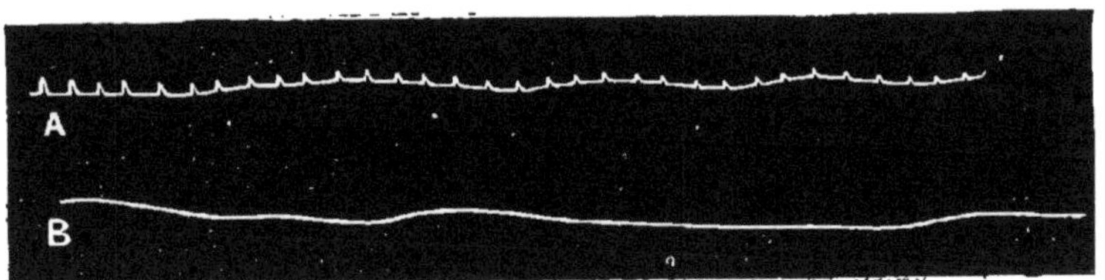

Fig. 73. — Œsophage du lapin. Partie inférieure. A. Excitation toutes les quatre secondes par la rupture d'un courant électrique. Les contractions produites par les excitations s'inscrivent sur une courbe due aux contractions des fibres musculaires lisses. — B. Courbe de contraction des fibres musculaires lisses, en l'absence de toute excitation.

Cette courbe est bien accusée quand les interruptions du courant se trouvent espacées par quatre secondes; elle se montre aussi indépendamment de toute excitation. Voici d'ailleurs deux tracés fournis par l'œsophage, excité dans le premier cas, et dans l'autre abandonné à lui-même. Les ondulations lentes sont probablement sous la dépendance du plexus nerveux œsophagien. Elles sont plus courtes et plus rapprochées quand l'organe est excité. Il ne faudrait pas les confondre avec les pulsations rythmiques dont nous avons parlé.

Pour compléter l'étude physiologique du muscle œsophagien, il est indispensable que nous expérimentions aussi sur le chat. Comme le lapin, le chat a des muscles rouges et des muscles blancs qui diffèrent les uns des autres par leur coloration, leur structure et leurs propriétés physiologiques. Nous pouvons donc encore, chez cet animal, comparer la tunique musculaire de l'œsophage aux muscles blancs et aux muscles rouges, aux jumeaux et au soléaire par exemple.

Dans sa portion supérieure et moyenne, l'œsophage du chat se comporte comme l'œsophage du lapin. Il se contracte brusquement et se décontracte de même, à la manière des muscles blancs. Sur la ligne du tétanos, il exécute une série d'ondulations qui ne sont nullement en rapport avec les interruptions du courant.

Dans sa portion inférieure, l'œsophage se comporte autrement. Portons celle-ci sous le levier du myographe. Nous remarquerons d'abord que, soit pour la faire contracter, soit pour la mettre en tétanos, il faut avoir recours à des courants bien plus énergiques. Une rupture isolée du courant produit une secousse assez prolongée, qui se traduit par une ascension oblique et par une descente beaucoup plus oblique encore. Le courant tétanisant produit une contraction progressive qui s'accroît très lentement jusqu'à son maximum; après la cessation de l'excitation, le muscle se décontracte avec une lenteur extrême. C'est une forme de tétanos que nous connaissons comme propre aux muscles lisses.

Les contractions spontanées de la partie inférieure de l'œsophage sont plus accusées que chez le lapin. C'est là un résultat auquel nous devions nous attendre, puisque chez le chat cette portion ne contient que des fibres lisses. Les contractions s'affaiblissent à mesure que l'organe se refroidit, et il est nécessaire de le réchauffer si l'on veut les observer plus longtemps. En d'autres termes, l'œsophage est ce que Calliburcès aurait appelé un muscle thermo-systaltique.

Cette observation m'a conduit à répéter l'expérience de Mosso, dont je vous ai parlé. Elle consistait, vous vous en souvenez, à exposer au soleil, sous une cloche, un œsophage de chat suspendu librement, et à lui voir exécuter des mouvements pendulaires. Le soleil nous manquant, nous avons dû procéder d'une façon différente. Après avoir gonflé l'œsophage avec les gaz de l'estomac et l'avoir lié à ses deux bouts, nous l'avons détaché et, après qu'il était refroidi, nous l'avons porté sur un bain d'eau salée à 6 pour 1000, chauffé à 36 ou 38 degrés. Dès qu'il a été au contact de l'eau chaude, nous l'avons vu exécuter des mouvements de deux sortes : les uns d'oscillation, de gauche à droite et réciproquement, dus au raccourcissement des fibres longitudinales; les autres, de constriction, dus au raccourcissement des fibres annulaires. Les uns et les autres ne se montraient, du reste, que dans la portion inférieure où la tunique musculaire est constituée par des fibres lisses.

Ces mouvements spontanés sont communs à tout le tube digestif et connus depuis longtemps. Je ne crois pas du moins que ceux de l'œsophage diffèrent de ceux qu'on observe dans l'estomac et l'intestin grêle. Ils sont sous la dépendance des centres ganglionnaires de ces organes. Ainsi, l'expérience de Mosso, qui pouvait paraître surprenante au premier abord, n'a rien qui doive nous étonner. Elle s'explique aisément par les propriétés des fibres lisses et la présence du plexus myentérique.

En résumé, nous avons reconnu dans l'œsophage l'existence de fibres striées et de fibres lisses. Ces deux espèces de fibres sont réparties en proportions variables, suivant la hauteur où on les considère dans le tube œsophagien, et suivant l'animal. Ainsi, chez l'homme, l'œsophage, dans son quart inférieur, est, comme chez le chat, uniquement composé de fibres lisses. Chez le chien et chez le lapin, au contraire, il y a des fibres striées jusqu'au cardia. Chacune de ces espèces de fibres donne à la portion du tube œsophagien où elle prédomine son mode de contraction caractéristique.

Dans ces recherches, nous n'avons pas pu, comme nous l'avons fait pour le cœur, étudier la contraction des muscles en dehors de l'influence des cellules ganglionnaires, parce que ces cellules sont disséminées dans toute l'étendue de la tunique musculaire de l'œsophage. On aurait donc le droit de dire que la propriété du rythme observée dans l'œsophage n'appartient pas au muscle, mais bien à l'appareil ganglionnaire. A cela je répondrai qu'*a priori* on aurait pu faire la même objection pour le cœur, et que cependant il nous a été facile de la réfuter. Par analogie, il y a tout lieu de croire que dans l'œsophage, comme dans le cœur, le rythme appartient à la fibre musculaire.

Cela dit, je passe à l'étude physiologique de l'innervation de l'œsophage. J'aurai à revenir plus tard sur la disposition de ses nerfs et de son plexus; mais ce que nous en savons actuellement est suffisant pour nous permettre de continuer nos recherches. Nous allons nous occuper spécialement du rôle que joue le système nerveux dans les mouvements péristaltiques.

Vous vous souvenez de ce paradoxe physiologique : La section des nerfs pneumogastriques supprime complètement les mouvements péristaltiques du troisième temps de la déglutition, et cependant l'excitation de ces nerfs ne provoque pas des mouvements péristaltiques, mais une contraction en masse de tout l'organe.

Nous commencerons par répéter les premières expériences de Wild et de Mosso, en employant comme ces auteurs une boule que l'on introduit dans l'œsophage. Nous opérerons d'abord sur le chien; puis nous étendrons nos recherches au chat et au lapin, car les résultats ne sont pas les mêmes suivant que l'on expérimente sur l'un ou sur l'autre de ces animaux.

Comme nous n'avons pas voulu recourir aux narcotiques pour n'avoir pas a tenir compte de leur influence, nous avons dû songer d'abord à maintenir l'animal parfaitement immobile. Nous nous servons pour cela d'un appareil très simple. Il se compose d'une petite table ordinaire en sapin, de 80 centimètres de longueur environ sur 40 centimètres de large. Le chien y est couché sur le dos. Des liens à nœuds coulants passés autour de ses quatre pattes sont attachés aux quatre pieds de la table et servent à immobiliser l'animal.

A l'un des bouts de la table est fixée une tige de fer horizontale qui en prolonge l'axe. Sur cette tige peut se mouvoir une tige verticale, munie à sa partie supérieure d'un anneau assez grand pour recevoir le museau du chien et percé, suivant son diamètre horizontal, de deux trous dans lesquels est passée une anse de ficelle. Le chien étant étendu sur le dos et ses quatre membres attachés, son museau est passé dans l'anneau, et l'anse de ficelle est engagée sous la nuque, derrière les oreilles,de manière qu'en exerçant une traction sur les deux chefs on attire la tête de l'animal en avant, la ficelle étant empêchée de glisser par la saillie de l'occipital. De cette façon, la tête de l'animal est prise en arrière par l'anse de ficelle, en avant par l'anneau de fer, et la ficelle étant nouée sous le museau, la tête est maintenue. Il suffit alors, pour la disposer convenablement, de faire glisser la tige qui supporte l'anneau sur la tige horizontale, et de l'arrêter à la distance voulue au moyen d'une vis de pression. On peut ainsi à volonté tendre plus ou moins la région du cou et, en inclinant la tige qui porte l'anneau, faire tourner la tête à droite ou à gauche. De plus, il n'y a que le museau de l'animal qui soit engagé dans l'appareil ; la tête et le cou sont absolument libres.

Le chien étant ainsi fixé sur le dos, on pratique au côté gauche du cou, immédiatement au-dessous du larynx, une incision longitudinale de 5 centimètres environ ; on soulève la trachée, on passe un fil sous l'œsophage, et, dégageant celui-ci, on l'ouvre par une incision en boutonnière.

Pour provoquer et observer les mouvements de déglutition, la méthode suivie par Mosso est préférable à celle de Wild. Celui-ci faisait avaler au chien des boules entièrement libres, tandis que Mosso se servait de boules fixées à une tige métallique, et, par suite, susceptibles d'être retirées.

Il importe que les boules aient un assez fort diamètre. Les petites boules dont j'ai fait d'abord usage ne provoquant pas toujours un mouvement de déglutition, j'en ai fait de plus grandes. J'ai essayé des boules de cire à cacheter, de bois, de caoutchouc ; celles de liège m'ont paru les meilleures, et la forme en olive est celle qui convient le mieux. On peut les tailler dans un bouchon. Pour un chien de taille moyenne, la boule à laquelle je me suis arrêté a 22 millimètres d'épaisseur sur 30 de longueur. Pour la retenir, j'ai adopté, après plusieurs tâtonnements, un fil de cuivre rouge de 2 millimètres de diamètre. La boule de liège est prise suivant son grand axe dans une anse du fil de cuivre ; on tord les deux chefs pour bien la serrer, et l'on cache le bout du petit chef dans l'intérieur du liège, pour éviter les traumatismes qu'il pourrait produire dans l'œsophage. Ce petit appareil est ainsi très solide ; la boule est parfaitement maintenue et ne risque pas de s'échapper. De plus, la tige a une certaine souplesse, ce qui est souvent utile ; sa longueur est de 22 centimètres.

Nous trouvant ainsi outillés, introduisons la boule dans l'œsophage par la boutonnière que nous y avons pratiquée. Aussitôt, sans aucun mouvement de déglutition dans le pharynx, la boule se trouve entraînée vers l'estomac d'un mouvement uniforme. Ramenons-la jusqu'à 1 ou 2 centimètres au-dessous de la boutonnière, et nous verrons se reproduire le même phénomène. Nous pourrons faire cette observation jusqu'à quatre fois de suite.

Quand la boule est arrivée à peu près au bout de sa course, elle s'arrête tout à coup pendant une seconde à une seconde et demie, puis, généralement après un mouvement d'inspiration, elle continue sa route et s'arrête peu après d'une manière définitive. Ce temps d'arrêt se reproduit chaque fois que la boule arrive au même niveau, mais la reprise du mouvement n'est pas toujours précédée d'une inspiration. La longueur de la course après le temps d'arrêt est de 1 centimètre 1/2 à 2 centimètres, suivant la taille de l'animal et suivant sa conformation individuelle. Si Mosso n'a pas observé ce temps d'arrêt au niveau du cardia, cela tient probablement à ce que les boules qu'il a employées étaient d'un trop petit diamètre.

J'ai eu l'idée de faire inscrire ce mouvement sur le cylindre enregistreur. Pour cela, j'ai construit un petit chariot se mouvant verticalement sur deux fils de cuivre (fig. 74). A sa partie supérieure est fixé un fil de lin qui, passant sur une poulie très mobile disposée au-dessus du chariot, est attaché par son autre extrémité à la tige métallique qui maintient la boule. Le chariot est muni d'une plume qui trace son mouvement sur le cylindre enregistreur.

Lorsque la boule est entraînée dans l'œsophage par le mouvement de déglutition, le chariot est soulevé. Si le cylindre était immobile, la plume tracerait une ligne verticale; mais, comme le papier se déroule devant elle pendant son mouvement d'ascension, la ligne qui s'inscrit est oblique; elle se rapproche d'autant plus de la verticale que la vitesse du mouvement de déglutition est plus grande. Les tracés que nous avons obtenus (fig. 75) nous permettent de constater que 3 à 4 centimètres avant l'arrêt la vitesse augmente.

L'arrêt se traduit par une ligne horizontale; et puis, à ce moment, un mouvement d'inspiration ramenant la boule en arrière, un petit crochet se dessine sur la courbe. Alors l'ascension du chariot reprend son cours jusqu'à ce que survienne l'arrêt définitif.

Que démontre cette observation? Quand la boule arrive au cardia, elle le trouve fermé. Elle s'arrête comme pour frapper à la porte; alors le cardia s'ouvre. Elle s'engage dans sa cavité et la traverse avec une rapidité égale à celle qu'elle avait dans la dernière portion de l'œsophage. Il y a donc un quatrième temps à ajouter aux trois temps dans lesquels Magendie divisait la déglutition : à la déglutition dans la bouche, le pharynx, l'œsophage, il faut ajouter la déglutition dans le cardia.

Quand la boule est descendue dans l'estomac et qu'on la ramène au niveau supérieur de l'œsophage, elle descend de nouveau dès qu'on la laisse libre. On peut renouveler l'opération trois, quatre, même cinq fois, suivant la sensibilité de l'animal, et suivant que les rapports

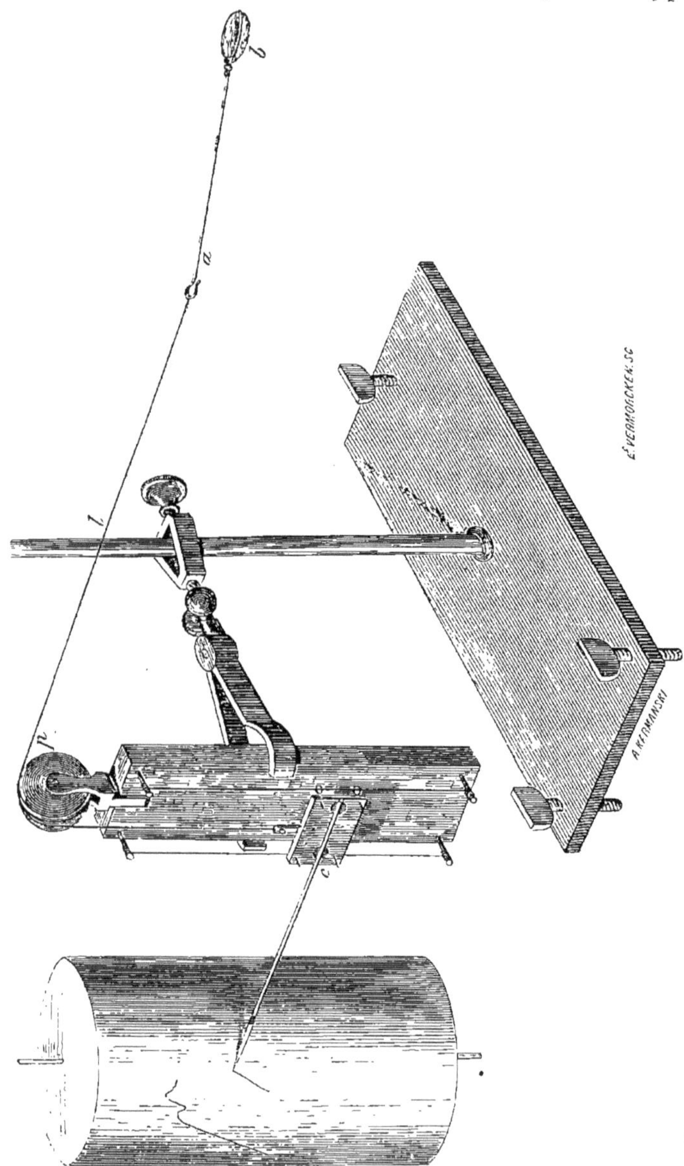

Fig. 74. — Disposition de l'appareil pour prendre le tracé de la descente de la boule dans l'œsophage du chien. — *b*, boule en olive introduite dans l'œsophage et fixée à une tige de cuivre, *a*; *l*, fil de lin attaché à cette tige, passant sur la poulie *p* et soulevant le chariot *c* auquel est fixée la plume qui inscrit le tracé sur le cylindre.

du volume de la boule avec le calibre de l'œsophage sont plus ou moins convenables. Mais enfin l'œsophage se fatigue et, dans certaines régions, la boule n'est plus entraînée. C'est le plus souvent dans les régions cervicale et thoracique supérieure qu'elle reste immobile. Vers la fin de la région thoracique et dans la région abdominale, elle est toujours fatalement entraînée. Constamment d'ailleurs se reproduit au niveau du cardia le phénomène d'arrêt que nous avons constaté.

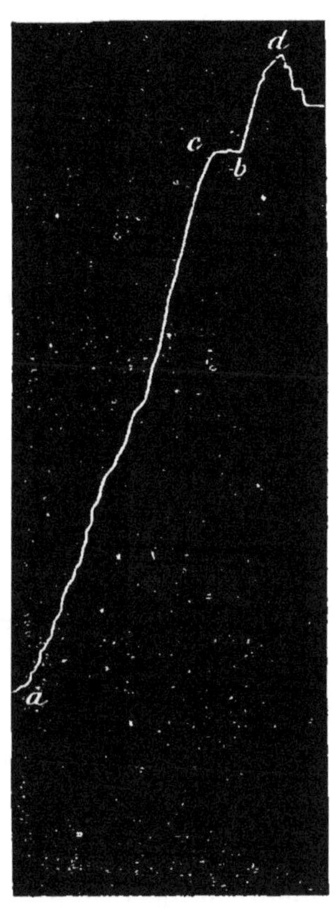

Fig. 75. — Tracé de la descente de la boule dans l'œsophage du chien. — *ac*, descente dans la partie inférieure de l'œsophage ; *cb*, temps d'arrêt au niveau du cardia ; *bd*, reprise du mouvement après que le sphincter du cardia a été franchi.

Si on laisse reposer l'œsophage en retirant la boule, lorsqu'on la réintroduit au bout de quelques minutes, les phénomènes se montrent les mêmes qu'au début de l'expérience.

Quand, avant que la fatigue soit survenue, on cherche à retirer la boule parvenue au milieu de son trajet, on éprouve une résistance parfois très grande. C'est un fait sur lequel Mosso a déjà attiré l'attention. Pour vaincre cette résistance, pour ramener la boule immédiatement, il faut employer quelquefois toutes ses forces. L'expression n'a rien d'exagéré, parce que l'on a peu de prise sur la tige qui retient la boule. Cette constriction énergique dure au moins une demi-minute, plus de temps que ne met un mouvement péristaltique à parcourir la longueur entière de l'œsophage. La résistance d'ailleurs n'existe qu'au-dessus de la boule; on a de la peine à la retirer, mais on peut l'enfoncer aisément.

Cela démontre que la contraction qui se produit dans la tunique musculaire de l'œsophage n'est pas seulement le résultat de l'irritation déterminée par la présence du corps étranger, mais qu'elle est toujours en rapport avec le but de la nature de faire arriver l'aliment dans l'estomac. Ce fait est fort important, et l'on doit en tenir le plus grand compte dans les théories sur le mécanisme de la déglutition.

Si, lorsque la boule est entraînée par un mouvement automatique de l'œsophage indépendant des mouvements de déglutition du pharynx, on la retient en place pendant une à plusieurs minutes, l'organe s'habitue à sa présence, et elle demeure immobile quand on lâche la tige qui la maintient. C'est dans ces conditions que l'on peut étudier l'influence de la déglutition. En effet, si l'on provoque alors un mouvement du pharynx, soit en faisant avaler de petites quantités d'eau à l'animal, soit en comprimant la base de la langue, soit en excitant le bout central du nerf laryngé supérieur, les péristaltiques se propagent dans toute la longueur du tube œsophagien et le plus souvent entraînent la boule avec eux. Quelquefois cependant ils la dépassent sans l'entraîner. Il arrive même, et c'est là une observation ancienne, que la déglutition pharyngienne se produise seule et ne soit pas suivie de mouvements péristaltiques de l'œsophage.

Si l'œsophage est divisé en deux segments, soit par une ligature, soit par une section, le mouvement se propage au delà de l'interruption, ainsi que Mosso l'a parfaitement établi.

Voici maintenant une expérience intéressante : on commence par dégager l'un des pneumogastriques, et, pendant que la boule descend, soit à la suite d'un mouvement du pharynx, soit directement sous l'influence de la contraction œsophagienne, on excite le nerf. On peut employer des courants d'intensité variée, des ruptures isolées ou des courants tétanisants : dans tous les cas, la descente de la boule continue. Il en est de même quand l'excitation est portée sur l'autre pneumogastrique ou sur les deux nerfs à la fois. L'œsophage est fortement tétanisé, mais la boule descend toujours.

J'avais déjà fait cette expérience, lorsque, relisant l'excellent mémoire de Chauveau, j'ai vu qu'il avait observé que, chez le cheval, la déglutition se poursuit alors même que l'œsophage est tétanisé par l'excitation du pneumogastrique.

Voici une autre expérience que j'ai faite hier sur un chien. Après avoir constaté que la boule introduite dans l'œsophage opère bien sa descente, on coupe l'un des deux pneumogastriques (nous avons coupé le gauche), et l'on étudie de nouveau les mouvements de la boule dans les différentes parties de l'œsophage. Dans la région cervicale elle reste immobile; dans la partie inférieure de la région thoracique également; elle ne descend plus que lorsqu'elle est placée dans la partie supérieure de cette région et dans une étendue très limitée; alors elle se met à cheminer, puis elle s'arrête à 3 centimètres environ au-dessus du cardia. Les résultats se sont montrés constants dans cette expérience.

Pour expliquer ce phénomène, on peut faire deux hypothèses. Ou bien la partie de l'œsophage où le mouvement se produit encore serait plus excitable que les autres, et un seul pneumogastrique suffirait à lui donner les mouvements réflexes à la suite de l'excitation; ou bien cette partie serait innervée par le pneumogastrique droit, tandis que celles qui sont paralysées recevraient leurs nerfs du pneumogastrique gauche.

Pour savoir si cette dernière explication est la bonne, il faudrait prendre un nouveau chien et pratiquer sur lui la section de l'autre pneumogastrique. On pourrait en même temps limiter avec précision le champ d'action de chacun des deux nerfs. Mais comme, *a priori*, je ne croyais guère à cette explication, je n'ai pas jugé à propos de faire souffrir un nouvel animal sans nécessité; j'étais en outre pressé par le temps. J'aurai peut-être plus tard occasion de suppléer à cette lacune, et je vous rendrai compte alors du résultat de mon expérience.

L'œsophage n'étant plus innervé que par le pneumogastrique droit, j'ai eu l'idée, pendant que la boule était en marche, d'exciter successivement le bout central et le bout périphérique du pneumogastrique gauche. La boule a continué son trajet comme si de rien n'était. Alors j'ai retenu la boule en un point de l'œsophage jusqu'à ce qu'elle demeurât immobile, et j'ai essayé de provoquer son départ en excitant le bout central du nerf sectionné. La boule ne s'est pas déplacée. Les résultats ont été les mêmes quand j'ai, dans les mêmes conditions, excité le bout périphérique du même nerf.

Puis j'ai coupé aussi le pneumogastrique droit. Dès lors, à quelque point de l'œsophage que la boule fût placée, elle demeurait immobile. Elle ne s'est pas déplacée davantage quand j'ai excité, soit le bout central, soit le bout périphérique de chacun des deux nerfs ou des deux ensemble.

J'ai expérimenté ensuite sur le chat. Il était important de le faire, parce que la structure de la tunique musculaire de l'œsophage n'est pas la même chez cet animal que chez le chien.

Un chat ayant été chloroformé, on a attendu qu'il fût tout à fait réduit à l'impuissance pour l'attacher solidement sur une tablette et le mettre dans l'impossibilité de nuire. On s'est servi du mors à lapins que vous connaissez et que je ne décrirai pas ici. On a eu soin de plus, pour se mettre à l'abri de ses griffes, d'envelopper solidement de linges les extrémités de ses pattes. Puis on a mis à découvert la trachée, on a passé un fil sous l'œsophage et l'on a attendu le réveil de l'animal. Alors seulement on a expérimenté à l'aide de la boule. Les portions supérieures de l'œsophage se comportent comme chez le chien; mais il en est tout autrement de ses portions inférieures. Dans le dernier quart de sa longueur, la boule descend lentement, ce qui est en rapport avec la structure de la musculeuse de l'œsophage dans cette région.

C'est alors que nous avons tenté une expérience, dans l'intérêt de laquelle nous avions entrepris toutes ces recherches sur l'œsophage.

Voici quel était notre raisonnement : L'œsophage est un conduit musculeux composé en partie de fibres striées, en partie de fibres lisses, qui toutes sont sous la dépendance du même nerf, puisque les unes et les autres se contractent quand on l'excite.

Or, nous savons que le curare paralyse rapidement les muscles à plaques motrices, comme ceux des membres et ceux des cœurs lymphatiques, tandis qu'il n'a pas la même action sur les muscles sans plaques motrices (cœur sanguin, fibres musculaires lisses). Ici nous avions, dans un même organe et sous la dépendance d'un même nerf, des fibres musculaires munies de plaques motrices et d'autres sans plaques motrices. Nous allions donc pouvoir faire une expérience décisive : car si l'action du curare s'exerce, en effet, d'abord sur les plaques motrices, la partie supérieure de l'œsophage devait être paralysée, tandis que l'inférieure ne le serait pas encore.

Voici comment nous avons opéré. Mettant à nu la veine jugulaire, nous avons injecté dans son bout central 5 décigrammes d'une solution de curare à 1 pour 100, soit 5 milligrammes de curare. Quand les progrès de la paralysie ont commencé à gêner les mouvements respiratoires, nous avons pratiqué la respiration artificielle. Puis nous avons attendu que l'excitation des nerfs des membres demeurât sans effet, pour commencer nos observations.

La boule a été introduite dans l'œsophage. Dans la portion striée elle restait immobile; mais, dans l'autre partie du canal, elle descendait du même mouvement lent qu'avant la curarisation. La partie striée de la tunique musculaire était donc paralysée, tandis que les fibres lisses de la partie inférieure conservaient l'intégrité de leurs fonctions.

C'est ici que se trouve le point intéressant de l'expérience, comme vous allez en juger. La boule étant poussée dans la deuxième portion de l'œsophage, nous l'y avons maintenue quelques instants immobile, jusqu'à ce que, cessant de la retenir, elle ne fût plus entraînée par le mouvement de déglutition. Nous avons excité alors le pneumogastrique gauche par un courant interrompu; et, après un instant, la boule s'est mise en marche. L'expérience, reprise plusieurs fois, nous a toujours donné les mêmes résultats.

Pour contrôler cette observation, nous avons ouvert la cavité thoracique et abdominale, et, l'œsophage étant sous nos yeux dans toute sa longueur, nous avons excité le pneumogastrique gauche. Nous avons vu la partie inférieure de l'œsophage présenter des mouvements péristaltiques, sa partie supérieure demeurant immobile.

L'excitation directe de la partie supérieure de l'œsophage provoque d'ailleurs la contraction de sa tunique musculaire. Comme on le sait, il en est de même pour les muscles striés ordinaires. Quand l'animal est complètement curarisé, l'excitation d'un nerf moteur ne détermine aucun mouvement dans les muscles correspondants, tandis que ces muscles se contractent quand on les excite directement. Le chat sur lequel nous avons expérimenté était précisément dans ces conditions. Les nerfs moteurs des membres étaient chez lui complètement paralysés.

Au moment où, sous l'influence de l'excitation d'un pneumogastrique, l'œsophage présentait des mouvements dans sa partie inférieure, le cœur continuait à battre. De ce fait, du reste bien connu, on pourrait conclure que le curare agit également sur les terminaisons du pneumogastrique dans le cœur, puisque ce nerf ne semble plus exercer son action d'arrêt. Cependant si, au lieu d'exciter un seul pneumogastrique, on porte l'excitation sur les deux nerfs en même temps, en appliquant la pince électrique de façon à ce que chacun de ses électrodes touche un des nerfs, le cœur s'arrête.

VINGT-CINQUIÈME. LEÇON

(26 mars 1878)

Œsophage.

Physiologie de l'œsophage. — Expériences sur le chat (suite). — L'action du curare s'exerce spécialement sur les éminences terminales. — Objection tirée de l'action sur le cœur, où le curare empêche l'action frénatrice du pneumogastrique. Réponse à cette objection. — La partie inférieure de l'œsophage (muscles lisses) exécute encore des mouvements malgré la curarisation. — Conséquences que l'on pourrait en tirer pour expliquer le paradoxe physiologique de l'œsophage.

Expériences sur le lapin. — Essais infructueux avec diverses espèces de boules. — Considérations qui ont porté à employer un bol alimentaire liquide. — Procédé opératoire et détails de l'expérience. — La section d'un des pneumogastriques ne produit aucun effet. — La section du second pneumogastrique arrête la déglutition. — L'excitation de l'un ou de l'autre des segments périphériques des pneumogastriques coupés produit la contraction en masse de tout l'œsophage. — Conclusion de ces expériences : Les pneumogastriques peuvent se suppléer l'un l'autre, ce qui est en harmonie avec l'existence de deux éminences terminales sur un même faisceau primitif.

Essai d'arrêter dans son cours la contraction péristaltique en sectionnant les deux pneumogastriques pendant sa durée. Résultat négatif. La contraction péristaltique suit son cours.

Critique des théories de Marshall Hall (action réflexe), de Volkmann (mouvements associés), de Wild et de Mosso (clavier cérébral).

Essai d'une théorie dans laquelle s'ajouterait à l'action d'un clavier cérébral l'accumulation de l'excitation dans les ganglions de l'œsophage. — Ces ganglions, recevant l'excitation des centres, la distribueraient successivement aux fibres musculaires, agissant ainsi d'une façon analogue aux ganglions de Bidder dans le ventricule du cœur de la grenouille.

Vérification de l'expérience de Mosso, d'après laquelle le pneumogastrique garderait sa vitalité plus longtemps que les autres nerfs. — Cause de son erreur.

MESSIEURS,

A la fin de la leçon précédente, je vous parlais d'une expérience faite sur le chat en vue d'élucider quelques points relatifs à la physiologie de l'œsophage. Ayant soumis cet animal à l'action du curare, nous avons constaté que, sous l'influence de ce poison, la partie supérieure de l'œsophage était paralysée, de même que tous les muscles des membres. Cependant le pneumogastrique n'avait pas perdu son excitabilité, puisqu'il pouvait encore déterminer la contraction de la partie inférieure de l'œsophage et l'arrêt du cœur. Cette expérience est tout à fait en rapport avec ce que l'on sait de l'action du curare. Il n'agit pas sur les nerfs moteurs; il n'agit pas sur les muscles, mais seulement sur les terminaisons motrices.

Nous pouvons préciser encore davantage : Vous vous en souvenez, la partie inférieure de l'œsophage du chat contient exclusivement des fibres lisses, tandis que la partie supérieure renferme des fibres striées. Or, les nerfs se terminent dans ces dernières par des éminences terminales (plaques motrices); dans les fibres lisses, au contraire, les terminaisons nerveuses ont une autre forme que nous étudierons bientôt. Nous sommes donc conduits à admettre, avec un certain nombre de physiologistes, que le curare exerce une action toute spéciale sur les éminences terminales.

Cette action n'est pas exclusive, cependant, et en général il faut se garder de croire qu'aucun poison ait une spécificité histologique absolue. C'est ainsi que, chez un animal complètement curarisé, le pneumogastrique n'agit plus avec la même puissance sur le myocarde, qui cependant ne possède pas de plaques motrices ; les fibres musculaires lisses elles-mêmes peuvent être paralysées par le curare.

Je dois vous indiquer maintenant quelques expériences que j'ai faites sur l'œsophage du lapin. J'ai essayé de déterminer des mouvements péristaltiques en introduisant dans l'œsophage des boules des différentes grosseurs, suivant le procédé que Mosso avait employé chez le chien. Je n'ai pas obtenu de résultats satisfaisants. J'ai vu quelquefois la boule entraînée, mais c'était toujours d'une façon irrégulière. Le plus souvent elle restait immobile au point où on la plaçait. En un mot, la contraction de l'œsophage, quoique réussissant parfois à faire descendre la boule, n'est ni assez énergique ni assez constante pour qu'on puisse expérimenter de cette façon chez le lapin avec quelques chances de succès.

Songeant alors que le lapin se nourrit généralement d'herbes fraîches; que, si on lui donne des végétaux desséchés, il les mâche longtemps et les réduit à l'état de bouillie avant de les avaler, j'ai pensé que le canal œsophagien de cet animal était incapable de déglutir un bol alimentaire solide. En effet, la tunique musculaire de son œsophage, bien que constituée par des fibres striées, est mince et dès lors n'a pas une très grande force.

Du reste, le mode de déglutition et même la manière de manger de chaque animal sont jusqu'à un certain point en rapport avec la musculature de son œsophage. Le chien, qui avale tout d'un coup des bols alimentaires volumineux, possède un œsophage dont la tunique musculaire est forte et striée dans toute sa longueur. Le chat se précipite sur sa proie; mais, dès qu'il l'a saisie, il procède avec une prudente lenteur : son œsophage présente des fibres lisses dans la moitié de sa longueur. Le lapin, étant donné son mode d'alimentation, déglutit constamment. Chez lui les bols alimentaires qui se succèdent, arrivent rapidement dans l'estomac : la couche musculaire de l'œsophage est mince, mais elle est striée dans toute son étendue.

J'étais sur le point d'abandonner toute expérience sur le lapin, lorsque ces considérations m'ont déterminé à les reprendre. Je me suis aperçu alors que cet animal convient d'une manière toute spéciale pour faire des expériences sur la déglutition, à la condition qu'on lui fasse avaler des liquides.

Voici comment j'ai institué l'expérience. Le lapin est solidement fixé sur le dos; une incision longitudinale est pratiquée depuis le larynx jusqu'au sternum. La trachée étant mise à nu et écartée, on isole l'œsophage et l'on passe un fil au-dessous de lui. Faisant alors la respiration artificielle, on ouvre le thorax, et l'on achève de découvrir l'œsophage jusqu'au cardia. On le lie à son extrémité inférieure, et l'on y fait une boutonnière au-dessous du larynx. Par celle-ci on y introduit environ 2 centimètres cubes d'eau salée à 6 pour 1000, et on le lie au-dessous de la boutonnière. Le liquide se trouve de la sorte emprisonné. Aussitôt l'opération faite, commence une série de mouvements désordonnés qui cessent bientôt.

Lorsque l'on injecte une plus grande quantité de

liquide, le désordre des mouvements est plus considérable et dure plus longtemps. Cela tient à ce que, en distendant le canal œsophagien, le liquide produit une irritation mécanique. Nous comprenons dès lors pourquoi les grosses boules introduites dans l'œsophage y déterminent des mouvements péristaltiques de haut en bas, tandis que des boules plus petites restent facilement en place ou ne sont entraînées que par des mouvements de déglutition énergiques, dont le point de départ est dans le pharynx.

Quand l'œsophage du lapin, n'ayant pas été trop distendu, a cessé ses mouvements désordonnés, on provoque, en comprimant la base de la langue, un mouvement de déglutition. On constate alors que chaque élévation du larynx, qui correspond au deuxième temps de la déglutition, est suivie d'une contraction de la partie supérieure de l'œsophage, celle-ci se propageant dans la région cervicale et thoracique jusqu'au cardia.

Les ondes péristaltiques cheminent rapidement d'abord : elles mettent à peine deux secondes pour se rendre du pharynx à l'œsophage. Mais, l'animal s'affaiblissant peu à peu par suite de l'opération, elles deviennent de plus en plus lentes, et au bout d'un certain temps elles mettent quatre secondes à faire leur trajet.

Pour cette expérience, il faut choisir des lapins adultes, parce que chez les jeunes la sensibilité de l'œsophage est beaucoup plus considérable, que les mouvements désordonnés du début durent plus longtemps et que les ondes péristaltiques parcourent l'œsophage en un temps beaucoup plus court.

Au début, chaque compression de la base de la langue est nécessairement suivie d'une contraction de l'œsophage; mais il n'en est plus de même si l'expérience est répétée cinq ou six fois de suite; l'appareil nerveux est alors fatigué. Il se produit quelquefois dans ce cas un mouvement incomplet de déglutition; d'autres fois l'excitation est absolument sans résultat.

Quand on coupe l'un des pneumogastriques, la déglutition n'est pas modifiée. On croirait les deux nerfs absolument intacts.

Si l'on sectionne les deux pneumogastriques, le mouvement de déglutition se trouve supprimé. Les mouvements du deuxième temps de la déglutition se produisent, mais ils ne se propagent pas dans l'œsophage.

Si on excite le bout périphérique de l'un des pneumogastriques, l'œsophage se contracte en masse. De même quand on agit sur l'autre ou sur les deux ensemble. Ces deux nerfs ne se partagent donc pas entre eux le territoire de l'œsophage; ils se suppléent réciproquement.

A propos des terminaisons nerveuses de l'œsophage, nous avons été conduits à admettre, étant donné le nombre considérable des éminences nerveuses terminales dans les fibres musculaires, que chacune de ces fibres possède au moins deux plaques motrices, l'une dépendant du pneumogastrique gauche, l'autre du pneumogastrique droit. Ainsi s'expliquerait la propriété qu'ont ces deux nerfs de se suppléer l'un par l'autre, propriété qu'ils paraissent être les seuls à posséder dans l'organisme.

Il me reste une dernière expérience à vous exposer;

elle est difficile à exécuter, mais elle donne des résultats concluants.

Je dois d'abord vous fournir quelques renseignements sur les idées qui m'ont conduit à la faire. Wild et Mosso, vous vous en souvenez, ont soutenu que les mouvements péristaltiques de l'œsophage, se propageant de haut en bas, étaient sous l'influence d'une sorte de clavier situé dans les centres et dont le pneumogastrique transmettait les excitations successives. Mosso fondait son opinion sur cette expérience ancienne que l'excitation du pneumogastrique ne pouvait reproduire les péristaltiques de l'œsophage, et sur ce que la section transversale de cet organe n'empêchait nullement la propagation de la contraction.

S'il en était ainsi, les fibres nerveuses du pneumogastrique devraient relier les cellules ganglionnaires du clavier, disposées dans un certain ordre, aux fibres musculaires de l'œsophage disposées dans le même ordre, et la transmission de l'excitation devrait se faire de telle sorte que la première cellule, en agissant sur la première fibre musculaire, influencerait la seconde cellule; celle-ci, à son tour, exciterait une deuxième fibre, puis agirait sur la troisième cellule, et ainsi de suite.

La propagation des mouvements péristaltiques exige par conséquent l'intégrité de toutes les fibres du clavier. Dès lors, il est évident que si, pendant les deux secondes que mettent ces mouvements à se propager du pharynx au cardia, on coupe le pneumogastique, c'est-à-dire les fibres du clavier, on doit arrêter brusquement l'onde de contraction.

Pour vérifier la théorie du clavier, il fallait donc, sur un lapin disposé comme pour l'expérience précédente, provoquer par l'excitation du larynx les mouvements de déglutition, et sectionner les deux pneumogastriques une demi-seconde après l'excitation. Si le mouvement continuait à se propager, il fallait rejeter absolument cette théorie ; dans le cas contraire, celle-ci était encore admissible et soutenable.

Voici comment nous avons procédé. Nous avons attendu que, sous l'influence de la fatigue, les mouvements de déglutition eussent subi un certain ralentissement. Puis, M. Weber observa attentivement l'œsophage dans sa partie inférieure, tandis que je l'examinais dans sa partie supérieure. Les deux pneumogastriques avaient été préalablement placés sur l'une des branches d'une paire de ciseaux bien tranchants. Je comprimai la base de la langue, j'attendis que l'onde musculaire se manifestât, puis d'un seul coup de ciseaux je tranchai les deux pneumogastriques. L'onde péristaltique continua néanmoins son cours jusqu'au niveau du cardia.

Cette expérience est susceptible d'une simplification. Les mouvements péristaltiques se produisant après la section d'un des pneumogastriques comme sous l'influence des deux, on peut commencer par couper l'un de ces nerfs. Il suffit dès lors de sectionner le second pneumogastrique pendant la durée de l'onde péristaltique et d'observer attentivement le résultat.

Cette expérience, établissant clairement que la section des pneumogastriques n'empêche pas la propagation de l'onde commencée, paraît renverser la théorie du clavier.

Les faits que nous avons constatés dans le courant de ces recherches sont, je crois, suffisants pour nous permettre d'apprécier d'une façon convenable les caractères de la déglutition œsophagienne et de discuter les diverses théories qui se sont produites sur cette fonction.

Examinons ces théories. Celle de Marshall Hall, d'après laquelle les mouvements péristaltiques de la déglutition œsophagienne seraient le résultat de l'excitation directe produite par le bol alimentaire, n'est pas soutenable. Elle a contre elle l'expérience qui consiste à déterminer des mouvements péristaltiques de l'œsophage sans bol alimentaire, sous l'influence de la compression de la base de la langue ou de l'excitation du bout central du nerf laryngé supérieur. En outre, comme Volkmann l'a déjà fait remarquer, le bol alimentaire détermine une contraction de la tunique musculaire de l'œsophage immédiatement au-dessus de lui, tandis qu'elle est relâchée au-dessous. Il devrait en être tout autrement si la théorie de Marshall Hall était fondée; car, si le bol alimentaire agissait simplement comme un corps étranger, il déterminerait la contraction de toutes les fibres musculaires qui l'entourent. Enfin, contre la manière de voir de Marshall Hall, il faut noter encore ce fait que toute déglutition est impossible après la section des pneumogastriques.

Quant à la théorie de Volkmann, d'après laquelle les

mouvements péristaltiques involontaires de l'œsophage seraient associés aux mouvements volontaires du deuxième temps de la déglutition et seraient absolument indépendants du pneumogastrique, on peut lui opposer : 1° que la section des nerfs arrête absolument le troisième temps de la déglutition; 2° que les mouvements péristaltiques de l'œsophage peuvent commencer sur un point quelconque de sa longueur et qu'ils ne sont pas nécessairement associés à ceux du pharynx.

La théorie du clavier central, imaginée d'abord par Wild et soutenue dernièrement par Mosso, qui y a apporté cependant quelques modifications, a plusieurs faits à son actif: en premier lieu, la paralysie de l'œsophage consécutive à la section des pneumogastriques, tandis que l'excitation du segment périphérique de ces nerfs détermine, non pas des mouvements péristaltiques, mais une contraction en masse de la musculature œsophagienne; en second lieu, et surtout, l'expérience ingénieuse de Mosso, dans laquelle il a vu l'onde péristaltique du troisième temps de la déglutition se poursuivre de haut en bas au delà d'une section complète ou d'une ligature de l'œsophage.

Mais en même temps plusieurs faits lui échappent ou sont difficilement expliqués par elle.

Les mouvements de déglutition ne commencent pas nécessairement au pharynx. C'est ainsi que lorsqu'une boule a été introduite dans l'œsophage, ils peuvent commencer seulement au niveau de cette boule elle-même. Il faudrait admettre, pour concilier ce résultat avec la théorie du clavier central, que la première excitation ne provient pas nécessairement de la première cellule nerveuse. Cela supposerait l'existence, non pas seulement d'un clavier moteur, mais aussi d'un clavier sensitif, ce qui serait bien compliqué. L'excitation commencerait par la cellule sensitive correspondante au point où serait placée la boule, se propagerait à la cellule motrice correspondante et de là réagirait successivement sur les cellules motrices suivantes.

La stricture persistante de l'œsophage au-dessus de la boule, lorsqu'on l'empêche de descendre en la retenant au moyen de la tige qui lui est adaptée, est encore difficilement expliquée par la théorie du clavier central. Car, si un certain nombre de fibres musculaires de l'œsophage restent contractées au-dessus du corps étranger, cela paraît bien être dans le but de le faire descendre, et dès lors leur état de contraction devrait dépendre de la mise en activité de quelques-unes seulement des cellules nerveuses centrales qui appartiennent au clavier. On ne comprend pas dès lors pourquoi, certaines cellules étant mises en jeu, celles qui correspondent à des touches inférieures n'entrent pas en activité.

Mais il est un fait moins conciliable encore avec la théorie du clavier central. Lorsque les deux pneumogastriques sont excités par un fort courant d'induction interrompu jusqu'à produire le tétanos du muscle œsophagien, une boule introduite dans l'œsophage n'en est pas moins entraînée par les mouvements péristaltiques. On ne comprend pas comment l'action d'un pareil courant sur les pneumogastriques n'entraverait pas une action nerveuse aussi délicate, dans laquelle les fibres nerveuses contenues dans le pneumogastrique devraient jouer un rôle aussi important.

Enfin, si, comme nous avons cru l'observer dans les expériences faites sur le lapin, le mouvement péristaltique de l'œsophage, une fois commencé, se poursuit lorsque l'on a sectionné les pneumogastriques, un clavier central n'est pas nécessaire pour déterminer les mouvements associés qui caractérisent le troisième temps de la déglutition.

Il me semble dès lors qu'il convient de proposer une autre théorie dans laquelle on ferait jouer un certain rôle au plexus œsophagien. Il est clair que les cellules nerveuses comprises dans ce plexus ne peuvent produire à elles seules des mouvements réguliers de la tunique musculaire de l'œsophage. Cela est incontestable, puisque cet organe est paralysé après la section des deux pneumogastriques. C'est seulement dans sa région inférieure, chez les animaux où elle est composée de fibres musculaires lisses, que l'on voit se produire dans la tunique musculaire œsophagienne des mouvements péristaltiques automatiques, mais ces mouvements ne se produisent pas toujours dans le même sens.

Toutefois, si les cellules ganglionnaires de l'œsophage ne sont pas capables d'y déterminer spontanément des contractions coordonnées, elles pourraient bien recueillir et même emmagasiner une excitation motrice venue des centres et la distribuer ensuite dans un certain ordre. Nous avons vu, en effet, que le ventricule du cœur sanguin, séparé avec ses ganglions, après s'être contracté énergiquement, s'arrête bientôt, et qu'il recommence à battre pour un certain temps après chaque excitation suffisante et convenablement appliquée (voy. p. 55). Il pourrait en être de même pour l'œsophage. Néanmoins, il faudrait admettre encore que l'appareil ganglionnaire de cet organe est associé d'une certaine façon avec les centres nerveux, et que les cellules qui le composent agissent les unes sur les autres de haut en bas.

Cette théorie possède à son actif : la lenteur avec laquelle se produit le mouvement péristaltique de l'œsophage ; chez le lapin il met deux secondes à s'accomplir et chez le chien il dure encore plus longtemps. Cette durée n'est guère en rapport avec la vitesse de la transmission dans les centres nerveux, transmission que suppose la théorie du clavier central ; elle est bien plutôt en harmonie avec le transport relativement lent des excitations nerveuses dans les plexus ganglionnaires.

Cette théorie permet de concevoir qu'une onde de contraction commencée dans la région supérieure de l'œsophage puisse se continuer malgré la section des pneumogastriques. Avec toute autre, on ne saurait comprendre non plus comment les mouvements péristaltiques peuvent se faire lorsque les deux nerfs vagues sont soumis à une forte excitation.

Néanmoins on peut lui opposer la paralysie partielle de l'œsophage à la suite de la section de quelques-uns des rameaux nerveux qui se rendent à cet organe, et ensuite la continuation, au-dessous d'une ligature ou d'une section, des mouvements péristaltiques commencés dans la région supérieure de l'œsophage. Aussi faut-il admettre que s'il existe, comme je le pense, un clavier périphérique, il est associé jusqu'à un certain point à un clavier central.

Cette discussion suffit à montrer que nous n'avons pas encore une bonne théorie des mouvements de l'œsophage. Celle que je vous propose, si elle est plus en rapport que les autres avec les résultats de l'expérimentation, n'est pas cependant, comme vous le voyez, à l'abri de toute critique.

En terminant, je vous dirai quelques mots d'une question soulevée dans le cours de ces recherches. Quoiqu'elle soit un peu en dehors de notre sujet actuel, elle ne manque cependant pas d'intérêt. Dans son travail, Mosso dit avoir constaté que les éléments nerveux et musculaires de l'œsophage présentent une résistance considérable à la mort. Il cite à l'appui de sa manière de voir l'exemple suivant. Chez un chien auquel il avait coupé l'un des pneumogastriques pour faire des expériences sur la déglutition et qu'il avait abandonné pendant deux mois et demi, il sectionna le second pneumogastrique. Cinq jours après, le chien vivait encore, et le segment périphérique du nerf coupé le dernier provoquait, sous l'influence de l'excitation électrique, des contractions de l'œsophage. Or, Longet avait soutenu que, chez tous les animaux, quatre jours après l'opération, le segment périphérique d'un nerf sectionné était entièrement dégénéré. Partant de cette affirmation et s'appuyant sur l'expérience qu'il venait de faire, Mosso conclut, de la durée exceptionnelle de la conductibilité nerveuse qu'il avait observée, que les nerfs de l'œsophage ont plus de vitalité que les autres. Il partage évidemment l'opinion générale, que depuis quelques années je m'efforce de renverser sans beaucoup de succès : il croit que la dégénération du segment périphérique d'un nerf sectionné est un phénomène de mort. Je pense, au contraire, et je crois avoir démontré que cette dégénération est due à une suractivité vitale des éléments accessoires des tubes nerveux (1). C'est pour cela qu'elle est plus rapide chez les animaux jeunes que chez les adultes, chez les animaux sains que chez les malades.

Dans le cas de Mosso, la lenteur de la dégénération ne doit pas être attribuée à un excès de vitalité, mais bien à l'état maladif du chien, qui avait déjà été opéré une fois, et qui, depuis cinq jours, devait présenter les accidents consécutifs à la section des deux pneumogastriques.

Je ne me suis pas contenté d'ailleurs de ce raisonnement *à priori*. J'ai soumis l'hypothèse de Mosso au contrôle de l'expérience.

Vous savez que, chez un lapin adulte vigoureux, le segment périphérique d'un nerf sectionné perd ses propriétés motrices quarante-huit heures après la section. J'ai coupé l'un des nerfs pneumogastriques à un lapin. Quarante-huit heures après, le nerf pneumogastrique sectionné ayant été découvert, j'ai excité son bout inférieur, et je n'ai obtenu aucune contraction de l'œsophage.

(1) Voy. *Leçons sur l'histologie du système nerveux*, t. II, p. 19-24.

J'ai alors ouvert la cavité thoracique et mis à nu l'œsophage sur toute sa longueur. Il présentait des mouvements désordonnés qui ont duré pendant un quart d'heure, ce qui semblerait prouver que la section du pneumogastrique avait rendu l'œsophage plus excitable. Le second pneumogastrique ayant été coupé, les mouvements ont été supprimés complètement.

Reprenant l'excitation des segments inférieurs des deux nerfs, j'ai observé que celle du pneumogastrique fraîchement sectionné déterminait des mouvements, tandis que l'autre était sans action. Cependant l'excitation de ce pneumogastrique dégénéré ralentissait encore les battements du cœur; il y avait donc quelques fibres cardiaques qui avaient résisté à la destruction et qui continuaient à exercer leur action sur cet organe.

L'expérience démontre donc que les nerfs de l'œsophage dégénèrent avec la même rapidité que les autres nerfs dans les mêmes conditions. Il reste à expliquer l'excitabilité spéciale de l'œsophage mis à nu. Elle tient, non pas à la section du premier pneumogastrique, mais à ce que le lapin opéré était jeune. J'ai repris en effet l'expérience sur un lapin plus âgé, et je n'ai plus retrouvé cette excitabilité toute particulière.

VINGT-SIXIÈME LEÇON

(28 mars 1878)

Terminaison des nerfs dans les muscles lisses.

Muscles à fibres lisses. — Les muscles de la vie organique ne sont pas tous des muscles à fibres lisses. — Chez les vertébrés, tous les muscles lisses appartiennent à la vie organique. Chez les articulés, tous les muscles, soit de la vie animale, soit de la vie organique, sont striés. — Chez les mollusques, tous les muscles sont lisses.

Découverte de la fibre musculaire lisse; Henle et Kölliker.

Procédés pour isoler les fibres musculaires lisses; leurs formes.

Structure de la fibre musculaire lisse. — Absence du sarcolemme. — Striation longitudinale; sa nature. — Noyau; sa forme; sa situation sur le bord de la fibre; substance granuleuse qui l'entoure et qui va jusqu'à la limite de la fibre. — Nucléoles.

Tissu musculaire lisse. — Dispositions variées que prennent les cellules pour constituer des réseaux ou des faisceaux. — Méthodes pour observer le ciment qui les unit.

Vaisseaux des muscles lisses.

MESSIEURS,

Avant d'aborder la question de la terminaison des nerfs dans les muscles lisses, il faut que je vous rappelle en quelques mots les notions que l'on possède aujourd'hui sur ces muscles.

Les muscles lisses sont aussi appelés quelquefois muscles organiques ou muscles de la vie organique. Mais nous avons vu que chez les vertébrés un certain nombre de muscles striés appartiennent également à la vie organique. Ainsi en est-il du myocarde, du muscle œsophagien et de la musculature des cœurs lymphatiques. La synonymie que je viens de vous donner n'est donc pas exacte, car elle exclurait un certain nombre de muscles, qui cependant appartiennent très manifestement à la vie organique. En revanche, chez les vertébrés, tous les muscles lisses sont des muscles de la vie organique. On les rencontre dans un grand nombre d'organes, et en particulier dans les organes vasculaires, puisque les artères et les veines en possèdent. Il est inutile de vous en donner ici la distribution ; elle se trouve indiquée dans tous les traités classiques.

Si l'on envisage la répartition du tissu musculaire lisse dans la série animale, on est frappé d'un fait : chez les mollusques, les muscles de la vie animale sont lisses aussi bien que ceux de la vie organique ; chez les articulés, au contraire, les muscles de la vie organique sont striés tout comme ceux de la vie animale. Je n'affirme pas que ce soit là une règle tout à fait générale, et qu'il n'y ait pas chez certains mollusques quelques muscles striés, tandis qu'inversement les articulés posséderaient certains muscles lisses. Cependant, dans mes recherches, je n'ai jamais rencontré ces exceptions.

Ce sont là des études à compléter dans le domaine de la zoologie. C'est aux zoologistes à vérifier si la règle que je viens d'énoncer est tout à fait générale, et à rechercher chez quels animaux commence cette différenciation si considérable.

Je ne m'occuperai du tissu musculaire lisse que chez les vertébrés ; cependant, pour faire comprendre certains détails, je devrai examiner aussi celui de quelques mollusques et de quelques annélides.

On fait généralement remonter la découverte des fibres musculaires lisses à Kölliker, en 1848 (1). Toutefois, dans l'*Anatomie générale* de Henle (2), on trouve déjà la mention du tissu musculaire lisse. Henle avait isolé de l'intestin du cochon des plaques munies de noyaux et présentant une striation longitudinale vague. Il en a donné de bons dessins, desquels il résulte que ce qu'il a vu n'est pas autre chose que des cellules musculaires. Ces éléments étaient donc connus avant le travail de Kölliker. Mais ce qui fait qu'on lui en attribue la découverte, c'est qu'il a donné une méthode à l'aide de laquelle il est toujours possible de les isoler. Cette méthode a fait faire un grand pas à la question; elle a permis de mieux reconnaître la structure du tissu musculaire lisse, et, d'autre part, d'en retrouver les éléments dans des tissus où on ne soupçonnait pas jusque-là leur existence.

En effet, Henle et les autres auteurs qui avaient étudié le tissu musculaire lisse avaient pris des fragments de l'estomac, de l'intestin ou de l'utérus, et les avaient dissociés dans l'eau. Ils avaient obtenu ainsi des éléments dont ils avaient pu entrevoir la structure ; mais les résultats auxquels ils étaient arrivés n'étaient pas toujours les mêmes, et il restait par conséquent des doutes sur la constitution des organes qu'ils avaient examinés. De plus,

(1) Kölliker, *Beitraege zur Kenntniss der glatten Muskeln* (*Zeitschr. f. wissensch. Zoologie*, 1848, p. 48).

(2) Henle, *Anatomie générale*. Encyclopédie anatomique, trad. Jourdan t. VII, p. 118, et pl. IV, fig. 2.

partout où les cellules musculaires sont en faible proportion, comme, par exemple, dans la peau, dans le dartos, etc.,ils n'avaient pu les distinguer, et, pour rendre compte des mouvements de ces parties, ils étaient obligés d'admettre une espèce particulière de tissu conjonctif, tissu conjontif contractile. C'est seulement dans les organes où le tissu musculaire est abondant, comme par exemple dans l'estomac ou dans l'intestin, qu'ils en avaient reconnu l'existence.

Les éléments du tissu musculaire lisse, que nous appellerons fibres-cellules, fibres musculaires lisses, cellules musculaires lisses (tous noms plus exacts que celui de fibres musculaires de la vie organique), doivent être isolés par des procédés différents, suivant qu'il s'agit de dissocier ceux qui forment des masses musculaires considérables, ou de rechercher des fibres lisses dans des parties qui n'en contiennent qu'un petit nombre, comme la peau, le dartos, etc.

Pour isoler les fibres-cellules dans les tissus qui en sont constitués uniquement ou pour la plus grande partie, on possède des méthodes assez nombreuses. Je citerai d'abord la méthode ancienne, la dissociation dans l'eau; puis la dissociation après macération dans l'acide azotique à 20 pour 100 (Kölliker), dans le sérum iodé *faible* pendant plusieurs jours, dans l'alcool au tiers pendant vingt-quatre heures, dans l'acide chromique très dilué à 1 pour 10000, dans les bichromates de potasse et d'ammoniaque en solutions faibles à 1 pour 1000 pendant vingt-quatre heures.

Si, au contraire, on se propose de reconnaître la présence des cellules musculaires dans un stroma dense, au milieu duquel elles sont plus ou moins dispersées, la meilleure méthode est celle que Weismann a appliquée au muscle cardiaque, la méthode de Moleschott, qui consiste à faire macérer le tissu dans une solution de potasse caustique à 40 pour 100 (40 parties de potasse pour 60 parties d'eau). Il est important, pour la réussite du procédé, d'employer de la potasse réellement caustique et non de la potasse plus ou moins carbonatée, comme elle l'est souvent lorsqu'elle a séjourné plus ou moins longtemps dans des flacons imparfaitement bouchés.

De très petits fragments du tissu à examiner sont placés dans un verre de montre avec quelques gouttes de la solution de potasse. Il suffit généralement d'une macération d'un quart d'heure à vingt minutes pour atteindre le résultat désiré ; mais on peut la prolonger sans inconvénient jusqu'à une heure, deux heures et même plus. Le tissu conjonctif est alors dissous ; les fibres élastiques et les cellules musculaires lisses seules ont résisté à l'action du réactif. Les cellules musculaires demeurent facilement reconnaissables à leur forme en fuseau et à leur noyau. Mais elles sont trop altérées dans leur structure histologique pour que l'on puisse en faire l'étude après les avoir ainsi isolées. Aussi cette méthode n'est-elle utile que pour apprendre s'il existe de ces fibres dans le tissu que l'on examine, et pour se procurer une notion approximative de leur quantité.

Pour apprécier la structure des cellules musculaires lisses, il faut avoir recours à la dissociation après macération dans l'un des réactifs dissociateurs que j'ai mentionnés plus haut, surtout les chromates alcalins. Au lieu de les employer très dilués, il vaut mieux en prendre des solutions de 1 à 2 pour 100, y laisser le tissu vingt-quatre heures, puis le laver soigneusement et le conserver pendant vingt-quatre heures dans l'eau distillée. L'acide osmique, employé en injections interstitielles, permet également d'obtenir de bonnes préparations de cellules musculaires.

Les cellules musculaires isolées sont fusiformes, mais cette forme est plus ou moins pure. Il en est qui présentent l'aspect d'un fuseau à peu près régulier et qui possèdent un noyau à leur centre.

D'autres fois, tout en gardant la même forme générale, ces cellules sont aplaties et comme rubanées. Elles se montrent ainsi dans les tuniques membraneuses de l'intestin fixées à l'état d'extension.

Souvent les cellules musculaires se divisent à leurs extrémités en deux pointes. Dans certains cas, elles affectent des formes très irrégulières qui dépendent de la pression exercée sur elles par les éléments voisins. On en observe un exemple des plus remarquables dans les cellules de la tunique moyenne de l'aorte et des artères que l'on doit rattacher au type aortique, comme, par exemple, la carotide.

Je dois vous parler maintenant de la structure de la cellule musculaire elle-même.

Les cellules musculaires ne possèdent pas de membrane que l'on puisse comparer au sarcolemme; la substance contractile paraît s'y limiter elle-même.

Dans certaines conditions, cette substance se montre très nettement striée en long; on aperçoit même une striation longitudinale vague sur des fibres simplement dissociées dans le sérum ou même dans l'eau pure.

Pour l'accuser davantage, il faut fixer les éléments dans leur forme avant la dissociation; on y réussit aisément au moyen de l'alcool au tiers, dont on remplit par exemple l'estomac ou l'intestin, que l'on maintient ensuite pendant vingt-quatre heures dans le même réactif. L'acide osmique donne également de bons résultats. Une injection interstitielle d'un mélange à parties égales d'alcool et d'une solution d'acide osmique à 1 pour 100, pratiquée dans un muscle lisse, en fixe les éléments très rapidement, et, deux à trois minutes après, il est facile de les dissocier dans l'eau. On peut opérer ainsi sur l'estomaç et l'intestin de la grenouille, sur l'estomac, l'intestin et l'œsophage du lapin, sur le muscle reco-ctoccygien du même animal, sur les muscles de l'*Helix pomatia* et en particulier le muscle rétracteur du corps. Chez ce dernier animal, il est rare, étant donnée la puissance de rétraction que possèdent ses fibres musculaires, que celles-ci soient toutes tendues quand le réactif y arrive ; il est même impossible qu'elles soient toutes fixées immédiatement, puisque l'injection interstitielle se répand progressivement du centre à la périphérie. Aussi, à côté de quelques fibres où vous observerez des stries longitudinales rectilignes, vous en remarquerez d'autres qui présentent des ondulations.

Si j'attire votre attention sur ces ondulations, c'est

pour vous signaler l'aspect moiré particulier qu'elles présentent et qui rappelle celui des plis que l'on observe dans les faisceaux de tissu conjonctif ordinaire. Dans l'un et l'autre élément, cet aspect moiré est dû à des fibrilles. La cellule musculaire est donc en réalité constituée par des fibrilles, et elle serait sous ce rapport comparable au faisceau primitif strié, si ce n'était que la striation transversale y fait complètement défaut.

Cependant quelques auteurs, parmi lesquels je dois citer Krause, ont signalé dans certaines fibres musculaires lisses l'existence de stries transversales distantes les unes des autres; j'y reviendrai lorsque je vous parlerai du muscle recto-coccygien du lapin, sur lequel Krause a observé cette particularité.

Enfin, Schwalbe (1) a décrit dans les fibres musculaires de différents invertébrés (annélides, mollusques, échinodermes) une striation oblique entre-croisée formant une série de petits losanges. J'ai moi-même constaté ce fait sur les grandes fibres musculaires du poulpe ; mais comme mon observation date de plus de douze ans et qu'à cette époque je ne possédais pas encore de bonnes méthodes, je ne puis y accorder une entière confiance. J'engage les personnes qui ont l'occasion de travailler au bord de la mer à reprendre l'étude de ces fibres musculaires, en les traitant par de bons réactifs fixateurs, comme l'acide osmique ou le mélange d'alcool et d'acide osmique. J'avoue que je ne comprends pas trop à quelle structure peuvent correspondre ces

(1) Schwalbe, *Ueber den feineren Bau der Muskelfasern wirbelloser Thiere* (*Arch. f. micr. Anat.*, 1869, t. V, p. 205).

stries s'entre-croisant en losanges, et jusqu'à nouvel examen je réserve mon opinion sur leur existence.

Je reviens à la striation longitudinale. A un faible grossissement, on aperçoit une striation longitudinale grossière; à un grossissement plus fort, on distingue en outre une striation beaucoup plus fine. Sur des coupes transversales réussies, faites après l'action de l'acide osmique, on peut reconnaître que la substance de la cellule musculaire n'est pas homogène, et que cette cellule n'est pas uniquement constituée par des fibrilles disposées à côté les unes des autres. L'interposition d'une substance spéciale entre les fibrilles se remarque encore mieux sur les cellules musculaires de petits vaisseaux examinés à plat après qu'ils ont été fixés par le bichromate d'ammoniaque et colorés par le picrocarminate d'ammoniaque. Sur le bord du vaisseau, les cellules musculaires de la tunique moyenne présentent leur coupe optique sous forme de saillies demi-circulaires. Chacune de ces cellules, lorsqu'elle est examinée à un grossissement suffisant, paraît composée d'un certain nombre de grains ou de champs distincts. Ces champs correspondent, non pas aux fibrilles, mais aux cylindres primitifs des muscles striés. Si vous vous reportez à ce que je vous ai dit à propos de ces muscles sur les cylindres primitifs, vous comprendrez facilement que c'est la substance protoplasmique qui sépare les uns des autres les cylindres ou champs que vous observez, et que cette substance va jusqu'à la surface de l'élément, de manière à envelopper de toutes parts la substance contractile proprement dite.

Je passe à l'étude des noyaux des cellules musculaires. Ces noyaux sont sphériques chez certains animaux. Chez les vertébrés, ils sont toujours plus ou moins ovalaires ; quelquefois cette forme s'accuse davantage, jusqu'à revêtir celle d'un bâtonnet. On a même considéré les noyaux en forme de bâtonnets comme caractéristiques des cellules musculaires ; mais il est facile d'établir qu'il n'en est pas ainsi, et que ces cellules présentent au contraire des noyaux de toute forme, depuis la sphérique jusqu'à la plus allongée.

Ces noyaux sont granuleux, surtout après l'action des réactifs fixateurs. L'acide azotique à 20 pour 100, par exemple, les rend tellement granuleux que tous leurs détails intérieurs échappent complètement, et que l'on n'y distingue pas de nucléoles. C'est pour cela que l'on a donné l'absence de nucléoles comme un caractère spécial des noyaux des cellules musculaires; vous trouverez cette opinion exprimée dans la plupart des traités classiques.

Les nucléoles peuvent cependant être reconnus dans les noyaux des cellules musculaires, lorsqu'elles ont été traitées par les acides faibles, l'acide acétique à 1 pour 100, l'acide chromique d'abord et l'acide acétique ensuite, ou enfin par le mélange de Moleschott, alcool et acide acétique. Ces nucléoles ont été décrits d'abord par un élève de Moleschott, Piso-Borme (1), et ensuite par Frankenhaeuser (2), dans son travail sur les terminaisons nerveuses dans les muscles lisses.

(1) Piso-Borme, voy. *Manuel de Striker*, p. 140 :

(2) Frankenhaeuser, voy. plus loin TERMINAISONS NERVEUSES.

Lorsque les noyaux sont sphériques, ils n'ont habituellement qu'un seul nucléole ; lorsqu'ils sont allongés, ils en présentent généralement deux. Ces nucléoles sont arrondis et ne possèdent aucun caractère spécifique ; ils sont très avides de carmin ; mais, comme le noyau dans lequel ils sont logés l'est aussi, leur coloration n'empêche pas qu'ils ne nous échappent souvent.

Sur des coupes transversales bien réussies, soit après l'action de l'acide osmique, soit après celle du bichromate d'ammoniaque, de la gomme et de l'alcool, faites par exemple sur l'intestin du chien, vous pourrez reconnaître que les noyaux n'occupent pas exactement le centre des cellules musculaires ; ils sont plus rapprochés de l'un des bords, et même quelquefois ils le touchent ou n'en sont séparés que par une couche très mince.

On peut également se rendre compte de cette disposition en examinant des cellules musculaires isolées que l'on fait rouler dans la préparation. Lorsque l'une ou l'autre de ces cellules paraît avoir son noyau situé à son centre, il suffit de la déplacer dans la préparation et de la voir tourner sur elle-même pour constater qu'en réalité ce noyau est près de la surface de l'élément.

Du reste, le noyau ne touche pas directement la substance musculaire. Il en est toujours séparé par une matière granuleuse qui occupe dans l'axe de la cellule une longueur plus ou moins considérable. Cette couche protoplasmique recouvre la face du noyau qui est la plus superficielle, et elle s'étend presque toujours jusqu'à la surface même de l'élément musculaire.

Cette disposition présente un certain intérêt lorsqu'on

la rapproche de celle que l'on observe sur les faisceaux musculaires striés. Nous savons en effet que les faisceaux musculaires striés en voie de développement possèdent un canal central rempli de protoplasma. Ce canal n'est pas complètement fermé ; il persiste toujours dans la substance striée qui le limite des fentes par lesquelles la masse protoplasmique centrale s'étend jusqu'à la périphérie de l'élément.

Nous connaissons des cellules musculaires striées dans lesquelles le développement s'arrête là. On remarque alors à leur centre une série de noyaux contenus dans un canal rempli d'une matière granuleuse. C'est ce qui existe d'une façon constante, par exemple, dans les muscles des pattes de la cicindèle, que vous pourrez examiner sous un de ces microscopes. Quelquefois on observe dans l'intérieur d'une même fibre deux rangées de noyaux contenues dans deux canaux distincts ; vous pourrez même rencontrer des fibres où un canal central se bifurque pour donner naissance à deux branches contenant chacune une série de noyaux.

Je ne m'étendrai pas davantage sur cette disposition, assez commune dans les muscles des insectes. Le point sur lequel je veux insister ici, c'est que dans les cellules musculaires (comme dans les fibres musculaires striées dont je viens de vous parler) la masse protoplasmique disposée autour du noyau s'étend toujours jusqu'à la surface de l'élément. Cette disposition se reconnaît aisément sur des cellules isolées au moyen de la potasse à 40 pour 100. Si l'on examine par exemple des fibres-cellules d'*Helix pomatia*, isolées de cette façon et roulant dans le champ du microscope, on aperçoit le noyau faisant saillie à la surface et recouvert comme d'un amas de substance granuleuse, bien différente de la substance musculaire qui présente un aspect vitreux. On y distingue également le cylindre protoplasmique central. Les mêmes faits peuvent être reconnus sur des cellules dissociées après l'action du mélange d'alcool et d'acide osmique et colorées par le picrocarminate d'ammoniaque.

C'est là un point important sur lequel les auteurs qui se sont occupés de la terminaison des nerfs dans les cellules musculaires n'ont pas assez insisté. Vous verrez, du reste, combien dans cette question difficile il est nécessaire de profiter de toutes les observations de détail, même de celles qui ne paraissent avoir aucun rapport direct avec les terminaisons nerveuses.

Je dois maintenant vous donner quelques renseignements sur le tissu musculaire lisse, c'est-à-dire sur le tissu formé par les cellules que nous venons d'étudier.

Dans l'aorte et dans les artères du type aortique, les cellules musculaires de la tunique moyenne ne sont pas réunies en faisceaux; elles sont séparées les unes des autres par un réseau de fibres élastiques. Il en résulte qu'il est très facile de les dissocier, même à l'état frais. Il suffit d'arracher un lambeau de la tunique moyenne, soit de l'aorte, soit de la carotide, et de l'agiter dans du sérum pour obtenir des cellules musculaires isolées. On y réussit mieux encore après une macération de vingt-quatre heures dans l'alcool au tiers ou dans le sérum iodé.

La seconde forme sous laquelle se présente le tissu musculaire lisse est la forme membraneuse. Les cellules sont placées à côté les unes des autres sur une seule rangée, de manière à constituer une sorte de membrane ; c'est la disposition qu'elles affectent dans les artérioles, par exemple.

D'autres fois elles sont associées pour former des faisceaux aplatis, séparés les uns des autres par du tissu conjonctif, des vaisseaux et des nerfs, auxquels sont associées des fibres élastiques. Il faut noter du reste que, partout où l'on trouve des cellules musculaires, on rencontre également un réseau élastique, comme si ce réseau était nécessaire pour compléter leur action. L'association des cellules musculaires en faisceaux aplatis se rencontre dans les intestins.

Une quatrième forme est celle en réseaux. Les cellules musculaires sont réunies en petits faisceaux, lesquels se divisent en faisceaux plus minces qui, en s'anastomosant et s'entre-croisant les uns avec les autres, forment un réticulum complet. Vous verrez un bel exemple de cette disposition dans la vessie de la grenouille.

Les cellules musculaires se groupent parfois en petits faisceaux isolés, aussi épais que larges, et qui constituent de petits muscles, comme par exemple les redresseurs des poils.

Il arrive également que des faisceaux composés chacun d'un certain nombre de cellules s'associent à la manière des faisceaux striés pour constituer des muscles proprement dits, auxquels leurs insertions définies permettent de donner un nom. Il n'en existe pas chez l'homme; mais chez les animaux un certain nombre de muscles du périnée présentent cette forme. Je vous citerai comme exemple le muscle recto-coccygien du lapin.

Enfin, une dernière forme est celle dans laquelle les faisceaux de cellules musculaires s'anastomosent dans tous les sens pour former une masse notable; l'utérus fournit un des exemples les plus remarquables de cette disposition.

Nous devons nous demander maintenant comment les cellules sont unies les unes aux autres, ainsi qu'elles le sont presque partout, excepté dans les artères du type aortique.

Le fait seul que dans les faisceaux qu'elles constituent les cellules sont difficiles à isoler, tandis qu'il est si aisé de les dégager des mailles du tissu élastique de l'aorte, doit faire supposer qu'elles possèdent un moyen d'union. Certains auteurs (1), cependant, ont soutenu qu'elles sont simplement juxtaposées et qu'elles sont maintenues au contact les unes des autres par le vide virtuel, de la même manière, par exemple, que la plèvre viscérale est appliquée sur la plèvre pariétale. S'il en était ainsi en réalité, le travail de la dissociation serait bien simplifié; mais par malheur il existe entre les cellules musculaires un ciment, et c'est précisément

(1) Pouchet et Tourneux, *Traité d'histologie humaine et d'histogénie*, 1878, p. 164.

parce que l'acide azotique et la potasse dissolvent ce ciment qu'ils constituent des réactifs précieux pour les isoler.

Du reste, l'existence de ce ciment peut être constatée directement sur des coupes transversales bien faites. On y reconnaît que les cercles qui correspondent aux cellules musculaires coupées en travers ne se touchent pas. Il existe entre eux une bordure qui se voit nettement, surtout lorsque l'on n'a pas employé les acides pour rendre la préparation transparente. L'acide acétique ou l'acide formique, en effet, détermine le gonflement des cellules, qui font saillie au-dessus de la coupe, s'étalent jusqu'à se toucher et masquent le ciment qui les sépare. Sur des préparations qui n'ont pas été traitées par les acides, le ciment forme autour de chaque cellule une bordure régulière, obscure quand on éloigne l'objectif, brillante quand on le rapproche, ce qui indique qu'il a un indice de réfraction moindre que la substance musculaire (1).

Pour compléter ces notions générales sur le tissu musculaire lisse, je dois ajouter quelques mots sur ses vaisseaux sanguins.

Dans la tunique moyenne de l'aorte et des artères en général, il n'existe pas de vaisseaux. Les *vasa vasorum* se montrent dans la tunique adventice seulement. Les cellules musculaires se nourrissent donc simplement aux dépens du plasma interstitiel.

(1) Voy. *Traité technique d'histologie*, p. 19.

En revanche, lorsque les cellules musculaires sont disposées en faisceaux au milieu du tissu conjonctif, elles possèdent des vaisseaux spéciaux. Dans les organes où les faisceaux musculaires présentent des directions diverses, comme dans l'intestin ou dans l'utérus, les vaisseaux suivent des directions correspondantes. La disposition du réseau qu'ils forment peut être comparée à celle du réseau vasculaire des muscles striés, si l'on considère un faisceau musculaire lisse comme l'homologue d'un faisceau primitif strié.

VINGT-SEPTIÈME LEÇON

(2 avril 1878).

Terminaison des nerfs dans les muscles lisses.

HISTORIQUE. — Trinchese (1863-1867). — Klebs (1865). — Frankenhaeuser (1867). — Arnold (1870). — Krause (1870). — Tolotschinoff (1869). — Hénocque (1870). — Goniaew (1875). — Lœwit (1875). — Elischer (1876). — Gscheidlen (1877).

MESSIEURS,

Je dois m'occuper aujourd'hui de la terminaison des nerfs dans les fibres musculaires lisses. C'est là une question qui, en raison même de son obscurité, a attiré l'attention des histologistes. Aussi les travaux qui y ont trait sont-ils assez nombreux, surtout dans ces derniers temps.

Des observations anciennes je ne vous dirai pas grand'chose. On croyait généralement que les nerfs se terminaient par des anses, les anses de Valentin, et l'on s'en tenait là. On avait bien distingué à l'aide de l'acide acétique un réseau nerveux vaguement dessiné, mais on n'avait pas reconnu ses rapports avec les cellules musculaires.

En 1863, après les recherches de Kühne, de Rouget et de Krause sur les terminaisons des nerfs dans les muscles striés, un histologiste italien distingué, Trinchese, communiqua à l'Académie des sciences les résultats d'un travail sur le système nerveux des Gastéropodes, travail dans lequel il s'occupa également des terminaisons des nerfs dans les muscles. Ces recherches, étendues à d'autres animaux, furent publiées en 1867, dans le *Journal de l'anatomie et de la physiologie* (1).

L'auteur y donne de la terminaison des nerfs dans les fibres musculaires de l'escargot des images tout à fait démonstratives. A cette époque, on se servait généralement, pour traiter les tissus à examiner, de l'acide chlorhydrique à 1 pour 1000. Trinchese employa la solution à 1 pour 100.

Vous avez vu dans la dernière leçon que les muscles de l'escargot (*Helix pomatia*) sont constitués par de grandes cellules fusiformes munies de noyaux. D'après Trinchese (*loc. cit.*, p. 497), la fibre nerveuse arrive à la cellule musculaire au niveau du noyau et là se confond avec une masse granuleuse qui serait une plaque motrice; de cette masse partiraient deux cylindres-axes qui iraient dans deux directions opposées suivant l'axe de la cellule musculaire. Quelquefois même l'un ou l'autre de ces cylindres-axes se diviserait en fourche dans une même extrémité de la cellule.

En 1865, Klebs (2) entreprit des recherches spéciales sur la terminaison des nerfs dans les cellules muscu-

(1) Trinchese, *Mémoire sur la terminaison périphérique des nerfs moteurs dans la série animale* (*Journal de l'anatomie et de la physiologie*, t. IV, 1867, p. 485).

(2) Klebs, *Die Nerven der organischen Muskelfasern* (*Arch. de Virchow*, t. XXXII, p. 168).

laires de la vessie de la grenouille; son but était de vérifier les résultats annoncés par Trinchese dans sa première communication. Le réactif qu'il employa est une solution de 5 grammes de sucre de canne dans 100 grammes d'eau distillée, à laquelle il ajoutait une goutte d'acide sulfurique par centimètre cube. La vessie, enlevée avec précaution et placée dans quelques centimètres cubes de ce mélange, s'éclaircit et s'étend facilement au bout de quelques minutes. Son épithélium se détache spontanément. Klebs recommande même de ne pas employer le pinceau, probablement dans la crainte que son application ne dérange quelque chose aux rapports des éléments.

Dans son travail, l'un des plus importants et des mieux faits parmi ceux que j'aurai à vous citer, Klebs décrit successivement l'appareil nerveux proprement dit et un réseau intramusculaire terminal. Il divise l'appareil nerveux proprement dit en plexus fondamental et réseau intermédiaire.

Le plexus fondamental est formé par des fibres à myéline et des fibres sans myéline qui s'entre-croisent en divers sens. A leurs points de rencontre sont logées des cellules ganglionnaires.

Quant au réseau intermédiaire, on comprend difficilement, au premier abord, ce que Klebs a nommé ainsi, et l'on est tenté de croire que c'est en réalité un réseau situé entre le plexus fondamental et les terminaisons nerveuses. Ce n'est pas ainsi que l'entend l'auteur. Ce qu'il appelle le plexus fondamental se trouve seulement à la base de la vessie. De cette région partent des fibres nerveuses qui vont dans toutes les directions s'étendre sur la surface de cet organe, et qui s'anastomosent fréquemment entre elles; c'est là le réseau intermédiaire de Klebs. L'auteur en donne une description complète. Il y distingue : des fibres à myéline; des fibres sans myéline à constitution fibrillaire, c'est-à-dire composées d'un faisceau de fibrilles plus fines; des fibres d'une constitution analogue, mais qui, au lieu d'être cylindriques, ont une forme rubanée, et enfin des fibres fibrillaires, c'est-à-dire constituées par une seule des fibrilles que contenaient les précédentes.

Cette description suffit à vous montrer que l'auteur a adopté la manière de voir de Remak sur la constitution fibrillaire du cylindre-axe.

Aux anastomoses des fibres les plus fines du réseau intermédiaire, Klebs décrit des points nodaux, au niveau desquels se trouvent des noyaux. Il entre à ce propos dans une discussion approfondie pour décider si ces noyaux sont de nature nerveuse ou s'ils dépendent du système connectif; il finit par conclure, d'après leur forme et leurs dimensions, que ce sont des noyaux connectifs.

J'arrive au réseau nerveux intramusculaire. Dans une communication préalable, Klebs avait annoncé l'existence de ce réseau. Henle critiqua cette communication dans le compte rendu annuel qu'il publiait sur les progrès de l'histologie. Pendant longtemps, Henle a fait, pour ainsi dire, la police de cette science; quelquefois sa critique était juste, d'autres fois elle était inspirée par un parti pris d'avance; ce fut le cas pour la communication de Klebs. Il prétendit que le réseau nerveux intramusculaire de cet observateur n'était autre chose qu'un réseau élastique. Klebs fait remarquer avec raison dans son mémoire qu'une semblable appréciation dépasse les bornes de la critique.

Les fibrilles qui constituent le réseau intramusculaire sont très minces ; leur diamètre ne dépasse pas 1 à 3 dix-millièmes de millimètre. Il se trouve également dans ce réseau des points nodaux, mais ils ne contiennent pas de noyaux comme ceux du réseau intermédiaire. Lorsqu'elles arrivent sur les cellules musculaires, les fibres nerveuses présentent un renflement particulier, non terminal, comparable au renflement dit terminal, décrit par Kühne dans les terminaisons nerveuses des muscles striés de la grenouille (1). Klebs suppose que ce renflement est composé d'une matière qui ne diffère pas beaucoup de la myéline.

Dans les faisceaux musculaires, les fibres nerveuses se divisent et se subdivisent pour former un réseau dont les branches sont en général parallèles aux cellules musculaires. Cependant on ne les voit pas d'habitude se fondre avec ces dernières ; dans un cas seulement, l'auteur dit avoir observé la fusion d'une fibre terminale avec une cellule musculaire.

Klebs ajoute qu'il lui a été impossible d'observer dans la vessie de la grenouille quelque chose d'analogue à ce que Trinchese a décrit dans les cellules musculaires de l'escargot. En lisant cette critique, on est porté natu-

(1) Voy. *Leçons sur l'histologie du système nerveux*, t. II, p. 246.

rellement à se demander pourquoi Klebs, voulant vérifier les conclusions de Trinchese, n'a pas choisi les muscles de l'escargot et est allé s'adresser à la vessie de la grenouille. Dans un travail de contrôle, la première condition est de reprendre l'objet d'étude dans lequel ont été observés les faits que l'on se propose de critiquer.

Les conclusions de Klebs relativement à la terminaison des nerfs dans les cellules mnsculaires ne sont pas absolument nettes; il ne dit pas clairement si son réseau intramusculaire est réellement terminal, et l'on entrevoit qu'il conserve des doutes sur le mode réel de terminaison des nerfs dans les muscles lisses.

Le troisième travail dont j'ai à vous parler est celui de Frankenhaeuser (1), qui parut en 1867, et qui traite de la terminaison des nerfs dans les cellules musculaires de l'utérus. C'est un travail important, très soigné, dans lequel l'auteur s'occupe en détail de tout l'appareil nerveux de l'utérus ; son dernier chapitre seulement est consacré à l'étude de la terminaison des nerfs.

L'objet d'étude choisi par l'auteur est l'utérus du lapin et en particulier le ligament large. Il conseille de prendre de préférence des animaux à l'état gravide, parce que (ainsi qu'on le savait depuis Remak) l'utérus en état de gravidité s'accroît non seulement par l'adjonction d'éléments musculaires nouveaux, mais par l'hypertrophie des anciens, et que les nerfs eux-mêmes y paraissent augmenter de volume; les faits seront donc plus faciles à observer dans ces conditions. Le ligament

(1) Frankenhaeuser, *Die Nerven der Gebärmutter und ihre Endigung in den glatten Muskelfasern*. Iena, 1867, in-folio.

large du lapin est constitué par plusieurs couches ; en dedans de la séreuse, il y a deux feuillets musculaires, des vaisseaux, des nerfs, du tissu adipeux ; aussi Frankenhaeuser conseille-t-il d'employer pour ces recherches des animaux maigres.

Quant à sa méthode, elle est des plus simples ; il se sert du vinaigre de bois. Meissner avait conseillé ce réactif pour l'étude du plexus nerveux de l'intestin ; Frankenhaeuser l'emploie mélangé à la glycérine.

Je laisserai de côté ce que l'auteur dit des nerfs et de leur trajet ; il ne diffère pas essentiellement de Klebs sur ces points. J'arrive de suite aux terminaisons nerveuses.

Il suffit d'un regard attentif jeté sur la magnifique planche dans laquelle il représente ces terminaisons pour se rendre compte de la manière dont il les a comprises. Dans cette figure, que je vous montre ici, vous voyez une fibre nerveuse arriver perpendiculairement aux cellules musculaires et se diviser dichotomiquement pour donner naissance à des fibrilles qui vont jusqu'aux noyaux de ces cellules, pénètrent dans leur intérieur et, aprés s'être bifurquées, se terminent dans leurs deux nucléoles. Lorsque le noyau d'une cellule musculaire ne contient qu'un seul nucléole, il arrive souvent que, la fibrille terminale se bifurquant cependant, l'une de ses branches se rend à ce nucléole, tandis que l'autre branche se continue jusqu'au noyau d'une cellule voisine.

En réalité, pour Frankenhaeuser, les nucléoles des cellules musculaires ne sont autre chose que des boutons nerveux terminaux.

J'arrive à un quatrième travail, celui d'Arnold, qui forme un chapitre du manuel de Stricker (1).

Dans ce chapitre, où Arnold traite des muscles lisses ou plutôt « du tissu des muscles organiques », il s'occupe de la terminaison des nerfs dans ces muscles. Il admet, comme Klebs, que leur appareil nerveux se compose d'un plexus fondamental, d'un plexus intermédiaire et d'un plexus intramusculaire. Des fibrilles nerveuses partant de ce dernier plexus vont, comme le pense Frankenhaeuser, jusqu'aux nucléoles des noyaux musculaires ; mais, suivant Arnold, elles ne s'y termineraient pas ; elles les traverseraient simplement et se continueraient plus loin. Le nucléole de la cellule musculaire ne serait donc autre chose qu'un point nodal d'un réseau nerveux.

Les méthodes employées par Arnold sont variées ; celle à laquelle il a recours de préférence est le traitement par l'acide acétique dilué après macération dans l'acide chromique étendu, traitement qu'il avait surtout mis en usage pour l'étude des cellules ganglionnaires. Il s'est aussi servi du chlorure d'or, en plongeant dans ce réactif des coupes obtenues après congélation.

J'attirerai en particulier votre attention sur la figure qu'il donne d'une coupe transversale de fibres musculaires lisses (p. 142). On y remarque sept cercles égaux qui représentent la coupe d'autant de cellules musculaires ; au centre de chacun de ces cercles se voit la coupe du noyau, au milieu duquel un point noir figure le nu-

(1) Arnold, *Gewebe der organischen Muskeln*, dans Stricker, *Handbuch der Lehre von den Geweben*, p. 137.

cléole. Aux divers nucléoles viennent aboutir des fibrilles nerveuses, provenant de la bifurcation de fibres dont la coupe se remarque dans les interstices des cellules musculaires.

Or, vous savez que, dans un faisceau musculaire lisse, les cellules sont constamment imbriquées de telle façon que la portion renflée de l'une correspond à la portion amincie de l'autre. Sur une coupe transversale, ces cellules seront donc sectionnées à différents points de leur longueur et devront donner lieu à des cercles inégaux. Par la même raison, il n'est pas possible que la même coupe atteigne les noyaux de sept fibres musculaires voisines; c'est tout au plus si elle en atteindrait deux ou trois. Je crois donc que cette figure d'Arnold est purement schématique; c'est une création de son génie, et non la reproduction de faits observés.

Je m'arrête un instant dans cet exposé historique pour vous faire remarquer qu'à cette époque on se partage dans la science entre deux opinions. D'après l'une, les nerfs se termineraient par des extrémités libres, en bourgeons ou en boutons : c'est celle à laquelle se rattachent, par exemple, Trinchese et Frankenhaeuser; d'après l'autre, les fibres nerveuses terminales formeraient un réseau complet sans terminaisons proprement dites. Cette seconde opinion rappelle à peu près celle de Valentin sur les anses terminales mais sans y correspondre exactement. En effet, les auteurs modernes qui croient à l'existence d'un réseau terminal admettent, comme ceux qui sont pour les terminaisons libres, que la fibre nerveuse est en rapport direct avec la cellule musculaire, c'est-à-dire que chaque cellule musculaire est influencée par une fibre nerveuse. En d'autres termes, la science a fait des progrès tels que tous les histologistes ont observé entre les cellules musculaires un nombre suffisant de fibres nerveuses pour pouvoir en attribuer une à chaque fibre-cellule en particulier.

Je passe maintenant à un travail dans lequel sont exposés des faits en contradiction complète avec ceux dont je viens de parler. C'est un travail de Krause (1), publié en 1870. Krause a un mérite incontestable; il sait trouver des objets d'étude. Ainsi, pour les muscles striés, il a signalé le muscle rétracteur du globe oculaire du chat; pour les muscles lisses, il indique un objet qu'il déclare aussi favorable, le muscle recto-coccygien du lapin. Ce muscle s'insère aux vertèbres caudales du lapin et remonte de là en avant pour s'attacher par deux chefs à la paroi postérieure du rectum, à quelques centimètres au-dessus de l'anus. C'est un muscle assez grêle, d'une longueur de 3 à 4 centimètres environ. Cependant, loin d'être aussi mince que le ferait supposer la description de Krause, il est beaucoup trop épais, au moins chez les lapins de taille moyenne, pour être soumis tout entier à l'observation microscopique. C'est peut-être pour cette raison que Krause est arrivé à l'opinion singulière qu'il énonce dans son mémoire.

Krause examine le muscle recto-coccygien, soit sans addition d'aucun réactif, soit après l'action de l'acide

(1) Krause, *Die Nervenendigungen in den glatten Muskeln* (*Arch. de Reichert et Du Bois-Reymond*, 1870, p. 1).

acétique dilué. Le dessin qui accompagne son travail est fait évidemment d'après une préparation à l'acide acétique : car on y voit très nettement les noyaux, tandis que le contour cellulaire n'est pas marqué; de plus, ces noyaux sont granuleux et en forme de bâtonnet, comme on les observe après l'action des acides. La fibre nerveuse figurée est une fibre nerveuse à myéline, nettement reconnaissable à son double contour. Au point où ce contour disparaît, elle se continue en quelques fibres pâles qui se perdent après un court trajet. Le tout est entouré de trois gros noyaux arrondis qui paraissent être logés dans une capsule.

C'est là une figure qui rappelle, comme Krause le fait remarquer lui-même, une éminence terminale des muscles striés. Aussi, sans être absolument affirmatif sur ce point, il tend à conclure de son observation que la terminaison nerveuse se fait dans les muscles lisses par un appareil qui ressemblerait beaucoup à la plaque motrice. La différence fondamentale entre les deux ordres de muscles serait que chaque faisceau primitif strié possède une plaque motrice particulière, tandis qu'une seule de ces plaques commanderait un grand nombre de cellules musculaires lisses.

Ce qui surprend le plus, en lisant ces singulières conclusions, c'est que, appartenant à un travail paru en 1870, elles montrent que l'auteur n'a tenu aucun compte de toutes les observations publiées avant lui. En effet, il suffit d'un coup d'œil jeté sur les figures données par ses prédécesseurs et que j'expose ici devant vous, pour se convaincre qu'il n'est pas possible que la terminaison des nerfs dans les muscles lisses se fasse comme Krause le soutient.

Revenons à 1869. Nous trouvons dans les Archives de Schultze un mémoire très court de Tolotschinoff (1). Les recherches de cet auteur ont porté sur la vessie de la grenouille et ont été faites en vue de contrôler les résultats annoncés par Arnold. Il a employé la méthode de l'or. Après avoir insufflé la vessie de manière à la tendre, il la badigeonnait avec un pinceau trempé dans une solution de chlorure d'or à 1 pour 200. Les tissus étant ainsi fixés, il enlevait la vessie et la plaçait dans la solution du sel d'or jusqu'à ce qu'elle prît une teinte jaune paille ; puis il la mettait dans l'eau acidifiée avec une goutte d'acide acétique, suivant le procédé de Cohnheim.

Tolotschinoff n'a jamais pu observer le mode de terminaison signalé par Arnold ; il a vu seulement (et c'est la première fois que ce fait a été constaté à l'aide de la méthode de l'or) que les fibres nerveuses forment un réseau dans les mailles duquel sont logées les cellules musculaires. Ce réseau n'est autre chose que le réseau intramusculaire de Klebs.

Un septième travail est celui de Hénocque (2) publié en 1870. C'est un travail important. Les recherches de l'auteur ont porté, non seulement sur la terminaison, mais encore sur la répartition des fibres nerveuses. Il a employé des méthodes variées, entre autres celle de l'or,

(1) Tolotschinoff, *Ueber das Verhaltèn der Nerven zu den glatten Muskelfasern der Froschharnblase* (*Arch. f. micr. Anatomie*, 1869, t. V, p. 509).

(2) Hénocque, *Du mode de distribution et de terminaison des nerfs dans les muscles lisses*, Paris, 1870.

qu'il a modifiée. Il laisse les tissus dans la solution de chlorure d'or jusqu'à ce qu'ils aient pris une teinte jaune paille, puis il provoque la réduction rapide en employant une solution concentrée d'acide tartrique portée à une température voisine de l'ébullition. Je n'ai pas à apprécier maintenant cette méthode, d'autant plus que ce n'est pas avec son aide qu'il a obtenu les principaux résultats qu'il a publiés sur le mode de terminaison des nerfs dans les muscles lisses.

Il reconnaît, avec Klebs et Arnold, l'existence d'un plexus fondamental, d'un réseau intermédiaire et d'un plexus intramusculaire. Il admet avec Frankenhaeuser que la terminaison des nerfs se fait par des extrémités libres. Mais, d'après lui, cette terminaison ne serait ni dans les nucléoles, ni dans les noyaux; les fibres nerveuses se termineraient dans la substance musculaire elle-même, en dehors du noyau, par de petits boutons très caractérisés. C'est surtout à l'aide de l'acide pyroligneux qu'il serait arrivé à en faire l'observation.

Dans un mémoire sur les nerfs du tube digestif, publié en 1875, Goniaew (1) étudie les réseaux nerveux intramusculaires de l'œsophage et de l'intestin du lapin. Il s'occupe surtout de la distribution des nerfs; quant à leur mode de terminaison, il n'émet aucune affirmation bien nette.

La même année, Lœwit (2) reprit ces recherches. Elles portèrent sur différents organes, mais surtout sur la

(1) Goniaew, *Die Nerven des Nahrungsschlauches* (*Arch. f. micr. Anatomie*, t. XI, 1875, p. 479).

(2) Lœwit, *Die Nerven der glatten Muskulatur* (*Acad. des sciences de Vienne*, 3e section, t. LXXI, 1875).

vessie de la grenouille. Lœwit admet les trois parties de l'appareil nerveux distinguées par Klebs. D'après lui, le réseau intramusculaire ne donne pas naissance à des fibrilles qui se terminent librement; c'est un réseau complet, dans les mailles duquel sont contenues les cellules musculaires.

Lœwit a fait des observations meilleures que ses devanciers, parce qu'il a mieux su manier l'or. Guidé par une indication de Pritchard, qui avait employé pour l'étude des fibres nerveuses du limaçon de l'oreille l'acide formique comme agent réducteur, Lœwit eut également recours à cet acide. Il modifia la manière d'agir de Pritchard et arriva à donner un procédé bien réglé dont je vous ai déjà indiqué les détails (voy. p. 185), sur lesquels je ne reviendrai pas ici.

Ses conclusions sont, comme je viens de vous le dire, qu'il n'existe pas de terminaisons nerveuses proprement dites, mais seulement un réseau. Il insiste sur un point qui a en effet de l'importance, c'est que les noyaux des cellules musculaires lisses sont toujours placés sur un côté de la cellule, et que c'est généralement de ce côté que passe la fibrille nerveuse, qui semble adhérer à la cellule musculaire à ce niveau.

En 1876, Elischer (1) s'est aussi occupé de la terminaison des nerfs dans les muscles lisses. Je ne vous aurais pas parlé de ce travail, si l'aperçu nouveau qu'il donne sur les terminaisons nerveuses ne venait compléter, pour ainsi dire, la série de toutes les opinions possibles.

(1) Elischer, *Beitraege zur feineren Anatomie der Muskelfasern des Uterus* (*Archiv für Gynaekologie*, 1876, t. IX, p. 10).

Les fibres nerveuses, après s'être divisées et subdivisées, arrivent jusqu'au noyau et s'y terminent par un bouton; mais ce bouton n'est pas le nucléole; celui-ci en est parfaitement distinct.

Le dernier mémoire dont je vous entretiendrai (et j'en ai passé plusieurs moins importants) est celui de Gscheidlen (1), publié en 1877. L'auteur a poursuivi ses recherches pendant plusieurs années, probablement dans le but de contrôler les résultats indiqués par Arnold. Au courant de ses études, il a eu connaissance de la méthode de Lœwit, qu'il a dès lors mise en usage.

Après avoir essayé de différents organes des mammifères et des batraciens, il prit comme objet d'étude, sur le conseil de Heidenhain, l'estomac de la sangsue. Dans les culs-de-sac de cet organe, les cellules musculaires, d'une dimension considérable, sont isolées ou disposées par petits groupes. Sur ces immenses fibres musculaires, rangées parallèlement, les nerfs se ramifient, et forment, soit en les longeant, soit en les croisant, des plexus d'où partent directement les fibrilles qui vont se rendre aux cellules musculaires. Il n'existe donc pas de réseau intermédiaire. Quant aux terminaisons, elles se font par un réseau à larges mailles dont les branches longent généralement les cellules musculaires, ou les croisent. Les conclusions de Gscheidlen sont donc à peu près les mêmes que celles de Lœwit.

Je m'arrête là dans cet exposé historique. Il suffit pour vous montrer la divergence des opinions auxquelles

(1) Gscheidlen, *Beitraege zur Lehre von den Nervenendigungen in den glatten Muskelfasern* (*Arch. f. micr. Anatomie*, 1877, t. XIV, p. 321).

sont arrivés les différents auteurs, bien que leurs méthodes n'aient pas été très variées. Dans les dernières années, l'opinion qui semble prendre le dessus est celle d'après laquelle les nerfs des muscles lisses se termineraient en réseau. Cependant, on ne l'admet pas volontiers quand on connaît les terminaisons libres si nettes dans les lames électriques de la torpille et dans les fibres musculaires striées; et j'avoue que pour ma part je ne me prononcerais *à priori* qu'avec la plus grande réserve pour l'existence d'un réseau terminal.

Vous remarquerez encore que tous les auteurs s'accordent à faire dépendre les fibres nerveuses appartenant à un organe muni de muscles lisses, d'un appareil nerveux spécial à cet organe. Nous aurons à rechercher dans la suite de nos études si cette disposition est en rapport avec le mode d'action particulier des fibres lisses, ou si elle doit être attribuée aux rapports spéciaux des organes dont il s'agit avec les grands centres d'innervation.

VINGT-HUITIÈME LEÇON

(4 avril 1878)

Terminaison des nerfs dans les muscles lisses.

Revue et classification des opinions des auteurs sur la terminaison des nerfs dans les muscles lisses. — Causes de leurs divergences : Difficultés spéciales; insuffisance des méthodes ; diversité des objets choisis pour l'examen.
CRITIQUE EXPÉRIMENTALE. — Nerfs des muscles lisses. Plexus nerveux de Meissner et d'Auerbach. — Rôle des plexus nerveux ganglionnaires. Ils existent sur le trajet des nerfs allant aux muscles de la vie organique, striés ou lisses. Ils n'existent pas sur le trajet des nerfs allant aux muscles volontaires, qu'ils soient striés ou non. Ils sont donc en rapport non pas avec la structure particulière des muscles, mais avec le caractère involontaire de l'acte moteur auquel ils président.
Étude des nerfs de la vessie de la grenouille. — Procédé opératoire. — Description de l'entrée des nerfs et du plexus fondamental.

MESSIEURS,

Un fait a dû vous frapper dans l'exposé historique que je vous ai présenté dans la dernière leçon : c'est la divergence des opinions des auteurs sur le mode de terminaison des fibres nerveuses dans les muscles lisses. La différence de leurs manières de voir s'accusera encore davantage si nous essayons de les classer suivant leurs ressemblances.

L'opinion la plus ancienne est celle qui fait terminer les nerfs par des anses ; elle a été défendue par Valentin, Henle, etc.

Un second mode de terminaison, par des plaques motrices, a été admis par Krause.

Une troisième opinion est celle d'après laquelle les nerfs se termineraient par des boutons ou par des bourgeons. Les auteurs qui l'admettent diffèrent encore sur les détails; ainsi les uns croient que la fibre nerveuse se termine dans le nucléole (Frankenhaeuser), d'autres qu'elle se termine à la vérité dans le noyau, mais en dehors du nucléole (Elischer); d'autres enfin pensent que c'est dans la substance musculaire, en dehors du noyau, que se montre le bouton terminal (Hénocque).

Une quatrième opinion est celle des auteurs qui admettent un réseau terminal. Pour certains d'entre eux, les fibres de ce réseau s'engagent dans les cellules musculaires et traversent leurs nucléoles (Arnold); pour d'autres, le réseau nerveux comprend les cellules musculaires entre ses branches, mais n'y pénètre pas (Tolotschinoff, Lœwit, Gscheidlen). Telles sont les opinions les plus saillantes. Il n'y a, vous le voyez, aucune disposition prévue par l'imagination qui n'ait été adoptée par quelque auteur comme l'expression de la vérité.

Ces opinions contradictoires tiennent en partie à la difficulté du sujet, en partie à l'imperfection des méthodes.

Le sujet est difficile, et cela pour plusieurs raisons. D'abord, les fibres nerveuses qui se distribuent aux muscles lisses et qui vont se terminer dans les cellules musculaires sont dépourvues de myéline, contrairement à celles qui se rendent aux muscles striés des vertébrés.

C'est là une première difficulté. La myéline, en effet, permet, grâce à son haut indice de réfraction, de distinguer les fibres qui en sont pourvues, même quand elles sont enchevêtrées au milieu des tissus de toute nature. Au contraire, quand cette gaîne manque, les fibres nerveuses, ne possédant pas de réfringence spéciale, se confondent dans la masse des tissus.

Une autre difficulté tient à l'union intime des cellules musculaires. Tandis que les faisceaux primitifs striés, enveloppés de leur sarcolemme, séparés les uns des autres par du plasma, sont facilement isolables, les cellules musculaires, soudées ensemble, forment des masses qu'il est difficile de résoudre en leurs éléments constitutifs sans déchirer ou altérer quelque peu ces derniers.

En second lieu, les méthodes sont insuffisantes. Ainsi, l'on a fait usage des acides : acide acétique, acide formique, vinaigre de bois. On peut considérer ce dernier réactif, malgré sa complexité, comme ayant à peu près la même action que l'acide acétique. Tous ces agents éclaircissent les tissus en les gonflant. Le tissu conjonctif subit le gonflement le plus notable; les cellules musculaires se gonflent moins et les nerfs changent peu de volume.

La transparence que ce gonflement donne aux tissus provient de ce que leurs éléments, rapprochés les uns des autres, s'accolent, pour ainsi dire, en supprimant les espaces qui les séparent, et forment ainsi une seule masse presque homogène. Les différences légères des indices de réfraction étant ainsi noyées dans l'ensemble, les éléments sont moins distincts. Les dernières ramifications nerveuses éprouvent, il est vrai, par ce traitement, un gonflement moindre que les fibres connectives et musculaires, ce qui tient, très probablement, à ce qu'il entre dans leur constitution une certaine quantité de matière grasse difficile à modifier par les acides faibles; il en résulte qu'elles conservent une réfringence un peu plus grande et s'accusent par là. Mais elles se voient toujours d'une manière vague. Il faut employer, pour les examiner, des grossissements considérables; autrement il est facile de les confondre avec le bord d'un faisceau, ou avec celui d'une cellule, ou avec des plis, ou enfin avec des fibres élastiques fines, qui sont très nombreuses dans certains muscles lisses.

Si l'on ajoute que presque toujours il y a dans le tissu des granulations graisseuses qui échappent à l'action de l'acide acétique et qui rendent l'image encore plus complexe, on comprendra facilement que l'emploi de cette méthode constitue une des causes de divergence entre les auteurs. Plusieurs d'entre eux emploient la glycérine après l'acide pyroligneux; il est facile de se rendre compte qu'ils obtiennent ainsi un effet inverse de celui qu'ils attendent. La glycérine agit en effet d'une autre manière que les acides pour donner de la transparence aux tissus; elle uniformise l'indice de réfraction des différents éléments en les imbibant et en leur prêtant ainsi sa réfringence élevée. Il suit de là que son emploi fait perdre absolument tout le bénéfice de l'action des acides faibles, dont le seul résultat favorable pouvait être de maintenir aux extrémités nerveuses une réfringence un peu plus considérable qu'aux autres éléments. Aussi n'obtient-on, en opérant ainsi, que des images très vagues, qu'il est facile d'interpréter pour ainsi dire à volonté.

Du reste, pour juger de l'action des acides faibles sur les terminaisons nerveuses dans les muscles lisses, il vous suffira de vous rappeler quel résultat détestable (le mot n'est pas trop fort) ces mêmes acides nous ont donné dans l'étude de la terminaison des nerfs dans les muscles striés et dans les lames électriques de la torpille; ils faisaient disparaître tout ce qui était ramifications nerveuses terminales (1). Il n'est pas étonnant que les auteurs qui ont travaillé avec des méthodes aussi mauvaises aient obtenu des résultats inexacts ou insuffisants.

Plusieurs histologistes ont certainement dû essayer de colorer leurs préparations ; s'ils n'ont pas parlé de leurs tentatives dans ce sens, cela tient probablement à ce qu'elles sont restées sans succès. C'est seulement avec les sels d'or que l'on peut espérer un résulat favorable, et encore ne faut-il pas trop y compter. Cela dépend surtout du procédé que l'on mettra en usage. Si l'on emploie par exemple celui de Cohnheim, on obtiendra, suivant les cas, une préparation qui sera colorée depuis le rose jusqu'au rouge ponceau, ou depuis le violet clair jusqu'au noir; mais cette coloration sera répandue uniformément sur tout le tissu, et souvent les fibres nerveuses se montreront moins vivement teintées que le reste.

On est donc loin d'être certain de réussir avec ce pro-

(1) Voy. *Histologie du système nerveux*, t. II, p. 284.

cédé. Moi-même je l'ai essayé un très grand nombre de fois, et jamais je n'ai obtenu aucun résultat tant soit peu favorable pour la terminaison des nerfs dans les muscles lisses.

Le procédé d'Hénocque n'est pas meilleur. Hénocque lui-même reconnaît qu'il ne diffère de celui de Cohnheim que par la réduction plus rapide. Lorsque l'on plonge les tissus dans l'acide tartrique, l'action élective de l'or s'est déjà produite, et le traitement consécutif ne peut rien y changer. De plus, il n'est pas sans inconvénient de soumettre des tissus à l'action de l'acide tartrique bouillant.

Le procédé de Lœwit est supérieur, mais il présente encore bien des inconvénients. L'acide formique n'est pas sans modifier les ramifications nerveuses terminales. Vous en avez eu la preuve lorsque nous l'avons employé pour l'étude des éminences terminales des muscles striés. Les arborisations terminales étaient bien différentes de celles que nous avons vues plus tard à l'état vivant ou plutôt à la suite de l'action de l'alcool au tiers.

Quant à celui de Gscheidlen, qui consiste à placer d'emblée des portions d'organe pendant vingt-quatre heures dans de l'acide formique à 1 ou à 2 pour 100, il doit produire dans les éléments des modifications tout aussi considérables.

A ces deux premières causes de divergence, la difficulté du sujet et l'insuffisance des méthodes, vient s'en joindre une troisième, la diversité des objets d'étude choisis par les différents observateurs. Il est vrai qu'en général ils disent avoir étendu leurs recherches à plusieurs organes et même à plusieurs animaux; mais en réalité chacun d'eux a eu un objet de prédilection, d'après lequel il s'est formé son opinion. C'est ainsi que Trinchese a examiné surtout les muscles de l'escargot; Klebs, Tolotschinoff et Lœwit ont expérimenté presque exclusivement sur la vessie de la grenouille; Elischer et Frankenhaeuser ont choisi l'utérus et ses annexes; Krause, le muscle recto-coccygien du lapin, etc. Cependant, dans une question aussi difficile, il est nécessaire de s'adresser à divers animaux et de les comparer entre eux. Je tenterai de le faire pour un certain nombre, et je vous indiquerai en même temps les méthodes que j'ai mis en usage, afin que vous puissiez répéter les expériences et étendre aussi vos recherches à d'autres objets.

Je passe donc à l'exposé des faits et à la critique expérimentale, telle que nous avons l'habitude de la faire ici. Nous nous occuperons d'abord de l'étude des branches nerveuses qui se rendent aux organes pourvus de fibres musculaires lisses, et c'est seulement après que nous passerons aux terminaisons nerveuses proprement dites.

Les nerfs qui se rendent aux fibres musculaires lisses présentent en général un premier plexus ganglionnaire, plexus fondamental, puis un autre plexus, que les auteurs appellent plexus intermédiaire.

Je vous ai dit (voy. p. 338) que Remak avait signalé le premier des ganglions microscopiques sur le trajet des nerfs qui se rendent au tube intestinal. En 1857,

Meissner (1), ayant coupé avec des ciseaux fins des lambeaux de la muqueuse du tube digestif, les ayant traités par le vinaigre de bois et les ayant montés ensuite à plat en préparation, remarqua dans le tissu conjonctif sous-muqueux un réseau ou plexus, dans lequel se trouvaient des cellules ganglionnaires. Je ne m'étendrai pas ici sur la description de ce plexus, sur laquelle j'aurai l'occasion de revenir plus tard.

En 1864, Auerbach (2), ayant appliqué la même méthode à l'étude de la tunique musculaire de l'intestin du lapin, trouva dans cette tunique un plexus analogue à celui du tissu sous-muqueux, *plexus myentérique*, que l'on appelle communément, de son nom, plexus d'Auerbach.

Le mémoire d'Auerbach est très court. L'auteur annonce la publication d'un travail plus complet. Ce travail n'a jamais paru, que je sache; mais, malgré sa brièveté, la description d'Auerbach est si nette et si explicite que l'on n'y a rien ajouté depuis.

Les plexus myentériques de l'œsophage, de l'estomac et de l'intestin nous fournissent des types remarquables de plexus fondamentaux. Des plexus analogues ont été décrits dans presque tous les organes munis de fibres musculaires lisses à contraction involontaire : les uretères, la vessie, l'utérus, etc.

Nous devons maintenant nous demander quelle est la

(1) Meissner, *Ueber die Nerven der Darmwand* (*Zeitschrift für rat. Medicin*, 2e série, vol. VIII, p. 364).

(2) Auerbach, *Fernere vorlaüfige Mittheilung über den Nervenapparat des Darms* (*Arch. de Virchow*, t. XXX, p. 457).

signification des plexus fondamentaux dans l'appareil nerveux des organes contenant des fibres musculaires lisses.

Je vous ai parlé longuement cette année de deux organes à fibres musculaires striées qui possèdent chacun un plexus fondamental, le cœur et l'œsophage. Si d'autre part nous considérons les arthropodes, surtout les insectes, nous verrons que la tunique musculaire de leur tube digestif est formée par des fibres striées. Or, si l'on examine les fibres nerveuses qui s'y rendent, on remarque que ces fibres constituent également un plexus, véritable plexus fondamental : car il possède des cellules ganglionnaires dans ses points nodaux et sur le parcours même des fibres qui le composent. Ces nerfs sont donc des nerfs ganglionnaires, quoiqu'ils se rendent à des muscles striés.

Du reste, il y a même des vertébrés chez lesquels l'intestin tout entier possède des fibres musculaires striées. La tanche est un exemple de cette exception rare; son intestin a la contraction brusque, bien qu'elle soit involontaire. Les fibres nerveuses qui s'y distribuent présentent, je m'en suis assuré, des cellules ganglionnaires sur leur parcours.

Nous avons ainsi plusieurs exemples nouveaux de muscles striés dépendant de nerfs sur le trajet desquels sont disposées des cellules nerveuses. Il suit de là que l'existence d'un plexus ganglionnaire n'est pas caractéristique des organes formés de fibres musculaires lisses.

D'autre part, sur les nerfs qui se rendent aux muscles volontaires, on ne rencontre jamais de ganglions ou de cellules ganglionnaires. Une fois dégagée de la moelle, la fibre nerveuse arrive directement jusqu'à l'élément dont elle ordonne les mouvements, sans que rien ne modifie sur son trajet l'incitation qu'elle a reçue de la cellule nerveuse médullaire ou cérébrale.

Si nous descendons dans la série animale, nous arrivons à trouver, chez les mollusques, tous les muscles, même les muscles volontaires, composés de fibres lisses. Voyons si, en raison de la nature même de ces fibres, il n'y aurait pas quelque appareil interposé sur le trajet des nerfs pour modifier l'ordre transmis par la volonté. Vous savez que chez ces animaux il n'existe pas d'axe cérébro-spinal ; leurs centres nerveux sont formés par des ganglions dispersés dans différents points du corps. Il suit de là qu'il n'est pas possible de faire une observation comparable à celles dont nous venons de parler pour les animaux supérieurs. Cependant, si nous étudions un muscle en détail, par exemple chez l'escargot le muscle rétracteur du corps, nous constaterons qu'arrivés sur ce muscle les nerfs se ramifient dichotomiquement, pour se diviser finalement en fibrilles qui atteignent directement les fibres musculaires. Or, dans tout ce trajet entre les amas ganglionnaires qui font l'office de centres nerveux et les extrémités nerveuses dans les fibres musculaires, il n'y a pas de ganglions interposés.

De l'ensemble des observations qui précèdent, nous pouvons conclure que :

Les muscles organiques, qu'ils soient lisses ou striés, sont animés par des nerfs qui, immédiatement avant d'atteindre ces muscles, forment un plexus ganglionnaire.

Les muscles volontaires, qu'ils soient striés ou non, reçoivent des nerfs qui leur viennent directement des centres nerveux, et il n'existe pas sur le trajet de ces nerfs des ganglions qui puissent modifier l'incitation motrice venant de ces centres.

Je rapprocherai des muscles volontaires les lames de l'organe électrique de la torpille. Les nerfs arrivent directement à ces lames sans passer par des cellules ganglionnaires. L'ordre qu'ils transmettent vient immédiatement du lobe électrique ou de plus haut, et il n'existe pas de cellules nerveuses intermédiaires qui pourraient le modifier.

En revanche, j'aurai plus tard à vous parler d'organes ganglionnaires spéciaux aux glandes. Les glandes peuvent être considérées jusqu'à un certain point comme des organes moteurs, puisque, en somme, leur action aboutit au mouvement du liquide qu'elles sécrètent et qu'elles expulsent. Eh bien ! il suffirait de savoir que ces organes possèdent des plexus ganglionnaires pour pouvoir affirmer qu'ils ne sont pas sous la dépendance de la volonté.

Il existe ainsi un rapport constant entre la physiologie et l'anatomie; c'est un rapport nécessaire, et lorsque les phénomènes fonctionnels d'une part, les éléments anatomiques de l'autre, sont suffisamment accessibles à nos moyens d'investigation, nous ne manquons pas de le constater.

Aussi, toutes les fois que dans un organe moteur nous trouvons des cellules ganglionnaires, nous pouvons affirmer que cet organe se contracte en dehors de l'influence *directe* de la volonté. J'insiste à dessein sur le mot : *influence directe*; il faut bien distinguer en effet l'ordre donné par la volonté de l'influence indirecte qu'elle peut exercer. Ainsi, nous ne sécrétons pas à volonté de la salive, mais nous pouvons nous placer dans des conditions telles que cette sécrétion se produise, par exemple en dirigeant notre pensée sur des objets sapides.

Ces considérations étaient nécessaires pour faire comprendre la signification physiologique des plexus fondamentaux dans les organes formés de muscles lisses. Nous allons maintenant étudier ces plexus dans certains organes, que nous examinerons en nombre suffisant pour que nous puissions ensuite généraliser les résultats de nos observations. Nous porterons nos recherches d'abord sur l'appareil nerveux de la vessie de la grenouille et de l'estomac de la sangsue, puis sur les plexus nerveux de l'intestin.

Occupons-nous d'abord du plexus fondamental de la vessie de la grenouille.

Pour en faire l'étude, il faut opérer de la manière suivante. L'animal, immobilisé, soit par le curare, soit par la destruction de la moelle épinière, est placé sur le ventre. On pratique au niveau du sacrum une incision transversale semi-lunaire à convexité dirigée en bas. Puis on rabat le lambeau inférieur et l'on incise à droite et à gauche l'aponévrose limitant le sac dorsal jusqu'à ce que le rectum soit dégagé dans sa partie inférieure. On passe alors au-dessous de cet organe un fil au moyen duquel on lie l'orifice du cloaque aussi bas que possible, c'est-à-dire à son point de jonction avec la peau. Il est nécessaire de procéder ainsi, parce que l'ouverture de a vessie dans le cloaque se trouve à sa partie la plus inférieure et que, si l'on pratiquait la ligature un peu plus haut, on risquerait de l'y comprendre.

Cette ligature étant faite, l'animal est placé sur le dos et la cavité abdominale est ouverte. La vessie et le rectum sont mis à découvert. Le rectum est tiré en haut avec une pince, le mésorectum est incisé de manière à dégager l'intestin. L'intestin grêle est lié avec un fil au-dessus du rectum; celui-ci est incisé et on le débarrasse des matières fécales qu'il contient en le comprimant de bas en haut avec une pince. Puis on introduit dans l'incision la canule d'une seringue remplie d'eau salée à 6 pour 1000 et, après l'avoir fixée par une ligature, on pousse l'injection en allant très lentement. Le rectum se remplit d'abord et se gonfle, puis la vessie s'emplit à son tour. Quand elle est suffisamment distendue, on retire la canule en serrant la ligature.

Il s'agit maintenant d'enlever la vessie. Pour cela on la renverse vers la gauche et on la dégage à droite, et réciproquement. On incise aussi loin que possible le ligament antérieur. On passe alors au-dessous de la vessie une ligature que l'on serre aussi bas que possible, et on la détache avec le rectum; on plonge le tout dans l'eau salée, et l'on dissèque avec précaution la vessie, en enlevant les parties du rectum qui y adhèrent. On obtient de cette façon la vessie isolée sous forme d'une vésicule marquée d'un sillon médian et remplie d'eau salée (fig. 76).

Pour étudier le plexus fondamental il est nécessaire de noircir les nerfs afin de les rendre plus apparents. A cet effet, la vessie est plongée dans un baquet de verre contenant un mélange d'une partie d'une solution d'acide osmique à 1 pour 100, et de 10 parties d'eau salée à 6 pour 1000. Le baquet est recouvert d'un verre de montre ou d'une lame de verre empêchant les vapeurs d'acide osmique d'incommoder l'observateur, et, en examinant à la loupe, on suit aisément les progrès de l'action du réactif sur les nerfs. Quand ceux-ci commencent à se colorer, la vessie est retirée et plongée dans un autre baquet rempli d'eau salée, dans lequel elle peut être observée commodément, soit avec la loupe de Brücke, soit avec le microscope binoculaire.

La vessie de la grenouille est divisée en deux lobes, quelquefois inégaux, par un sillon médian antéro-postérieur, moins marqué à la face antérieure qu'à la face postérieure, où il correspond au rectum.

En examinant attentivement cette face postérieure, on reconnaît que sur une certaine étendue la membrane péritonéale n'est pas accolée au tissu de la vessie ; elle peut en être séparée dans une région de forme triangulaire à base inférieure.

De la ligature au moyen de laquelle on a clos la vessie, on voit se dégager sur cette même face postérieure deux nerfs cheminant parallèlement d'avant en arrière et s'envoyant l'un à l'autre des branches anastomotiques, premier indice du plexus qu'ils concourent à former. Chacun d'eux présente sur son trajet un renflement gangliforme visible à l'œil nu, et reconnaissable à sa couleur grisâtre. A un grossissement de 20 ou 30 diamètres, on distingue entre les deux nerfs un plexus à larges mailles, et dans les renflements gangliformes des cellules ganglionnaires en nombre plus ou moins grand. Ces nerfs contiennent des fibres à myéline, qui diminuent peu à peu de nombre, et finissent par disparaître pour faire place à des fibres sans myéline.

Sur la face antérieure de la vessie on observe une disposition analogue ; cependant, les nerfs qui s'y rendent sont, en général, moins volumineux et moins longs.

Avant d'atteindre le sommet de la vessie, les nerfs, soit de la face postérieure, soit de l'antérieure, ont perdu leur myéline. J'ajouterai que les quatre branches d'origine du plexus et même les branches secondaires qui en partent occupent un espace relativement assez restreint; elles sont limitées au sillon médian et à une région peu étendue de chaque côté.

VINGT-NEUVIÈME LEÇON

(9 avril 1878)

Terminaison des nerfs dans les muscles lisses.

Plexus nerveux de la vessie de la grenouille (suite). — Étude des fibres sans myéline au moyen du procédé de Klebs. — Imprégnations au chlorure d'or.
Description du plexus fondamental de la vessie. — Son siége dans un tissu conjonctif réticulé situé entre le péritoine et le bas-fond de la vessie. — Description de ce tissu. — Types variés des cellules nerveuses ganglionnaires qui existent dans la vessie.
Plexus intermédiaire de la vessie de la grenouille. — Transformation des fibres à myéline en fibres sans myéline. — Disposition des fibrilles nerveuses. — Comparaison de ce plexus avec le plexus terminal de la cornée. — Plexus d'Auerbach. Manière de le préparer. — Chez le lapin, les cellules ganglionnaires du plexus d'Auerbach ne possèdent qu'un seul noyau, tandis que les cellules du sympathique en possèdent deux.

Messieurs,

Nous avons vu que le plexus fondamental de la vessie de la grenouille est formé par quatre troncs nerveux principaux, qui arrivent sur cet organe au niveau de son col, et se portent, deux en avant et deux en arrière, dans le sillon médian qui le sépare en deux lobes.

Vous pourrez reconnaître cette disposition sur une vessie de grenouille verte (*R. esculenta*), injectée d'eau salée et soumise à l'action de l'acide osmique, suivant le procédé que je vous ai exposé dans la dernière leçon (fig. 76).

Pour faire une étude plus complète du plexus fondamental de la vessie, il faut diviser cet organe ainsi préparé, et disposer sur une lame de verre la région qui correspond à son sillon médian. L'examen peut être fait dans l'eau; pour rendre la préparation persistante, il faut y faire pénétrer lentement de la glycérine.

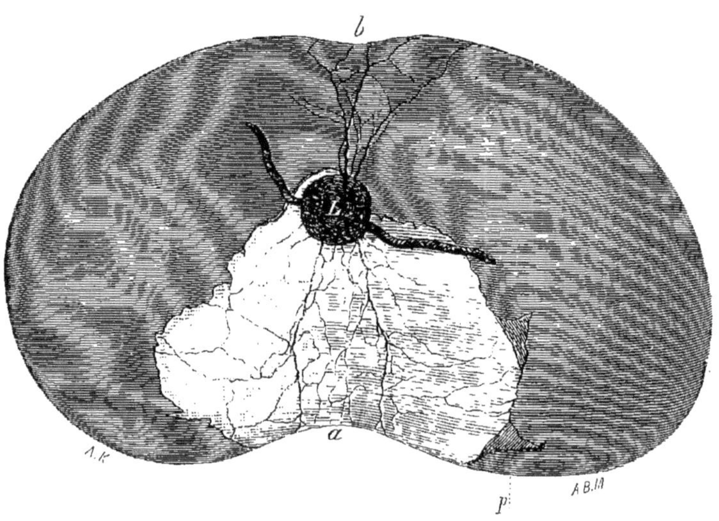

FIG. 76. — Vessie de la grenouille, remplie d'une solution d'eau salée à 6 pour 1000 et vue par sa face inférieure. Les nerfs ont été rendus apparents par l'action de l'acide osmique. — L, ligature au moyen de laquelle on a fermé la vessie; *a*, face postérieure de la vessie avec les deux filets nerveux principaux qui s'anastomosent entre eux. Cette face a été dépouillée sur une certaine étendue de la séreuse péritonéale qui recouvre le reste de l'organe et dont les lambeaux se voient en *p*; *b*, nerfs de la face antérieure de la vessie.

En l'examinant avec des grossissements convenablement étagés, on reconnaît que les petits troncs nerveux comprennent un nombre considérable de tubes à myéline et fort peu de fibres de Remak. Les tubes à myéline montrent très nettement leurs étranglements annulaires; ils se divisent et se subdivisent, et c'est toujours au niveau des étranglements que se font leurs divisions. Après un certain parcours, leur gaîne médullaire disparaît, et il est difficile de les suivre au delà. Mais, avant d'arriver à cette limite, on peut faire quelques observations intéressantes.

A mesure que les tubes nerveux se ramifient et se subdivisent, leurs segments interannulaires deviennent de plus en plus courts, tandis que leurs noyaux conservent leurs dimensions. C'est évidemment un petit tube nerveux bifurqué, avec des segments interannulaires d'une très faible longueur et munis de noyaux relativement gros, que Krause a figuré comme une plaque motrice dans le muscle recto-coccygien du lapin (voy. p. 448).

Les cellules ganglionnaires situées sur le trajet des nerfs ont des caractères bien accusés; elles sont grandes, légèrement granuleuses, possèdent un noyau contenant un gros nucléole et sont entourées d'une membrane dont le double contour est très net. Il nous est impossible, sur la préparation que nous examinons en ce moment, de déterminer quels sont les rapports exacts des nerfs avec les cellules ganglionnaires, parce que les fibres qui naissent de ces dernières, étant dépourvues de myéline, ne sont pas colorées par l'acide osmique.

Pour l'étude des fibres sans myéline, j'ai essayé d'abord le procédé de Klebs (eau sucrée additionnée d'acide sulfurique, voy. p. 480). Lorsque la vessie a séjourné deux ou trois heures dans la solution indiquée par cet auteur, son épithélium se détache de lui-même, et après s'être d'abord rétractée, elle s'étale avec la plus grande facilité.

On la porte alors dans un bain de phosphate neutre de soude à 3 pour 100, et on l'y agite pour chasser les dernières cellules épithéliales.

A l'examen microscopique, on distingue d'abord les tubes à myéline et les cellules ganglionnaires. Les premiers se montrent tels que nous les connaissons, avec leurs étranglements de plus en plus rapprochés; et l'on se demande comment Klebs, qui a vu et décrit si minutieusement des détails que je renonce pour ma part à retrouver sur de telles préparations, a pu méconnaître les étranglements annulaires et la structure des cellules ganglionnaires.

Le globe central de ces cellules est granuleux; leur noyau l'est davantage, tellement que les granulations masquent leurs nucléoles. Leur partie périphérique, qui paraît résulter de l'enroulement de fibrilles nerveuses, se distingue aussi très nettement. Mais il est très difficile d'observer la fibre spirale, et j'ai, pour ma part, renoncé à la voir sur ces préparations.

Quant aux fibres sans myéline, elles ne se montrent pas avec une netteté suffisante, et on a de la peine à les reconnaître, même en s'aidant des figures que Klebs en a données. Du reste, ces préparations, comme toutes celles que l'on obtient au moyen des solutions acides qui gonflent les tissus, prêtent beaucoup à l'illusion.

Nous avons aujourd'hui de meilleures méthodes que celle de Klebs, qu'il faut, je crois, abandonner et laisser désormais dans le domaine de l'histoire, pour nous adresser aux différents procédés d'imprégnation par l'or. Tous ne conviennent pas également à un même organe. J'ai d'abord appliqué à la vessie de la grenouille le procédé de Lœwit, et je n'en ai pas été satisfait.

Pour l'étude du plexus fondamental et du plexus intermédiaire, deux procédés sont surtout à recommander. Le premier consiste à injecter dans la vessie, en opérant comme je vous ai dit dans la dernière leçon, le mélange d'or et d'acide formique préalablement bouillis ensemble, puis refroidis (voy. p. 117). La vessie est ensuite enlevée et plongée dans quelques centimètres cubes du même mélange. On l'y laisse séjourner de vingt minutes à trois quarts d'heure. Puis elle est ouverte, lavée dans l'eau distillée et portée dans une solution d'acide formique au quart ou au cinquième. Le lendemain, on la place de nouveau dans l'eau distillée et l'on en chasse l'épithélium avec le pinceau. On enlève avec des ciseaux la portion qui correspond au sillon médian et on la monte en préparation dans la glycérine, la face externe en haut.

Vous voyez que ce procédé diffère peu de celui de Lœwit; mais ses résultats sont bien préférables, parce qu'il donne une imprégnation plus régulière et plus homogène.

Le second procédé consiste à employer le jus de citron. On remplit la vessie de ce liquide, qu'on laisse agir cinq à six minutes; puis on porte l'organe dans l'eau distillée, on l'ouvre, on chasse au pinceau son épithélium, et on le place dans la solution de chlorure d'or à 1 pour 100. On l'y laisse séjourner de vingt à trente minutes, puis on lave à l'eau distillée. La réduction de l'or peut être obtenue soit dans l'eau légèrement acétifiée sous l'influence de la lumière du jour, soit dans l'obscurité par l'action de l'acide formique au quart. Je dois déclarer que le premier procédé est celui qui m'a fourni les plus belles préparations; mais le second donne des résultats plus constants.

Nous allons maintenant examiner le plexus fondamental dans les préparations obtenues au moyen du chlorure d'or.

Tandis que, sur les lobes latéraux de la vessie, le péritoine est fortement adhérent, au niveau du sillon médian il est au contraire séparé, sur une certaine étendue, de la tunique musculaire de cet organe par un tissu conjonctif réticulé dans les travées duquel sont comprises les principales branches du plexus fondamental. Ce réticulum est comparable à celui du grand épiploon, avec cette différence que ses travées ne sont pas disposées sur un seul plan, mais dans toutes les directions. Elles varient beaucoup dans leur diamètre, dans leur longueur et même dans leur constitution. Elles sont toutes revêtues à leur surface d'un endothélium. Certaines sont uniquement composées de fibres conjonctives; d'autres contiennent des fibres nerveuses. Dans les grosses travées, on rencontre côte à côte des fibres connectives, des cellules musculaires, des vaisseaux et des nerfs. A ces nerfs sont associées des cellules ganglionnaires.

Pour mieux étudier la constitution de ce réticulum et les éléments nerveux qu'il renferme, il convient d'en examiner des portions séparées. Pour cela, lorsque la vessie a été convenablement traitée par le chlorure d'or, on la met dans l'eau distillée. On voit alors flotter dans l'eau, au niveau du sillon médian, des lambeaux de la séreuse péritonéale retenus par le réticulum connectif. On saisit ces lambeaux avec des pinces, et, soulevant le réticulum, on arrive à en détacher avec des ciseaux des portions plus ou moins étendues. C'est une opération délicate qui demande un certain soin, mais qui ne présente pas de difficultés réelles. Ces lambeaux montés en préparations persistantes dans la glycérine montrent les nerfs à myéline colorés en violet foncé et les cellules ganglionnaires, dont la masse présente une coloration analogue.

Ces cellules ont des dimensions très variées et présentent des dispositions diverses que nous allons décrire.

Le plus fréquemment, elles sont groupées en un certain nombre, de manière à constituer autour du nerf un amas ganglionnaire élégant (voy. fig. 77). Il est souvent difficile de suivre exactement les fibres qui partent de chaque cellule. Cependant, avec un peu d'attention, on parvient à reconnaître une fibre droite qui va rejoindre un tube nerveux en prenant la disposition en T, et des fibres spirales qui viennent se mélanger à la masse du nerf et dont il est impossible de déterminer le trajet ultérieur.

D'autres fois, une cellule isolée, placée à côté d'un petit tronc nerveux, émet des prolongements qui viennent s'associer aux autres fibres nerveuses (voy. *c*, fig. 77).

Il peut arriver que plusieurs cellules soient disposées en série les unes au-dessus des autres, le long d'un nerf,

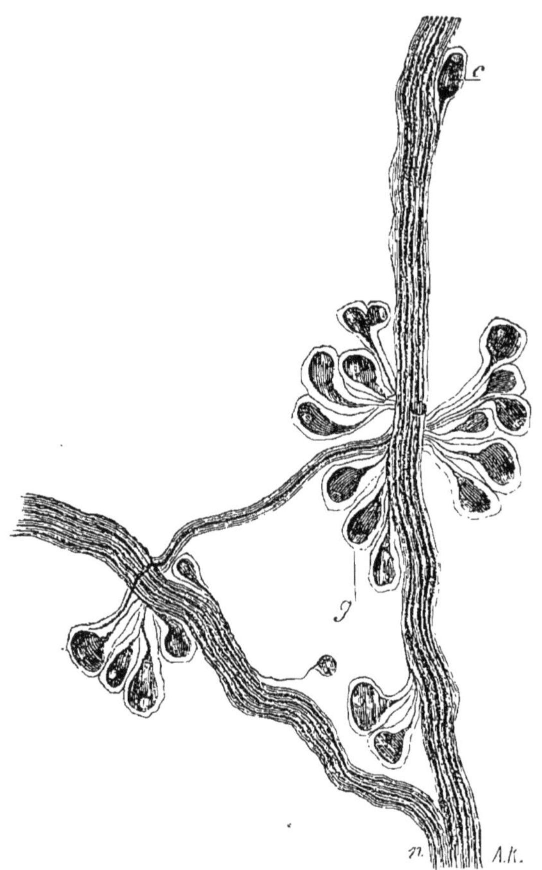

FIG. 77. — Portion du plexus nerveux fondamental de la vessie de la grenouille imprégné par l'or et isolé de l'organe par dissociation. — *n*, filet nerveux qui se bifurque et qui porte, appendus à ses deux rameaux, des bouquets de cellules ganglionnaires *g*; *c*, cellule unipolaire, dont les fibres se confondent avec celles du filet nerveux.

et que tous leurs prolongements prennent la même direction ; on voit aussi deux cellules entre-croiser leurs prolongements et les envoyer en sens opposé dans le même tronc nerveux.

Dans un troisième type, une cellule placée dans l'épaisseur même d'un petit tronc nerveux, entre les fibres qui le composent, paraît au premier abord être bipolaire ; mais, sur les préparations que nous examinons en ce moment, il est impossible de déterminer si elle est unipolaire, bipolaire ou multipolaire, parce que les fibres nerveuses qui l'entourent, et qui sont fortement colorées par l'or, ne permettent pas d'apprécier exactement le nombre et la situation des prolongements qui en naissent.

Enfin il est une dernière disposition des cellules du plexus fondamental de la vessie que je dois vous signaler. Une de ces cellules, placée sur le trajet d'une fibre nerveuse sans myéline et en rapport avec elle par un prolongement nerveux, émet sur d'autres points de sa surface une ou plusieurs fibrilles nerveuses qui vont concourir à la formation du plexus intermédiaire dont je vous parlerai dans un instant.

Au premier abord, ces cellules ganglionnaires, du moins celles qui font saillie à la surface des travées du réticulum connectif, paraissent avoir des enveloppes multiples : un premier revêtement endothélial extérieur n'est autre que celui de la travée conjonctive elle-même; une seconde enveloppe que l'on remarque au-dessous correspond à la gaîne de Henle du nerf en relation avec la cellule; une troisième enveloppe correspond à la gaîne de Schwann. Chacune de ces gaînes possède des noyaux distincts qui appartiennent à des cellules endothéliales ou à des cellules équivalentes.

Occupons-nous maintenant du plexus intermédiaire. Ce plexus est constitué par des fibres sans myéline dont la plupart sont la continuation des fibres nerveuses à myéline du plexus fondamental. Ces fibres sont de dimensions très inégales. Quelques-unes d'entre elles sont extrêmement grêles; mais cependant je ne pense pas qu'il s'agisse encore là de fibrilles nerveuses élémentaires. Malgré ces grandes différences de diamètre, il n'y a pas lieu de les classer, comme Klebs l'a fait, en fibres rubanées, cylindriques, etc. Toutes ces fibres ont la même structure essentielle et appartiennent par conséquent à la même espèce.

Ces fibres s'anastomosent entre elles et semblent constituer un véritable réseau. En effet, tandis que dans un plexus formé de tubes nerveux à myéline, on voit ceux-ci se séparer et s'unir à des faisceaux voisins, dont ils s'éloignent ensuite, sans jamais se fondre les uns dans les autres, les fibres sans moelle du plexus intermédiaire de la vessie paraissent, aux points nodaux de ce plexus, se fondre complètement les unes avec les autres. Je crois cependant qu'il faut se méfier de cette observation. En effet, les fibres nerveuses sans moelle sont constituées elles-mêmes par des fibrilles nerveuses élémentaires, et il se pourrait fort bien qu'au niveau des nœuds du réseau il y eût simplement entre-croisement de ces fibrilles, comme dans un chiasma.

Je rapprocherai ce plexus intermédiaire de la vessie d'autres dispositions nerveuses qui nous sont bien connues. Ainsi, l'an dernier, nous avons vu (1) que les fibres de Remak ne sont pas simplement placées les unes à côté des autres, comme les tubes nerveux à myéline, mais qu'elles s'anastomosent de manière à former un réticulum complexe. C'est la disposition que Remak avait décrite lui-même; mais ses successeurs n'ont pas su la reconnaître et l'ont simplement niée. Les fibres de Remak forment donc un vrai plexus, c'est-à-dire qu'elles s'anastomosent les unes avec les autres; mais en réalité les fibrilles élémentaires qui les constituent ne se fondent pas, elles sont simplement accolées. En d'autres termes, l'anastomose des fibres, qui est réelle, correspond simplement pour les fibrilles à une admirable intrication plexiforme.

Cette disposition se retrouve fréquemment dans l'organisme ; mais il y a certains organes qui conviennent tout particulièrement pour l'étudier. Je citerai entre autres la cornée du lapin, dont le plexus dit terminal, après l'imprégnation par l'or, montre avec la plus grande netteté l'entre-croisement de ses fibrilles nerveuses aux points nodaux.

Vous pourrez examiner une de ces préparations (fig. 78), et vous assurer ainsi que les nerfs sans myéline qui arrivent à ce plexus sont composés de fibrilles juxtaposées. Au niveau de leurs divisions ou de leurs anastomoses, ces fibrilles se séparent et se juxtaposent sans se fondre les unes avec les autres et suivent des trajets fort complexes.

(1) Voy. *Leçons sur l'histologie du système nerveux*, t. I, p. 141.

En résumé, lorsque des fibres nerveuses munies d'une gaîne médullaire, arrivant à la périphérie, se dépouillent de leur myéline et continuent leur trajet, elles présentent parfois une disposition analogue à celle que montrent les

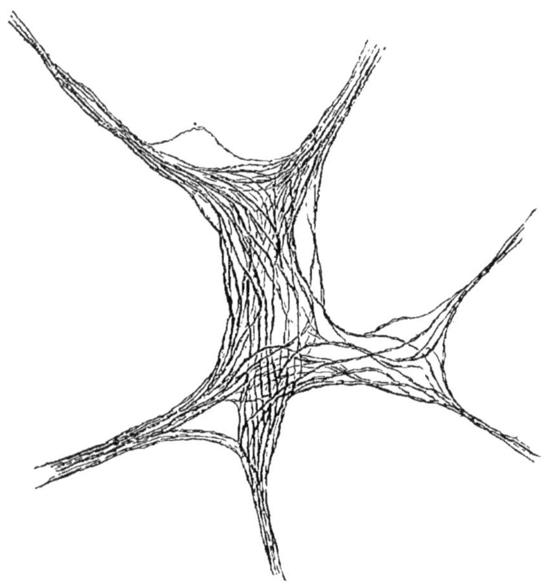

FIG. 78. — Un nœud du plexus terminal de la cornée du lapin, imprégné par l'or.

fibres de Remak dans l'épaisseur des nerfs. C'est ainsi que sont formés le plexus intermédiaire de la vessie de la grenouille et le plexus terminal de la cornée. Il en résulte qu'au point de vue morphologique ces plexus peuvent être comparés à des faisceaux de fibres de Remak qui, au lieu de présenter une disposition cylindrique, seraient étalés en surface.

Nous devrions maintenant suivre dans leur terminaison les fibres qui composent le plexus intermédiaire de la vessie de la grenouille. Mais avant d'aborder cette étude, il convient d'examiner et de comparer entre eux les plexus fondamentaux de différents appareils musculaires de la vie organique.

Je vous rappellerai d'abord que, chez le lapin, le plexus ganglionnaire de la tunique musculaire de l'œsophage, qui correspond au plexus fondamental de la vessie de la grenouille, possède, comme ce dernier, des fibres à myéline. Seulement ces fibres ne se dépouillent pas toutes de leur gaîne médullaire avant leur terminaison, comme le font les tubes nerveux de la vessie; elles la conservent jusqu'au point où elles arrivent sur les faisceaux striés pour y former des arborisations terminales.

Dans l'intestin du lapin, au contraire, le plexus myentérique, analogue du plexus ganglionnaire de l'œsophage, ne possède pas de tubes nerveux à myéline. Ce plexus, placé entre la couche longitudinale et la couche transversale de la tunique musculaire, constitue un des appareils nerveux les plus intéressants de l'organisme.

Il n'est pas difficile de le préparer. On peut employer pour cela soit le vinaigre de bois, comme le recommandait Auerbach, soit le chlorure d'or. Vous pourrez examiner dans un instant deux préparations du plexus myentérique, faites par la méthode de l'or, suivant deux procédés différents que je vais vous indiquer. Un segment de l'intestin grêle du lapin, de 2 à 3 centimètres de longueur, est placé d'abord dans le jus de citron pendant cinq minutes; puis, plongé dans l'eau distillée, il en est retiré immédiatement pour être mis dans quelques centimètres cubes d'une solution de chlorure d'or à 1 pour 100. Vingt minutes après, il est lavé de nouveau et soumis à l'action de l'acide formique au quart, à l'abri de la lumière. On l'y laisse pendant vingt-quatre heures, après quoi, l'ayant placé dans l'eau distillée, il est facile d'en séparer, à l'aide de la pince et des aiguilles, des fragments de la séreuse auxquels restent adhérentes les deux couches de la musculeuse. Ces fragments sont disposés à plat et examinés dans la glycérine, la face péritonéale dirigée du côté de l'observateur.

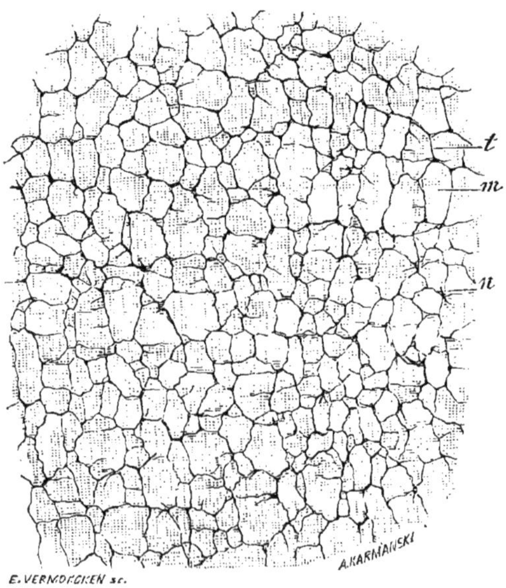

FIG. 79. — Plexus myentérique de l'intestin grêle du lapin, imprégné par la méthode de l'or et vu à la loupe. — *n*, nœud du plexus ; *t*, travée ; *m*, maille du plexus.

Dans ces préparations, le plexus myentérique tout entier, coloré en violet, se montre, à l'œil nu ou à la loupe, avec la netteté d'un réseau vasculaire bien injecté (fig. 79). Au microscope, à un grossissement convenable, on y distingue les travées du plexus fondamental, nettement fibrillaires, les nœuds de ce plexus dans lesquels les fibrilles forment des chiasmas, et au milieu d'elles des cellules ganglionnaires qui sont un peu plus fortement colorées par l'or, mais dont les noyaux ne présentent pas de coloration.

Des travées et des nœuds du plexus fondamental se dégagent des fibres nerveuses qui forment à l'intérieur de ses mailles un réseau ou plexus secondaire uniquement fibrillaire, c'est-à-dire ne contenant pas de cellules nerveuses, et qui est l'analogue du plexus intermédiaire de la vessie de la grenouille.

Dans le second procédé d'imprégnation, j'ai employé le chlorure double d'or et de potassium. J'ai d'abord rempli un petit segment de l'intestin grêle du lapin, compris entre deux ligatures, d'une solution de ce sel à 1 pour 500. Cette anse d'intestin ainsi distendue étant ensuite détachée, je l'ai plongée dans une solution du même sel à 1 pour 1000, afin d'obtenir sous l'influence de l'osmose une diffusion régulière du réactif dans la paroi intestinale. Au bout d'une heure l'intestin, fendu suivant sa longueur, lavé à l'eau distillée, a été soumis à l'action de la lumière du jour dans de l'eau légèrement acétifiée. Le lendemain, la réduction de l'or était effectuée, et des lambeaux de la tunique musculaire ont été montés en préparation dans la glycérine.

Les fibres nerveuses qui entrent dans la constitution du plexus myentérique sont moins nettes dans ces préparations que dans les premières, mais en revanche les cellules ganglionnaires y sont bien plus accusées. Leur corps coloré en violet foncé est anguleux. Ce sont des cellules multipolaires, analogues aux cellules des cornes antérieures de la moelle, bien qu'elles soient beaucoup plus petites.

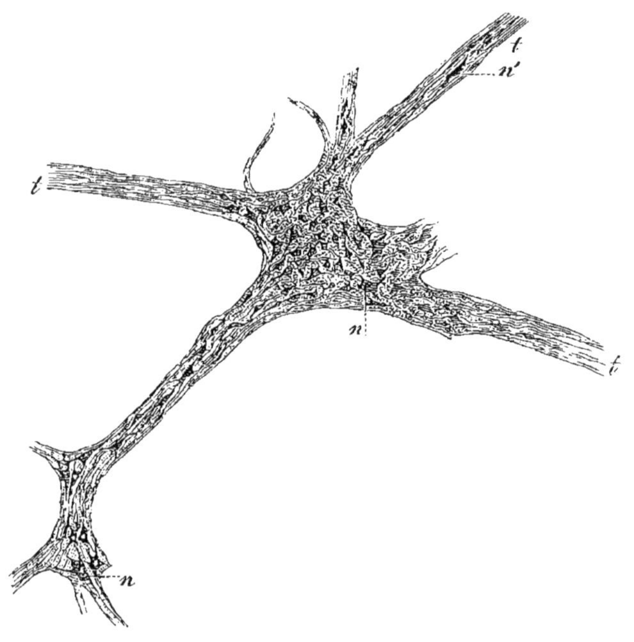

FIG. 80. — Un nœud du plexus myentérique du lapin, imprégné à l'or au moyen du chlorure double d'or et de potassium. — *t*, travée du plexus ; *n*, cellule ganglionnaire située dans l'intérieur d'une travée ; *n'*, cellules situées dans les nœuds du plexus.

Chacune de ces cellules possède un seul noyau, que l'or n'a pas coloré (fig. 80). Si elles appartiennent au système sympathique, ce qui est fort probable, ce noyau unique constitue une exception : car les cellules du grand sympathique du lapin, recueillies dans les ganglions macroscopiques qui le composent, sont munies de deux noyaux.

Ces préparations ne nous permettent pas de reconnaître si les éléments nerveux qui forment les travées du plexus d'Auerbach sont directement au contact des cellules musculaires au milieu desquelles ils sont compris, ou s'ils en sont séparés par une enveloppe comparable à la gaîne de Henle qui entoure les ramifications nerveuses périphériques. La méthode de l'or ne nous donnant à ce sujet aucune réponse satisfaisante, nous avons dû en employer une autre.

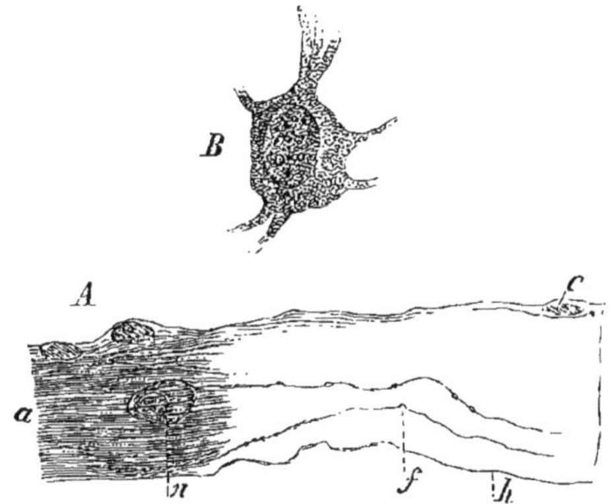

FIG. 81. — A. Travée du plexus myentérique d'Auerbach déchirée de telle sorte que l'on aperçoit sur une certaine longueur sa gaîne vide ; les fibres nerveuses *a* s'étant brisées en un autre point que la gaîne elle-même. — *a*, travée nerveuse ; *n*, cellule ganglionnaire comprise dans l'épaisseur de cette travée, *h*, gaîne de Henle vide ; *f*, fibrilles isolées qui ne sont pas brisées au même niveau que les autres ; *c*, cellule appartenant à la gaîne. — B, cellule ganglionnaire multipolaire du plexus myentérique complètement isolée.

Une anse intestinale, remplie d'une solution de bichromate d'ammoniaque à 2 pour 100 et conservée depuis plusieurs mois dans un flacon rempli du même réactif, a été ouverte, fendue dans sa longueur et placée dans l'eau. Puis des lambeaux de la tunique musculaire, arrachés avec des pinces, ont été dissociés avec les aiguilles de manière à dégager des portions aussi étendues que possible du plexus myentérique, qui ont été colorées par le picrocarminate d'ammoniaque et conservées dans la glycérine. En examinant les extrémités des travées déchirées par la dissociation, vous pourrez voir certaines d'entre elles se terminer par une gaîne vide. Les fibres nerveuses qui constituaient la travée s'étant rompues en un autre point que la gaîne qui les enveloppait, celle-ci apparaît nettement avec les noyaux dont elle est munie (A, fig. 81). Quelques-unes des cellules ganglionnaires comprises dans les nœuds du plexus ont été dégagées (B, fig. 81), et vous pourrez reconnaître que ces cellules sont en réalité multipolaires. Leurs prolongements ont été déchirés à une distance variable de leurs points d'origine.

TRENTIÈME LEÇON

(30 avril 1878)

Terminaison des nerfs dans les muscles lisses.

Description du plexus d'Auerbach (suite). — Plexus de Meissner. — Plexus nerveux des vaisseaux. — Plexus myentérique de l'escargot. — Plexus nerveux des culs-de-sac gastriques de la sangsue.

MESSIEURS,

A la fin de la leçon précédente, nous nous sommes occupés du plexus myentérique du lapin. Sur les préparations obtenues au moyen de la méthode de l'or, vous avez pu reconnaître la disposition générale de ce plexus et sa constitution histologique. Mais il nous a fallu avoir recours à une autre méthode pour démontrer autour de ses travées et de ses nœuds l'existence d'une enveloppe qui est comparable à la gaîne de Henle.

Je vous rappellerai encore que les grosses travées et les nœuds ganglionnaires du plexus myentérique correspondent au plexus fondamental de la vessie de la grenouille, tandis que le plexus intermédiaire de cet organe est représenté dans l'intestin par le plexus secondaire, lequel est formé uniquement par des fibres nerveuses sans mélange de cellules et occupe l'intérieur des mailles du plexus ganglionnaire.

Plus profondément dans les tuniques intestinales, il existe, comme vous le savez, un deuxième plexus, le plexus de Meissner. Ce plexus, qui est logé dans le tissu conjonctif sous-muqueux, est formé, comme celui d'Auerbach, par des travées de fibres nerveuses sans moelle et des nœuds contenant des cellules ganglionnaires. Chez le lapin, les mailles du plexus de Meissner sont plus étendues que celles du plexus d'Auerbach ; ses travées sont plus minces et ses nœuds ganglionnaires sont plus épais. Ce plexus n'est pas myentérique; il paraît avoir plutôt des fonctions relatives à la sensibilité de l'intestin et à la sécrétion de ses glandes; et comme en ce moment nous nous occupons surtout de la terminaison des nerfs dans les muscles lisses, nous ne devons pas nous étendre davantage sur sa description.

En revanche, je dois vous dire quelques mots des plexus nerveux de la tunique musculaire des vaisseaux sanguins. Ces plexus ont été décrits pour la première fois par His (1) en 1863. En examinant le mésentère de la grenouille après l'avoir traité par l'acide acétique, il vit les fibres nerveuses isolées ou groupées arriver dans la tunique adventice des vaisseaux, artères ou veines, s'y diviser et s'y subdiviser, et finalement se perdre dans un réseau qu'il considéra comme terminal. Un dessin annexé à son travail représente la disposition du réseau terminal dans un vaisseau du mésentère de la grenouille.

La méthode de l'or permet de reconnaître dans le

(1) His, *Ueber die Endigung der Gefässnerven* (*Archives de Virchow*, t. XXVIII, p. 427).

mésentère de la grenouille le réseau décrit et figuré par His. Elle montre en outre que ce réseau, qui en réalité correspond au plexus intermédiaire de la vessie de la grenouille, n'est pas terminal, car il s'en dégage des fibrilles qui pénètrent dans la tunique musculaire proprement dite pour se terminer sur les éléments qui la composent. Ce plexus existe aussi bien sur les veinules que sur les artérioles; seulement ses travées sont plus épaisses et ses mailles sont plus étroites dans les secondes que dans les premières, ce qui est en rapport avec ce que nous savons de la richesse relative des deux ordres de vaisseaux en éléments contractiles.

Chez le lapin, les artères et les veines de petit calibre possèdent un appareil nerveux analogue, que l'on peut aussi mettre facilement en évidence au moyen de la méthode de l'or, en l'appliquant aux vaisseaux du mésentère et à ceux qui, dans les différentes régions, sont compris dans le tissu cellulaire lâche. De nombreux filets nerveux accompagnent ces vaisseaux et forment, en s'anastomosant dans les couches superficielles de l'adventice, un treillis à mailles longitudinales grandes et irrégulières. Des fibres qui composent ce premier plexus s'en dégagent d'autres qui vont former dans les couches profondes de l'adventice un nouveau plexus, dont les mailles sont beaucoup plus serrées. C'est ce dernier qui correspond à celui que His a décrit dans les vaisseaux du mésentère de la grenouille.

Mais, pas plus chez la grenouille que chez le lapin, il n'y a rien qui ressemble à un plexus fondamental muni de cellules ganglionnaires. Ces cellules semblent faire complètement défaut dans les tuniques des vaisseaux sanguins. Ni à l'aide de la méthode de l'or, ni par aucune autre méthode je n'ai pu en découvrir. Cependant Beale et plus récemment Hénocque prétendent en avoir rencontré.

Je dois vous parler encore du plexus myentérique de l'escargot.

Les muscles volontaires de cet animal, bien qu'ils soient formés de cellules musculaires lisses, ne possèdent, vous vous en souvenez, aucun appareil ganglionnaire (voy. p. 463). Les nerfs qui les animent se divisent et se subdivisent, et se rendent finalement aux cellules musculaires sans s'anastomoser et sans subir l'influence modificatrice d'aucune cellule nerveuse.

Je devais vous rappeler ces notions avant d'aborder l'examen de l'appareil nerveux qui est annexé à la tunique musculaire du tube digestif.

J'ai traité l'intestin de l'*Helix pomatia* par le mélange de chlorure d'or et d'acide formique bouillis ensemble (voy. p. 117). Sur les préparations obtenues à l'aide de cette méthode, préparations que vous avez examinées, toutes les branches nerveuses qui se distribuent à la tunique musculaire de l'intestin se montrent pourvues de cellules ganglionnaires. Sur les plus grosses de ces branches, vous avez pu reconnaître l'existence de cellules arrondies, volumineuses, disposées en séries, tantôt reliées aux nerfs par un pédicule plus ou moins long, tantôt appliquées exactement sur leur surface. Ces cellules, qui sont en nombre très considérable sur les cordons nerveux les plus gros, existent aussi sur les rameaux plus grêles qui en partent; seulement elles y sont moins nombreuses et plus petites. Elles leur sont reliées par un pédicule, ou bien elles sont comprises dans leur épaisseur même; ces dernières sont considérées comme des cellules bipolaires, tandis que les premières sont généralement désignées sous le nom de cellules unipolaires.

Les gros nerfs sont constitués par des fibres sans myéline, ou plutôt par un ensemble de fibrilles élémentaires qui forment dans leur intérieur des faisceaux plus ou moins volumineux et plus ou moins distincts. Ces faisceaux paraissent être les analogues des cylindres-axes des vertébrés, qui, vous le savez, sont constitués par un ensemble de fibrilles. Les nerfs plus petits semblent formés d'un faisceau unique de fibrilles nerveuses. Les uns et les autres sont entourés d'une membrane dont la face profonde est doublée de noyaux qui appartiennent probablement à des cellules endothéliales. Cette gaîne, qui est désignée par les différents auteurs sous le nom de périnèvre ou de névrilemme, est en réalité l'analogue de la gaîne de Henle, et il convient de la désigner sous ce nom.

Les cellules ganglionnaires qui sont appendues aux nerfs sont, comme ces derniers, recouvertes de la gaîne de Henle; celles qui sont plongées dans l'épaisseur même des faisceaux nerveux ne paraissent pas avoir d'enveloppe spéciale.

Si vous examinez maintenant avec un fort grossissement certaines cellules appendues aux nerfs, et dont le pédicule est très court, vous pourrez observer que les fibres nerveuses s'infléchissent et s'entre-croisent pour pénétrer dans la masse de la cellule ganglionnaire (fig. 82). Cette disposition permet de reconnaître de la manière la plus nette la constitution fibrillaire des cordons nerveux du plexus myentérique de l'escargot.

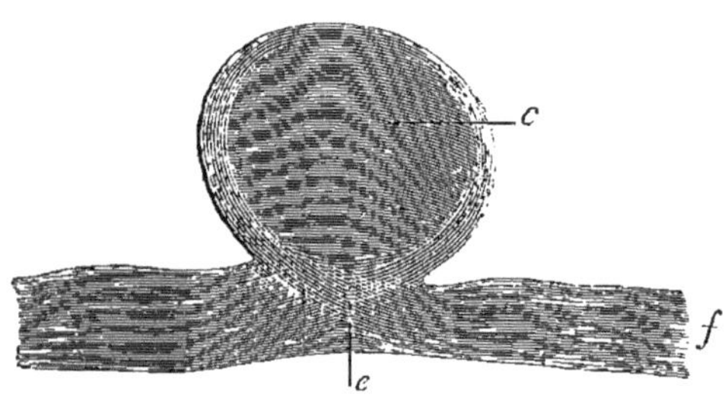

FIG. 82. — Cellule ganglionnaire du plexus nerveux de l'intestin de l'escargot.

Il en résulte que les cellules unipolaires de ce plexus reçoivent ou émettent un très grand nombre de fibrilles nerveuses, qui constituent autant d'individualités physiologiques, et que, loin d'être unipolaires, comme on l'admet généralement, ces cellules sont multipolaires à un haut degré.

Du reste, les observations que nous avons déjà eu l'occasion de faire cette année sur différentes cellules ganglionnaires, et en particulier sur les cellules dites bipolaires des ganglions spinaux des plagiostomes (voy. p. 96), établissent qu'en réalité toutes les cellules ganglionnaires, qu'elles soient unipolaires ou bipolaires, sont en relation avec un très grand nombre de fibrilles nerveuses.

Abordons maintenant l'étude du plexus myentérique de la sangsue. J'ai déjà eu l'occasion de vous parler d'un travail de Gscheidlen sur les terminaisons nerveuses dans les culs-de-sac gastriques de cet animal.

Les éléments musculaires qui entrent dans la constitution des culs-de-sac gastriques de la sangsue ont de grandes dimensions, et ils sont disposés de telle sorte que l'observation en est très facile. Les nerfs qui s'y ramifient ont une constitution analogue à ceux que nous venons d'étudier chez les mollusques. Ils sont composés de fibrilles élémentaires contenues dans une enveloppe commune. Cette enveloppe les suit dans leurs divisions et subdivisions, et elle est doublée de noyaux qui paraissent appartenir à des cellules endothéliales.

Ces fibres, munies de cellules ganglionnaires, s'anastomosent entre elles de manière à constituer un plexus à larges mailles qui est l'analogue du plexus myentérique des vertébrés et du plexus fondamental de la vessie de la grenouille.

Parmi les cellules ganglionnaires, les unes sont placées sur le trajet d'un nerf et revêtent la forme bipolaire; elles sont simplement embrassées par les fibrilles nerveuses, qui s'écartent pour les recevoir et, se réunissant ensuite de nouveau, constituent un nerf efférent semblable au nerf d'origine.

D'autres cellules sont appliquées sur le nerf par une large surface et se réunissent à lui par un chiasma identique à celui que nous avons observé chez les mollusques.

Quelquefois on rencontre une disposition singulière : une branche part du nerf principal, contient sur son trajet une cellule bipolaire, et retourne au tronc qui l'a fournie. Dans ce cas, ce n'est qu'un nombre limité des fibrilles du nerf qui subit l'influence de la cellule ganglionnaire.

D'autres fois, du nerf principal se détache latéralement une petite branche qui porte, appendue à son extrémité, une cellule ganglionnaire. Dans ce dernier cas, comme dans le précédent, la cellule ganglionnaire n'exerce son action que sur un petit nombre des fibrilles du nerf.

Enfin, on observe aussi des cellules multipolaires, soit qu'elles se trouvent placées exactement au point de division d'une fibre nerveuse, soit que, situées à côté d'un nerf et lui étant reliées par un pédicule, elles émettent sur différents points de leur surface un plus ou moins grand nombre de fibres nerveuses qui s'anastomosent avec d'autres rameaux nerveux ou vont directement aux cellules musculaires.

Les diverses dispositions que je viens de vous décrire constituent autant de types principaux, entre lesquels il existe encore bien des intermédiaires. Rien n'est plus variable, en somme, que la forme et la distribution des cellules nerveuses dans les culs-de-sac gastriques de la sangsue. De plus, ces cellules ont des diamètres très inégaux (il y en a de petites, de moyennes et de grandes ; je dirai plus, de minuscules et de géantes). Elles sont capsulées, et parfois une même capsule en renferme deux. Vous pourrez observer tous ces faits dans les préparations qui ont été placées sous ces microscopes. Je dois vous indiquer maintenant les méthodes que nous avons employées pour les obtenir.

Dès que j'ai eu connaissance du mémoire de Gscheidlen, j'ai chargé M. Vignal d'exécuter des préparations en suivant exactement le procédé indiqué par cet auteur et que voici en peu de mots : Une sangsue étant fixée sur une lame de liège par des épingles piquées à ses deux extrémités, on incise délicatement dans le sens de la longueur la paroi ventrale, en ayant soin de ne pas intéresser les culs-de-sac ; on étale la peau à droite et à gauche au fur et à mesure qu'on la dégage. Quand tous les culs-de-sac sont découverts, on plonge l'animal ainsi préparé dans une solution d'acide formique à 1 pour 100, dans laquelle on le laisse pendant vingt-quatre heures ; puis on le soumet pendant quinze minutes à l'action du chlorure d'or à 1 pour 100 ; après quoi on le reporte dans la première solution d'acide formique. M. Vignal n'est arrivé à aucun bon résultat et n'a jamais obtenu des préparations qui permissent de vérifier même les détails figurés par l'auteur.

Nous avons dû, par conséquent, abandonner ce procédé et essayer les méthodes qui nous avaient réussi chez d'autres animaux pour étudier les appareils nerveux des organes formés de muscles lisses. Ayant immobilisé une sangsue par immersion dans l'eau chloroformée, nous l'avons tendue sur une lame de liège à l'aide d'épingles fixées à ses deux extrémités. Un mélange de quatre parties de chlorure d'or à 1 pour 100 et d'une partie d'acide formique, préalablement bouilli, puis refroidi, a été injecté dans l'estomac de la sangsue, au moyen d'une seringue dont la canule, introduite dans la bouche de l'animal, avait été fixée par une ligature. Quand les culs-de-sac gastriques ont été suffisamment distendus, nous avons retiré la canule en serrant la ligature. Nous avons laissé agir le réactif durant trois quarts d'heure ; puis, opérant sous l'eau, nous avons ouvert l'animal et dégagé les culs-de-sac gastriques que nous avons portés dans une solution d'acide formique au quart. Nous les y avons abandonnés pendant douze heures. Le lendemain, nous avons chassé au pinceau leur épithélium, et nous en avons détaché des fragments que nous avons montés dans la glycérine.

Dans un second mode de préparation, nous nous sommes servis du jus de citron avant de faire agir le chlorure d'or. L'animal étant fixé comme il a été dit, le jus de citron a été injecté dans le tube digestif. Après cinq minutes, la sangsue a été ouverte, ses culs-de-sac détachés et ouverts à leur tour dans l'eau distillée. Leur épithélium ayant été chassé au pinceau, ils ont été plongés dans une solution de chlorure d'or au centième. Après y avoir séjourné vingt minutes, ils ont été placés dans une solution d'acide formique au quart. Le lendemain, l'or étant réduit, des lambeaux des culs-de-sac ont été lavés dans l'eau distillée et montés dans la glycérine.

Vous verrez tout à l'heure les préparations obtenues à l'aide de ces deux procédés. Vous pourrez y observer tous les faits dont je viens de vous parler, et qui sont relatifs aux nerfs, aux plexus qu'ils forment et aux cellules ganglionnaires qui les accompagnent. Vous pourrez également distinguer les terminaisons nerveuses, qui sont bien nettes surtout dans les préparations obtenues à l'aide du second procédé.

TRENTE ET UNIÈME LEÇON

(30 avril 1878)

Terminaison des nerfs dans les muscles lisses.

Terminaison des nerfs dans les muscles de la sangsue. — Taches motrices terminales.
Terminaison des nerfs chez l'escargot. — Choix du muscle. — Critique de la terminaison indiquée par Trinchese. — Terminaison révélée par la méthode de l'or.
Terminaison des nerfs dans la vessie de la grenouille. — Insuffisance du procédé de Klebs. — Critique de la terminaison indiquée par Lœwit. — Taches motrices terminales.
Terminaison des nerfs dans les muscles lisses des mammifères. — Le muscle recto-coccygien du lapin n'est pas un bon objet d'étude. — Critique de la terminaison indiquée par Krause. — Critique de l'objet d'étude et de la méthode de Frankenhaeuser.
Résumé : La terminaison des nerfs dans les muscles lisses se fait par des renflements ou boutons directement appliqués sur la substance musculaire. — La disposition des nerfs en réseau assure la synergie des muscles indépendants de la volonté.
Critique des théories physiologiques sur l'action du nerf sur le muscle.

Messieurs,

Nous allons étudier aujourd'hui la terminaison des fibres nerveuses dans les muscles lisses.

Vous devez comprendre maintenant le plan que j'ai suivi. Je vous ai donné d'abord des renseignements sur les plexus nerveux fondamentaux et intermédiaires qui sont annexés aux appareils musculaires de la vie organique chez les batraciens et chez les mammifères. J'ai ensuite étudié les mêmes plexus chez les mollusques, et enfin chez les annélides. Nous allons examiner maintenant les terminaisons nerveuses proprement dites dans les muscles de ces derniers animaux, parce qu'elles y sont très évidentes, pour revenir ensuite à ces terminaisons chez les mollusques et chez les vertébrés, où elles sont plus difficiles à voir.

Avant de m'occuper des terminaisons nerveuses dans les fibres musculaires lisses des culs-de-sac gastriques de la sangsue, je dois vous donner quelques renseignements sur la constitution de ces fibres et sur la manière dont elles se groupent pour constituer la tunique musculaire de l'intestin de cet animal.

Les cellules musculaires de la sangsue ont des dimensions relativement considérables. Weissmann leur attribue plus d'un millimètre de longueur, et ce chiffre est plutôt au-dessous de la moyenne. Elles sont formées d'une couche corticale contractile et d'une partie axile protoplasmique granuleuse dans laquelle se trouve un noyau sphérique de petite dimension et généralement muni d'un seul nucléole.

Quand on les examine en place, sur un cul-de-sac gastrique ouvert et étalé, on reconnaît qu'elles forment de distance en distance, en s'accolant les unes aux autres, des bandes musculaires transversales et épaisses. Entre ces bandes, la tunique contractile est réduite à une couche mince de fibres musculaires écartées les unes des autres, mais unies cependant par des anastomoses.

Dans les préparations obtenues au moyen de la méthode de l'or, il est souvent impossible de déterminer la limite de chacune des cellules qui composent ce réseau musculaire. Les noyaux que l'on y remarque sont rares, ce qui indique que ces cellules sont en nombre très limité. Mais sont-elles fondues les unes avec les autres de manière à former une masse commune ? Ou bien sont-elles, comme celles du cœur, soudées à leurs extrémités? La méthode de Weissmann va nous permettre de répondre à cette question. Un fragment de cul-de-sac gastrique tout à fait frais est soumis pendant un quart d'heure ou vingt minutes à l'action de la potasse à 40 pour 100. Les éléments du réseau sont alors parfaitement dissociés et se présentent sous les formes suivantes.

1° De grandes cellules fusiformes simples qui proviennent des bandes musculaires épaisses;

2° Des cellules plus grandes encore, provenant des parties amincies de la paroi gastrique. Elles sont généralement bifurquées à chacune de leurs extrémités; quelquefois même elles présentent une cinquième pointe se détachant latéralement. Vous comprenez maintenant comment ces cellules s'arrangent entre elles pour former un réseau. Elles se soudent les unes aux autres par leurs prolongements.

Après l'action de l'or, le protoplasma axile est coloré en violet plus ou moins foncé; les noyaux qu'il contient sont incolores, ainsi que la substance contractile périphérique. La lame de tissu conjontif qui recouvre et réunit les fibres musculaires présente des cellules aplaties polygonales, à prolongements excessivement grêles.

Leur protoplasma, composé de grosses granulations, est coloré en violet comme celui des fibres musculaires, tandis que leurs noyaux ne sont pas colorés.

Le volume exceptionnel des cellules musculaires qui entrent dans la constitution des culs-de-sac gastriques de la sangsue, l'écartement de ces cellules dans les portions amincies de la paroi de ces sacs, la simplicité des nerfs qui s'y distribuent, en font un objet excellent pour l'étude des terminaisons nerveuses dans les éléments contractiles.

Les filets nerveux les plus gros, en rapport avec des cellules ganglionnaires, sont d'une observation extrêmement facile. Ils croisent à angle droit les cellules musculaires placées régulièrement et parallèlement les unes au-dessous des autres et réunies seulement par quelques anastomoses obliques, et donnent naissance à des fibres qui s'en dégagent obliquement pour atteindre les cellules musculaires (fig. 83) et s'y terminer, en partie du moins, par de petits renflements. Malgré leur peu d'étendue, ces renflements, irréguliers et à bords sinueux, rappellent cependant jusqu'à un certain point par leur forme l'arborisation terminale des nerfs dans les muscles striés. Je les désignerai sous le nom de *taches motrices*.

Quelques-unes des fibres qui donnent naissance aux taches motrices semblent réellement se terminer à leur niveau; mais la plupart d'entre elles, après avoir fourni un embranchement le plus souvent extrêmement court, qui aboutit à la tache motrice, continuent leur trajet en longeant le bord de la cellule musculaire. Quelquefois même, mais plus rarement, la fibre nerveuse afférente émet au niveau du col de la tache motrice deux fibrilles nerveuses qui vont en sens inverse le long du même bord de la cellule musculaire. Il arrive souvent

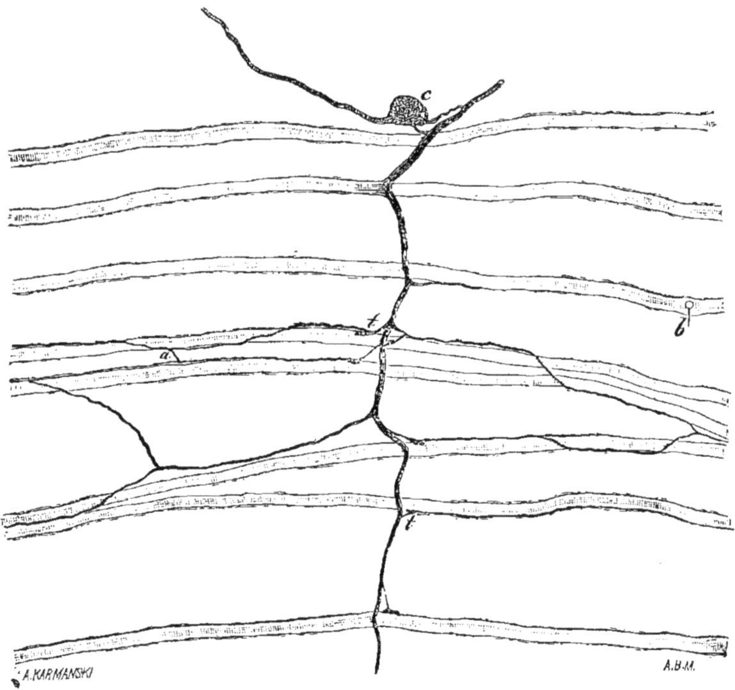

Fig. 83. — Terminaison des fibres nerveuses dans les cellules musculaires des culs-de-sac gastriques de la sangsue. Imprégnation à l'or. — *c*, cellule ganglionnaire multipolaire ; *t*, taches motrices ou terminaison des fibrilles nerveuses sur les cellules musculaires ; *a*, anastomose entre deux fibrilles nerveuses ; *b*, noyau d'une cellule musculaire.

aussi qu'une fibrille qui longeait d'abord une cellule musculaire la croise perpendiculairement ou obliquement pour aller se rendre à son autre bord et s'anastomoser avec une autre fibrille nerveuse. Les fibrilles qui se sont ainsi dégagées de la fibre terminale, après un trajet plus ou moins long, s'anastomosent d'une façon complète avec des fibrilles voisines, de manière à former un dernier plexus nerveux dans les mailles duquel sont comprises les cellules musculaires.

Il existe donc, d'une part, un plexus nerveux qui, d'après sa forme et son siège, pourrait être considéré comme terminal, et d'autre part, des branches extrêmement courtes qui en partent et qui vont se terminer à la surface des cellules musculaires en s'y aplatissant sous la forme de petits boutons à bords irréguliers.

Si l'imprégnation d'or n'est pas bien complète, ce qui du reste arrive le plus souvent, il se peut qu'un certain nombre de fibrilles du réseau ne soient pas colorées ou que quelques-unes des fibres terminales ne soient pas apparentes. En présence de ces faits, des esprits prévenus pourraient soutenir, les uns, que les nerfs se terminent dans les fibres lisses par des extrémités libres, les autres, qu'elles s'y terminent par un réseau. Mais une étude approfondie conduit à reconnaître que les véritables terminaisons sont les taches motrices. Quant au réseau, il a la même signification physiologique que le plexus fondamental et le plexus intermédiaire de la vessie de la grenouille, et, comme ces derniers, il indique seulement que l'organe auquel il est annexé est indépendant de la volonté.

Nous allons étudier maintenant la terminaison des nerfs dans les muscles lisses volontaires de l'escargot. De tous les muscles des gastéropodes, celui qui convient le mieux pour l'observation des terminaisons nerveuses est le rétracteur du corps, qui s'insère d'une part à la columelle, et de l'autre au pied de l'animal. On le dégage en enlevant la coquille par fragments avec des ciseaux, jusqu'à ce que l'on arrive à son insertion columellaire ; on peut alors le tendre en tenant d'une part la columelle et de l'autre le corps de l'animal. Un des principaux avantages de ce muscle pour les recherches que nous nous proposons de faire, c'est qu'il est composé de faisceaux à peu près parallèles.

J'ai déjà eu l'occasion de vous dire (voy. p. 439) que Trinchese avait étudié les terminaisons nerveuses dans les muscles de l'*Helix pomatia*. Vous vous souvenez sans doute que, d'après cet auteur, la fibre nerveuse se fixerait sur la cellule musculaire à une masse granuleuse située au voisinage de son noyau ; puis, après avoir pénétré dans l'intérieur de la cellule, se diviserait en deux filaments, qui, se dirigeant en sens inverse l'un de l'autre, se termineraient après s'être contournés en spirale. Souvent, dans la même moitié de la fibre musculaire, on trouverait deux cylindres-axes dont l'un se terminerait avant l'autre.

Si nous examinons maintenant les dessins que Trinchese a annexés à son travail, nous voyons que l'un d'eux (fig. 7, pl. XVIII) représente une cellule musculaire avec son noyau central entouré d'une masse granuleuse qui se prolonge dans l'axe de la cellule sous forme de deux filaments. Dans l'autre (fig. 13, pl. XVIII), une fibre nerveuse arrive à une cellule musculaire et s'y attache au niveau de la masse granuleuse qui enveloppe le noyau. Nous y reconnaissons également les deux filaments qui partent de cette masse granuleuse; mais ces filaments ne se continuent pas d'une manière nette avec la fibre nerveuse afférente.

Des observations de Trinchese il résulte donc que les fibres nerveuses arrivent réellement aux cellules musculaires, et que celles-ci sont parcourues suivant leur longueur par deux filaments. Mais il est permis de conserver des doutes sur la nature de ces filaments, car rien n'établit qu'ils soient des cylindres-axes.

J'ai dû d'abord reprendre les observations de Trinchese avec la méthode qu'il avait employée, la macération du muscle dans l'acide chlorhydrique à 1 pour 100.

Je me suis assuré que cette solution à 1 pour 100, qui serait beaucoup trop concentrée pour les muscles striés ou lisses des vertébrés, est parfaitement convenable pour les muscles de l'escargot. Cela indique une résistance relativement considérable de ces derniers. Ils ne sont nullement détruits par une macération de douze à quinze heures dans ce réactif. J'ai même pu reconnaître, sur des préparations obtenues ainsi, à peu près tout ce que Trinchese a représenté; mais je n'ai pu me convaincre de la continuité des filaments intracellulaires avec les fibres nerveuses.

Dès lors j'ai eu recours aux méthodes d'imprégnation par l'or, et j'ai employé les différents procédés que vous connaissez déjà. Celui qui consiste à placer les fragments de muscle dans le jus de citron avant de les soumettre à l'action du sel d'or m'a donné les meilleurs résultats.

Le muscle rétracteur du corps étant enlevé à l'escargot vivant, je l'ai plongé dans le jus de citron pendant dix minutes, puis je l'ai porté dans le chlorure d'or à 1 pour 100, où je l'ai laissé séjourner pendant trois quarts d'heure; ensuite, après l'avoir lavé, je l'ai mis dans de l'eau légèrement acétifiée, et, quand la réduction de l'or s'était produite, j'ai complété le durcissement au moyen de l'alcool. Puis, j'en ai fait des coupes longitudinales et transversales, qui ont été placées dans l'eau et conservées ensuite dans de la glycérine additionnée d'acide formique.

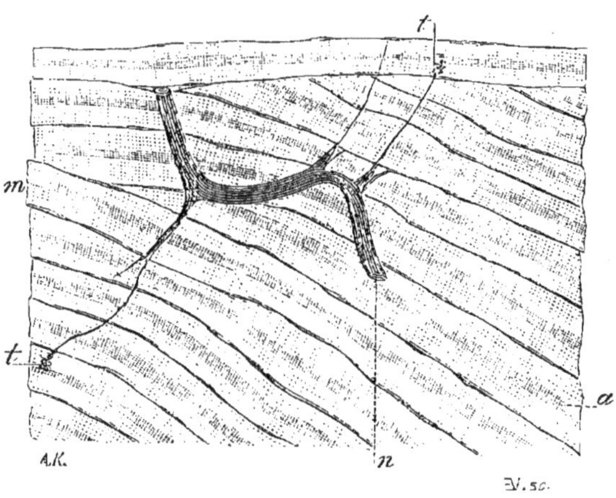

FIG. 84. — Coupe longitudinale du muscle rétracteur du corps de l'escargot, après imprégnation par le chlorure d'or. — *m*, cellule musculaire; *a*, son axe protoplasmique; *n*, filet nerveux; *t*, taches motrices.

En examinant à un faible grossissement des coupes longitudinales ainsi obtenues (fig. 84), vous reconnaîtrez d'abord les cellules musculaires placées les unes à côté des autres, et dans l'axe desquelles se montrent les filaments qui ont été décrits par Trinchese. Ces filaments (*a*, fig. 84) sont colorés en violet clair, tandis que la substance contractile est incolore. Vous distinguerez aussi les fibres nerveuses fortement colorées en violet, qui arrivent aux cellules musculaires perpendiculairement à leur direction, se divisent et se subdivisent sans s'anastomoser entre elles, et se terminent brusquement à la surface des cellules musculaires en s'élargissant et en formant une tache violette, à bords sinueux, un peu plus grande que celle qui termine les fibrilles nerveuses sur les fibres musculaires de la sangsue.

Il est très peu de fibres nerveuses que l'on puisse suivre sur un aussi long trajet. La plupart d'entre elles ont été atteintes par la coupe en divers points de leur longueur et apparaissent comme autant de filaments violets à peu près parallèles, souvent très courts.

Cette observation établit déjà que les fibres nerveuses qui cheminent dans l'épaisseur du muscle rétracteur du corps y suivent des trajets courbes, ce que l'on peut constater bien mieux encore sur des coupes perpendiculaires à l'axe du muscle.

Sur les coupes transversales, en effet (fig. 85), vous distinguerez, entre les champs qui correspondent aux cellules musculaires, les fibres nerveuses qui se divisent et se subdivisent en les contournant et effectuent ainsi un trajet sinueux.

Dans l'intérieur des cellules musculaires, vous apercevrez de petits cercles violets (*a*, fig. 85) qui correspondent aux filaments de Trinchese. Quelques-unes de ces cellules n'en montrent qu'un seul ; mais d'ordinaire elles en ont deux ou trois, quelquefois même cinq ou six. Ces cercles sont le plus souvent de diamètres inégaux.

Au centre de quelques-unes des cellules musculaires, on remarque une tache violette (*m*, fig. 85) de forme étoilée, qui correspond à leur noyau et au protoplasma qui l'entoure. Sur d'autres, cette tache violette, au lieu de se montrer au centre de l'élément cellulaire, est au voisinage de l'un de ses bords, et le filament de Trinchese, également coloré en violet, se distingue à côté d'elle.

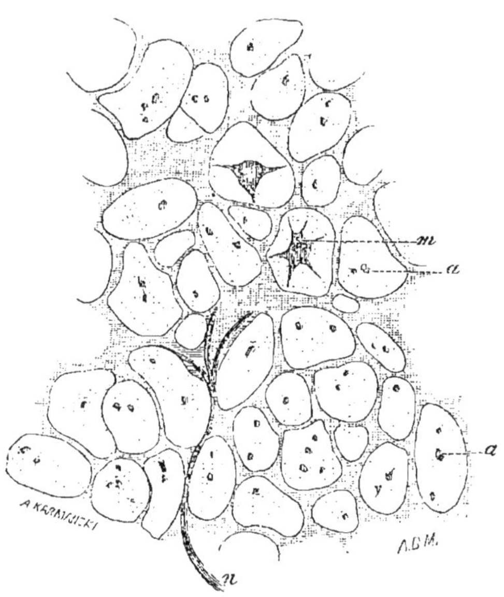

Fig. 85. — Coupe transversale du muscle rétracteur du corps de l'escargot, après imprégnation par l'or. — *n*, nerf contournant les cellules musculaires. *a*, coupe transversale des filaments protoplasmiques; *m*, cellule musculaire coupée au niveau de son noyau et dont le protoplasma central dessine une figure étoilée.

Pour comprendre et interpréter ces différents aspects, il faut avoir recours à la dissociation des cellules musculaires convenablement dorées. Ces éléments, lorsqu'ils sont complètement isolés, montrent dans leur intérieur le protoplasma qui entoure le noyau, fortement coloré en violet, émettant en sens opposé des prolongements également violets qui se dirigent suivant l'axe de la cellule vers ses deux extrémités. Dans leur trajet, ils se divisent souvent, comme Trinchese l'a indiqué. Mais, dans certaines cellules, à côté du filament qui correspond au prolongement protoplasmique ordinaire, il y en a d'autres en nombre plus ou moins considérable, et qui ne sont nullement en relation avec lui. Or, ces filaments discontinus ne sauraient en aucun cas être considérés comme des filaments cylindraxiles.

D'un autre côté, en dissociant des coupes longitudinales, on isole facilement des cellules musculaires avec les fibres nerveuses qui leur appartiennent. Celles-ci se terminent par les taches motrices digitiformes que vous connaissez, et l'on ne peut reconnaître aucune communication entre cette tache et les filaments de Trinchese, dont la coloration par l'or est du reste beaucoup plus faible que celle des fibres nerveuses.

Je dois ajouter encore que des coupes transversales du muscle rétracteur du corps, faites après l'action de l'alcool, colorées au picrocarminate d'ammoniaque et conservées dans de la glycérine additionnée d'acide formique, montrent nettement les filaments de Trinchese. Ceux-ci sont homogènes, vitreux et plus réfringents que la substance contractile qui les entoure. Ce sont là des propriétés bien différentes de celles des fibres nerveuses pâles, telles que nous les connaissons dans les éminences terminales des muscles striés, très différentes également de celles du protoplasma ordinaire. Et cependant, ces filaments rappellent, par leur siège et par leur colotion facile au moyen de l'or, l'axe protoplasmique des fibres musculaires de la sangsue.

Il serait possible que le protoplasma qui occupe l'axe des cellules musculaires de l'escargot eût subi une modification profonde en vue d'une fonction particulière, par exemple celle de ramener par son élasticité la cellule à sa dimension première après qu'elle s'est contractée, ou bien simplement de régulariser l'action de la contraction par l'adjonction d'une partie élastique.

En résumé, les faits nous autorisent à soutenir que les filaments que Trinchese a décrits dans l'axe des cellules musculaires de l'escargot, et qu'il considérait comme des prolongements cylindraxiles, ne sont pas de nature nerveuse. La terminaison des nerfs se fait en réalité à la surface des cellules musculaires, par des taches motrices analogues à celles qui existent chez la sangsue.

Il n'y a pas, dans le muscle rétracteur du corps, pas plus que dans les autres muscles volontaires de l'escargot, de plexus fondamental ni de plexus intramusculaire, parce que ces muscles appartiennent à la vie animale, et que leurs mouvements sont réglés directement par les centres nerveux.

J'arrive maintenant à la terminaison proprement dite des nerfs dans les muscles de la vessie de la grenouille.

J'ai appliqué d'abord à cette étude la méthode de Klebs, et j'ai reconnu qu'elle est absolument insuffisante. Elle peut bien montrer, comme je vous l'ai dit, le plexus fondamental et à la rigueur le plexus intermédiaire ; mais elle ne saurait conduire à une bonne observation des fibres nerveuses les plus fines, celles qui cheminent entre les éléments musculaires. A plus forte raison ne peut-elle renseigner l'observateur sur les terminaisons nerveuses elles-mêmes. Cependant Klebs a vu, une fois, une fibrille nerveuse s'attacher à une cellule musculaire; mais la manière dont il communique cette observation révèle les doutes qui lui restent relativement à la réalité de cette terminaison.

En revanche, la méthode de l'or, avec les perfectionnements qui lui ont été apportés dans ces derniers temps, fournit des préparations beaucoup plus nettes. J'ai d'abord employé le procédé de Cohnheim; il ne m'a pas donné de bons résultats. Dès que j'ai eu connaissance du travail de Lœwit, j'ai essayé le procédé qu'il recommande. Je suis arrivé sans peine à reproduire tout ce qu'il a représenté dans ses dessins.

Les petites fibres nerveuses du réseau intermédiaire arrivent aux travées musculaires, dont elles longent ensuite exactement les bords. En certains points, généralement au niveau des noyaux des cellules musculaires, elles contractent avec ces cellules une union plus intime; elles continuent ensuite leur trajet et s'anastomosent les unes avec les autres en formant un réseau dans les mailles duquel sont compris les éléments musculaires.

On a quelquefois objecté à Lœwit que le réseau intramusculaire qu'il a décrit, et que Klebs avait déjà aperçu, correspond, non pas à des éléments nerveux, mais à la substance intercellulaire, qui aurait été colorée par l'or, tandis que les cellules elles-mêmes seraient restées incolores. Mais, si cette critique est admissible à la rigueur pour les grosses travées musculaires, elle tombe complètement quand on considère les travées les plus fines, celles qui, par exemple, sont composées seulement d'une cellule musculaire. Lœwit a représenté des travées de cette espèce le long desquelles cheminent des fibrilles nerveuses qui ne sauraient en aucune façon être prises pour de la substance intercellulaire.

J'ai employé également à l'étude des terminaisons nerveuses dans la vessie de la grenouille les deux procédés d'imprégnation à l'or que je vous ai déjà fait connaître. Le premier de ces procédés (jus de citron) fournit des résultats beaucoup plus constants que le second (or et acide formique bouillis ensemble); mais celui-ci m'a permis d'observer d'une manière bien plus précise, au moins dans un certain nombre de préparations, le mode d'attache des fibrilles nerveuses aux éléments musculaires.

J'ai pu reconnaître que du réseau intramusculaire, d'ailleurs exactement décrit par Lœwit, il se dégage des branches extrêmement courtes qui se fixent sur la surface des éléments contractiles, généralement au voisinage de leurs noyaux, et y forment chacune une tache motrice.

Cette tache motrice est beaucoup plus petite que celles que l'on observe dans les muscles de l'escargot et de la sangsue. Souvent la petite branche nerveuse dont elle est l'épanouissement est si courte qu'elle paraît ne pas exister. La tache motrice semble alors accolée latéralement à la fibrille qui longe la cellule musculaire.

Pour étudier la terminaison des nerfs dans les fibres musculaires lisses des mammifères, j'ai d'abord choisi le muscle indiqué par Krause, le recto-coccygien du lapin, dans lequel il prétend avoir vu, comme vous vous en souvenez, les fibres nerveuses se terminer, non pas sur les cellules musculaires, mais sur les faisceaux plus ou moins volumineux que forment ces cellules en s'unissant les unes aux autres, par des plaques motrices analogues à celles que l'on observe sur les muscles striés volontaires.

Tout d'abord, je dois vous indiquer la méthode que Krause a suivie. Il a examiné le muscle tout entier comprimé entre deux lames de verre ; puis il l'a soumis à l'action progressive de l'acide acétique, de manière à l'éclaircir et à rendre plus évidents les tubes nerveux qui s'y distribuent.

Dans les dessins qu'il a ajoutés à son travail, Krause représente sous le nom de plaque motrice une fibre à myéline qui se divise en donnant naissance sur un faisceau musculaire à deux segments interannulaires très courts munis de leurs noyaux. A ces segments font suite deux fibres sans myéline que la méthode employée n'a pas permis à Krause de poursuivre plus loin.

J'ai d'abord répété les expériences de Krause. Puis j'ai traité le muscle recto-coccygien par la méthode de l'or. Une fois imprégné, ce muscle forme une masse beaucoup trop considérable pour laisser passer les rayons lumineux. Aussi ai-je dû, pour y observer les fibres nerveuses, y pratiquer des coupes longitudinales que j'ai soumises à l'action de la glycérine additionnée d'acide formique pour les rendre plus transparentes. J'ai pu constater ainsi qu'il existe dans ce muscle un réseau nerveux très riche, qui embrasse dans ses mailles les éléments contractiles et qui est en tous points comparable à celui de la vessie de la grenouille.

Je ne saurais affirmer cependant que de ce réseau se dégagent des branches terminales avec taches motrices analogues à celles que je vous ai montrées dans les fibres musculaires lisses de l'escargot, de la sangsue et de la grenouille.

Je n'ai pas été plus heureux dans les préparations que j'ai faites des plans musculaires compris dans le ligament large du lapin. Malgré leur minceur apparente, ils sont beaucoup trop épais pour que l'on puisse en faire un examen fructueux après l'action de l'or, et cependant ils ne le sont pas assez pour que l'on puisse facilement y exécuter des coupes longitudinales ou transversales. Du reste, il y a dans ces muscles, à côté des fibres nerveuses, de nombreux vaisseaux sanguins qui gênent singulièrement l'observation.

La tunique musculaire de l'intestin du lapin, préparée comme je vous l'ai dit à propos du plexus myentérique, fournit de bien meilleures préparations. Le réseau intra-musculaire s'y voit d'une manière nette, bien que la terminaison ultime par des taches motrices y soit fort difficile à reconnaître, à cause de la petite dimension de ces taches, et aussi parce que les cellules musculaires forment des couches continues et relativement épaisses.

En résumé, dans l'état actuel de la science, on doit admettre que les nerfs se terminent dans les muscles lisses par des branches plus ou moins longues, si courtes quelquefois qu'il est fort difficile de les distinguer, et que ces branches, en arrivant au contact des éléments musculaires, s'épanouissent en formant une arborisation terminale minuscule, tache motrice.

Quant aux plexus (fondamental, intermédiaire et intra-musculaire) que l'on observe dans tous les muscles de la vie organique, ils n'ont pas la signification qu'on leur a attribuée jusqu'à présent (1) ; ils sont destinés à suppléer les centres cérébro-spinaux, à l'influence directe desquels les organes qui les possèdent sont soustraits.

Je dois vous parler encore en terminant d'une question physiologique, celle du mode d'action des nerfs sur les muscles. Qu'il s'agisse des muscles lisses ou des muscles striés, deux théories différentes cherchent à l'expliquer : l'une par une décharge électrique; l'autre par la production, à l'extrémité du nerf, d'une substance chimique irritant la fibre musculaire. De la théorie électrique ou de la théorie chimique, laquelle est la vraie? Actuellement il paraît tout à fait impossible de prononcer entre elles. Il se peut même que la véritable explication soit étrangère à toutes les deux.

La seule chose que l'histologie nous apprenne à ce sujet, c'est que les muscles, striés ou lisses, volontaires ou soustraits à l'influence de la volonté, ne fonctionnent qu'autant qu'il y a contact entre l'extrémité nerveuse

(1) Voy. *De la méthode de l'or*, etc. Comptes rendus, 19 nov. 1878.

et la substance contractile. Je crois vous avoir déjà démontré (1) que dans les muscles striés l'arborisation terminale, loin d'être séparée par une sorte de semelle de la substance contractile, arrive au contact immédiat de celle-ci. Vous venez de voir qu'il en est de même dans les muscles lisses, où le renflement qui constitue la tache motrice semble même n'avoir d'autre but que d'augmenter les surfaces de contact.

(1) Voy. *Leçons sur l'histologie du système nerveux*, part. II, p. 324.

FIN.

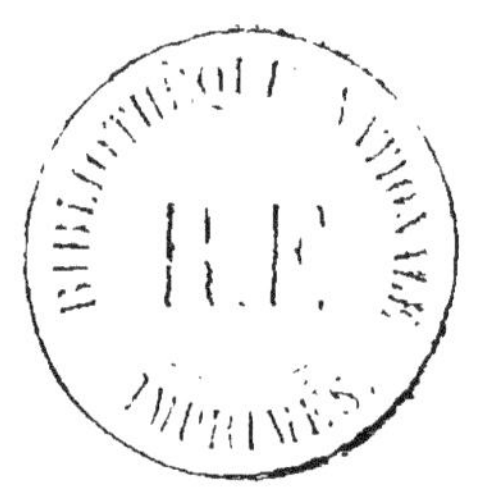

TABLE DES MATIÈRES

QUATRIÈME LEÇON

CINQUIÈME LEÇON

SIXIÈME LEÇON

SEPTIÈME LEÇON

HUITIÈME LEÇON

NEUVIÈME LEÇON

DIXIÈME LEÇON

ONZIÈME LEÇON

DOUZIÈME LEÇON

TREIZIÈME LEÇON

CŒURS LYMPHATIQUES

QUATORZIÈME LEÇON

QUINZIÈME LEÇON

SEIZIÈME LEÇON

DIX-SEPTIÈME LEÇON

DIX-HUITIÈME LEÇON

DIX-NEUVIÈME LEÇON

VINGTIÈME LEÇON

ŒSOPHAGE

VINGT ET UNIÈME LEÇON

VINGT-DEUXIÈME LEÇON

VINGT-TROISIÈME LEÇON

VINGT-QUATRIÈME LEÇON

VINGT-CINQUIÈME LEÇON

TERMINAISON DES NERFS DANS LES MUSCLES LISSES

VINGT-SIXIÈME LEÇON

VINGT-SEPTIÈME LEÇON

VINGT-HUITIÈME LEÇON

VINGT-NEUVIÈME LEÇON

TRENTIÈME LEÇON

TRENTE ET UNIÈME LEÇON

FIN DE LA TABLE DES MATIÈRES

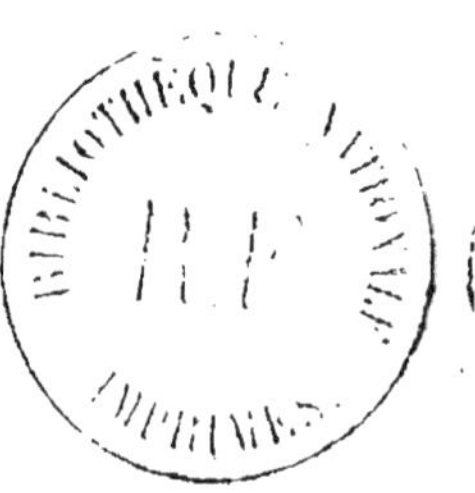

PARIS. — IMPRIMERIE E. MARTINET, RUE MIGNON, 2.

PRÉCIS DE TECHNIQUE MICROSCOPIQUE ET HISTOLOGIQUE

OU INTRODUCTION PRATIQUE A L'ANATOMIE GÉNÉRALE

Par le docteur Mathias DUVAL

Professeur agrégé à la Faculté de médecine de Paris, professeur d'Anatomie à l'École des beaux-arts
Membre de la Société de biologie.

AVEC UNE INTRODUCTION PAR LE PROFESSEUR CH. ROBIN.

1 vol. in-18 jésus avec 43 figures. — 4 fr.

Après quelques pages consacrées à fixer le lecteur sur la portée de l'anatomie générale et sur la valeur réelle de l'histologie, nous étudions successivement : 1° le microscope et ses appareils annexes; 2° les procédés de manipulations histologiques.

Un traité technique peut être utilisé de deux manières bien distinctes :

Ou bien celui qui étudie l'histologie, se proposant d'employer sur tel tissu un réactif qu'il sait propre à cette étude, désire être fixé sur le mode précis selon lequel il doit procéder (dose, durée de l'action, etc.).

Ou bien le débutant désire se familiariser avec l'emploi des instruments et des réactifs avant de les appliquer à une recherche spéciale : si cette étude doit être faite par lui d'une manière pratique, et elle ne sera vraiment profitable qu'à cette condition, nous lui donnerons le conseil de suivre dans cet apprentissage l'ordre suivant, qui n'est pas exactement celui du livre, les connexions qui résultent de la nature même des choses nous ayant contraint de placer parfois tout au début l'exposé de moyens de recherche qui ne doivent préoccuper l'étudiant qu'après qu'il se sera familiarisé avec des manipulations plus élémentaires. Ainsi le débutant devra d'abord lire tout ce qui a trait au microscope et à son maniement; il se portera alors aux chapitres qui traitent de la conservation des préparations, car rien ne sera plus propre à donner de l'attrait à ses exercices, que le fait d'être à même de pouvoir conserver les préparations, qu'il apprendra alors seulement à faire en étudiant les chapitres qui traitent des réactifs; enfin ce ne sera qu'en dernier lieu qu'il devra s'occuper de l'étude des appareils annexes du microscope, lesquels se rapportent, du moins pour quelques-uns, à des recherches spéciales, comme par exemple les appareils pour la numération des globules du sang.

(Extrait de la *Préface de l'Auteur.*)

LA VIE

ÉTUDES ET PROBLÈMES DE BIOLOGIE GÉNÉRALE

Par P. E. CHAUFFARD

Professeur de Pathologie générale à la Faculté de médecine, inspecteur général de l'Université.

Paris, 1878, 1 vol. in-8 de 526 pages. — 7 fr. 50

LEÇONS SUR LES PHÉNOMÈNES DE LA VIE

COMMUNS AUX ANIMAUX ET AUX VÉGÉTAUX

COURS DU MUSÉUM D'HISTOIRE NATURELLE

Par Claude BERNARD

Membre de l'Institut de France (Académie des sciences),
Professeur de physiologie au Collège de France et au Muséum d'histoire naturelle

Paris, 1878-1879, 2 vol. in-8, avec fig. interc. dans le texte et 4 pl. gravées —

Séparément :

Tome II. Paris, 1879, 1 vol. in-8, de 550 pages, avec 3 pl. et fig. — 8 fr.

La vie ne saurait s'expliquer par un principe intérieur d'action; elle est le résultat d'un conflit entre l'organisme et les conditions physico-chimiques ambiantes, conflit qui a lieu suivant certaines lois préétablies, sur lesquelles nous n'avons aucune action, et qui résultent de ce que l'on peut appeler l'*état antérieur*, c'est-à-dire qu'elles dérivent des organismes que l'être vivant continue et répète. Cette lutte, d'ailleurs, n'est pas un *conflit* entre les conditions cosmiques et l'organisme, c'est au contraire une *adaptation.*

Suivant que l'être vivant est dans une dépendance tout à fait étroite des conditions extérieures, dans une dépendance moindre, ou dans une indépendance relative, on peut considérer trois formes de la vie :

1° La vie *latente.* 2° La vie *oscillante.* 3° La vie *constante,*

Telles sont les principales idées renfermées dans les *Leçons sur les phénomènes de la vie,* dernier ouvrage du maître que nous avons perdu et qui, par l'élévation des pensées et la simplicité de l'exposition, double mérite si remarquable et si rare, est digne d'être mis au premier rang parmi les productions de son génie.

R. Lépine, *Revue mensuelle de médecine,* 10 avril 1878.

BEALE. **De l'urine, des dépôts urinaires et des calculs,** de leur composition chimique, de leurs caractères physiologiques et pathologiques et des indications thérapeutiques qu'ils fournissent dans le traitement des maladies, traduit par les docteurs Auguste Ollivier et Georges Bergeron. 1 v. in-18 jésus de 540 p., avec 136 fig. 7 fr.

BIMAR (A.). **Structure des ganglions nerveux.** Anatomie et physiologie. Paris, 1878, in-8, 68 pages. 2 fr.

BIOT (C.). **Étude clinique et expérimentale sur la respiration de Cheyne-Stokes.** Paris, 1878, gr. in-8 de 96 pages. 3 fr.

— **Contribution à l'étude du phénomène respiratoire de Cheyne-Stokes.** Grand in-8, 23 pages. 1 fr.

BYASSON (Henri). **Des matières amylacées et sucrées,** leur rôle dans l'économie. Paris, 1873, gr. in-8 de 112 pages. 2 fr. 50

CADIAT (O.). **Cristallin,** anatomie et développement, usages et régénération. Paris, 1876, in-8 de 80 pages, avec 2 planches. 2 fr. 50

— **Étude sur l'anatomie normale et les tumeurs du sein** chez la femme. Paris, 1876, in-8 de 60 pages, avec 3 pl. et 20 fig. lithog. 2 fr. 50

CHATIN (J.). **Les organes des sens** dans la série animale. Leçons d'anatomie et de physiologie comparées faites à la Sorbonne. Paris, 1880, 1 vol. in-8; avec 136 figures intercalées dans le texte. 12 fr.

CUFFER. **Recherches cliniques et expérimentales sur les altérations du sang** dans l'urémie, et sur la pathogénie des accidents urémiques. De la respiration de Cheyne-Stokes dans l'urémie. Paris, 1878, gr. in-8, 80 pages. 2 fr.

DALTON. **Physiologie et hygiène des écoles,** des collèges et des familles, par J. C. DALTON, professeur au Collège des médecins et des chirurgiens de New-York. Paris, 1870, 1 vol. in-18 jésus de 536 pages, avec 68 fig. 4 fr.

DONNÉ (A.). **Cours de microscopie** complémentaire des études médicales, anatomie microscopique et physiologique des fluides de l'économie. In-8 de 550 p. 7 fr. 50

DONNÉ (A.) et FOUCAULT (L.). **Atlas du cours de microscopie,** exécuté d'après nature au microscope daguerréotype, par le docteur A. DONNÉ et L. FOUCAULT. 1 vol. in-folio de 20 planches gravées, avec un texte descriptif. 50 fr.

DUCLOS (F.). **La Vie. Qu'es-tu? D'où viens-tu? Où vas-tu?** In-12 de 204 p. 2 fr.

DURAND (A. P.). **Étude anatomique sur le segment cellulaire contractile** et le tissu connectif du muscle cardiaque. Paris, 1879, grand in-8, 115 pages, avec 3 planches. 3 fr. 50

DUTROCHET. **Mémoires pour servir à l'histoire anatomique et physiologique des végétaux et des animaux.** Paris, 1837, 2 vol. in-8, avec atlas de 30 planches. 6 fr.

DUVAL (Mathias). **Précis de technique microscopique et histologique,** ou introduction pratique à l'anatomie générale, par le docteur Mathias DUVAL, professeur agrégé à la Faculté de médecine de Paris, professeur d'anatomie à l'École des beaux-arts, avec une introd. par le prof. Ch. ROBIN. 1 vol. in-18 jésus, avec 43 fig. 4 fr.

FLOURENS (P.). **Recherches expérimentales sur les fonctions et les propriétés du système nerveux** dans les animaux vertébrés. 2e édition. Paris, 1841, in-8. 3 fr.

— **Cours de physiologie comparée.** De l'ontologie ou étude des êtres. Paris, 1856, in-8. 1 fr. 50

— **Mémoires d'anatomie et de physiologie comparées,** contenant des recherches sur : 1° les lois de la symétrie dans le Règne animal; 2° le mécanisme de la rumination; 3° le mécanisme de la respiration des Poissons; 4° les rapports des extrémités antérieures et postérieures dans l'Homme, les Quadrupèdes et les Oiseaux. Paris, 1844, gr. in-4 avec 8 planches coloriées. 9 fr.

— **Théorie expérimentale de la formation des os.** Paris, 1847, in-8, avec 7 planches n. et col. 3 fr. 50

— **Anatomie générale de la peau et des membranes muqueuses.** 1843, in-4, 104 pages, avec 6 planches coloriées. 6 fr.

— **Recherches sur le développement des os et des dents.** 1841, in-4, 146 p., avec 12 pl. col. 10 fr.

GIBOUX. **Le microphone** et ses applications en médecine. Paris, 1878, in-8, 48 pages, avec fig. intercalées dans le texte. 3 fr.

HANNOVER (A.). **La Rétine de l'homme et des vertébrés**, mémoire histologique et physiologique. 1876, in-4, 214 pages avec 6 pl. gravées. 25 fr.

HUXLEY (Th.). **Éléments d'anatomie comparée des animaux vertébrés**, traduit de l'anglais, revu par l'auteur et précédé d'une préface par Ch. ROBIN. Paris, 1875, 1 vol. in-18 jésus de VIII-530 pages, avec 122 figures. 6 fr.

— **Les sciences naturelles et les problèmes qu'elles font surgir** (*Lay Sermons*), édition française publiée avec le concours de l'auteur et accompagnée d'une préface nouvelle. Paris, 1877. 1 vol. in-18 jésus de 500 pages. 4 fr.

KUSS et DUVAL (Mathias). **Cours de physiologie**, d'après l'enseignement du professeur Kuss. Quatrième édition, 1880. 1 vol. in-18 de VIII-624 pages, avec 152 fig. Cart. 8 fr.

LANNEGRACE (Paul). **Terminaisons nerveuses dans les muscles de la langue** et dans sa membrane muqueuse. Paris, 1878, in-8, 88 pages. 2 fr. 50

LEBLOIS (P.). **La vie et le moi**. Paris, 1878, in-18, 72 pages. 2 fr.

LEGROS. **Des nerfs vaso-moteurs**. Paris, 1873. 1 vol. in-8 de 112 pages. 2 fr. 50

MANDL (L.). **Anatomie microscopique**, par le docteur L. MANDL. Ouvrage complet, Paris, 1838-1857, 2 volumes in-folio avec 92 planches. 200 fr.

Le tome Ier, comprenant l'HISTOLOGIE, est divisé en deux séries : *Tissus et organes, Liquides organiques*, est complet en 26 livraisons, avec 52 planches.

Le tome II, comprenant l'HISTOGENÈSE, ou Recherches sur le développement, l'accroissement et la reproduction des éléments microscopiques, des tissus et des liquides organiques dans l'œuf, l'embryon et les animaux adultes, est complet en 20 livraisons, avec 40 planches.

Séparément les livraisons 10 à 26 du tome Ier.

Prix de chaque livraison, composée de 5 feuilles de texte et 2 planches. Prix de la livraison. 5 fr.

MEYER (P.). **Études histologiques** sur le labyrinthe membraneux et plus spécialement sur le limaçon. 1876, 192 p., avec 5 planches coloriées. 10 fr.

MOITESSIER (A.). **La photographie appliquée aux recherches micrographiques**. Paris, 1867, 1 vol. in-18 jésus, 340 pages, avec 30 figures et 3 planches photographiées. 7 fr.

MULLER. **Manuel de physiologie**, par J. MULLER, traduit de l'allemand par A. J. L. JOURDAN, 1e édition, par E. LITTRÉ, avec 320 fig., et de 4 pl. 2 vol. gr. in-8. 20 fr.

PATRIGEON (G.). **Recherches sur le nombre des globules rouges et blancs du sang à l'état physiologique** (chez l'adulte) et dans un certain nombre de maladies chroniques. In-8 de 100 pages, avec 20 pl. de tracés. 4 fr.

POINCARÉ. **Le système nerveux** au point de vue normal et pathologique. Leçons de physiologie professées à Nancy. 2e édit. Paris, 1877, 3 vol. in-8 avec fig. 18 fr.

POUCHET (F. A.). **Théorie de l'évolution spontanée** et de la fécondation dans l'espèce humaine et les mammifères, basée sur l'observation de toute la série animale, par F. A. POUCHET, professeur au Museum d'histoire naturelle de Rouen. Paris, 1847. 1 vol. in-8, 600 pages avec Atlas in-4 de 20 planches coloriées. 36 fr.

SCHIFF. **De l'inflammation et de la circulation**, par le professeur M. SCHIFF, traduction de l'italien par le docteur R. GUICHARD DE CHOISITY, médecin adjoint des hôpitaux de Marseille. Paris, 1873, in-8 de 96 pages. 3 fr.

— **La pupille considérée comme esthésiomètre**, traduit de l'italien, par le docteur R. GUICHARD DE CHOISITY. Paris, 1875, in-8 de 34 pages. 1 fr. 25

SCHWARTZ (Ch. Ed.). **Recherches anatomiques et cliniques sur les gaînes synoviales** de la face palmaire de la main. Paris, 1878, gr. in-8 de 110 pages, avec 3 planches. 3 fr. 50

SERRES (E.). **Anatomie comparée transcendante, principes d'embryogénie**, de zoogénie et de tératogénie. Paris, 1859, 1 vol. in-4 de 942 p., avec 26 pl. 16 fr.

ZIÉGLER (Martin). **Atonicité et Zoïcité**, applications physiques, physiologiques et médicales. Paris, 1874, in-12, 182 pages. 3 fr. 50

— **Lutte pour l'existence** entre l'organisme animal et les algues microscopiques. Paris, 1878, in-8, 81 pages. 2 fr. 50

13346. — PARIS. — IMPRIMERIE E. MARTINET, RUE MIGNON, 2.

2e Série. — N° 210. Novembre 1879

NOUVEAUX ÉLÉMENTS D'ANATOMIE PATHOLOGIQUE, DESCRIPTIVE ET HISTOLOGIQUE

Par le docteur J.-A. LABOULBÈNE

Professeur agrégé de la Faculté de médecine, médecin de la Charité

Paris, 1879, in-8 de 1078 pages, avec 298 figures. Cartonné. — 20 fr.

NOUVEAUX ÉLÉMENTS D'ANATOMIE DESCRIPTIVE ET D'EMBRYOLOGIE

PAR LES DOCTEURS

H. BEAUNIS

Professeur de physiologie à la Faculté de médecine de Nancy

ET

A. BOUCHARD

Professeur d'anatomie à la Faculté de médecine de Bordeaux

Troisième édition, revue et augmentée.

Paris, 1880. 1 vol. in-8 de 1150 p., avec 440 fig. noires et col. Cart. — 20 fr.

Trois éditions de cet ouvrage en peu d'années témoignent qu'il répond au besoin des élèves qui veulent se livrer aux dissections et aux médecins en leur rappelant leurs premières études.

PRÉCIS D'ANATOMIE DESCRIPTIVE ET DE DISSECTION

Par H. BEAUNIS et A. BOUCHARD.

1 vol. in-18, 450 pages.................. 4 fr. 50

NOUVEAUX ÉLÉMENTS DE PHYSIOLOGIE HUMAINE

COMPRENANT

LES PRINCIPES DE LA PHYSIOLOGIE COMPARÉE ET DE LA PHYSIOLOGIE GÉNÉRALE

Par H. BEAUNIS

Professeur de physiologie à la Faculté de médecine de Nancy

Deuxième édition, corrigée et augmentée.

Paris, 1880, 1 vol. in-8 de 1200 pages, avec 300 figures. Cartonné. — 20 fr.

ANATOMIE DES CENTRES NERVEUX

Par le docteur G. HUGUENIN

Professeur à l'Université de Zurich.

TRADUIT DE L'ALLEMAND PAR LE DOCTEUR TH. KELLER,

Ex-aide d'anatomie à la Faculté de médecine de Strasbourg.

ANNOTÉ PAR LE DOCTEUR MATHIAS DUVAL,

Professeur agrégé à la Faculté de médecine de Paris.

Paris, 1879, in-8 de 368 pages avec 149 figures intercalées dans le texte. — 8 fr.

De toutes les branches de la biologie, l'étude du système nerveux est sans contredit une de celles qui ont été depuis longtemps l'objet du plus grand nombre de recherches. Dans ces dernières années, la physiologie et la pathologie des centres nerveux, en nous révélant des faits inattendus, ont rendu plus actives encore les investigations anatomiques ; c'est ainsi que, notamment pour les centres supérieurs, pour les hémisphères cérébraux, la notion nouvelle des *localisations fonctionnelles* dans les parties grises, ou tout au moins dans la substance blanche, nous donne l'idée la plus complète de ce qu'on est aujourd'hui en droit de demander à l'anatomie : *Une nomenclature et une détermination exacte des parties, dans leurs rapports de contiguïté, et, s'il est possible, dans ceux de continuité.*

Cet ouvrage vient combler cette lacune en appelant l'attention sur des faits rigoureusement observés qui éclairent l'anatomie des centres nerveux.

ENVOI FRANCO CONTRE UN MANDAT SUR LA POSTE.

pas un *conflit* entre les conditions cosmiques et l'organisme, c'est au contraire une *adaptation.*

Suivant que l'être vivant est dans une dépendance tout à fait étroite des conditions extérieures, dans une dépendance moindre, ou dans une indépendance relative, on peut considérer trois formes de la vie :

1° La vie *latente.* 2° La vie *oscillante.* 3° La vie *constante,*

Telles sont les principales idées renfermées dans les *Leçons sur les phénomènes de la vie,* dernier ouvrage du maître que nous avons perdu et qui, par l'élévation des pensées et la simplicité de l'exposition, double mérite si remarquable et si rare, est digne d'être mis au premier rang parmi les productions de son génie.

R. LÉPINE, *Revue mensuelle de médecine,* 10 avril 1878.

LEÇONS
DE PHYSIOLOGIE OPÉRATOIRE

Par Claude BERNARD

Paris, 1879, in-8 de 640 pages, avec 116 figures. — 8 fr.

LA SCIENCE EXPÉRIMENTALE

Par Claude BERNARD

Progrès des sciences physiologiques. — Problèmes de la physiologie générale.
La vie, les théories anciennes et la science moderne.
La chaleur animale. — La sensibilité. — Le curare. — Le cœur. — Le cerveau
Discours de réception à l'Académie française.
Discours d'ouverture de la séance publique annuelle des cinq Académies.

Deuxième édition.

Paris, 1878, 1 vol. in-18 jésus de 449 pages, avec 24 figures. — 4 fr.

BERNARD (Claude). **Leçons de physiologie expérimentale** appliquée à la médecine, faites au Collége de France. Paris, 1855-1856, 2 vol. in-8, avec 100 fig. 14 fr.

— **Leçons sur les effets des substances toxiques et médicamenteuses.** Paris, 1857, 1 vol. in-8, avec 32 figures. 7 fr.

— **Leçons sur la physiologie et la pathologie du système nerveux.** Paris, 1858, 2 vol. in-8, avec 79 figures. 14 fr.

— **Leçons sur les propriétés physiologiques** et les altérations pathologiques des liquides de l'organisme. Paris, 1859, 2 vol. in-8, avec fig. 14 fr.

— **Introduction à l'étude de la médecine expérimentale.** Paris, 1865, in-8 de 400 pages, avec figures. 7 fr.

— **Leçons de pathologie expérimentale.** Paris, 1871, 1 vol. in-8 de 604 p. 7 fr.

— **Leçons sur les anesthésiques et sur l'asphyxie.** Paris, 1874, 1 vol. in-8 de 520 pages, avec figures. 7 fr.

— **Leçons sur la chaleur animale,** sur les effets de la chaleur et sur la fièvre. Paris, 1876, 1 vol. in-8 de 471 pages, avec figures. 7 fr.

— **Leçons sur le diabète et la glycogenèse animale.** Paris, 1877, 1 vol. in-8 de 576 pages. 7 fr.

— **Fr. Magendie.** Paris, 1856, in-8, 36 pages. 1 fr.

— **Précis iconographique de médecine opératoire et d'anatomie chirurgicale.** *Nouveau tirage.* Paris, 1873, 1 vol. in-18 jésus, 495 pages, avec 113 planches, figures noires. Cartonné. 24 fr.

— Le même, figures coloriées. Cartonné 48 fr.

ENVOI FRANCO CONTRE UN MANDAT SUR LA POSTE.

2e Série. — N° 216. Novembre 1879.

BULLETIN MENSUEL
DE LA LIBRAIRIE J.-B. BAILLIÈRE ET FILS

19, rue Hautefeuille, à Paris.

CLINIQUE CHIRURGICALE DE L'HOPITAL DE LA CHARITÉ

Par L. GOSSELIN

Professeur de clinique chirurgicale à la Faculté de médecine de Paris,
Chirurgien de l'hôpital de la Charité,
Membre de l'Académie des sciences et de l'Académie de médecine, commandeur de la Légion d'honneur.

3e édition. Paris, 1878, 3 vol. in-8 de chacun 700 pages, avec figures. 36 fr.

Nombre de sujets, passés sous silence dans les deux premières éditions, ont trouvé place dans cette troisième édition. Tels sont les hernies, les hémorrhoïdes, les maladies du rectum, les fractures du crâne, de la mâchoire inférieure, de l'humérus, de l'olécrâne, du coude, de l'avant-bras et du bassin, l'inversion de l'utérus, l'ophthalmie purulente, etc.

Chargé depuis plus de vingt années de l'enseignement théorique et pratique de la chirurgie, l'auteur a pensé faire une œuvre utile en présentant aux praticiens et aux élèves l'ensemble de ses idées sur les principales questions que soulève la pratique journalière de la chirurgie.

CHIRURGIE JOURNALIÈRE DES HOPITAUX DE PARIS

RÉPERTOIRE DE THÉRAPEUTIQUE CHIRURGICALE

Par le Dr P. GILLETTE

Chirurgien des hôpitaux, ancien prosecteur de la Faculté de médecine de Paris,
Membre de la Société de chirurgie.

1 vol. in-8 de 772 pages, avec 622 fig. Cart... 12 fr.

Cet ouvrage, indispensable aux praticiens, suit les progrès journaliers de la chirurgie; on jugera, par l'énumération du service de chacun des hôpitaux de Paris, les hommes éminents qui sont placés à la tête de ces cliniques.

Ainsi, pour l'*Hôtel-Dieu*, à propos de M. le professeur RICHET, M. Gillette indique la pratique employée pour les maladies de l'anus et du rectum; il mentionne l'emporte-pièce pour les rétrécissements et la pince-cautère pour les hémorrhoïdes; pour les affections des organes génito-urinaires, il décrit le procédé d'avivement pour la périnéorrhaphie, la section du pédicule des polypes utérins par mâchonnement, etc.

Pour le service de M. le docteur CUSCO, il fait connaître les divers modes de traitement de ce chirurgien pour les affections oculaires, des voies aériennes, des vaisseaux, le bec-de-lièvre, les affections utérines, etc.

Les diverses méthodes employées par M. le docteur A. GUÉRIN, pour les affections des os et des articulations sont exposées ici. Le pansement ouaté imaginé par ce chirurgien est appliqué par lui à une foule d'affections.

Hôpital de la Charité. Service de M. le professeur GOSSELIN : il donne les différents modes de traitements chirurgicaux employés pour la guérison des affections osseuses, oculaires, les polypes des fosses nasales, les maladies de la bouche, les affections kystiques, etc.

L'auteur expose les procédés employés par M. le professeur U. TRÉLAT dans le traitement des affections des os, de l'abdomen (parois, viscères), dans le pansement des plaies en général, les règles du diagnostic des tumeurs, etc.

Hôpital des Cliniques. Service de M. le professeur BROCA : on trouve l'application des appareils au traitement des fractures de la clavicule, l'application des appareils de compression aux affections des mamelles, l'emploi du galvano-cautère contre les hémorrhoïdes et les fistules à l'anus, etc.

Hôpital de la Pitié. L'auteur passe en revue les moyens chirurgicaux employés par M. le professeur VERNEUIL dans les affections articulaires et du système nerveux : plaies, hémorrhagie, hémostase par la forcipressure, etc. A propos du service de M. LÉON LABBÉ, M. Gillette décrit les procédés appliqués par ce clinicien : c'est la chloroformation complète, l'emploi du galvano-cautère contre le cancer du rectum, de la

ENVOI FRANCO CONTRE UN MANDAT SUR LA POSTE.

galvano-caustique thermique contre l'épithélioma du col utérin, l'excision ou l'incision des kystes, la ligature lente des tumeurs érectiles, etc.

Hôpital Beaujon. L'auteur s'étend sur la pratique suivie par M. le professeur DOLBEAU pour les affections des voies urinaires et expose le procédé suivi par M. le professeur LE FORT dans le traitement des affections des organes génito-urinaires.

Hôpital Necker. MM. les docteurs A. DÉSORMEAUX et FÉLIX GUYON. Les procédés employés dans le traitement des voies urinaires et du périnée. Le procédé de M. F. GUYON pour le traitement de l'ongle incarné.

Hôpital Saint-Louis. L'auteur décrit les procédés employés par MM. les docteurs PÉAN et DUPLAY dans le traitement du carcinome utérin, des kystes de l'ovaire, l'ovariotomie dans le rétrécissement de l'urèthre, l'hydrocèle, l'hypospadias périnéo-scrotal (nouvelle méthode), dans le traitement du pied bot, etc.

Hôpital Lariboisière. L'auteur expose la pratique de MM. les docteurs PANAS et TILLAUX dans le traitement des affections vénériennes, le rétrécissement du rectum, le mode d'emploi de l'appareil nouveau du docteur Hennequin pour les fractures de la cuisse. Les maladies des yeux, les affections de la bouche, des oreilles, des nerfs, des organes génito-urinaires telles qu'elles se rencontrent dans la pratique de chaque jour, reçoivent les développements nécessaires

Maison de santé. L'auteur fait connaître le traitement chirurgical suivi par MM. les docteurs DEMARQUAY et CRUVEILHIER dans les affections génito-urinaires chez l'homme et chez la femme; dans les affections kystiques, des intestins, de l'anus et du rectum, du tétanos et des diverses espèces de fractures.

Hôpital Saint-Antoine. L'auteur mentionne les procédés nouveaux de MM. BENJ. ANGER et LE DENTU pour le traitement chirurgical des diverses fractures, les amputations, les résections, les anévrysmes et les plaies des tendons. Les hernies, les affections du tube digestif et des lèvres sont ensuite traitées suivant la pratique de ces deux chirurgiens.

Hôpital Cochin. Énumération des divers procédés du docteur A. DESPRÉS employés dans le traitement des fractures et des luxations, des affections des organes génito-urinaires. Hydrocèle vaginale. Affections des vaisseaux, plaies des artères. Amputation du sein, etc.

Hôpital du Midi. Traitement chirurgical du docteur HORTELOUP pour les affections des organes génito-urinaires, Maladies du pénis, Affections des testicules, de la vessie et de l'urèthre, etc.

Hôpital de Lourcine. Les divers procédés chirurgicaux et thérapeutiques de MM. DUBREUIL et TH. ANGER dans le traitement des organes génitaux de la femme, etc.

Nous mentionnerons également les hôpitaux : *Maternité*, M. le docteur POLAILLON; *Enfants-Malades*, M. le docteur de SAINT-GERMAIN; *Sainte-Eugénie*, M. le docteur LANNELONGUE; *Bicêtre*, M. le docteur F. TERRIER; *Enfants-Assistés*, M. le docteur GUÉNIOT; *Salpêtrière*, M. PERRIER.

LA CHIRURGIE JOURNALIÈRE

LEÇONS DE CLINIQUE CHIRURGICALE PROFESSÉES A L'HOPITAL COCHIN

Par A. DESPRÉS

Chirurgien de l'hôpital Cochin, professeur agrégé de la Faculté de médecine.

1 vol. in-8 de 700 pages, avec figures. — Prix : 10 fr.

Cet ouvrage comprend 46 leçons dont nous citons les principaux sujets : Diagnostic des maladies chirurgicales ; pansements appropriés au genre et au siége des plaies ; traitement des fractures communes et des luxations de l'épaule et du coude, leçons qui renferment un grand nombre de conseils pratiques d'une haute importance. Nous signaleront ensuite les leçons sur les névroses, le pronostic et le traitement des tumeurs blanches, les ulcères des cicatrices, les hernies étranglées, les rétrécissements de l'urèthre et ceux du rectum, la fistule à l'anus, la chute de l'utérus, diverses affections des yeux ; plaies de l'œil; conjonctivites, granulation de la conjonctive, kératite cachectique, ablations de tumeurs, kystes sébacés, traitement de l'hydrocèle, maladies occasionnées par la marche et la station debout, entorses, chute prématurée des dents, révulsion en chirurgie.

Nous terminerons donc en recommandant cet ouvrage à l'attention de ceux de nos lecteurs qu'intéresse la chirurgie ordinaire, celle que l'on pratique tous les jours et que doivent posséder à fond tous les médecins.

ENVOI FRANCO CONTRE UN MANDAT SUR LA POSTE.

HISTOIRE DE LA CHIRURGIE FRANÇAISE AU XIXe SIÈCLE

ÉTUDE HISTORIQUE ET CRITIQUE

Sur les progrès faits en chirurgie et dans les sciences qui s'y rapportent, depuis la suppression de l'Académie royale de chirurgie jusqu'à l'époque actuelle

Par le docteur Jules ROCHARD

Directeur du service de santé de la marine,
Membre de l'Académie de médecine, membre correspondant de la Société de chirurgie.

1 volume in-8 de XIV-800 pages. — 12 fr.

L'auteur a divisé son livre en quatre périodes :

1° La PREMIÈRE commence au renversement de l'Académie royale de chirurgie et à la restauration des écoles, apparition du XIXe siècle, chirurgie militaire.

2° La DEUXIÈME à l'avénement de Dupuytren. Il domine pendant vingt ans. Dans cette période la médecine réalise sa plus grande conquête par la découverte de Laennec, et traverse son plus grand orage avec la doctrine de Broussais.

3° La TROISIÈME commence à la mort de Dupuytren et s'étend jusqu'à la découverte de l'anesthésie chirurgicale. Époque de transition, vouée au culte des faits de détail et aux recherches expérimentales, elle porte la lumière sur presque tous les points de la science, elle ouvre à l'anatomie et à la physiologie des perspectives nouvelles, elle prépare la grande évolution que la chirurgie va subir.

4° La QUATRIÈME transforme la médecine opératoire, laisse le champ libre à toutes les excentricités, fait surgir une telle masse de faits et d'innovations, qu'on peut à peine en suivre la trace, et que l'esprit s'égare dans ce dédale. S'il suffit d'indiquer en passant les doctrines oubliées, les procédés tombés en désuétude, et de se borner à leur assigner une date, il n'en est plus de même lorsqu'il s'agit des idées et des méthodes contemporaines. Il faut de toute nécessité en expose les principes et en discuter la valeur.

CLINIQUE CHIRURGICALE DE L'HOTEL-DIEU DE LYON

Par A.-D. VALETTE

Professeur de clinique chirurgicale à l'École de médecine de Lyon.

1 volume in-8 de 720 pages, avec figures. — 12 francs.

SOMMAIRE : La chirurgie lyonnaise depuis un siècle. — Éther et chloroforme. — Du traitement des plaies; cicatrisation après suppuration. — De l'érysipèle traumatique. — Hémorrhagies des opérés. — Des varices et de la cautérisation. — Ligatures caustiques. — Des tumeurs hémorrhoïdaires. — De la chute du rectum et de son traitement. — De l'inversion de la matrice et des polypes de l'utérus. — De l'amputation du testicule. — Du varicocèle. — De l'hématocèle vaginale. — Hygroma de la bourse prérotulienne — Du goître cystique. — Kyste de l'ovaire. — Enchondrome de la région cervicale. — Des abcès froids. — Anthrax de la lèvre supérieure. — Des tumeurs érectiles. — Grenouillette. — De l'entorse. — Tumeurs blanches. — Fractures et hernies. — Abcès et fistule stercorale. — Affections des voies urinaires. — Tumeur enkystée de la cavité orbitaire. — De la grossesse considérée comme contre-indication des grandes opérations. — De l'amputation tibio-tarsienne.

BÉGIN (L.-J.). **Nouveaux éléments de chirurgie et de médecine opératoire.** 2e édition. Paris, 1838, 3 vol. in-8. 20 fr.

BERNARD (Cl.) et HUETTE. **Précis iconographique de médecine opératoire et d'anatomie chirurgicale.** Nouveau tirage. Paris, 1873, 1 vol. in-18 jésus, 495 pages avec 113 planches, figures noires, cartonné. 24 fr.

— Le même, figures coloriées, cartonné. 48 fr.

ENVOI FRANCO CONTRE UN MANDAT SUR LA POSTE.

2e Série. — N° 211. Novembre 1879.
BULLETIN MENSUEL DES PUBLICATIONS
DE LA LIBRAIRIE J.-B. BAILLIÈRE ET FILS
19, rue Hautefeuille, près du boulevard Saint-Germain, à Paris.

TRAITÉ DES MALADIES ÉPIDÉMIQUES

ORIGINE, ÉVOLUTION, PROPHYLAXIE

Par Léon COLIN

Professeur d'Épidémiologie à l'École du Val-de-Grâce.

Paris, 1879, 1 vol. in-8 de xx-1032 pages.................. 16 fr.

Du même auteur.

Traité des fièvres intermittentes. Paris, 1870, 1 vol. in-8 de 500 pages, avec un plan médical de Rome. 8 fr.

De la variole, au point de vue épidémiologique et prophylactique. Paris, 1873,50 1 vol. in-8 de 200 pages, avec 3 fig. 3 fr.

Études cliniques de médecine militaire, observations et remarques recueillies à l'hôpital militaire du Val-de-Grâce, spécialement sur la tuberculisation aiguë et sur les affections des voies respiratoires et digestives. Paris, 1864, 1 vol. in-8 de 304 p. 5 fr.

Épidémies et milieux épidémiques 1873, 1 vol. in-8 de 114 pages. 2 fr. 50

De la fièvre typhoïde dans l'armée. 1877, 1 vol. in-8 de 200 pages. 4 fr.

ÉTUDES DE MÉDECINE CLINIQUE

FAITES AVEC L'AIDE DE LA MÉTHODE GRAPHIQUE ET DES APPAREILS ENREGISTREURS

DE LA TEMPÉRATURE DU CORPS HUMAIN

ET DE SES VARIATIONS DANS LES DIVERSES MALADIES

Par P. LORAIN

Professeur agrégé à la Faculté de médecine, médecin à l'hôpital Saint-Antoine

Publication faite par les soins du docteur P. BROUARDEL

1878, 2 vol. in-8, avec portrait et planches graphiques........ 30 fr.

Du même auteur :

Le Choléra, observé à l'hôpital Saint-Antoine. Paris, 1868, 1 volume grand in-8. 200 pages, avec planches graphiques coloriées. 7 fr.

Le Pouls, ses variations et ses formes diverses dans les maladies. 1870, 1 vol. in-8 de xii-372 pages, avec 488 planches graphiques. 10 fr.

Ouvrages couronnés par l'Institut (Académie des sciences).

De l'albuminurie. Paris, 1860, in-8. 2 fr. 50

TRAITÉ DES MALADIES INFECTIEUSES

MALADIES DES MARAIS

FIÈVRE JAUNE — MALADIES TYPHOÏDES

Fièvre pétéchiale ou Typhus des armées — Fièvre typhoïde — Fièvre récurrente ou à rechut
Typhoïde bilieuse — Peste

CHOLÉRA

Par W. GRIESINGER

Professeur à la Faculté de médecine de l'Université de Berlin

Deuxième édition, revue, corrigée et annotée

Par le docteur E. VALLIN

Médecin-major de 1re classe des hôpitaux militaires
Professeur d'hygiène à l'École de médecine militaire du Val-de-Grâce

Paris, 1877, 1 vol. in-8 de xxxii-724 pages, — 10 fr.

ENVOI FRANCO CONTRE UN MANDAT SUR LA POSTE.

ARSENAL DU DIAGNOSTIC MÉDICAL

MODE D'EMPLOI ET APPRÉCIATION
DES PROCÉDÉS ET DES INSTRUMENTS D'EXPLORATION
EMPLOYÉS EN SÉMÉIOLOGIE ET EN THÉRAPEUTIQUE
AVEC LES APPLICATIONS AU LIT DU MALADE

Par le Dr Maurice JEANNEL
Médecin aide-major de 1re classe

1 vol. in-8 de 440 pages, avec 262 figures. 7 fr.

TRAITÉ DE DIAGNOSTIC MÉDICAL

GUIDE CLINIQUE POUR L'ÉTUDE DES SIGNES CARACTÉRISTIQUES DES MALADIES
CONTENANT UN PRÉCIS
DES PROCÉDÉS PHYSIQUES ET CHIMIQUES D'EXPLORATION CLINIQUE

Par V.-A. RACLE
Médecin des hôpitaux de Paris, professeur agrégé de la Faculté de médecine
Sixième édition
PRÉSENTANT L'EXPOSÉ DES TRAVAUX LES PLUS RÉCENTS

Par les docteurs Ch. FERNET et I. STRAUS
Médecins des hôpitaux

1878. 1 vol. in-18 jésus de XII-796 pages, avec 95 figures. — Cart. 8 fr.

DICTIONNAIRE DE DIAGNOSTIC MÉDICAL

COMPRENANT LE DIAGNOSTIC RAISONNÉ DE CHAQUE MALADIE, LEURS SIGNES,
LES MÉTHODES D'EXPLORATION,
ET L'ÉTUDE DU DIAGNOSTIC PAR ORGANE ET PAR RÉGION

Par E. J. WOILLEZ,
Médecin de l'hôpital Lariboisière.

1 vol. gr. in-8 de 1150 pages avec 310 figures. — 16 fr.

Un grand nombre d'articles nouveaux ont pris place dans cette seconde édition. Tels sont les mots : *Aphasie*, *Bactéries*, *Dégénérescence lardacée*, *Endocardite ulcéreuse*. *Endoscope*, *Herpétides*, *Laryngoscopie*, *Mélanémie*, *Pachiméningite*, *Paralysie agitante*, *Paralysie pseudo-hypertrophique*, *Paralysie essentielle de l'enfance*. *Rétinite*, *Sclérose*, *Thermométrie*, etc. Beaucoup d'anciens articles ont été entièrement refaits.

Dans cette révision l'auteur a tenu compte des progrès scientifiques qui ont influé, dans les dernières années, sur la médecine pratique, en modifiant l'interprétation ancienne de certains faits cliniques et de certaines lésions, au point de vue de la pathogénie, entre autres pour les hémorrhagies et le ramollissement cérébral.

Quant à l'exécution matérielle de ce volume, rien n'a été négligé. L'agrandissement du format, celui de la justification et un caractère mieux approprié, ont permis de faire des additions considérables et d'intercaler dans le texte plus de 300 figures sur bois.

NOUVEAUX ÉLÉMENTS DE PATHOLOGIE GÉNÉRALE, DE SÉMÉIOLOGIE ET DE DIAGNOSTIC

Comprenant :

LA NATURE DE L'HOMME, L'HISTOIRE GÉNÉRALE DE LA MALADIE
LES DIFFÉRENTES CLASSES DE MALADIES
L'ANATOMIE PATHOLOGIQUE GÉNÉRALE ET L'HISTOIRE PATHOLOGIQUE
LE PRONOSTIC, LA THÉRAPEUTIQUE GÉNÉRALE
LES ÉLÉMENTS DU DIAGNOSTIC PAR L'ÉTUDE DES SYMPTOMES
ET L'EMPLOI DES MOYENS PHYSIQUES
AUSCULTATION, PERCUSSION, CÉRÉBROSCOPIE, LARYNGOSCOPIE
MICROSCOPIE, CHIMIE PATHOLOGIQUE, SPIROMÉTRIE, ETC.

Par le docteur E. BOUCHUT
Professeur agrégé à la Faculté de médecine.

Troisième édition, revue et augmentée.

Paris, 1875, 1 vol. gr. in-8 de 1312 pages avec 300 fig. Cart. en toile. — 20 fr.

ENVOI FRANCO CONTRE UN MANDAT SUR LA POSTE.

ÉTUDES SUR LES MALADIES ÉTEINTES ET LES MALADIES NOUVELLES

POUR SERVIR A L'HISTOIRE DES ÉVOLUTIONS SÉCULAIRES DE LA PATHOLOGIE

Par Ch. ANGLADA
Professeur à la Faculté de Montpellier.

Paris, 1869, 1 vol. de 700 pages. — 8 fr.

Dans cet ouvrage l'auteur a traité successivement des épidémies de pestes qui ont régné aux IIe, IIIe, V^e et VIe siècles de l'ère chrétienne, des épidémies de fièvres éruptives nouvelles apparues au VIe siècle (variole, rougeole et scarlatine), puis de la peste noire du XIVe siècle, de la suette anglaise du XVe siècle, de la grande épidémie syphilitique du même siècle, ainsi que de la grande épidémie cholérique du XIXe siècle.

TRAITÉ CLINIQUE ET EXPÉRIMENTAL
DES EMBOLIES CAPILLAIRES

Par V. FELTZ
Professeur à la Faculté de médecine de Nancy, directeur des autopsies.

Ouvrage couronné par l'Institut. — Deuxième édition, revue et augmentée.

1 vol. in-8, XXIV-374 pages et 11 planches chromolithographiées comprenant 90 dessins. — 12 francs.

Ce travail se divise en six parties :

M. Feltz esquisse : 1° l'historique de la question en tenant compte des travaux publiés jusqu'à ce jour. 2° L'auteur a réuni des observations et des expériences tendant à démontrer que des embolies capillaires du système pulmonaire peuvent tantôt amene la mort dans un accès de dyspnée, tantôt provoquer des lésions caractéristiques, dont le premier terme est l'infarctus hémorrhagique et le dernier l'abcès, tantôt ne produire que des troubles fonctionnels passagers. 3° L'auteur démontre comment les embolies capillaires du système aortique peuvent déterminer des morts subites et rendre compte d'un grand nombre de lésions périphériques. 4° Faits relatifs aux embolies capillaires du système de la veine porte, considérations sur l'infection purulente et sur ce que l'auteur appelle *embolies secondaires*. 5° Obstructions capillaires par amas de poussières susceptibles de traverser tout le cercle circulatoire. 6° L'auteur réunit tout ce qui a rapport à la genèse des embolies.

TRAITÉ PRATIQUE
DES MALADIES DU FOIE, DES VAISSEAUX HÉPATIQUES ET DES VOIES BILIAIRES

Par Fr.-Th. FRERICHS
Professeur à l'Université de Berlin, traduit par Louis DUMENIL et J. PELLAGOT.

Troisième édition. — Paris, 1877, 1 vol. in-8 de 900 pag. avec 158 fig. 12 fr.
Ouvrage couronné par l'Institut de France.

GUIDE DU MÉDECIN PRATICIEN

RÉSUMÉ GÉNÉRAL DE PATHOLOGIE INTERNE ET DE THÉRAPEUTIQUE APPLIQUÉE

Par F.-L.-I. VALLEIX
Médecin de l'hôpital de la Pitié.

CINQUIÈME ÉDITION

ENTIÈREMENT REFONDUE ET CONTENANT L'EXPOSÉ DES TRAVAUX LES PLUS RÉCENTS

Par le Dr P. LORAIN
Professeur à la Faculté de médecine, médecin de l'hôpital de la Pitié.

Avec le concours de médecins civils et de médecins appartenant à l'armée et à la marine.

5 VOL. IN-8°, DE 950 PAGES CHACUN, AVEC FIGURES. — PRIX : 50 FRANCS.

ENVOI FRANCO CONTRE UN MANDAT SUR LA POSTE

ALVARENGA (P. F. DA COSTA). **Leçons cliniques sur les maladies du cœur**, principalement au point de vue de la valeur séméiologique du retard du pouls, ou double souffle, et de la vibration des artères. Traduit du portugais par le docteur E. BERTHERAUD. Paris, 1878, in-8, 360 pages. 12 fr.

— **Des thermomètres cliniques**, leurs conditions, modes d'application et avantages relatifs, et des registres thermo-sphygmopnéométriques, par le docteur DA COSTA ALVARENGA, professeur à l'Université de Lisbonne, traduit du portugais par le docteur Lucien Papillaud (Henri-Almès). Bruxelles, 1870, in-8. 28 pages. 2 fr.

— **Précis de thermométrie clinique générale.** Lisbonne, 1871, in-8 de 226 pages. 5 fr.

— **L'histoire de la thermométrie clinique** et de la thermopathogénie, traduit par Lucien Papillaud. Lisbonne, 1871, in-8 de 76 pages. 2 fr.

— **De la thermopathologie générale**, fièvre, marche, périodes et types de température pathologique, traduit par L. Papillaud. Lisbonne, 1871, in-8 de 90 p. 2 fr. 50

— **De la thermosémiologie et thermacologie**, analyse de la loi thermo-différentielle et observations originales touchant l'influence des divers agents thérapeutiques sur la température pathologique, traduit par J. F. Barbier. In-8 de 142 pages. 2 fr. 50

— **Mémoires sur l'insuffisance des valvules aortiques** et considérations générales sur les maladies du cœur, traduit du portugais par le docteur P. Garnier. Paris, 1856, in-8. 4 fr.

— **Remarque sur les ectocardies**, traduit par A. Marchand. Bruxelles, 1869, gr. in-8 de 68 pages. 4 fr.

— **Considérations et observations sur l'époque de l'occlusion du trou ovale** et du canal artériel. Lisbonne, 1869, in-8 de 44 pages. 2 fr.

— **Anatomie pathologique des perforations cardiaques**, traduit par Lucien Papillaud. 1871, gr. in-8 de 38 pages avec figures. 1 fr.

— **Anatomie pathologique et pathogénie des communications** entre les cavités droites et les cavités gauches du cœur, traduit par E. L. Bertheraud. Marseille, 1872, in-8. 1 fr. 50

— **De la cyanose**, particulièrement au point de vue de son historique, sa nature et sa genèse, traduit par le docteur E. L. Bertheraud. In-8 de 64 pages. 2 fr. 50

— **De l'importance de la statistique** en médecine, traduit par le docteur Papillaud. Lisbonne, 1869, in-8 de 32 pages. 1 fr.

— **Rapport sur la statistique des hôpitaux** de S. José, S. Lazaro et Desterro de Lisbonne, traduit par le docteur Papillaud. 1869, in-8 de 188 pages. 3 fr.

BERNHEIM (H.). **Leçons de clinique médicale**, par le docteur H. BERNHEIM, professeur agrégé à la Faculté de médecine de Nancy, suppléant à la chaire de clinique médicale. Paris, 1877, 1 vol. grand in-8 de 550 pages, avec 5 pl. 10 fr.

— **Contribution à l'étude des localisations cérébrales**. Grand in-8, 32 pages, avec une planche. 2 fr.

— **Étude sur les rôles**, leçons faites à l'hôpital Saint-Charles, à Nancy. Grand in-8, 28 pages. 1 fr. 50

BONNEMAISON. **Essais de clinique médicale**, loisirs médicaux. Paris, 1874, 1 vol. in-8 de 411-90 pages. 7 fr.

BREMOND (fils). **Bains térébenthinés**, leur emploi dans le traitement des rhumatismes. In-8 de 39 pages. 1 fr.

BRIQUET. **De la variole**. Lecture suivie de la discussion à laquelle ce travail a donné lieu. Paris, 1871, in-8 de 56 pages. 1 fr. 50

Carnet du médecin praticien, formules, ordonnances, tableaux du pouls, de la respiration et de la température. Comptabilité. Un cahier oblong avec cart. souple. 1 fr.

CHAUFFARD (P.-E.). **Essai sur les doctrines médicales**, suivi de quelques considérations sur les fièvres. Paris, 1846. In-8, 130 pages (2 fr. 50). 1 fr.

— **De la fièvre traumatique et de l'infection purulente.** 1873, 1 vol. in-8 de 229 pages. 3 fr. 50

— **Andral. La médecine française de 1820 à 1830.** Paris, 1877, in-8 de 76 pages. 2 fr. 50

ROCHARD (J.). **Étude synthétique sur les maladies endémiques.** Paris, 1871, 1 vol. in-8 de 90 pages. 2 fr.

— **De l'influence de la navigation et des pays chauds** sur la marche de la phthisie pulmonaire. Paris, 1856, in-4 de 94 pages. 4 fr.

STRAUS (J.). **Des ictères chroniques.** Paris, 1878, in-8, 173 pages. 3 fr. 50

TURCK (L.). **Méthode pratique de laryngoscopie,** par L. Türck. Paris, 1861. In-8 de 124 pages avec fig. 3 fr. 50

— **Recherches cliniques** sur diverses maladies du larynx, de la trachée et du pharynx étudiées à l'aide du laryngoscope. Paris, 1862. In-8 de 100 pages. 2 fr. 50

TRIDEAU. **Traitement de l'angine couenneuse** par les balsamiques. Paris, 1874, in-8 de 150 pages. 2 fr.

VILLEMIN (J.-A.). **Études sur la tuberculose.** Preuves rationnelles expérimentales de sa spécificité et de son inoculabilité. Paris, 1868, 1 vol. in-8 de 640 pages. 8 fr

WEHENKELL. **Éléments d'anatomie et de physiologie pathologiques générales,** nosologie, par le docteur WEHENKELL, professeur à l'École de médecine vétérinaire de Cureghem. 1874, 1 vol. in-8 de 320 pages. 7 fr. 50

TRAITÉ
D'ANATOMIE PATHOLOGIQUE GÉNÉRALE ET SPÉCIALE

OU

DESCRIPTION ET ICONOGRAPHIE PATHOLOGIQUE
DES AFFECTIONS MORBIDES, TANT LIQUIDES QUE SOLIDES
OBSERVÉES DANS LE CORPS HUMAIN

Par le Dr H. LEBERT
Professeur à l'Université de Breslau.

OUVRAGE COMPLET

Paris, 1855-1861, 2 vol. in-fol. de texte et 2 atlas in-fol., comprenant 200 planches dessinées d'après nature, gravées et coloriées. — 615 fr.

Cet ouvrage a été publié en 41 livraisons. — Le tome Ier (livraisons I à XX) comprend : texte, 760 pages, et planches, 1 à 94. Le tome II (livraisons XXI à XLI) comprend : texte, 734 pages, et planches 95 à 200. — On peut toujours souscrire en retirant régulièrement plusieurs livraisons. Chaque livraison est composée de 30 à 40 pages de texte, sur beau papier vélin, et de 5 planches in-folio, gravées et coloriées. Prix de la livraison : 15 fr. Demi-rel. maroq. des 4 vol. gr. in-f°, non rog., dorées en tête. 60 fr.

ANATOMIE PATHOLOGIQUE DU CORPS HUMAIN

OU

DESCRIPTIONS

avec figures lithographiées et coloriées

DES DIVERSES ALTÉRATIONS MORBIDES DONT LE CORPS HUMAIN EST SUSCEPTIBLE

Par J. CRUVEILHIER
Professeur à la Faculté de médecine

Paris, 1830-1842, 2 vol. in-folio, avec 230 planches coloriées. — 456 fr.

Demi-reliure des 2 vol. gr. in-folio, dos de maroquin, non rognés. — 24 fr.

Ce bel ouvrage est complet ; il a été publié en 41 livraisons, chacune contenant 6 feuilles de texte in-folio grand raisin vélin, avec 5 planches coloriées avec le plus grand soin, et 6 pl. lorsqu'il n'y a que 4 pl. de coloriées. Chaque livraison est de 11 fr.

— **Traité d'anatomie pathologique générale.** Paris, 1849-1864, 5 volume in-8. 35 fr.

PARIS. — IMPRIMERIE DE E. MARTINET, RUE MIGNON, 2 (13346)

BERNARD (H.). **Premiers secours aux blessés** sur le champ de bataille et dans les ambulances, par le docteur H. BERNARD, ancien chirurgien des armées, précédé d'une introduction par J.-N. DEMARQUAY, chirurgien de la Maison municipale de santé, chirurgien des ambulances de la Presse. Paris, 1871, in-18, 164 pages avec 79 figures. 2 fr.

BONNAFONT (J.-P.). **Traité théorique et pratique des maladies de l'oreille et des organes de l'audition**, par J.-P. Bonnafont, médecin principal, membre de l'Académie de médecine. Deuxième édition revue et augmentée. Paris, 1873, 1 vol. in-8 de XVI-700 pages, avec 43 figures. 10 fr.

BONNET. **Traité de la thérapeutique des maladies articulaires**, par le docteur Am. Bonnet, professeur de clinique chirurgicale et chirurgien de l'Hôtel-Dieu de Lyon. Paris, 1853, in-8 de 700 pages, avec 97 figures. 9 fr.

— **Nouvelles méthodes de traitement des maladies articulaires**, par le docteur Bonnet. Seconde édition, revue et augmentée d'une *Notice historique*, par le docteur J. GARIN, médecin de l'Hôtel-Dieu de Lyon, et d'un recueil d'observations sur la rupture de l'ankylose, par MM. Barrier, Berne, Philipeaux et Bonnes. 1 vol. in-8 de XLIV-312 pages, avec 17 figures. 4 fr. 50

BOUILLY (G.). **Des lésions traumatiques portant sur des tissus malades.** 1877, gr. in-8, 153 pages. 3 fr.

— **Comparaison des arthropathies rhumatismales, scrofuleuses et syphilitiques.** Paris, 1878, in-8 de 108 pages. 3 fr. 50

BOUVIER (H.). **Leçons cliniques sur les maladies chroniques de l'appareil locomoteur**, professées à l'hôpital des Enfants-Malades, par le docteur Bouvier, médecin de l'hôpital des Enfants, membre de l'Académie de médecine. Paris, 1858, 1 vol. in-8 de 530 pages. 7 fr.

— Atlas 20 planches avec texte descriptif, in-folio, cartonné. 18 fr.

— **Mémoire sur la section du tendon d'Achille** dans le traitement des pieds bots. Paris, 1838, in-4 de 82 pages, avec 1 planche. 2 fr.

BRAIDWOOD (MURRAY P.). **De la pyohémie ou fièvre suppurative**, par P. MURRAY BRAIDWOOD, ancien président de la Royal Medical Society d'Edimbourg, traduction par le docteur Edw. Alling, revue par l'auteur. Travail ayant obtenu le prix Astloy Cooper pour 1869. Paris, 1870, 1 vol. in-8 de 300 pages, avec 12 planches chromolithographiées. 8 fr.

BRAINARD. **Mémoire sur le traitement des fractures non réunies et des difformités des os**, par D. BRAINARD, professeur de chirurgie au Collége médical de l'Illinois. Paris, 1854, grand in-8 de 72 pages, avec 2 planches comprenant 19 figures. 3 fr.

BROCA. **Anatomie pathologique du cancer**, par Paul BROCA, professeur à la Faculté de médecine. Paris, 1852, 1 vol. in-4, avec 1 pl. lithographiée. 3 fr. 50

CAMPENON (V.). **Recherches anatomiques et cliniques sur l'entorse des ankyloses**, par le Dr V. CAMPENON, interne lauréat des hôpitaux de Paris, prosecteur à la Faculté de médecine. Paris, 1879, gr. in-8, 86 pages. 2 fr.

CHAPPLAIN. **Études et observations sur quelques maladies chirurgicales des articulations**, par le docteur Chapplain, professeur de clinique chirurgicale à l'École préparatoire de médecine de Marseille. In-8, 38 pages. 1 fr. 50

CHÉDEVERGNE. **Des fractures indirectes de la colonne dorso-lombaire**, par le docteur CHÉDEVERGNE, chirurgien de l'Hôtel-Dieu et professeur de l'École de médecine de Poitiers. Paris, 1869, in-4 de 124 pages. 3 fr.

COCTEAU (Th.-C.). **Recherches sur les altérations des artères** à la suite de la ligature, par Th. Cocteau, prosecteur de l'amphithéâtre des hôpitaux. Paris, 1867, in-8, 77 pages. 2 fr.

COOPER (Astley). **Œuvres chirurgicales**, traduit de l'anglais avec des notes par E. Chassaignac et G. Richelot. Paris, 1837, in-8 (14 fr.). 4 fr. 50

CORRE (A.). **La pratique de la chirurgie d'urgence**, par le docteur A. Corre. Paris, 1872, 1 vol. in-18 de VIII-216 pages, avec 51 figures. 2 fr.

COURBON (Alf.). **Mémoire sur les abcès de la fosse lombaire.** Paris, 1873, in-8 de 92 pages. 2 fr.

DECAISNE (P.). **Gangrène d'une partie de la base de l'encéphale** reconnaissant pour cause une thrombose survenue à la suite d'une phlébite spontanée. Paris, 1867, in-4, 36 pages. 1 fr. 50

DECHAUX. **Parallèle de l'hystérie** et des maladies du col de l'utérus, par le docteur DECHAUX (de Montluçon). Paris, 1873, 1 vol. in-8 de VIII-444 pages. 5 fr.

— **Des plaies pénétrantes des articulations.** Mémoire couronné (médaille d'or), par la Société de médecine et de chirurgie de Toulouse. 1875, gr. in-8 de 121 pages 3 fr. 50

— **La vérité sur les maladies de l'utérus et de la physiologie médicale de la femme.** Paris, 1877, in-8 de 178 pages. 3 fr. 50

DEMARQUAY. **De la régénération des organes** et des tissus en physiologie et en chirurgie. Paris, 1874. 1 vol. gr. in-8 de VIII-328 pages avec 4 planches contenant 16 figures lithographiées et chromolithographiées. 16 fr.

DENONVILLIERS (C.). **Déterminer les cas qui indiquent l'application du trépan** sur les os du crâne. Paris, 1839, in-4, 82 pages. 1 fr. 50

DUCHAUSSOY. **Anatomie pathologique des étranglements internes** et conséquences pratiques qui en découlent, par A.-P. DUCHAUSSOY, professeur agrégé à la Faculté de médecine de Paris, etc. Paris, 1860, in-4 de 294 p., avec 1 planche. 5 fr.

DUPUYTREN. **Mémoire sur une nouvelle manière de pratiquer l'opération de la pierre.** Paris, 1836, in-fol. avec 10 planches. 10 fr.

— **Mémoire sur une méthode nouvelle pour traiter les anus accidentels.** Paris, 1828, in-4, 57 p. avec 3 pl. 3 fr.

EHRMANN (J.). **Étude sur l'uranoplastie** dans ses applications aux divisions congénitales de la voûte palatine, par le docteur J. EHRMANN (de Mulhouse). Paris, 1869, in-4 de 104 pages. 3 fr.

— **Note sur la staphylorrhaphie et de l'uranoplastie** chez les enfants du premier âge. 1870, in-8 de 16 pages. 50 cent.

GALOPEAU. **Manuel du pédicure,** ou l'art de soigner les pieds, par GALOPEAU. Paris, 1877, 1 vol. in-18, 132 pages avec 28 figures. 2 fr.

Structure, fonctions et hygiène; sueurs, durillons, oignons, cors, verrues ou œils-de-perdrix engelure, ongle incarné, etc.

GERDY. **Traité des bandages, des pansements et de leurs appareils,** par P.-N. GERDY, professeur à la Faculté de médecine de Paris, etc. Paris, 1837, 1839. 2 vol. in-8 et atlas de 20 planches in-4. 6 fr.

GILLETTE. **Clinique chirurgicale des hôpitaux de Paris.** Paris, 1877, 1 vol. in-8 de 315 pages avec fig. 5 fr.

GOETZ (Ed.). **Étude sur le spina ventosa,** accompagnée d'observations recueillies à l'hôpital Sainte-Eugénie et à l'hôpital des Enfants-Assistés. 1877, gr. in-8. 2 fr. 50

GOFFRES. **Précis iconographique de bandages, pansements et appareils,** par M. le docteur GOFFRES, médecin principal des armées. *Nouveau tirage.* Paris, 1873, in-18 jésus de 596 pages, avec 81 planches, figures noires. Cartonné. 18 fr.

— Le même, figures coloriées. Cartonné. 36 fr.

GOGUEL. **De la résection temporaire des os de la face,** par le docteur Alfred Goguel. Paris, 1875, in-8 de 88 pages. 2 fr.

GOSSELIN (L.). **Recherches sur les kystes synoviaux de la main et du poignet.** Paris, 1852, in-4 avec 2 pl. 2 fr.

GRIPOUILLEAU. **Le bras artificiel du travailleur,** ou nouveau moyen pratique et économique de remédier à l'ablation du membre supérieur chez les agriculteurs, terrassiers et manouvriers. Paris, 1873, in-18 jésus, 110 pages avec fig. 2 fr.

HANNE (A.). **Essai sur les tumeurs intra-rachidiennes.** Paris, 1872, in-8, 85 pages. 2 fr.

HOLMES (T.). **Thérapeutique des maladies chirurgicales des enfants,** par T. HOLMES, chirurgien de Saint George's Hospital, à Londres. Ouvrage traduit et annoté par O. Larcher. Paris, 1870, 1 vol. gr. in-8, XXXVI-918 pages, avec 330 figures. 15 fr.

HOUZÉ DE L'AULNOIT. **Recherches sur une tumeur hémato-kystique** de l'extrémité inférieure de la cuisse intéressant l'os et les parties molles. 1872, in-8 de 10 pages, avec 4 planches 3 fr.

— **Note sur les avantages et la description** d'un nouveau procédé opératoire. 1872, in-8 de 7 pages, avec 3 planches coloriées. 3 fr.

— **Chirurgie expérimentale, étude historique et clinique sur les amputations sous-périostées,** et de leur traitement sur l'immobilisation du membre et du moignon. Paris, 1873, 1 vol. in-8 de 150 pages, avec 8 figures en photoglyptie et 4 planches. 6 fr.

— Le même, figures coloriées. 8 fr.

— **Chirurgie expérimentale.** Expériences sur la force élastique des bandes et des tubes en caoutchouc par la méthode des poids. 1875, in-8, 41 pages.

JOBERT. **De la réunion en chirurgie,** par le docteur A.-J. Jobert (de Lamballe), professeur à la Faculté de médecine de Paris, chirurgien de l'Hôtel-Dieu, membre de l'Institut (Académie des sciences) et de l'Académie de médecine. Paris, 1864, 1 vol. in-8, avec 7 planches gravées et coloriées. 12 fr.

— **Traité de chirurgie plastique,** par le docteur Jobert (de Lamballe). Paris, 1849, 2 vol. in-8, avec atlas in-folio de 18 planches coloriées. 50 fr.

— **Traité des fistules** vésico-utérines, vésico-utéro-vaginales et recto-vaginales 1852, in-8 de 420 p., avec fig. intercalées dans le texte. 7 fr. 50
Ouvrage servant de complément au *Traité de chirurgie plastique.*

JUGURIANO (Nicolas). **Des avantages de l'amputation à la suite des blessures par armes de guerre.** Montpellier, 1872, in-8, 60 pages. 1 fr. 50

JULLIEN (Louis). **De la transfusion du sang,** par le docteur Jullien (Louis), professeur agrégé de la Faculté de médecine de Nancy. Paris, 1875, 1 vol. in-8 de 329 pages. 5 fr.

KOEBERLÉ (E.). **Opérations chirurgicales. De l'hémostase** définitive par compression excessive. 1877. Gr. in-8 de 58 pages avec 26 figures. 3 fr.

— **Des maladies des Ovaires et de l'Ovariotomie** par E. Kœberlé, professeur à la Faculté de médecine de Strasbourg. Paris. 1878, in-8, 135 pages avec figures. 4 fr. 50

LARREY. **Mémoire sur l'adénite cervicale** observée dans les hôpitaux militaires, et sur l'extirpation des tumeurs ganglionnaires du cou. 1852, in-4 de 92 pages. 2 fr.

LEDENTU. **Des anomalies du testicule,** par le docteur A. Ledentu, professeur agrégé de la Faculté de médecine. Paris, 1869, in-8, 168 p. avec fig. 3 fr. 50

LEGROS (V.). **Du traitement des adénites.** Paris, 1867, in-4 de 46 pages. 2 fr.

LETIÉVANT. **Traité des sections nerveuses,** physiologie pathologique, indications, procédés opératoires. 1873, 1 vol. in-8 de 500 pages avec 20 figures. 8 fr.

MALGAIGNE (J.-F.). **Essai sur l'histoire et la philosophie de la chirurgie,** par J.-F. Malgaigne. Paris, 1847, 1 vol. in-4 de 35 pages. 1 fr. 50

— **Histoire de la chirurgie** en Occident, depuis le VIe siècle jusqu'au XVIe siècle, et Histoire de la vie et des travaux d'Ambroise Paré. Paris, 1 v. gr. in-8 de 351 p. 7 fr.

— **Traité d'anatomie chirurgicale et de chirurgie expérimentale,** par J.-F. Malgaigne, professeur à la Faculté de médecine de Paris, membre de l'Académie de médecine. 2e édition. Paris, 1859, 2 forts vol. in-8. 18 fr.

MALLE. **Clinique chirurgicale de l'hôpital militaire de Strasbourg,** par le docteur P. MALLE, professeur à l'hôpital de Strasbourg. 1 vol. in-8, 756 pages. 6 fr.

MARCHAND (A.-H.). **Étude sur l'extirpation de l'extrémité inférieure du rectum,** par le docteur A.-H. Marchand, chirurgien des hôpitaux, professeur agrégé de la Faculté de médecine de Paris. Paris, 1873, in-8, 124 pages. 2 fr. 50

— **Des accidents qui peuvent compliquer la réduction des luxations traumatiques.** 1875, 1 vol. in-8 de 149 pages. 3 fr.

MARMY (J.). **Études sur la régénération des os par le périoste.** 1866, in-4 de 100 pages avec 12 figures. 3 fr.

MAUNOURY (F.). **Étude clinique sur la fièvre primitive des blessés.** 1877, gr. in-8, 101 pages, avec 8 planches contenant 24 tracés thermométriques. 3 fr.

MONOD. **Étude comparative des diverses méthodes de l'exérèse,** par Ch. Monod, professeur agrégé de la Faculté de médecine de Paris. 1875, 1 vol. in-8 de 175 pages. 2 fr. 50

— **Étude sur l'angiome** simple sous-cutané circonscrit (nævus vasculaire sous-cutané, angiome lipomateux, angiome lobulé). Paris, 1873, in-8, 87 pages avec 2 planches. 2 fr. 50

NEYRENEUF. **Du traitement des tumeurs sous-cutanées** par l'application de la pâte sulfo-safranée et de l'action de l'acide sulfurique sur la peau. Paris, 1872, in-8 de 84 pages. 2 fr.

TRAITÉ DE CHIRURGIE D'ARMÉE

Par L. LEGOUEST

Médecin-inspecteur de l'armée, professeur de clinique chirurgicale à l'École du Val-de-Grâce

DEUXIÈME ÉDITION, REVUE ET AUGMENTÉE

Paris, 1872, 1 vol. in-8 de XII-800 pages avec 149 fig. — 14 fr.

ORÉ. **Tribut à la chirurgie conservatrice, résections, évidements**, par le Dr Oré, chirurg. de l'hôp. St-André de Bordeaux. Paris, 1872, gr. in-8 de 136 p. 3 fr.

— **Le chloral et la médication intra-veineuse**, étude de physiologie expérimentale, applications à la thérapeutique et à la toxicologie. 1 vol. gr. in-8, 383 pages avec figures et 3 planches. 9 fr.

— **Études historiques, physiologiques et cliniques sur la transfusion du sang**. Deuxième édition, in-8 de 704 pages avec planches et figures. 12 fr.

PARÉ (Ambroise). **Œuvres complètes**, revues et collationnées sur toutes les éditions, avec les variantes; accompagnées de notes historiques et critiques, et précédées d'une Introduction sur l'origine et les progrès de la chirurgie en Occident du VIe au XVIe siècle, et sur la vie et les ouvrages d'Ambroise Paré, par J.-F. Malgaigne. Paris, 1840, 3 vol. gr. in-8 à deux colonnes, avec 217 figures. 36 fr.

PAUCHON (A.). **Des luxations des os du carpe** entre eux et en particulier des luxations du grand os, par le docteur A. Pauchon, lauréat de la Faculté de médecine de Paris. 1874, in-8 de 23 pages. 1 fr.

PEYROT. **De la valeur thérapeutique et opératoire de l'iridectomie.** Paris, 1878, gr. in-8. 3 fr. 50

PUEL (G.). **Essai sur les pseudarthroses** consécutives aux fractures des membres et sur les moyens d'y remédier, avec un tableau statistique de E. GURLT. 1867, gr. in-8, 136 pages, avec 1 planche. 3 fr.

RICHELOT. **De la péritonite herniaire** et de ses rapports avec l'étranglement, par le Dr L.-G. Richelot, aide d'anat. à la Faculté. Paris, 1873, in-8 de 88 p. 2 fr.

— **Du tétanos.** 1875, in-8 de 147 pages. 3 fr.

— **Des tumeurs kystiques de la mamelle.** Paris, 1878, gr. in-8, 120 pages, avec figures. 3 fr. 50

ROUX. **De l'ostéomyélite et des amputations secondaires**, d'après des observations recueillies à l'hôpital de la marine de Saint-Mandrier (Toulon, 1859, sur les blessés de l'armée d'Italie, par M. le docteur Jules ROUX, inspecteur général du service de santé de la marine à Toulon. Paris, 1860, in-4, avec 6 pl. 5 fr.

ROUX (J.). **De l'arthrite tuberculeuse.** Démonstration de l'existence de cette affection par inoculation de produits synoviaux; étude accompagnée d'observations recueillies à l'Hôtel-Dieu de Lyon. 1875, in-8. 1 fr. 50

SARAZIN. **Clinique chirurgicale de l'hôpital militaire de Strasbourg.** 1870, in-8 de 92 pages. 2 fr.

SCHWARTZ. **Recherches anatomiques et cliniques** sur les gaînes synoviales de la face palmaire de la main. Paris, 1878, in-8 de 100 pages avec 3 pl. 3 fr. 50

SÉDILLOT (Ch.). **Contributions à la chirurgie.** Paris, 1869. 2 v. in-8 et fig. 24 fr.

— **De l'évidement sous-périosté des os.** *Deuxième édition*. Paris, 1867, 1 vol. in-8, avec planches polychromiques. 15 fr.

TRÉLAT (U.). **Étude sur les résultats statistiques** des opérations pratiquées dans les hôpitaux de Paris. 1867, in-4 de 20 pages. 1 fr.

TRIBES. **De la complication diphthéroïde contagieuse** des plaies, de sa nature et de son traitement. Paris, 1872, in-8 de 62 pages. 2 fr.

VALTAT. **De l'atrophie musculaire** consécutive aux maladies des articulations, étude clinique et expérimentale. 1877, gr. in-8, 156 pages. 3 fr.

VIARD (H.). **Étude sur les résultats définitifs des amputations**, par le docteur H. VIARD. Paris, 1877, gr. in-8 de 116 pages, avec 2 pl. 3 fr.

VIDAL. **Traité de pathologie externe et de médecine opératoire**, avec des résumés d'anatomie des tissus et des régions, par A. VIDAL (de Cassis), chirurgien de l'hôpital du Midi, professeur agrégé de la Faculté de médecine de Paris, etc. 5e édition, revue, corrigée, avec des additions et des notes, par le docteur FANO. Paris, 1861. 5 vol. in-8 de 850 pages chacun. 40 fr.

PARIS. — IMPRIMERIE DE E. MARTINET, RUE MIGNON, 2 (15356).

ANATOMIE ET PHYSIOLOGIE CELLULAIRES

ou des cellules animales et végétales,
du protoplasma et des éléments normaux et pathologiques qui en dérivent,

Par Ch. ROBIN

Professeur d'histologie à la Faculté de médecine de Paris, membre de l'Institut et de l'Académie de médecine.

Paris, 1873, 1 vol. in-8 de XXXVIII-640 pages avec 83 figures. Cartonné : 16 fr.

TRAITÉ DU MICROSCOPE ET DES INJECTIONS

DE LEUR EMPLOI

De leurs applications à l'anatomie humaine et comparée,
à la pathologie médico-chirurgicale,
à l'histoire naturelle animale et végétale et à l'économie agricole,

Par CH. ROBIN

Deuxième édition revue et augmentée

1877, 1 vol. in-8 de 1100 pages, avec 336 figures et 3 planches.

Cartonné : 20 fr.

LEÇONS SUR LES HUMEURS NORMALES ET MORBIDES

DU CORPS DE L'HOMME

professées à la Faculté de médecine de Paris

Par CH. ROBIN

Seconde édition, corrigée et augmentée.

Paris, 1874. 1 vol. in-8 de 1008 pages, avec fig. Cartonné : 18 fr.

ROBIN (Ch.). **Mémoire sur le développement embryogénique des hirudinées.** 1876, in-4, 472 pages avec 19 planches lithographiées. 20 fr.

— **Mémoire sur l'évolution de la notocorde,** des cavités des disques intervertébraux et de leur contenu gélatineux. In-4 de 212 pages, avec 12 pl. 12 fr.

— **Histoire naturelle des végétaux parasites** qui croissent sur l'homme et les animaux vivants. In-8 de 700 pages, avec atlas de 15 pl. en partie coloriées. 16 fr.

— **Programme du cours d'histologie** professé à la Faculté de médecine de Paris. Deuxième édition, revue et développée. Paris, 1870, in-8 de XL-416 pages. 6 fr.

— **Mémoire sur les objets qui peuvent être conservés en préparations microscopiques,** transparentes et opaques. Paris, 1856, in-8. 2 fr.

— **Mémoire contenant la description anatomo-pathologique des diverses espèces de cataractes** capsulaires et lenticulaires. Paris, 1859, in-4 de 62 p. 2 fr.

— **Mémoire sur les modifications de la muqueuse utérine** pendant et après la grossesse. Paris, 1861, in-4 avec 5 planches lithogr. 4 fr. 50

ROBIN (Ch.) et VERDEIL. **Traité de chimie anatomique et physiologique,** normale et pathologique, ou des principes immédiats normaux et morbides qui constituent le corps de l'homme et des mammifères. 3 forts volumes in-8, avec atlas de 46 planches en partie coloriées. 36 fr.

ENVOI FRANCO CONTRE UN MANDAT SUR LA POSTE.

LEÇONS SUR LA PHYSIOLOGIE COMPARÉE
DE LA RESPIRATION

Par Paul BERT
Professeur de physiologie comparée à la Faculté des sciences.

Paris, 1870, 1 vol. in-8 de 588 pages, avec 150 figures. — 10 fr.

TRAITÉ D'ANATOMIE COMPARÉE DES ANIMAUX DOMESTIQUES

Par A. CHAUVEAU
Directeur de l'École vétérinaire de Lyon.

Troisième édition, revue et augmentée,
Avec la collaboration de S. ARLOING, professeur à l'École vétérinaire de Lyon.
Paris, 1879, 1 vol. gr. in-8, avec 400 fig. intercalées dans le texte, noires et coloriées. — 24 fr.

TRAITÉ DE PHYSIOLOGIE COMPARÉE DES ANIMAUX
CONSIDÉRÉE DANS SES RAPPORTS AVEC LES SCIENCES NATURELLES
LA MÉDECINE, LA ZOOTECHNIE ET L'ÉCONOMIE RURALE

Par G. COLIN
Professeur à l'École vétérinaire d'Alfort, membre de l'Académie de médecine.
DEUXIÈME ÉDITION.

Paris, 1871-1873, 2 vol. in-8, avec 206 figures. — 26 fr.

MÉCANISME DE LA PHYSIONOMIE HUMAINE
OU ANALYSE ÉLECTRO-PHYSIOLOGIQUE
DE L'EXPRESSION DES PASSIONS

Par le docteur G.-B DUCHENNE (de Boulogne)

Deuxième édition.

Paris, 1876, 1 vol. gr. in-8 de XII-264 pages, avec 9 planches photographiées représentant 144 figures et un frontispice. — 20 fr.

— Le même, édition de luxe. 2e *édition*. Paris, 1876, 1 vol. gr. in-8 de XII-264 pages, avec atlas composé de 82 planches photographiées et de 9 planches représentant 144 figures et un frontispice. Ensemble, 2 vol. in-8, cartonnés. 68 fr.

— Le même, grande édition in-folio, dont il ne reste que peu d'exemplaires, formant 84 pages de texte in-folio à 2 colonnes, et 82 planches tirées d'après les clichés primitifs, dont 74 sur plaques normales, représentant l'ensemble des expériences électro-physiologiques. 200 fr.

DUCHENNE [de Boulogne] (G.-B.). **De l'électrisation localisée** et de son application à la pathologie et à la thérapeutique par courants galvaniques interrompus et continus. 3e *édition*. Paris, 1872, 1 vol. in-8 de XII-1120 pages, avec 255 fig. et 3 planches noires et coloriées. 18 fr.

— **Physiologie des mouvements** démontrée à l'aide de l'expérimentation électrique et applicable à l'étude des paralysies et des déformations, Paris, 1867, 1 vol. in-8 de XVI-872 pages, avec 101 fig. 14 fr.

— **Anatomie microscopique du système nerveux.** Recherches à l'aide de la photo-autographie sur pierre ou sur zinc. Paris, 1868, gr. in-8, 14 pages, avec 4 planches. 3 fr.

— **Du pied plat valgus** par paralysie du long péronier latéral, et du pied creux valgus par contracture du long péronier latéral. Paris, 1860, in-4, 42 pages. 2 fr.

BEALE. **De l'urine, des dépôts urinaires et des calculs,** de leur composition chimique, de leurs caractères physiologiques et pathologiques et des indications thérapeutiques qu'ils fournissent dans le traitement des maladies, traduit par les docteurs Auguste Ollivier et Georges Bergeron. 1 v. in-18 jésus de 540 p., avec 136 fig. 7 fr.

BIMAR (A.). **Structure des ganglions nerveux.** Anatomie et physiologie. Paris, 1878, in-8, 68 pages. 2 fr.

BIOT (C.). **Étude clinique et expérimentale sur la respiration de Cheyne-Stokes.** Paris, 1878, gr. in-8 de 96 pages. 3 fr.

— **Contribution à l'étude du phénomène respiratoire de Cheyne-Stokes.** Grand in-8, 23 pages. 1 fr.

BOUCHUT. **La Vie et ses attributs,** dans leurs rapports avec la philosophie et la médecine. 2e édition. Paris, 1876, in-18 jésus, 450 pages. 4 fr. 50

BYASSON (Henri). **Des matières amylacées et sucrées,** leur rôle dans l'économie. Paris, 1873, gr. in-8 de 112 pages. 2 fr. 50

CADIAT (O.). **Cristallin,** anatomie et développement, usages et régénération, Paris 1876, in-8 de 80 pages, avec 2 planches. 2 fr. 50

— **Étude sur l'anatomie normale et les tumeurs du sein** chez la femme. Paris, 1876, in-8 de 60 pages, avec 3 pl. et 20 fig. lithog. 2 fr. 50

CUFFER. **Recherches cliniques et expérimentales sur les altérations du sang** dans l'urémie, et sur la pathogénie des accidents urémiques. De la respiration de Cheyne-Stokes dans l'urémie. Paris, 1878, gr. in-8, 80 pages. 2 fr.

DALTON. **Physiologie et hygiène des écoles,** des collèges et des familles, par J.-C. DALTON, professeur au Collège des médecins et des chirurgiens de New-York. Paris, 1870, 1 vol. in-18 jésus de 536 pages, avec 68 fig. 4 fr.

DONNÉ (A.). **Cours de microscopie** complémentaire des études médicales, anatomie microscopique et physiologique des fluides de l'économie. In-8 de 550 p. 7 fr. 50

DONNÉ (A.) et FOUCAULT (L.). **Atlas du cours de microscopie,** exécuté d'après nature au microscope daguerréotype, par le docteur A. DONNÉ et L. FOUCAULT. 1 vol. in-folio de 20 planches gravées, avec un texte descriptif. 50 fr.

DUCLOS (F.). **La Vie. Qu'es-tu? D'où viens-tu? Où vas-tu?** In-12 de 204 p. 2 fr.

DUTROCHET. **Mémoires pour servir à l'histoire anatomique et physiologique des végétaux et des animaux.** Paris, 1837, 2 vol. in-8, avec atlas de 30 planches. 6 fr.

DUVAL (Mathias). **Précis de technique microscopique et histologique,** ou introduction pratique à l'anatomie générale, par le docteur Mathias DUVAL, professeur agrégé à la Faculté de médecine de Paris, professeur d'anatomie à l'École des beaux-arts, avec une introd. par le prof. Ch. ROBIN. 1 vol. in-18 jésus, avec 43 fig. 4 fr.

FLOURENS (P.). **Recherches expérimentales sur les fonctions et les propriétés du système nerveux** dans les animaux vertébrés. 2e édition. Paris, 1841 in-8. 3 fr.

— **Cours de physiologie comparée.** De l'ontologie ou étude des êtres. Paris, 1856. In-8. 1 fr. 50

— **Mémoires d'anatomie et de physiologie comparées,** contenant des recherches sur : 1° les lois de la symétrie dans le Règne animal; 2° le mécanisme de la rumination; 3° le mécanisme de la respiration des Poissons; 4° les rapports des extrémités antérieures et postérieures dans l'Homme, les Quadrupèdes et les Oiseaux. Paris, 1844, gr. in-4 avec 8 planches coloriées. 9 fr.

— **Théorie expérimentale de la formation des os.** Paris, 1847, in-8, avec 7 planches n. et col. 3 fr. 50

— **Anatomie générale de la peau et des membranes muqueuses.** 1843, in-4, 104 pages, avec 6 planches coloriées. 6 fr.

— **Recherches sur le développement des os et des dents.** 1841, in-4, 146 p., avec 12 pl. col. 10 fr.

GIBOUX. **Le microphone** et ses applications en médecine. Paris, 1878, in-8, 48 pages, avec fig. intercalées dans le texte. 3 fr.

HANNOVER (A.). **La Rétine de l'homme et des vertébrés,** mémoire histologique et physiologique. 1876, in-4, 214 pages avec 6 pl. gravées. 25 fr.

HUXLEY (Th.). **Éléments d'anatomie comparée des animaux vertébrés**, traduit de l'anglais, revu par l'auteur et précédé d'une préface par Ch ROBIN. Paris, 1875, 1 vol. in-18 jésus de VIII-530 pages, avec 122 figures. 6 fr.

— **Les sciences naturelles et les problèmes qu'elles font surgir** (*Lay Sermons*), édition française publiée avec le concours de l'auteur et accompagnée d'une préface nouvelle. Paris, 1877. 1 vol. in-18 jésus de 500 pages. 4 fr.

KUSS et DUVAL (Mathias). **Cours de physiologie**, d'après l'enseignement du professeu. Kuss. Quatrième édition, 1880. 1 vol. in-18 de VIII-624 pages, avec 152 fig. Cart. 8 fr.

LANNEGRACE (Paul). **Terminaisons nerveuses dans les muscles de la langue** et dans sa membrane muqueuse. Paris, 1878, in-8, 88 pages. 2 fr. 50

LEBLOIS (P.). **La vie et le moi.** Paris, 1878, in-18, 72 pages. 2 fr.

LEGROS. **Des nerfs vaso-moteurs.** Paris, 1873. 1 vol. in-8 de 112 pages. 2 fr. 50

MANDL (L.). **Anatomie microscopique**, par le docteur L. MANDL. Ouvrage complet, Paris, 1838-1857, 2 volumes in-folio avec 92 planches. 200 fr.

Le tome Ier, comprenant l'HISTOLOGIE, est divisé en deux séries : *Tissus et organes, Liquides organiques*, est complet en 26 livraisons, avec 52 planches.

Le tome II, comprenant l'HISTOGENÈSE, ou Recherches sur le développement, l'accroissement et la reproduction des éléments microscopiques, des tissus et des liquides organiques dans l'œuf, l'embryon et les animaux adultes, est complet en 20 livraisons, avec 40 planches.

Séparément les livraisons 10 à 26 du tome Ier.

Prix de chaque livraison, composée de 5 feuilles de texte et 2 planches. Prix de la livraison. 5 fr.

MEYER (P.). **Études histologiques** sur le labyrinthe membraneux et plus spécialement sur le limaçon. 1876, 192 p., avec 5 planches coloriées. 10 fr.

MOITESSIER (A.). **La photographie appliquée aux recherches micrographiques.** Paris, 1867, 1 vol. in-18 jésus, 340 pages, avec 30 figures et 3 planches photographiées. 7 fr.

MULLER. **Manuel de physiologie**, par J. MULLER, traduit de l'allemand par A.-J.-L. JOURDAN, 1e édition, par E. LITTRÉ, avec 320 fig., et de 4 pl. 2 vol. gr. in-8. 20 fr.

PATRIGEON (G.). **Recherches sur le nombre des globules rouges et blancs du sang à l'état physiologique** (chez l'adulte) et dans un certain nombre de maladies chroniques. In-8 de 100 pages, avec 20 pl. de tracés. 4 fr.

POUCHET (F.-A.). **Théorie de l'évolution spontanée** et de la fécondation dans l'espèce humaine et les mammifères, basée sur l'observation de toute la série animale, par F. A. POUCHET, professeur au Museum d'histoire naturelle de Rouen. Paris, 1847. 1 vol. in-8, 600 pages avec Atlas in-4 de 20 planches coloriées. 36 fr.

QUATREFAGES. **Physiologie comparée, métamorphoses de l'homme** et des animaux, par A. de QUATREFAGES, membre de l'Institut, professeur au Museum. Paris, 1862, 1 vol. in-18 jésus. 3 fr. 50

SCHIFF. **De l'inflammation et de la circulation**, par le professeur M. SCHIFF, traduction de l'italien par le docteur R. GUICHARD DE CHOISITY, médecin adjoint des hôpitaux de Marseille. Paris, 1873, in-8 de 96 pages. 3 fr.

— **La pupille considérée comme esthésiomètre**, traduit de l'italien, par le docteur R. GUICHARD DE CHOISITY. Paris, 1875, in-8 de 34 pages. 1 fr. 25

SCHWARTZ (Ch.-Ed.). **Recherches anatomiques et cliniques sur les gaînes synoviales** de la face palmaire de la main. Paris, 1878, gr. in-8 de 110 pages, avec 3 planches. 3 fr. 50

SERRES (E.). **Anatomie comparée transcendante, principes d'embryogénie**, de zoogénie et de tératogénie. Paris, 1859, 1 vol. in-4 de 942 p., avec 26 pl. 16 fr.

ZIÉGLER (Martin). **Atonicité et Zoïcité**, applications physiques, physiologiques et médicales. Paris, 1874, in-12, 182 pages. 3 fr. 50

— **Lutte pour l'existence** entre l'organisme animal et les algues microscopiques. Paris, 1878, in-8, 81 pages. 2 fr. 50

13346. — PARIS. — IMPRIMERIE E. MARTINET, RUE MIGNON, 2

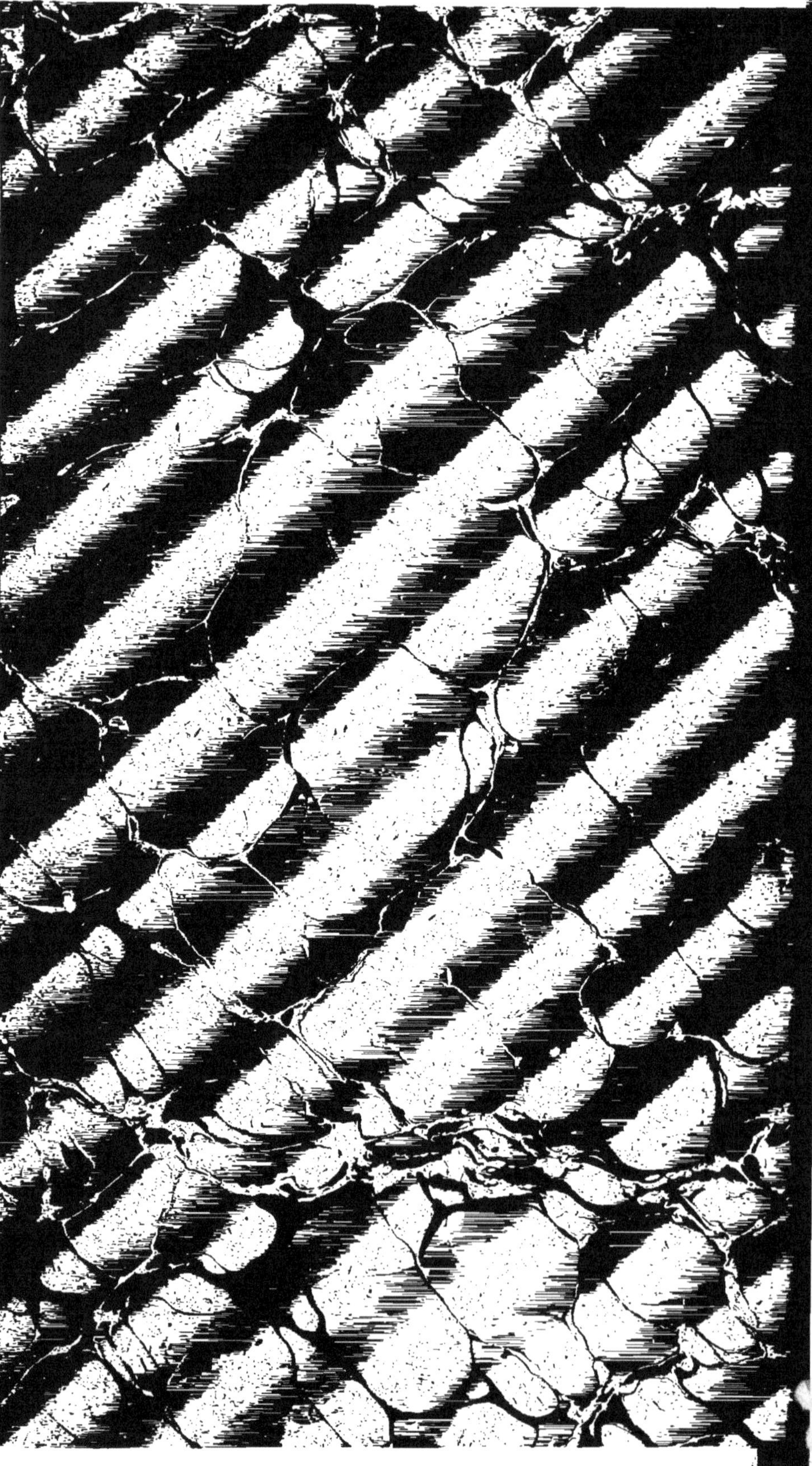

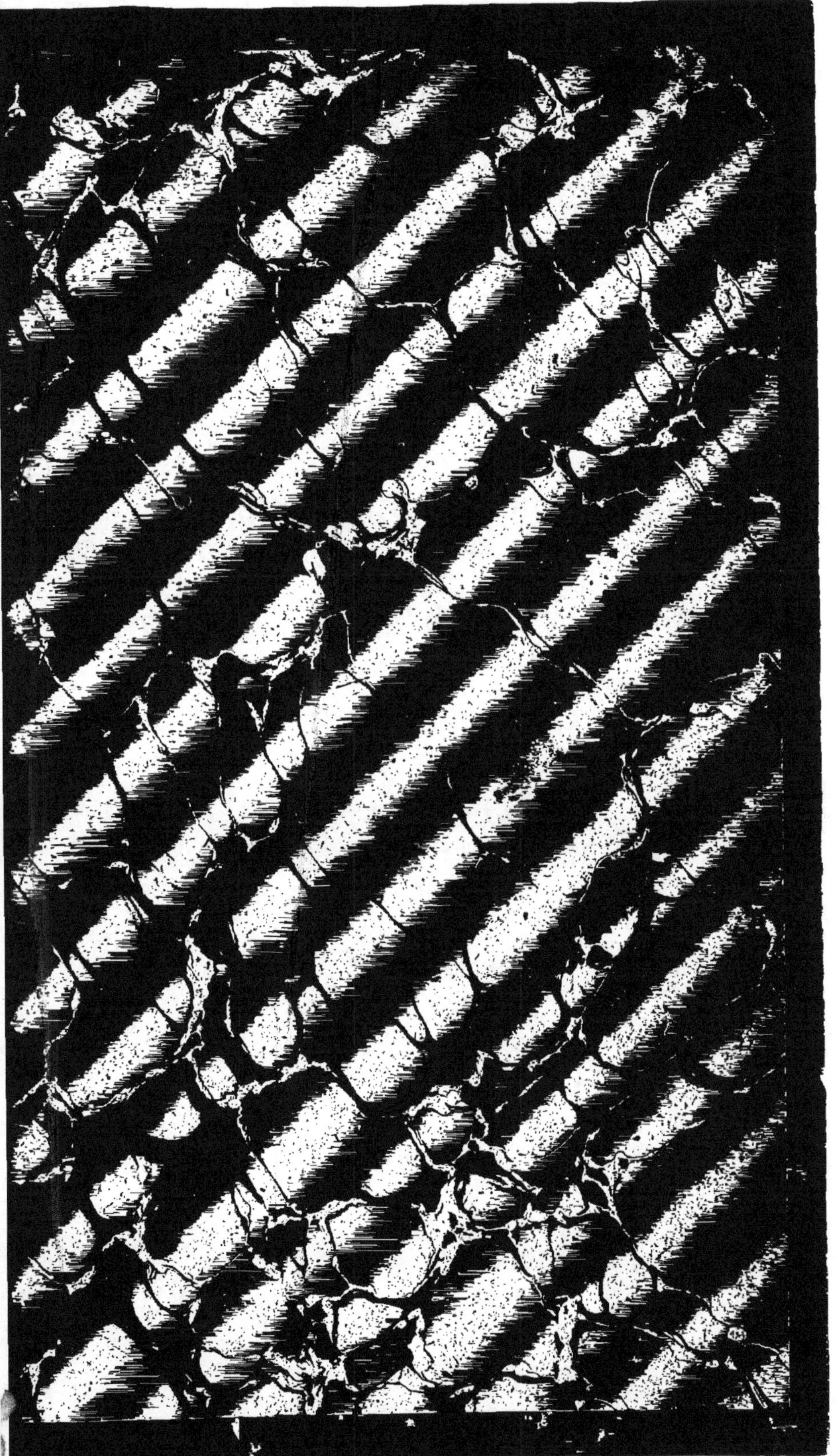

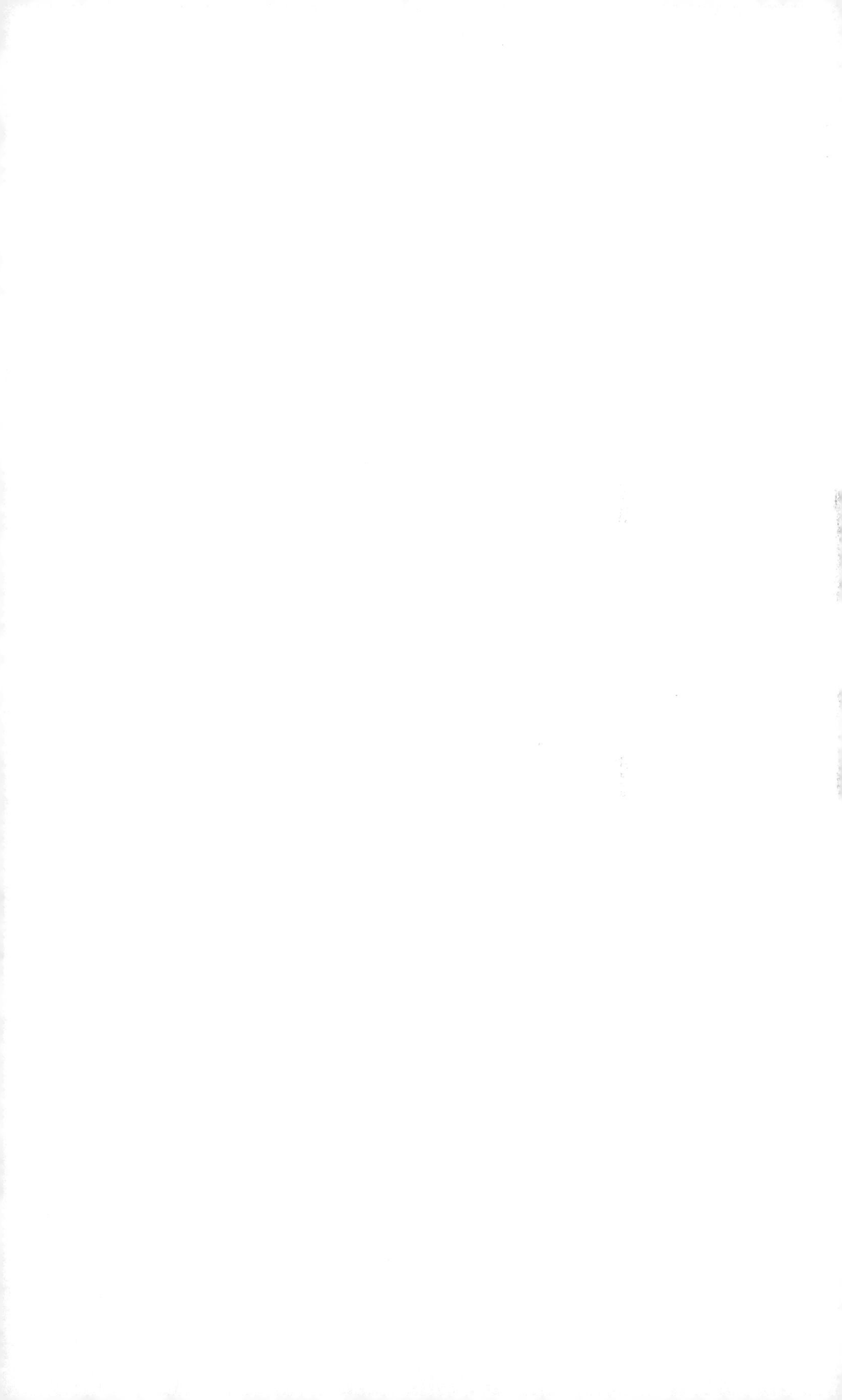

www.ingramcontent.com/pod-product-compliance
Ingram Content Group UK Ltd.
Pitfield, Milton Keynes, MK11 3LW, UK
UKHW021900260726
13966UKWH00006B/100

9 782011 774187